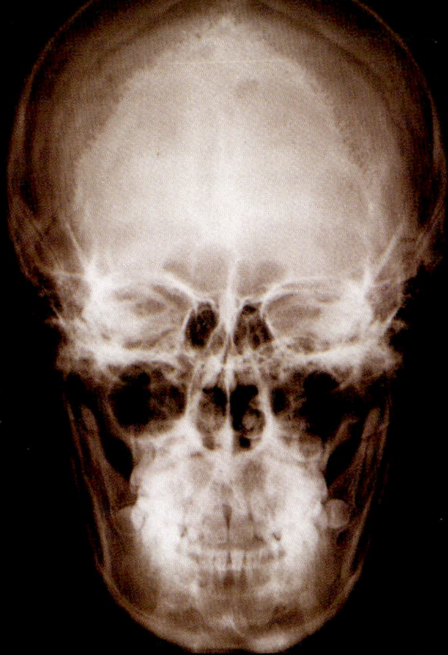
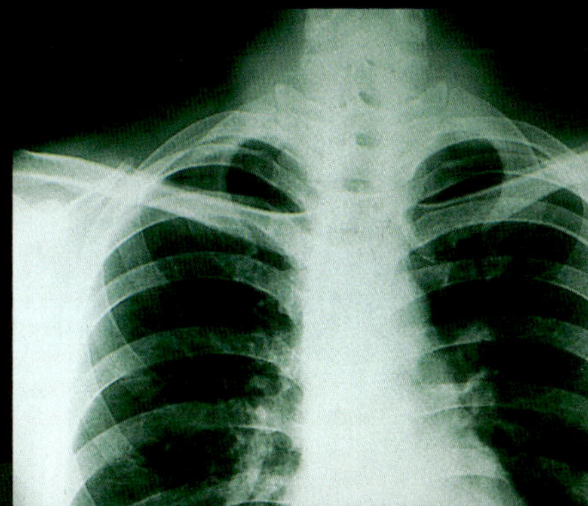
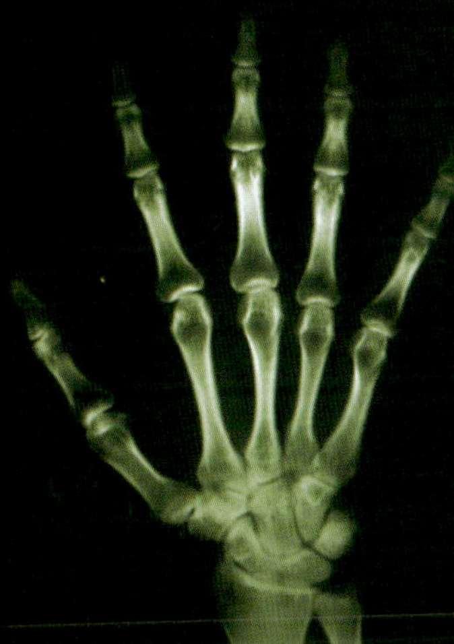

TEXTBOOK OF Radiographic Positioning AND Clinical Diagnosis

6th edition(volume Ⅱ)

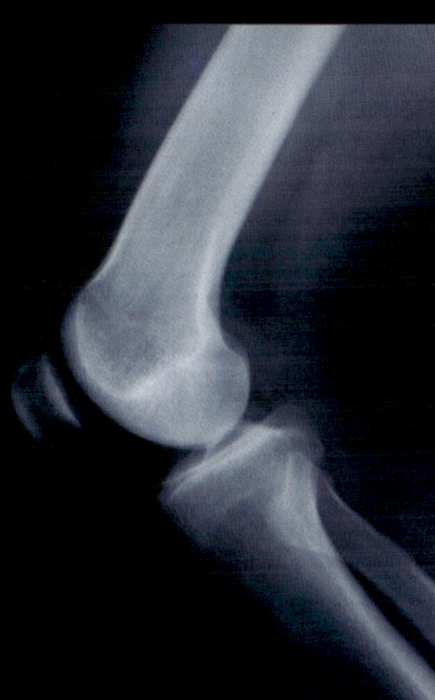

written by
The Korean Society of Medical Imaging Technology

CHUNG-KU Publisher

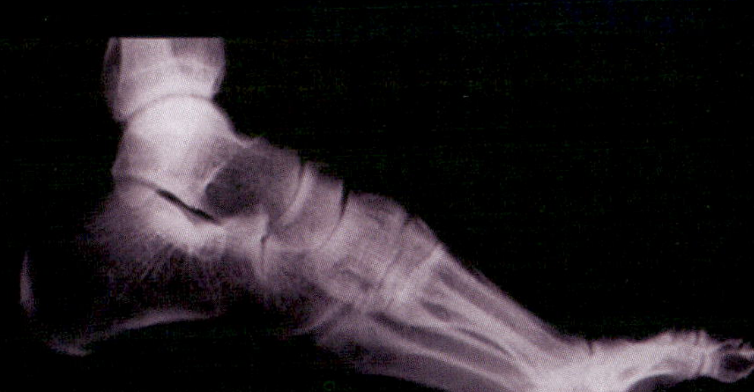

Preface

의료영상학 분야는 전자통신 및 반도체 기술의 발전에 힘입어 지속적으로 그리고 매우 빠른 속도로 발전하고 있다. 종전의 아날로그 의료환경에서 디지털 의료환경을 지나 인공지능(AI) 의료환경으로 변하고 있는 것이 그 좋은 예이다.

그동안 우리는 환자의 몸속 질병을 진단하고자 할 때 엑스선을 매체로 하는 진단수단에 의존해 온 것이 사실이다. 그러나 최근에는 엑스선만이 아닌, 초음파나 CT, 핵자기공명기술 뿐만 아니라 내시경상이나 열영상 등의 매체를 통해 몸속의 질병을 더욱더 정확하게 찾아내어 규명해 내고 있으며 2000년부터는 동위원소를 이용한 PET-CT가 본격적으로 영상의학에 활용됨으로써 해부학적인 영상을 보완하고 병소정보의 정확성을 높이고 있다.

이와 같은 추세에 따라 의료현장에서는 이제 단순히 엑스선 촬영만으로 진단하기 보다는 초음파나 CT 또는 MRI 및 PET-CT, PET-MRI 등으로 진단하기를 점차 선호하고 그 비중을 높이고 있다. 그러나 부인할 수 없는 사실은 그동안 많은 질병진단을 위해 기여해 왔던 일반촬영도 여전히 그 중요성이 매우 크고 임상에서의 활용도가 높다는 사실이다.

현재까지 의료영상기술 분야의 교재로는 촬영법에 따른 환자자세와 입사법을 주요 내용으로 한 촬영테크닉 중심의 교재가 사용되어 왔다. 또한 그 내용면에 있어서도 최근 임상에서 촬영되고 있는 촬영법 중심이 아니라 그동안 촬영법으로 개발된 모든 촬영법이 모두 수록되어 있어 내용이 매우 방대하고 복잡하여 비효율적이라는 문제가 제기되기도 하였다. 또한 오래된 영상과 질병을 배제한 내용구성에도 문제가 있었던 것도 사실이다.

이와 같은 문제점들을 개선하고 매번 새로운 내용이 출제되는 국가시험을 대비하고자 의료영상기술연구회에서는 다음과 같은 원칙을 정하여 신개념의 교재를 개발하게 되었다.

첫째, 임상에서 사용되고 있는 촬영법을 중심으로 내용을 구성하고 활용빈도가 낮은 촬영법을 배제하였다.

둘째, 주요 엑스선영상 해부도의 이해를 돕기 위해 평면 해부도와는 별도로 3D영상을 추가로 수록하였다.

셋째, routine 촬영에는 빠짐없이 엑스선 영상의 평가기준을 만들어 촬영된 영상의 진단가치 여부를 학생 스스로 체크할 수 있게 하였다.

넷째, 가장 많이 발생하거나 대표되는 질환을 실제 영상으로 제시하였고, 질병에 대한 기본지식을 익힐 수 있도록 해석하여 영상평가에 적용할 수 있게 하였으며, 각종 질환에 유용한 촬영방법과 이유 등을 자세하게 설명하였다.

다섯째, 모든 의학용어는 신용어(구용어, 영어)로 표기하여 신구용어가 혼용되고 있는 현실을 대비하고자 했다.

이와 같은 촬영원칙은 모든 촬영법에 동일하게 적용하였으며, 특히 임상에서 제시된 의료영상을 다른 진단매체를 통해 얻어진 CT나 초음파, MRI 등의 영상과 비교함으로써 영상 간의 특성을 이해할 수 있게 하였다. 또한 체외충격파쇄석술, 골밀도, 열진단법 등도 임상진단에서의 활용이 증가되고 있는 추세에 따라 별도의 장을 마련하여 추가하였다.

늘 더 좋은 교재를 개발하기 위하여 최선을 다하고 있지만 늘 부족한 마음이다. 앞으로도 최고의 교재가 될 수 있도록 여러 선배제현들의 조언과 지도편달을 받아 지속적으로 수정·보완해 나갈 것을 다짐하며 각별한 성원을 고대해 본다.

이 교재를 개발하는데 있어 많은 도움을 주신 일본방사선사협회와 의료과학사 측에 감사를 드린다. 일본의 「X선 촬영법」의 한국어판 발간을 흔쾌히 허락해 주었고, 교재발간에 많은 후원을 해 주었다.

늘 최고의 교재가 될 수 있도록 수고해 주시는 여러 교수님들의 노고에 감사를 드리며, 특별히 이번 개정판에 수록된 3D영상 작업과 대폭적인 내용수정에 전념하시느라 고생하신 여러분들의 희생과 헌신에 깊이 감사드리는 바이다. 아울러 양서출판의 일념으로 물심양면으로 지원을 아끼지 않으시는 청구문화사 이상태 사장님과 방대한 자료의 내용정리와 수정작업에 수고하신 임직원 여러분들께도 심심한 감사를 드린다.

2019년 봄

의료영상기술연구회 편집위원 일동

Contents

Introduction

제1장 팔(상지, Upper Limb)

제2장 팔이음부위 · 가슴우리뼈 (Shoulder girdle · Bony thoracic cage)

제3장 다리(하지, Lower Limb)

제5장 치아 · 턱뼈(치 · 악골, Teeth · Jaws)

제6장 척주 · 골반(Vertebral colume · Pelvis)

제7장 가슴 · 배(Chest · Abdomen)

3. 배 (복부 Abdomen) … 727

제8장 유방(Breast)

1. 개론 … 786

2. 유방해부학 … 788

Chapter 5

치아·턱뼈(*Teeth·Jaws*)

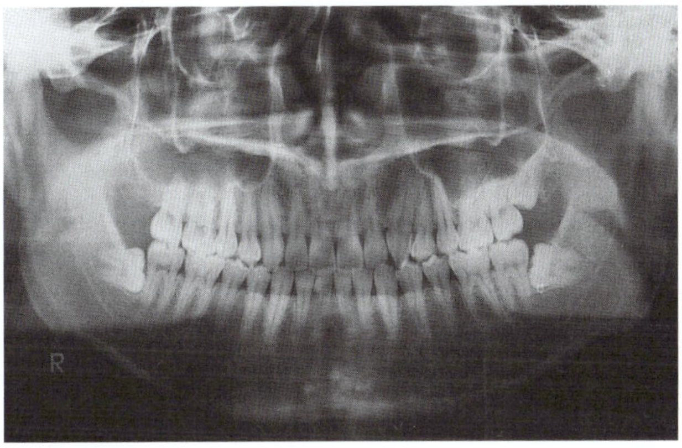

제5장 치아 · 턱뼈(치 · 악골) (Teeth · Jaws)

5

1895년 11월 8일 Wilhelm C. Roentgen이 최초로 엑스선을 발견하고 12월에 문헌에 보고한 이후 2주도 채 안 된 그 이듬해 1월 독일의 Dr. Otto Walkhoff가 무려 25분에 걸친 노출시간으로 최초의 치아 엑스선 사진을 촬영하였다. 치과방사선학에 가장 큰 기여를 한 미국 New Orleans의 치과의사이자 발명가인 Dr. C. Edmund Kells는 Roentgen의 발견 소식을 듣고 즉시 치과진료에 엑스선을 사용하였다.

치과방사선학의 또 다른 선구자였던 보스톤의 치과의사인 Dr. William H. Rollins는 1901년 엑스선 사용 시 내재된 위험에 대한 첫 번째 논문을 출간하였고, 1904년 Dr. W. H. Price는 구내 치근단(치아뿌리끝)촬영의 등각촬영법을 개발하였다.

1913년 Eastman Kodak사에서 최초의 개별 포장된 치과필름을 생산하였고, 1917년 Dr. William D. Coolidge는 최초의 dental X-ray tube를 제작하였다. Coolidge의 dental X-ray tube는 현대 임상에서 사용하는 엑스선관의 proto-type이 되었고, 1923년 Chicago의 Victor X-ray사에서 최초의 치과용 엑스선 촬영장치를 제작하였다. 이후 1933년 General Electric사에서 개선된 형태의 치과용 엑스선 촬영장치가 시판되었고, 1957년 관전압을 조절할 수 있는 기기가 소개될 때까지 조금씩 개선되었다. 1925년에 Dr. H. R. Raper에 의해 구내 교익촬영법이 개발되었으며, 구내 치근단촬영은 등각촬영법으로 촬영되다가 1937년 Dr. D. McCormack 이 long distance 평행촬영이 상의 확대와 변형을 최소로 할 수 있다는 논문을 발표하였고, 1947년 현대 치과방사선학의 아버지라 불리는 Dr. F. G. Fitzgerald에 의해 long cone이 디자인되어 구내 치근단 촬영의 long-cone 평행촬영법이 사용되기 시작하여 지금까지 널리 사용되고 있다.

위아래턱뼈(상하악골)와 전체 치아를 한 장의 사진에 보여주는 파노라마방사선사진 촬영기는 1949년 핀란드의 Dr. Y. V. Paatero가 최초의 pantomographic device를 개발하였고, 1960년대에 미국의 S. S. White사가 최초로 파노라마방사선사진 촬영기인 Panorex를 시판하기 시작하여 현대에는 여러 가지 종류의 개선된 파노라마방사선사진 촬영기가 치과진료에 기본적인 영상장비로 이용되고 있다.

치과에서 방사선의 안전한 사용을 위해서 1970년 "치과 엑스선 방어(Dental X-ray Protection)"에 대한 NCRP Report No. 35, 2004년 "치의학에서 방사선방어(Radiation Protection in Dentistry)"에 대한 NCRP Report No. 145가 발간되었다. 1972년 G. N. Hounsfield에 의해 computed tomography(CT)가 발명되어 치과진료에서도 유용하게 사용되고 있으며 그 외에 자기공명영상, 초음파검사, SPECT 등 구강악안면영역의 질환진단에 이용되고 있다. 한편 1999년 일본의 Dr. Y. Arai 등에 의해 개발된 Cone Beam CT(CBCT)는 메디컬 CT보다 방사선 노출량이 적으면서 고해상도의 영상을 제공해 주는 장치로 그동안 관찰이 용이하지 않았던 치아 및 턱뼈(악골)의 절단면 영상 및 3차원 영상을 보여주는 장점으로 인해 전세계적으로 그 사용이 급증하고 있다. CBCT는 치과진료를 한 단계 발전시켜주고 있는 반면 의료방사선노출 증가의 한 원인이 되고 있어 최근 CBCT에 대한 선량증가가 쟁점이 되고 있다.

1. 개론

치과영역의 방사선 촬영법은 IR을 입안에 삽입하여 치아 및 치아를 지지하는 치주조직을 촬영하는 구내 촬영법과 IR을 입 밖에 위치하여 두개 악안면을 촬영하는 구외촬영법으로 나뉘어진다. 구내촬영법에 이용되는 엑스선 발생장치는 자기정류방식이며 엑스선관은 고정초점, 관전압은 60~70 kV이고 관전류는 7~10 mA인 것이 많다. 최근에는 인버터 방식의 장치도 사용되고 있다. 엑스선관은 arm의 끝에 붙어 있어 사용하기가 편리하고 머리의 모든 방향에서 입사가 가능하다. 사용 방식에는 이동형과 바닥 또는 벽의 고정형이 있다.

구내촬영용 필름은 non-screen방식이 사용되며 종이로 싸인 1장 또는 2장의 필름과 그 뒤에 연박이 넣어져 있고 입안에 삽입하기 때문에 차광과 방습을 위해 비닐로 포장되어 있다. 그 외 일회 현상용 필름은 한 장의 필름이 얇은 창호지에 끼워져 포장되어 있다. 필름 감도는 ISO규격으로 4종류로 분류되어 있다. 필름사이즈는 표준형이 약 3×4 cm, 소아용이 약 2×3.5 cm로 굽은 치열에 따라 삽입하기 쉬운 크기로 되어 있고 필름 한 모서리에는 dot 또는 film mark인 작은 점의 돌출부분이 있다. 그 외 촬영목적 등에 따라서 다른 크기(그림 5-1)도 사용되고 있다. 구내 촬영법의 digital 촬영에서는 형광체와 CCD를 조합시킨 방법 및 imaging plate를 사용한 CR 방식이 이용되고 있으며, digital 방식이 도입되면서 필름이라는 용어를 IR(image receptor)로 사용하고 있다.

치아의 촬영에 관한 촬영방법은 그림 5-2와 같다. 치아의 촬영에서는 목적으로 하는 치아에 인접한 치아와의 겹침을 피하는 방향으로 입사하는 수직방사선 입사가 기준이 된다. 일반적인 촬영 방향(중심선)의 기준으로 앞니(절치)로부터 둘째 작은어금니(제 2소구치) 까지의 촬영은 좌우의 첫째 큰어금니(제 1대구치)를 연결하는 선과 정중시상면의 교차점을 향하여 입사한다. 또한 뒤쪽치아의 촬영은 셋째 큰어금니(제 3대구치)를 향하여 입사한다. 그러나 임상에서는 치열의 개인차나 치열이 고르지 않아 목적치아를 잘 관찰하여 촬영할 필요가 있다. 그 외 촬영목적에 따라서 수직방사선 입사를 기준으로 사방향(좌우)으로 입사하는 방법과 앞니(전치)쪽에서 촬영하는 편근심투영법, 어금니(구치)쪽에서 촬영하는 편원심 투영법이 있다. 구내 촬영법에는 치아의 정면상을 얻기 위해 수직방사선 입사법(좌우방향)이 있으며, 중심선의 입사각도(상하 방향) 및 입사점은 촬영목적에 따라서 다르다.

1) 구내 촬영법의 분류

1. 치근단(치아 뿌리끝) 촬영(periapical radiography)

가) 평행 촬영(paralleling technique) : IR홀더를 이용하여 치아축과 IR은 평행으로 하고 초점-IR간 거리를 멀리 함으로써 평행선속을 이용하여 촬영한다. 중심선은 치아의 중앙을 통과하여 치아 장축과 IR에 직각으로 입사시키는 이상적인 촬영법으로 정확한 수직과 수평이 되어 영상이 우수하며 왜곡이 거의 없다(그림 5-3). 그러나 형태학적인 변이로 인하여 입안의 모든 부위에서 치아 장축과 IR이 평행을 이루기는 어렵다.

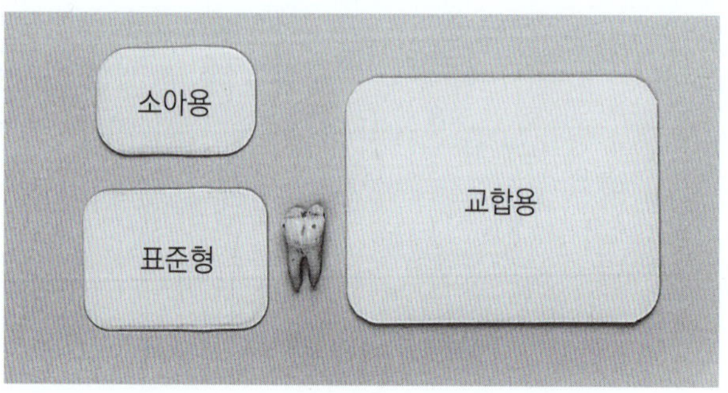

그림 5-1 구내촬영용 엑스선IR의 종류

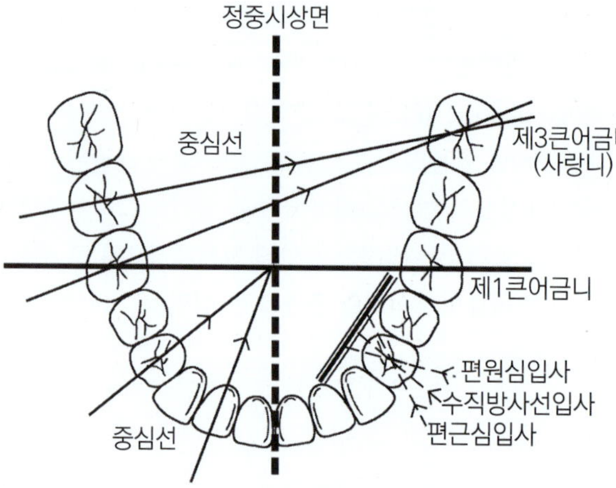

그림 5-2 치아의 촬영방향의 기준

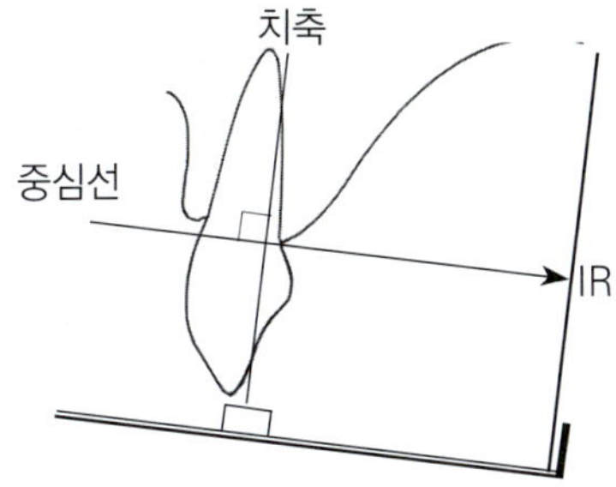

그림 5-3 평행촬영

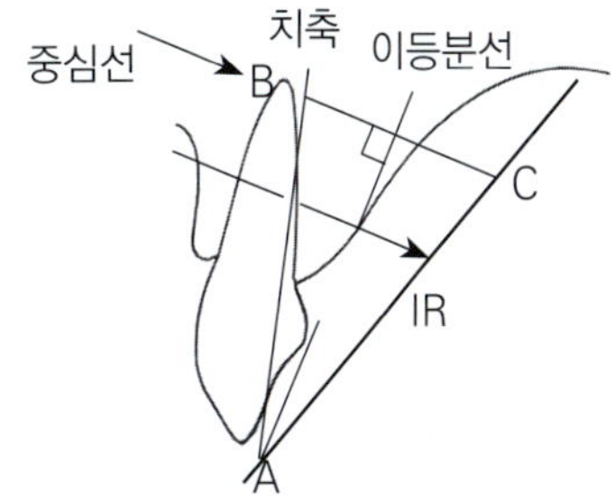

그림 5-4 등각촬영

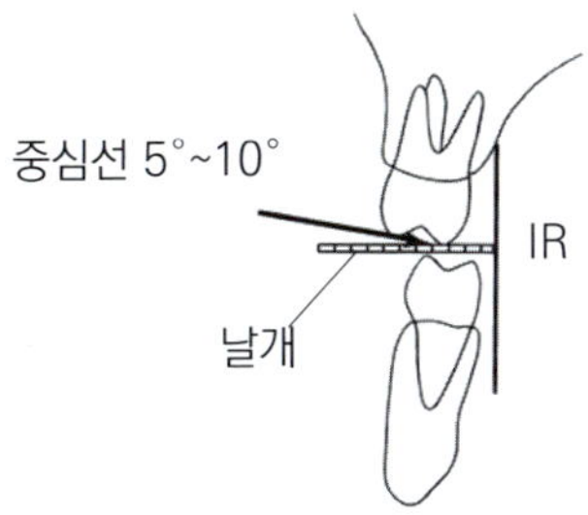

그림 5-5 교익촬영

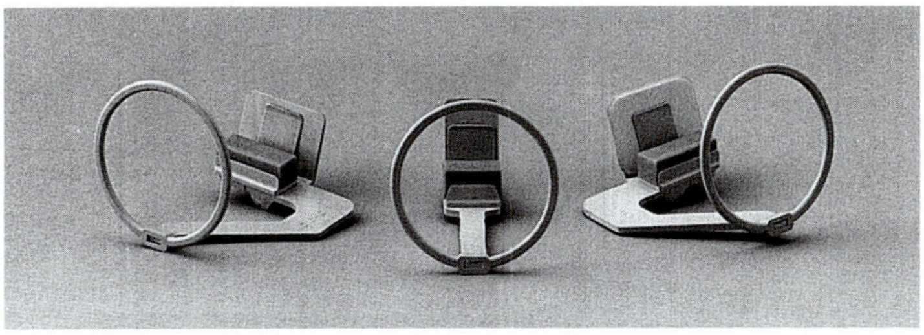

그림 5-6 촬영보조기구

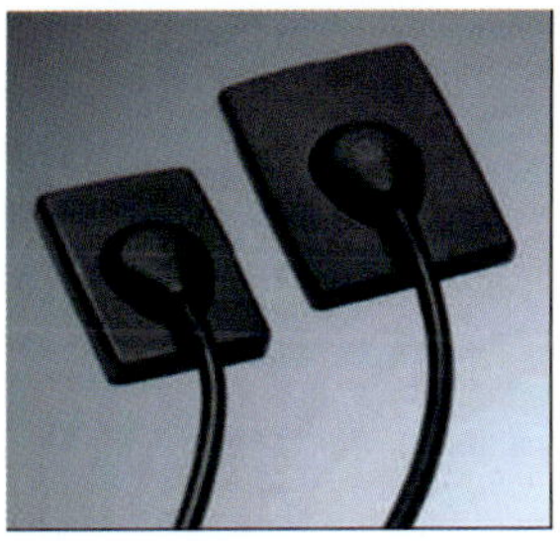

그림 5-7 구내용 CCD sensor

나) 등각 촬영(bisecting angle technique) : IR이 최대한 치아에 근접하므로 치아의 길이는 실제 길이와 동일하며 입천장(구개)이 낮은 환자에서도 촬영이 가능하다. 이 방법은 그림 5-4에 나타낸 것과 같이 치아장축 AB와 IR AC가 이루는 각의 이등분선을 가상하여, 중심선은 근첨부를 통하고 이 이등분선에 대하여 직각으로 입사한다. 임상에서는 조사면이 좁기 때문에 중심선을 치아뿌리(치근)의 중앙에 입사하는 일이 많다. 그러나 등각 촬영은 치아에 대하여 사방향으로 입사하기 때문에 치아의 형태는 왜곡된 상이 되어 정확히 잡히지 않는다는 것에 주의할 필요가 있다.

2. 교익 촬영(bitewing radiography)

상하의 치아의 치관(pericoronal) 및 이틀뼈능선(치조정 alveolar crest)을 1장의 IR로 촬영하는 방법으로, IR에 전용날개를 붙여서 물게 하고 촬영 중심선은 교합평면에 대하여 다리쪽으로 5~10°로 인접한 치아가 겹치지 않는 방향으로 입사한다(그림 5-5). 주로 인접면의 우식 보철물의 적합상태와 이틀뼈의 흡수 등을 관찰하기 위해서 이용된다.

3. 교합 촬영(occlusal radiography)

교합형 IR을 입으로 물게 하고 치아 및 위·아래턱(상·하악)을 촬영하는 방법이다. IR의 삽입방향 및 중심선의 입사위치나 각도는 촬영목적이나 병변에 따라서 여러 가지가 있다. 주로 표준형 IR으로 전체를 나타내기 어려운 큰 병소 등에 이용된다.

치아의 촬영은 피검자에 따라 치아의 상태나 IR의 경사·완곡 등이 달라 촬영에 숙련을 요하기 때문에 여러 가지 촬영보조기구(그림 5-6)가 사용되고 있다. 그러나 임상에서는 근관길이측정 등 계측을 함께하는 촬영에는 보조기구의 사용이 불가능하기 때문에 기본적인 촬영법을 습득해 놓을 필요가 있다.

2. 해부

구강악안면 영역의 엑스선 검사에는 치아, 치주조직, 위·아래턱뼈의 병변 또는 위턱굴(상악동), 턱관절(악관절), 침샘(타액선)을 포함한 검사가 있다. 검사에는 치과 특유의 기준평면이나 해부용어가 사용되기 때문에 이들을 이해해 둘 필요가 있다.

먼저 치·위아래턱뼈(치·상하악골)영역의 임상 및 촬영에 이용되는 기준평면은 그림 5-8과 같다.

(A)는 인류학적 기준면(anthropological basal plane)으로 Frankfurt 또는 눈확아래귓구멍선(infra orbito meatal line, IOML)이라고 하며 좌우 바깥귓구멍(외이공) 최상과 좌우 눈확(안와)최하단을 연결하는 평면을 말한다.

(B)는 코가시바깥귀길선(acanthiomeatal line, AML)으로 콧방울 아래점과 바깥귀길(외이도) 상단을 연결한 평면(Camper평면)을 말한다.

(C)는 교합평면(occlusal plane)으로 중심 교합 때에 아래턱중절치(하악중절치) 근심절연과 양쪽의 제2큰어금니 원심협측교두와의 3점을 포함하는 가상평면을 말한다.

(D)는 아래턱바깥귀길선(mento meatal line, MML)으로 아래턱결합부(하악결합부)의 최하단을 통과하고 양쪽 아래턱각의 하단에 접하는 접선에 의해 설정되는 평면을 말한다.

다음 치아의 종류와 수에 관해서 정중시상면으로부터 속앞니(중절치), 바깥앞니(측절치), 송곳니(견치), 첫째·둘째 작은어금니(제1·2소구치), 첫째·둘째 큰어금니(제1·2대구치), 셋째 큰어금니(제3대구치 또는 사랑니)라고 한다. 이에 대응한 수기호는, 예를 들어 좌측아래턱(하악)의 정중시상면으로부터 영구치는 ⌈1, ⌈2, ⌈3, ⌈4, ⌈5, ⌈6, ⌈7, ⌈8, 유치는 ⌈A, ⌈B, ⌈C, ⌈D, ⌈E로 하고 좌측 위턱속앞니(상악중절치)는 ⌊1 , 우측 아래턱속앞니(하악중절치)는 1⌉, 우측 위턱속앞니(상악중절치)는 1⌋로 표시하며 이들 치아가 나열된 상태를 치열 또는 치열궁이라 부른다(그림 5-9).

치아의 방향을 나타내는 용어 중에서 앞니쪽(근심측)이란 치열에 있어서 정중시상면(좌우 속앞니의 접촉점)방향으로 향하는 쪽을 말한다. 또 정중시상면으로부터 멀어지는 쪽을 어금니쪽(원심측)이라고 한다. 또 치열에 대하여 구치의 외측방향을 볼쪽(협측), 내측방향을 위턱(상악)에서 입천장쪽(구개측), 아래턱(하악)에서 혀쪽(설측)이라 한다. 또한 앞니의 구순점막을 향하고 있는 방향을 입술쪽(순측)이라고 한다(그림 5-9).

다음으로 치아와 치주조직의 해부구조와 엑스선 영상을 비교한 것이 그림 5-10이다. 치아의 구조는 에나멜질, 상아질 및 시멘트질이라는 3개의 단단한 조직과 혈관이나 신경을 포함하는 치주조직으로 구성되어 있다. 또 치주조직은 치육, 치아뿌리막, 시멘트질 및 이틀뼈(치조골)라는 4개의 조직으로 구성되며 위·아래턱뼈에 치아를 결합시키고 있다.

엑스선 영상에서 치아의 에나멜질과 상아질은 불투과상을 나타내며 시멘트질과 상아질은 정상적으로는 식별할 수 없다. 그리고 치수공간(치수강 pulp cavity)은 투과상으로서 인정한다. 백선(치조경선)은 절선효과와 골질의 분포밀도가 높기 때문에 불투과상으로서 관찰된다. 골상구조는 위턱에서는 작은 망상으로 보이고 아래턱에서는 크고 수평방향으로 나타나는 경향이다.

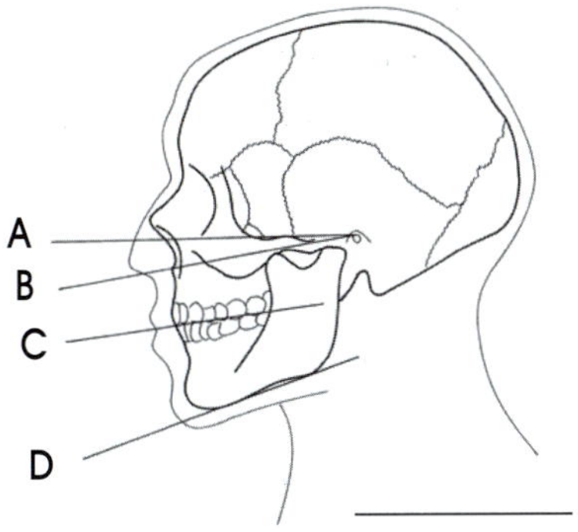

A 눈확아래귓구멍선(IOML) B 코가시바깥귀길선(AML)
C 교합평면(occlusal place) D 아래턱바깥귀길선(MML)

그림 5-8 기준평면

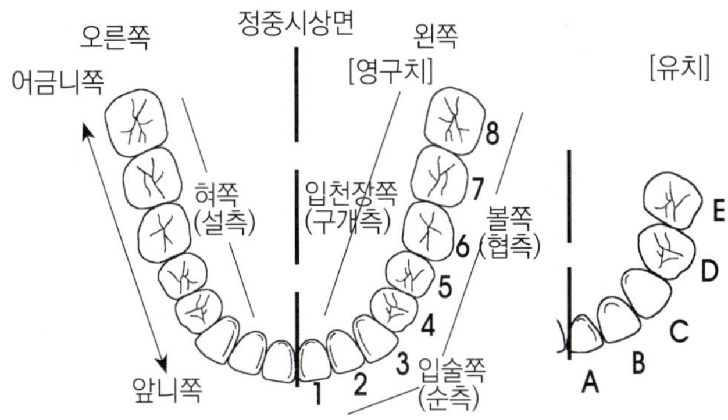

그림 5-9 치아의 명칭과 치과용어

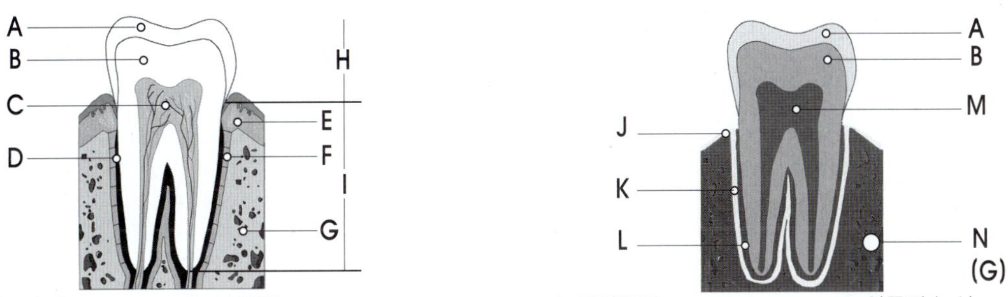

A 사기질(범랑질) B 상아질
C 치수공간(치수강) D 치아속질(치수)
E 잇몸(치은) F 치아뿌리막(치아인대)
G 이틀뼈(치조골) H 치아머리(치관)

I 치아뿌리 J 이틀뼈 능선
K 백선(치조경선) L 치주막인대공간
M 치수공간(치수강) N 이틀뼈(치조골)

그림 5-10 치아와 치아조직의 구조와 엑스선영상과의 비교

3. 치아(Teeth)

1) 상악 절치 촬영 (maxillary incisor region projection)

촬영목적 : 치아의 병변인 우식을 비롯하여 치아속질(치수), 형태, 위치, 이돋이(맹출 eruption) 이상의 관찰, 치주조직의 병변인 치조농루를 비롯한 치주질환이나 우식에서 기인하는 치수감염에 의한 근첨 주위의 염증을 관찰한다.

촬영자세 : 환자는 앉은자세에서 입을 벌려 위씹는면(상교합면)을 수평으로 한다. IR은 다리쪽으로 구강 내에 삽입하고 목적으로 하는 치아를 IR의 중앙에 위치하게 하여 치아머리가 잘 나타나도록 IR을 환자의 손가락으로 입안에 유지하게 한다(그림 5-11, 12).

중 심 선 : 등각촬영에서는 양쪽의 속앞니(중절치)치아 뿌리끝(근첨)을 연결하는 선의 중앙을 통과하여 인접한 치아와 겹치지 않도록 수직으로 입사하며 치아축과 IR면이 이루는 각도의 이등분선에 대하여 수직으로 입사한다(그림 5-11, 12).

촬영 point : 환자가 IR을 유지시킬 때 누르는 위치에 따라서 IR이 좌우로 엇갈리는 경우가 있기 때문에 촬영자가 안정적으로 유지할 수 있는 위치를 사전에 확보한다. IR의 구부러짐이 강한 경우에는 롤선을 치아와 IR의 사이에 삽입하여 보정한다. 중심선은 조사면이 좁기 때문에 치근길이의 1/2 정도에 입사되는 경우도 많다. IR 삽입 시에 환자는 위턱앞니를 촬영할 때는 목이 뒤로 젖혀질 수 있고 아래턱앞니 촬영에서는 앞으로 구부려지기 쉬우므로 머리의 경사를 포함하여 자세를 재확인하여 촬영한다.

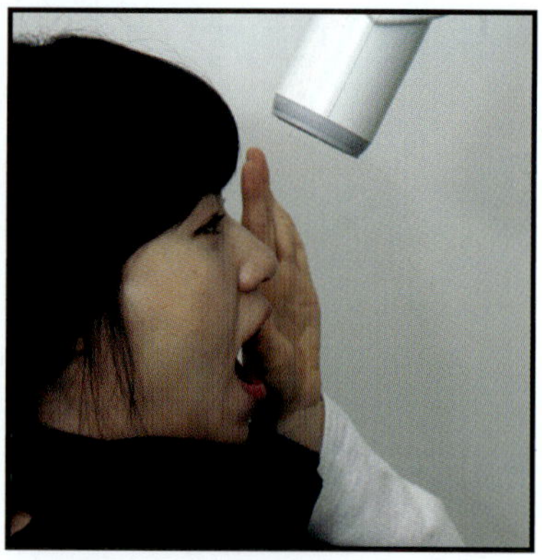

그림 5-11 상악절치 촬영자세

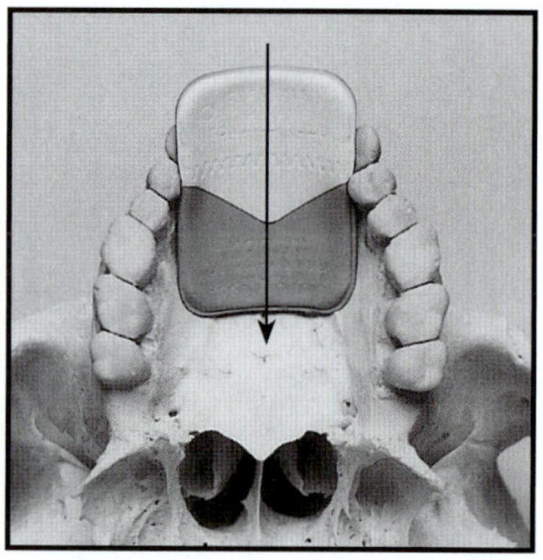

그림 5-12 IR의 위치와 입사방향

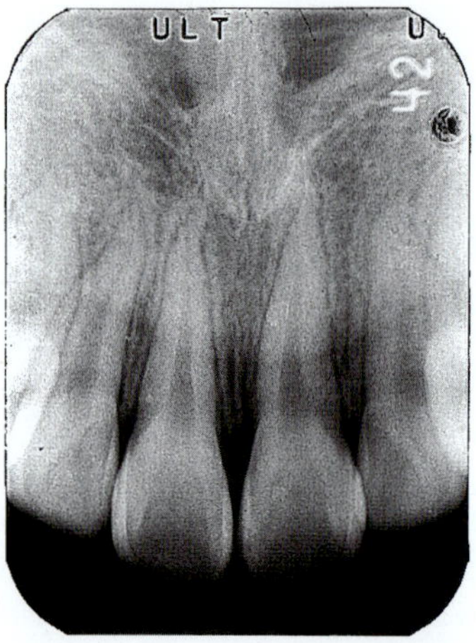

그림 5-13 상악절치 엑스선영상

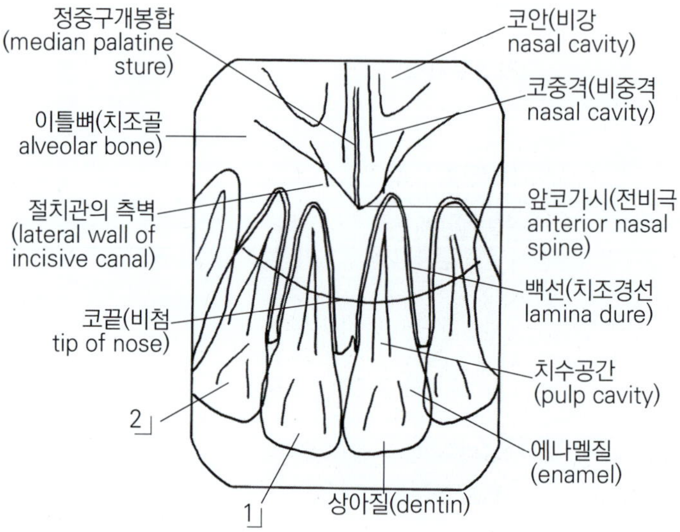

그림 5-14 상악절치 엑스선영상해부도

2) 상악 대구치 촬영 (maxillar molar region projection)

촬영목적 : 치아 및 치주조직의 병변인 우식과 치아속질의 관계, 이틀뼈(치조골)의 상태 및 뿌리끝(근첨)병소의 유무나 위턱굴 질환(치성상악동염 등)과의 관찰, 치아의 교환기에는 유치뿌리끝의 흡수상태나 후속 영구치의 상태 및 이들의 위치 관계를 관찰하고자 함이다.

촬영자세 : 환자는 앉은자세에서 입을 벌린상태로 하고 위씹는면(상교합면)을 수평으로 한다.
평행촬영 시에는 IR 장축이 큰어금니 씹는면(대구치 교합면)에 평행이 되도록 하고, IR중앙에 둘째큰어금니(제2대구치)가 오도록 한다. 치아관부터 치아뿌리끝까지 어금니가 포함되게 하기 위해서 IR이 입안 정중앙에 위치되어야 한다. 등각촬영 시에는 IR은 수평방향으로 입안에 삽입하고 목적으로하는 치아를 IR의 중앙에 위치하게 하며, 어금니의 치아머리가 잘 나타나도록 IR을 환자의 손가락으로 입천장에 유지하게 한다. (그림 5-15, 16).

중 심 선 : 평행촬영 시에는 IR에 수직으로 둘째큰어금니(제2대구치)를 통과하도록 조사한다. 등각촬영 시에는 IR 중앙에 수직으로 조사하되 둘째큰어금니(제2대구치) 치아뿌리(치근)를 통과하도록 수직각은 +20~+30°, 수평각은 큰어금니(대구치)사이의 인접면을 통과하도록 -80~-90°로 조사한다. (그림 5-15, 16).

촬영 point : IR이 입벌린 모양을 따라 구부러지는 경우에는 롤선을 치아와 IR의 사이에 삽입하여 구부러짐을 보정하고(그림 5-16), IR과 치아는 가능한 평행이 되도록 위치하게 하여 입사각도를 작게 함으로써 상의 왜곡을 적게 한다. 또, 중심선은 장애음영이 되는 광대돌기 및 광대활의 아래를 통과하게 한다. 셋째 큰어금니(제3대구치)의 촬영에서는 IR 뒤쪽이 구부러지기 쉽다. 그 때문에 원심방향으로부터 투영 시 입사각도가 10° 정도 커진다. 큰어금니(대구치)의 치아뿌리(치근)가 여러 개라서 수직입사에 의해 중복되어 뿌리가 나타나게 될 경우, 수직입사에 대하여 15° 전후의 각도로 근심 또는 원심으로부터 입사한다(편심방향입사).

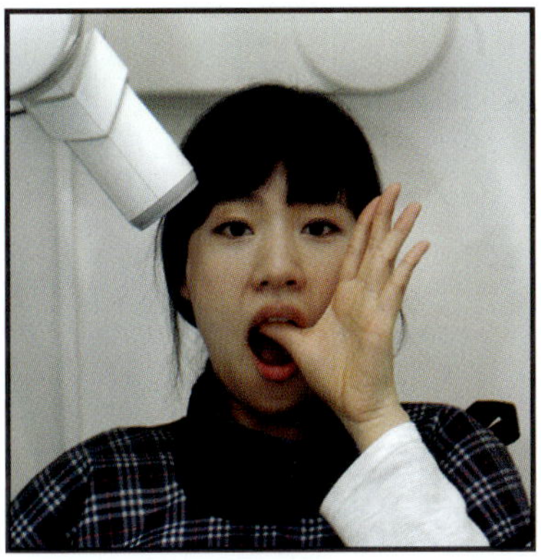

그림 5-15 상악대구치 촬영자세

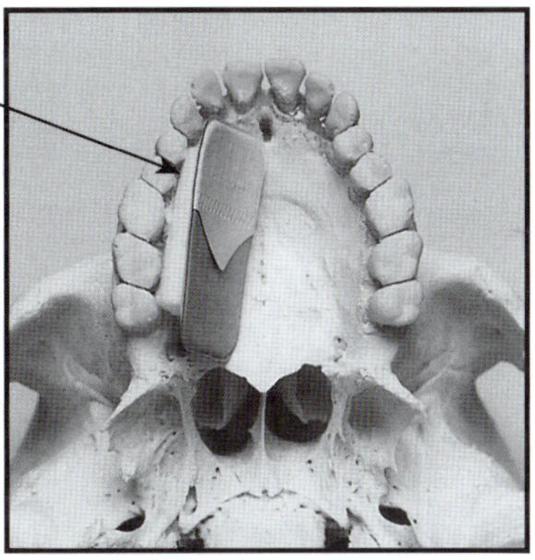

그림 5-16 IR의 위치와 입사방향

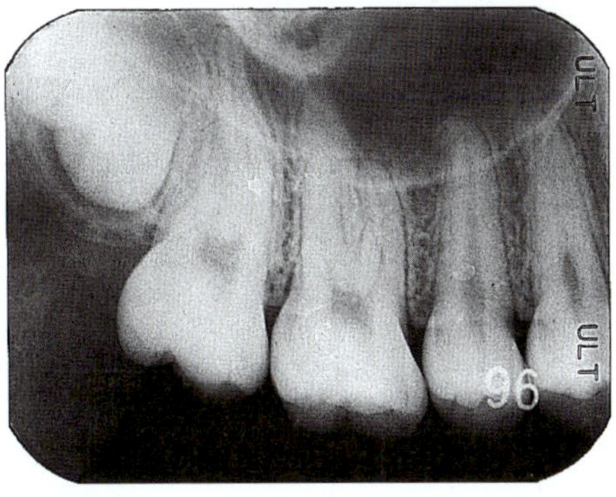

그림 5-17 상악대구치 엑스선영상

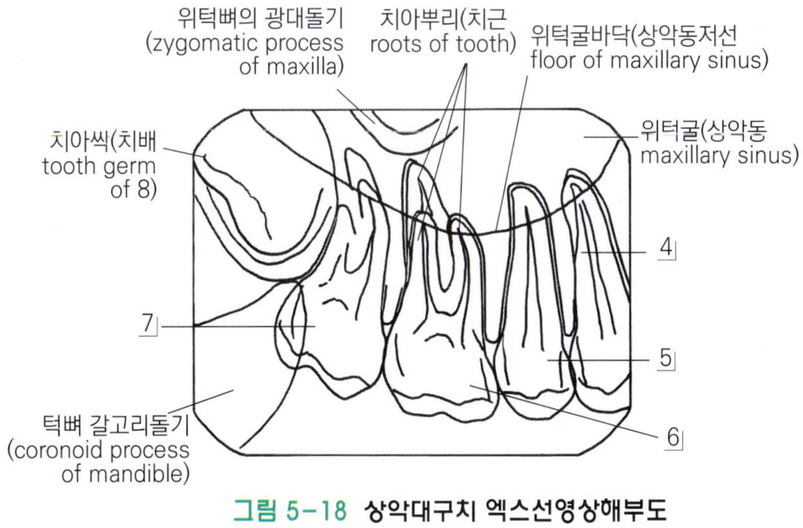

그림 5-18 상악대구치 엑스선영상해부도

3) 하악 절치 촬영 (mandibular incisor region projection)

촬영목적 : 치아 및 치주조직의 병변인 우식과 치아속질의 관계, 이틀뼈(치조골)의 상태 및 치아뿌리끝 병소의 유무 등의 관찰. 상하 앞니에는 외상도 많아 치아의 탈구, 깨지거나 금감, 탈락 및 이틀뼈 골절 등의 상태를 관찰한다.

촬영자세 : 환자는 앉은자세에서 입을 벌리고 아래턱뼈 씹는면(교합면)을 수평으로 한다. 평행촬영 시에는 IR을 IR유지기구에 세로방향으로 끼워 양쪽 아래턱(하악)과 작은어금니(소구치) 사이에 위치시킨다. 등각촬영 시에는 IR을 혀밑에 놓고 다리방향으로 입안에 삽입하고 목적으로 하는 치아를 IR의 중앙에 위치하게 하여 치아머리가 잘 나타나도록 환자의 손가락으로 유지하게 한다(그림 5-19, 20).

중 심 선 : 평행촬영 시에는 양 속앞니(중절치)의 접점을 통과하도록 한다(그림 5-19). 등각촬영시에는 IR과 치아가 이루는 각의 이등분선에 수직으로 양 속앞니(중절치)의 인접면을 향하여 통과한다. 수직각은 -15°, 수평각은 0°이다(그림 5-19, 20).

촬영 point : 입을 크게 벌리면 입바닥이 얕아져 IR의 삽입이 곤란해지기 때문에 약간만 입을 벌린다. V상의 치열에는 IR이 좌우로 구부러지기 때문에 롤선을 사용한다. IR을 유지하는 위치는 중앙으로부터 조금 위쪽을 누르면 안정된다. IR을 깊게 삽입할 수 없는 경우는 입바닥에 경사시켜 삽입하고 입사각도를 크게 한다.

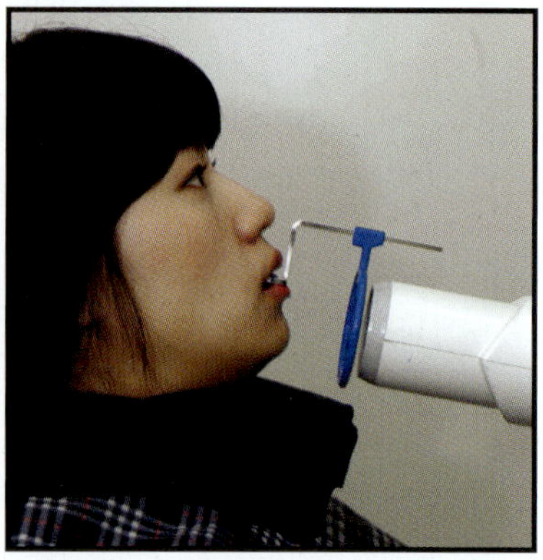

그림 5-19 하악절치 촬영자세

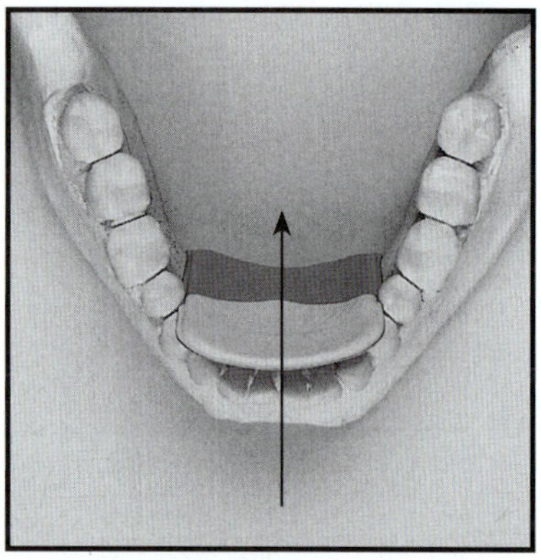

그림 5-20 IR의 위치와 입사방향

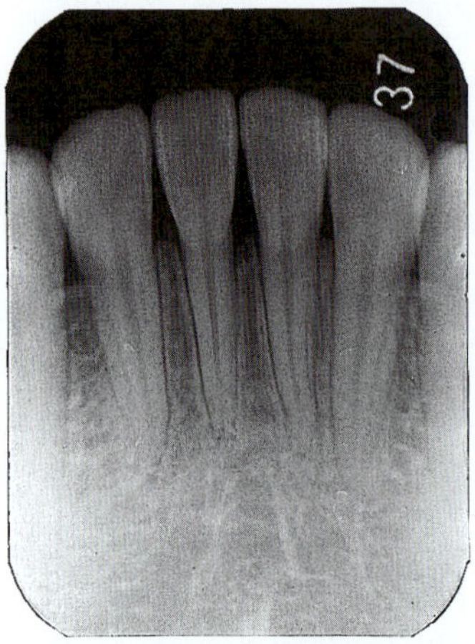

그림 5-21 하악절치 엑스선영상

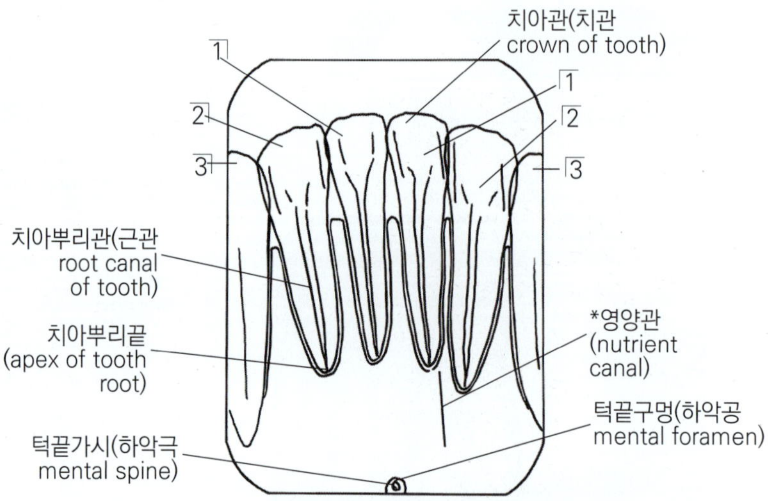

*전치근첨부 부근에 영양관(투과상)이 있는 경우도 있다.

그림 5-22 하악절치 엑스선영상해부도

4) 하악 교합 촬영 (mandibular occlusal projection)

촬영목적 : 표준형 IR으로는 나타낼 수 없을 정도로 큰 병소, 침돌(타석 salivary stone), 골절이나 턱뼈의 정보 등을 관찰한다.

촬영자세 : 아래턱(하악) 앞부분 교합촬영에서는 콧방울(비익)과 턱끝가시(하악극)를 연결한 선이 바닥 평면과 45°를 이루게 한다(그림 5-23). 아래턱(하악) 옆부분 절단면 교합촬영에서는 머리를 뒤로 젖혀 콧방울(비익)과 턱끝가시를 연결한 선이 바닥 평면과 수평이 되게 한다.

중 심 선 : 아래턱(하악) 앞부분 교합촬영에서는 가상의 이등분선을 긋고 IR의 중앙을 향하여 -55°의 수직각을 준다(그림 5-23).

아래턱(하악) 옆부분 절단면 교합촬영에서는 치아축 또는 위·아래턱뼈(상·하악골)의 경사각도를 추측하여 목적부위의 아래턱(하악) 하단중앙을 통과하고 정중선 방향으로 5~10°의 경사로 조사한다(그림 5-24).

촬영 point : 어금니는 치아나 위·아래턱뼈의 왜곡이 커지기 때문에 앞니가 대상이 된다. 위·아래턱뼈, 치아 및 병소와의 관계가 선명하고 목적 치아의 아래턱하단이 IR내에 입사되게 한다(그림 5-25, 26).

아래턱(하악) 옆부분 절단면 교합촬영에서는 치아 및 위·아래턱뼈의 관찰이 목적이고 겉질뼈(피질골)와 치아가 중복되지 않게 하는 것이 중요하다(그림 5-27, 28).

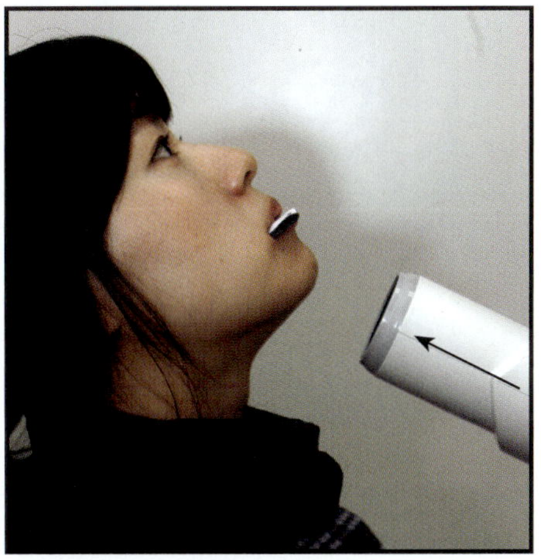

그림 5-23 하악앞부분 교합촬영자세

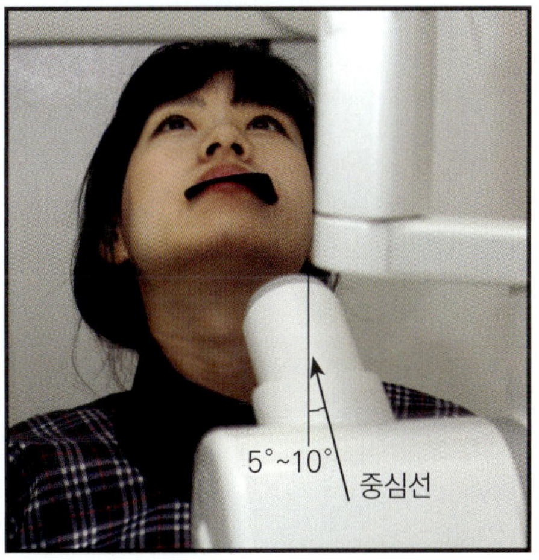

그림 5-24 하악옆부분절단면교합 촬영자세

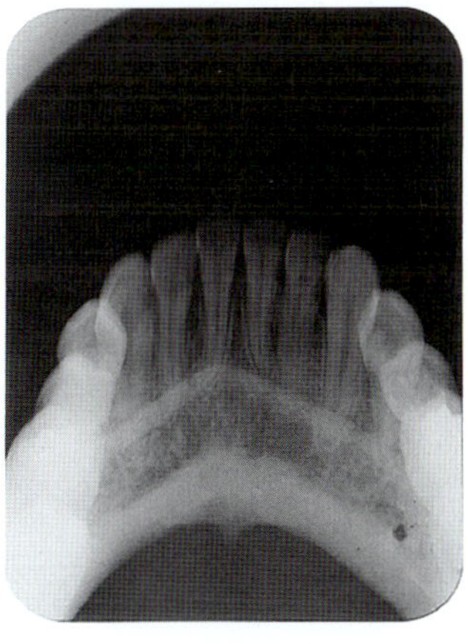

그림 5-25 하악전치 엑스선영상

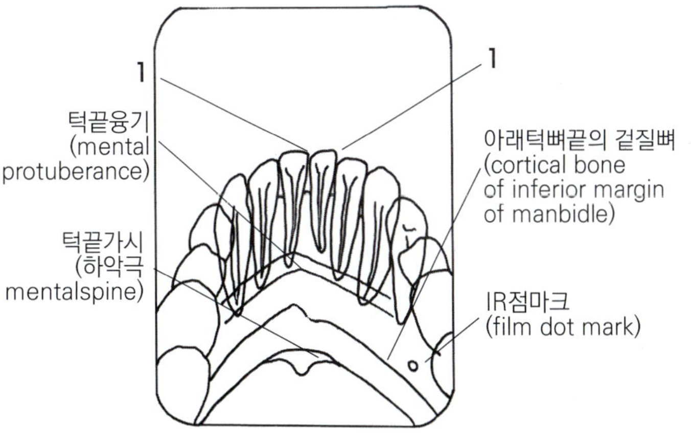

그림 5-26 하악전치 엑스선영상해부도

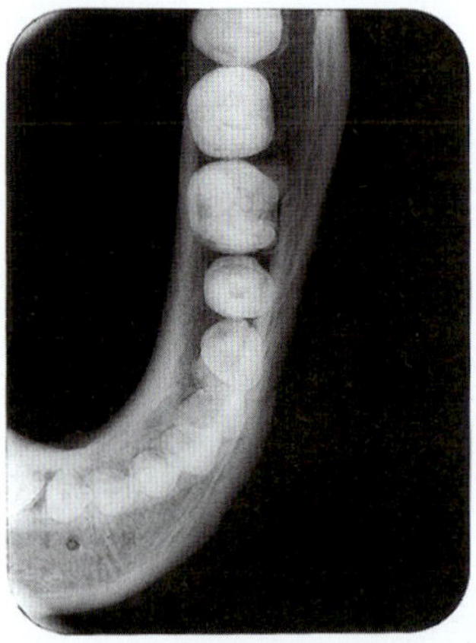

그림 5-27 하악측절치부분 절단면 엑스선영상

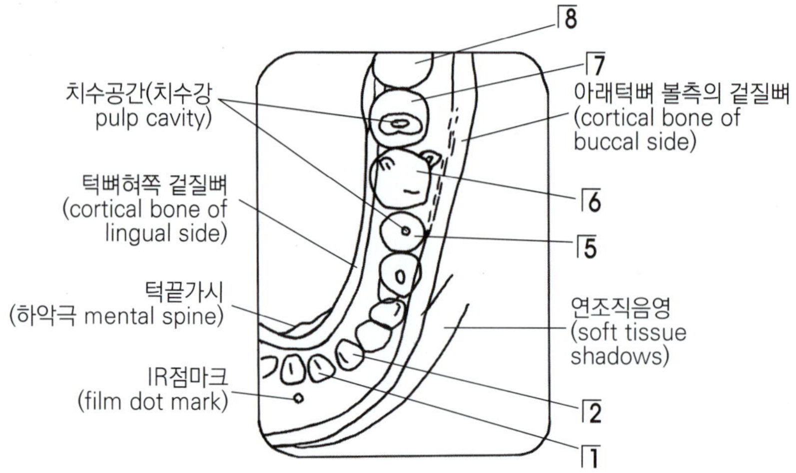

그림 5-28 하악측절치부분 절단면 엑스선영상해부도

5) 타액선 교합 촬영 (salivary glands occlusal projection)

촬영목적 : 턱밑샘관, 혀밑샘관의 연부조직병변이나 결석 등을 관찰하기 위한 변형된 교합촬영법이다.

촬영자세 : 환자는 앉은자세로 하고 최대한 아래씹는면(하교합면)을 수직으로 한다. 턱밑샘 몸통(악하선 선체부) 촬영에서는 약간 autoguide를 끌어당기고 반대쪽방향으로 회전시켜 기울인다(그림 5-29).

중 심 선 : 턱밑샘관 및 혀밑샘의 촬영에는 입바닥(구강저부)을 통과하고 교합평면 IR면에 대하여 수직으로 입사 시키나 턱밑샘(악하선) 전체를 관찰하기 위해서는 엑스선 관을 목방향에 위치시켜서 중심엑스선이 몸통(선체부)을 통과하여 코끝(비첨)으로 빠져나가는 방향(후사방향)으로 입사한다.

촬영 point : 입바닥의 촬영에서는 과농도가 되지 않도록 촬영조건을 낮추는 것이 필요하다. 턱밑샘 결석의 후사방향 촬영에서는 턱밑샘몸통과 검출방향의 턱뼈가 중복되지 않도록 주의한다. 통상의 촬영에서는 중심선이 아래턱 하단을 통과하는 얼굴뼈 측방향 및 하악골 측사방향촬영이 시행되므로 턱밑샘 선체부근의 큰 결석은 나타나나 작은 결석은 턱뼈와 겹쳐져서 나타낼 수 없는 경우가 있다. 또한 침샘관의 결석을 나타내는 것은 매우 어려우며 턱밑샘 결석의 촬영에는 교합법에 의한 입바닥과 턱밑샘 몸통으로 하사방향촬영을 실시하는 것이 가장 유효하다.

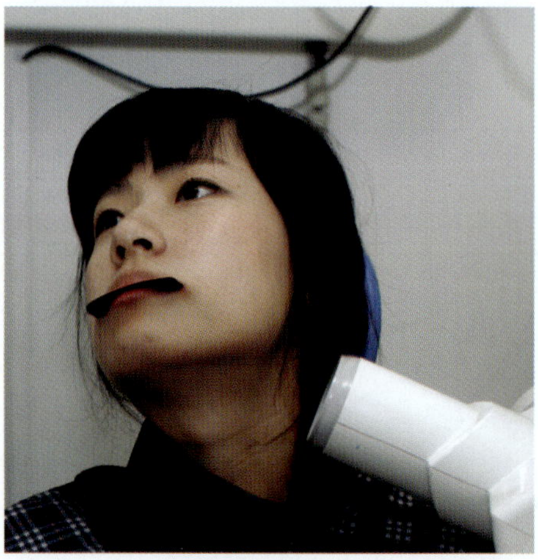

그림 5-29 턱밑샘관 후사방 교합 촬영자세

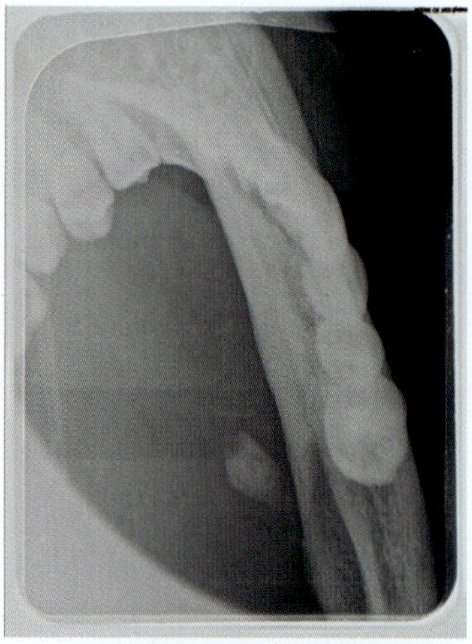

그림 5-30 턱밑샘관 후사방 교합 엑스선영상

5

4. 치열(Dentition)

1) 표준 파노라마 촬영 (standard panoramic radiography)

촬영목적 : 위·아래턱뼈(상·하악골)의 병변에서는 치아의 발생원치아에서 유래하는 낭포(함치성낭포 등)나 종양(에나멜상피종 등) 및 치아에 유래하지 않는 낭포나 종양 등이 발생한다. 이들의 병변부위, 크기, 엑스선투과성, 정상뼈와의 경계 등을 한 장의 IR상에서 관찰한다.

촬영자세 : 환자는 선자세나 또는 앉은자세로 하며 환자의 머리는 정중면이 촬영중심에 위치해야 하고 눈확아래귓구멍선(IOML)이 지면과 수평이 되게 한다. 환자의 턱뼈를 상층의 중앙에 오도록 한다. 장비의 종류별로 다소 차이는 있으나 아래앞니와 아래송곳니 사이에 초점을 맞춘다(그림 5-31, 32).
혀가 입천장에 닿지 않은 상태에서 촬영되면, 입 안의 함기에 의해 코안바닥선아래쪽의 위턱부리끝에 흑화대가 나타나 정보를 잃게 된다. 그래서 침을 삼켰을 때에 입천장(구개부)에 혀가 닿은 상태에서 촬영하면 좋다.

중 심 선 : 교합평면에 대하여 다리쪽에서 머리쪽으로 5~8°의 각도로 입사하도록 기계적으로 설정되어 있다.

촬영 point : Slit형의 납으로 된 collimator가 엑스선관과 IR사이에 위치하여 중심선을 좁은 수직의 slit beam으로 제한한다. 일반 단층촬영법과 동일하게 엑스선관, 피사체 그리고 IR 중 두가지를 정해진 궤도 또는 축을 중심으로 연속적으로 회전시키는 방법으로 엑스선관의 각속도와 동일한 각속도에 상당하는 피사체의 상층이 촬영된다. 여기서 상층이란 파노라마 촬영상에 구조물이 명확하게 나타나는 입체적인 곡선부 또는 상의 단면이다. 상층의 앞쪽이나 뒤쪽에 위치하는 물체는 상이 흐려지고 확대되거나 축소되며 때로는 알아볼 수 없을 정도로 흐려져서 나타난다. 상층보다 앞쪽에 위치하는 물체는 수평축소가 나타나며 뒤쪽에 위치하는 물체는 수평확대가 나타난다. 그러므로 상층은 구조물이 상을 명확하게 형성하는 부위라고 할 수 있다.

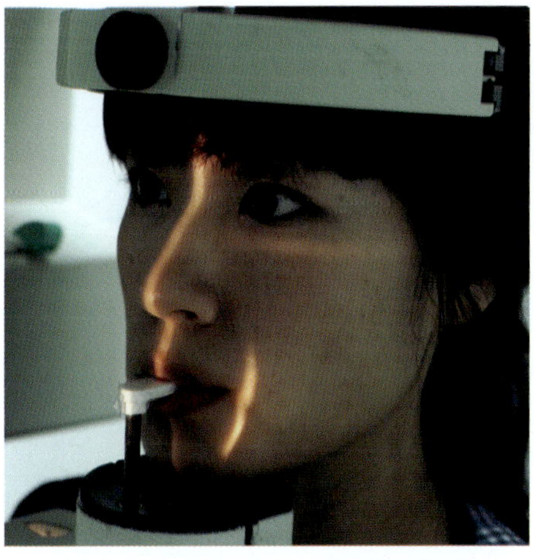

그림 5-31 표준파노라마 촬영자세

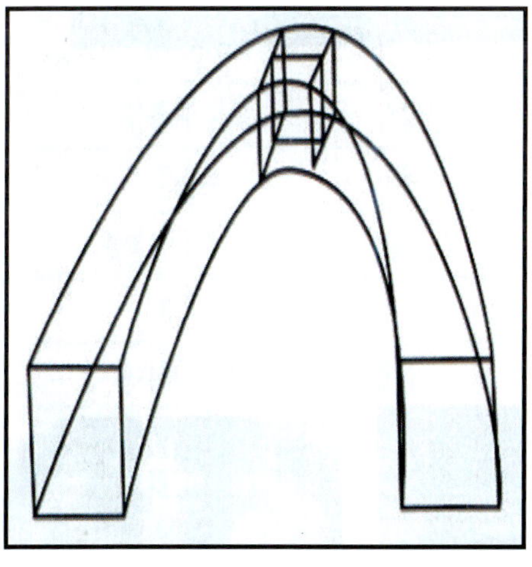

그림 5-32 상층(forcal trough)의 형태

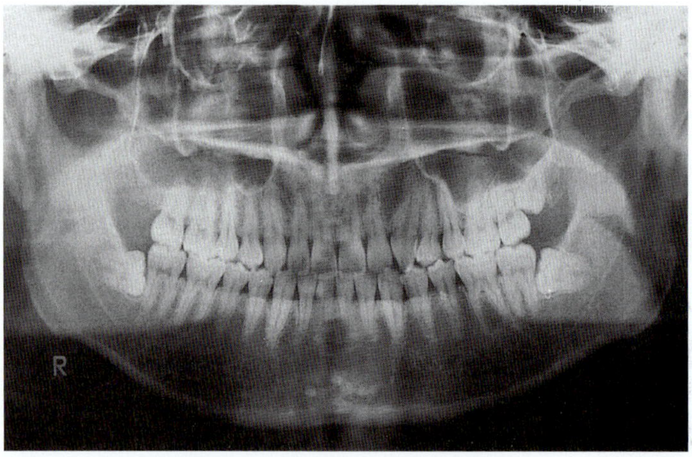

그림 5-33 표준파노라마 엑스선영상

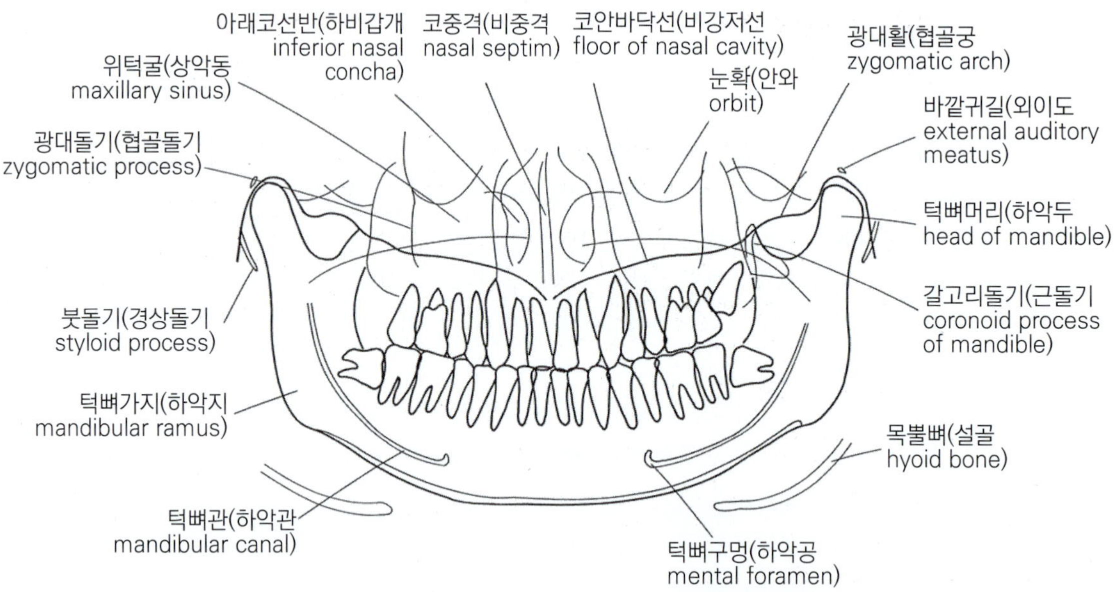

그림 5-34 표준파노라마 엑스선영상해부도

2) 특수 파노라마 촬영 (specific panoramic radiography)

촬영목적 : 파노라마촬영 원리를 이용하면서 상층의 위치나 형태를 변화시켜 환자의 턱관절 및 위턱굴, 그리고 위아래턱뼈(상하악골) 등의 특정한 부위를 단층으로 촬영하여 관찰한다.

촬영자세 : 환자는 표준 파노라마 촬영자세와 유사한 자세에서 정중면이 촬영중심에 위치하게 하며, 턱관절 등의 검사부위에 따라서는 입을 벌리거나 다물게 하는 경우도 있다. 상층의 위치와 보고자 하는 부위를 일치시키는 방법은 각 장치별로 약간 다르다.

중 심 선 : 교합평면에 대하여 다리쪽에서 5°~8°의 각도로 입사하도록 기계적으로 설정되어 있다.

촬영 point : 위턱굴중심 파노라마 촬영에서는 상층의 중심과 환자의 턱관절이 일치할 수 있도록 조정하며 턱관절의 측면 또는 전후방의 단층영상을 획득한다(그림 5-35, 36).

위턱굴중심 특수 파노라마 촬영에서는 상층의 중심에 위턱뼈굴이 위치하게 되며 표준 파노라마 촬영에서 보다 상층이 후방으로 이동하게 된다(그림 5-37, 38). 위아래턱뼈(상하악골) 절단부 파노라마 촬영에서는 상층의 중심이 지정된 턱뼈의 중심에 위치하게 된다(그림 5-39, 40).

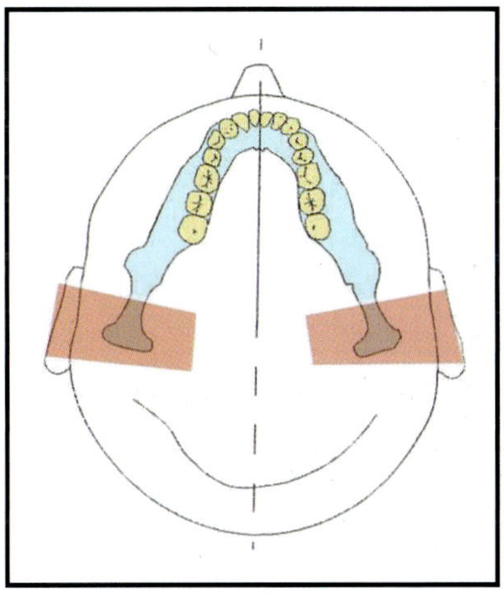

그림 5-35 턱관절 파노라마 촬영해부도

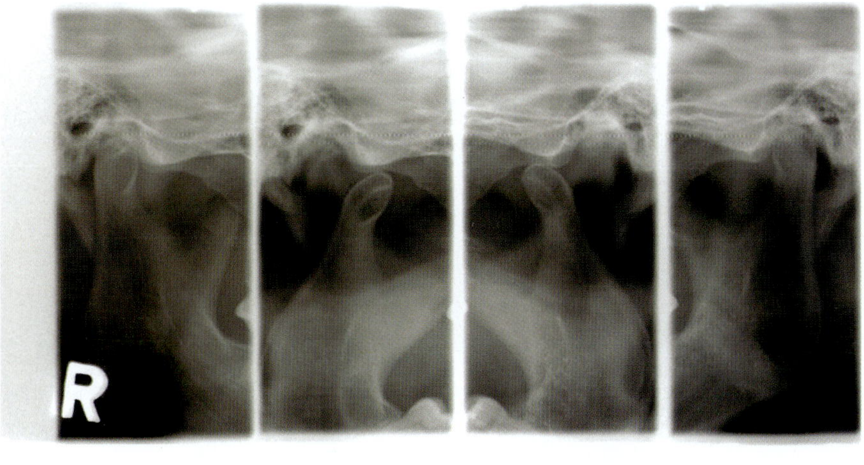

그림 5-36 턱관절 파노라마 엑스선영상

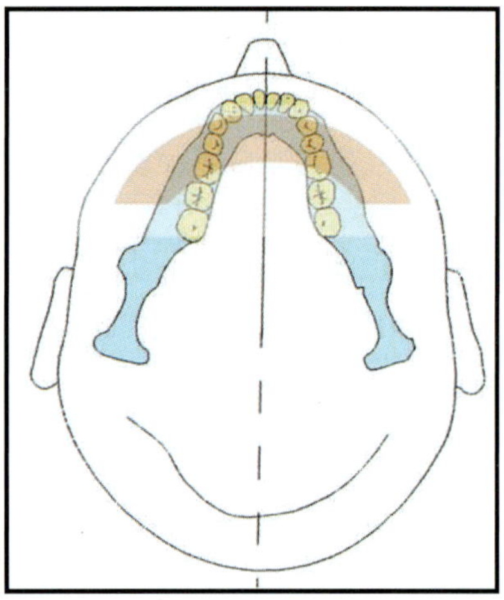

그림 5-37 위턱굴 파노라마 촬영해부도

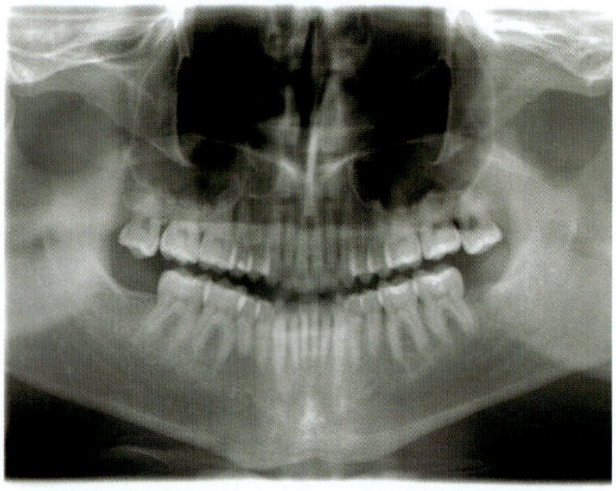

그림 5-38 위턱굴 파노라마 엑스선영상

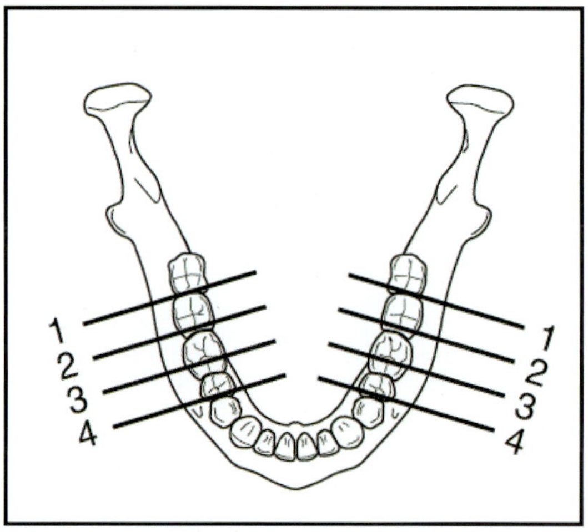

그림 5-39 턱뼈단면부 파노라마 촬영해부도

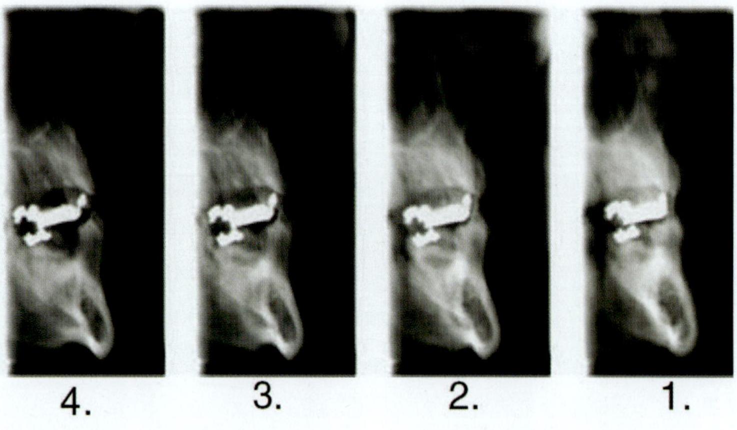

그림 5-40 턱뼈단면부 파노라마 엑스선영상

5. 위 · 아래턱뼈 (상 · 하악골 Maxilla and Mandible)

1) 상·하악골 측사방향 촬영 (maxilla and mandible lateral oblique projection)

촬영목적 : 병소 전체를 촬영할 수 없는 경우나 IR을 삽입할 수 없는 부위를 관찰한다.

촬영자세 : 환자는 앉은자세 또는 옆으로 누운자세로 하고, 위·아래턱뼈의 목적부위의 씹는면(교합면)을 IR에 밀착시킨다(그림 5-41, 42).

RAO 자세 … 정중시상면을 촬영측으로 조금 경사지게 한다.

LAO 자세 … IR면에 대하여 정중시상면을 촬영측으로 기울여 코끝을 2횡지 정도 내린다.

LPO 자세 … IR면에 대하여 정중시상면을 촬영측으로 기울여 코뼈끝을 3횡지 정도 내린다. 아래턱뼈 촬영에서는 같은 자세에서 마루부위(두정부)를 조금 IR쪽으로 기울이는 경우가 많다.

턱뼈가지 … 턱뼈가지(하악지)를 IR면에 밀착시킨다. 정중시상면을 조금 촬영측으로 기울인다. 다만, 체격이나 아래턱뼈의 형태에 따라 다르다.

중 심 선 : 목뼈(경추)와 아래턱뼈가지 사이에서 반대측 턱뼈각(하악각)의 후방 1 cm의 위치가 입사점의 기준이고, RAO 자세에서는 바깥앞니(측절치), LAO 자세에서는 둘째 작은어금니(제2소구치), LPO 자세에서는 둘째 큰어금니(제2대구치)의 교합면을 향해 입사한다. 위턱 또는 아래턱이 대상이 될 때에는 각각 목적치아의 뿌리끝부위를 향해 입사한다.

입사각도는 카세트면에 대하여 직각으로 입사하는 것이 바람직하나, 아래턱뼈 촬영에서는 목적부위에 대하여, 다리방향으로부터 5~10° 정도 기울여 입사한다.

촬영 point : 촬영부위는 치열·위아래턱뼈를 각 부위로 나누어 상세히 촬영하는 방법이다. 이것을 Cieszynski의 턱뼈측사방향 촬영법이라 한다. RAO 자세는 앞니(절치)·송곳니(견치), LAO 자세는 송곳니(견치)·작은어금니(소구치), LPO 자세는 작은어금니(소구치)·큰어금니(대구치)를 대상으로 촬영한다. 턱뼈가지(하악지)의 촬영을 포함하면 4개의 부위가 된다(그림 5-41). 개구장애 및 구토반응이 심한 경우에 유효하다. 촬영 시에는 양쪽 어깨를 내리고 반대쪽의 어깨를 후방으로 끌어당기면 입사가 쉽다. 위·아래턱뼈의 상태에는 개인차가 있으므로 반대쪽의 아래턱 하단과 목뼈 및 목뿔뼈(설골)의 위치에 주의하면서 입사방향을 고려하여 촬영한다. 위턱 또는 아래턱의 병변이 대상이 되기 때문에 상하 따로 촬영하는 것이 바람직하다. 그러나 위턱에서는 광대뼈(협골) 등의 장애음영때문에 곤란하므로 일반적으로 아래턱뼈 촬영이 주로 이루어진다.

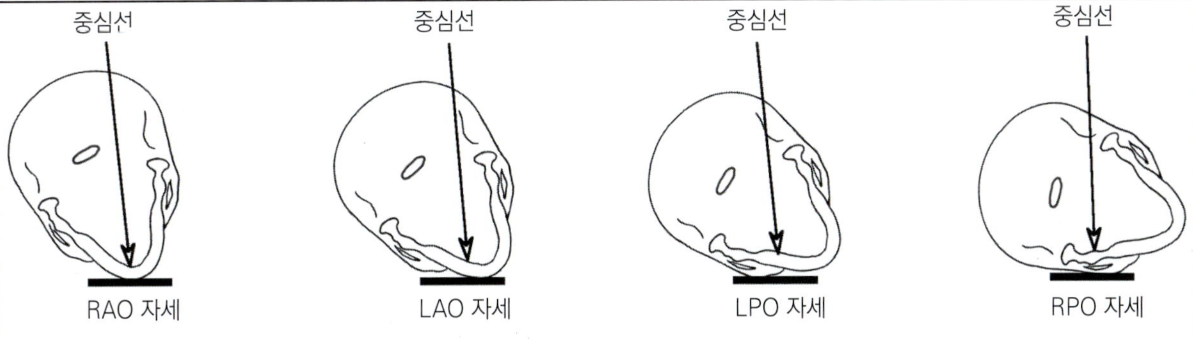

그림 5-41 위 · 아래턱뼈 측사방향 촬영자세해부도

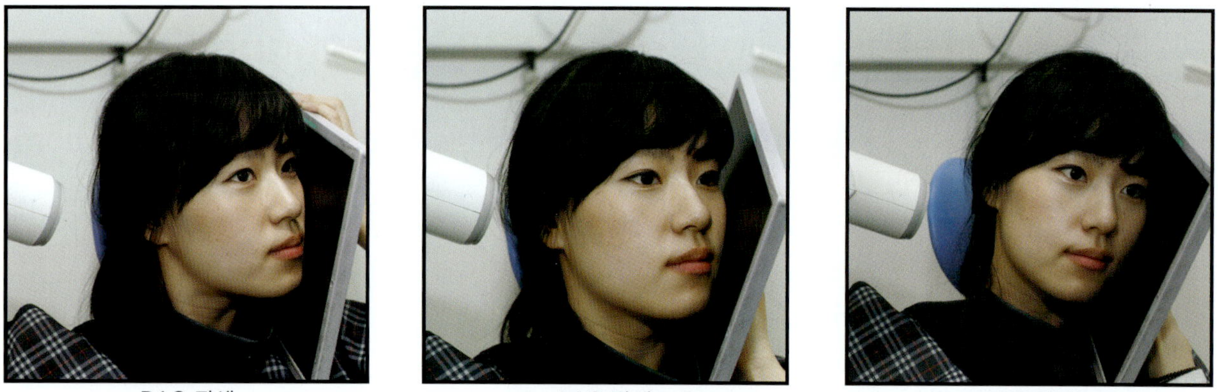

RAO 자세 LAO 자세 LPO 자세

그림 5-42 위 · 아래턱뼈 측사방향방향 촬영자세

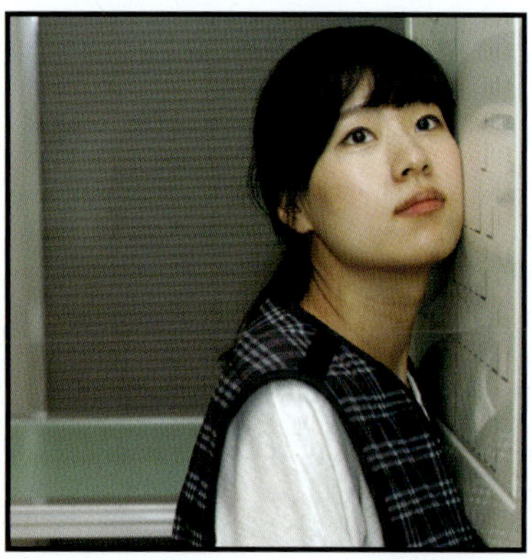

그림 5-43 턱뼈가지(하악지) 촬영자세

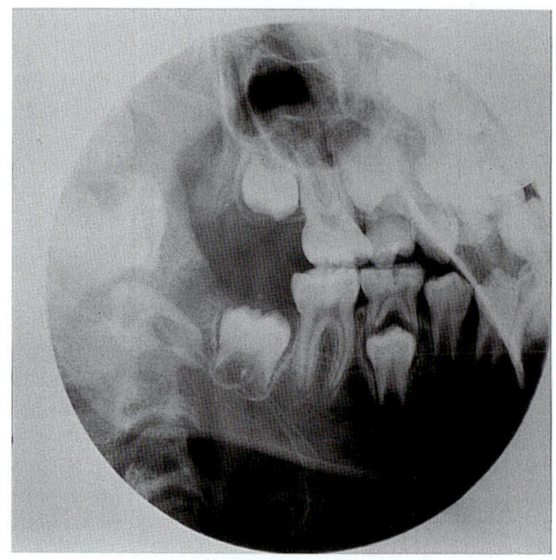

그림 5-44 아래턱뼈 LPO 자세 엑스선촬영영상

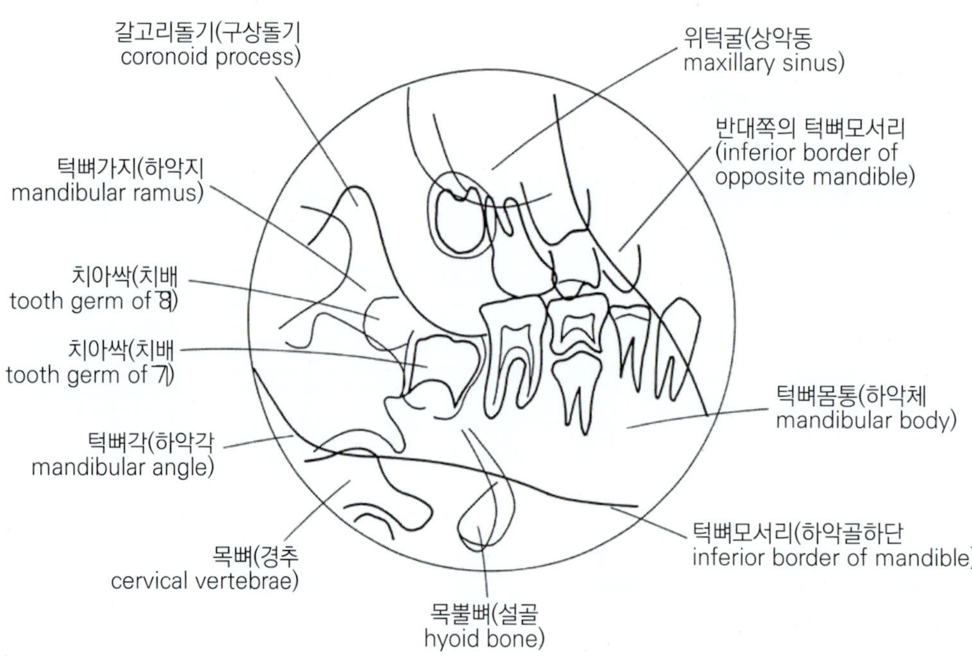

그림 5-45 아래턱뼈 LPO 자세 엑스선촬영영상해부도

2) 상·하악골 후전방향 촬영 (maxilla and mandible PA projection)

촬영목적 : 위·아래턱뼈(상·하악골)에 발생하는 종양이나 낭포성병변, 위턱굴병변 및 골절 등을 관찰한다.

촬영자세 : 환자는 앉은자세로 하고 정중시상면 및 눈확아래귓구멍선(안와하이공선)을 수직으로 한다(그림 5-46). 턱뼈가지를 대상으로 할 때는 입을 벌린 상태로 한다(그림 5-47).

중 심 선 : 좌우의 위턱굴(상악동) 중앙을 연결하는 선과 정중시상면이 만나는 점을 향하여 다리방향으로 10° 기울여 입사한다(그림 5-46, 47).

촬영 point : 위·아래턱뼈를 대칭으로 한 정면상에서는 머리의 경사에 주의하여, 위턱뼈(상악골)와 머리뼈바닥(두개저)의 영상이 중복되지 않도록 다리방향으로부터 10°의 각도로 입사한다(그림 5-48). 촬영목적이 큰어금니로부터 턱뼈가지의 경우는 위턱의 치아와 겹치지 않도록 입을 벌린 상태로 촬영한다. 이때 아래턱하단이 잘 나타나도록 IR의 위치에 주의한다. 또, bite block을 물게 하면 안정된다.

촬영조건은 외과영역과 다르고 턱뼈가지가 선명하게 나타날 수 있도록 낮은 촬영조건으로 촬영한다.

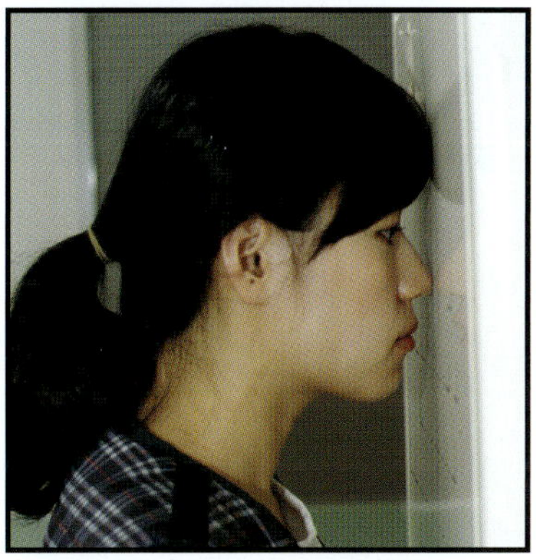

그림 5-46 위 · 아래턱뼈 후전방향 입다문 촬영자세

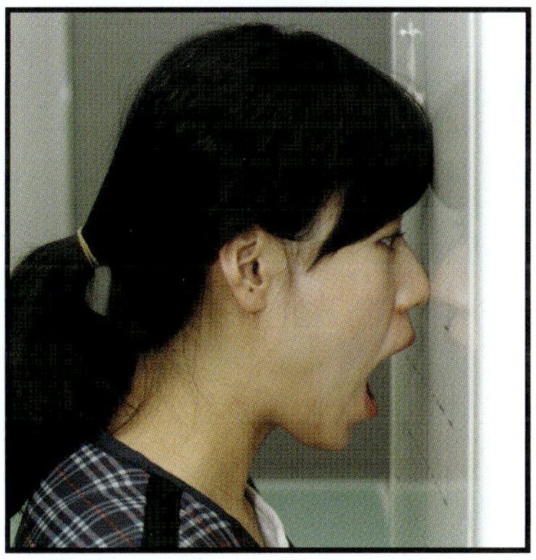

그림 5-47 위 · 아래턱뼈 후전방향 입벌린 촬영자세

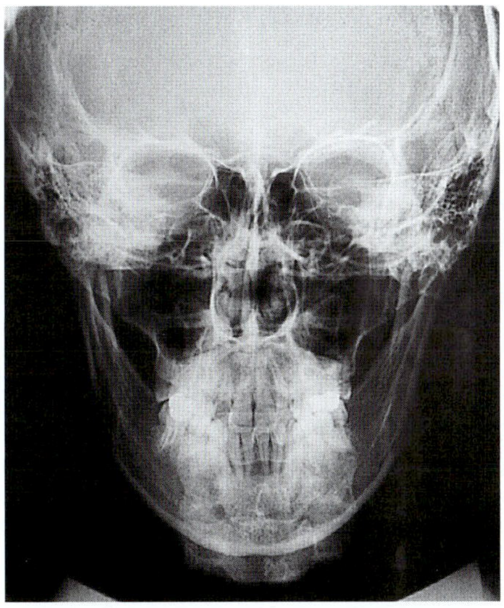

그림 5-48 위 · 아래턱뼈 후전방향 입다문 엑스선영상

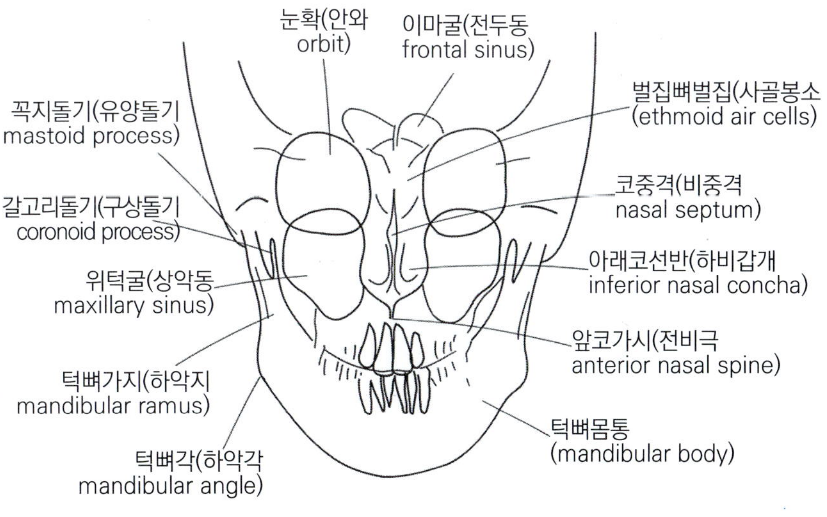

그림 5-49 위 · 아래턱뼈 후전방향 입다문 엑스선영상해부도

6. 턱관절(악관절 Temporomandibular joint; TMJ)

1) 악관절 전후방향 촬영 (temporomandibular AP projection)

촬영목적 : 외상에 의한 아래턱(하악)의 골절과 위치이상 및 턱뼈머리(하악두) 형태이상을 관찰한다.

촬영자세 : 환자는 바로 누운 자세로 하고 눈확아래귓구멍선(안와하이공선) 및 정중시상면을 바닥면에 직각으로 하고 최대로 입을 벌린 상태로 한다.

중 심 선 : 머리 정밀 촬영장치는 입을 벌렸을 때 촬영측 턱뼈머리(하악두)를 향해, 턱뼈머리 중앙을 통과하는 정중시상면과 평행한 면에 대하여 정중방향으로부터 20~25°의 각도로 다리쪽으로부터는 25~30°기울여 입사한다(그림 5-50, 51).

촬영 point : 턱뼈머리를 눈확을 통하여 촬영하는 방법은 Grand-Lanting법 또는 해부학적 명칭에서 눈확-턱뼈가지촬영이라고도 불린다. 턱뼈머리가 관절결절이나 꼭지돌기와 겹치지 않도록 하는 것이 이상적이다(그림 5-50, 51). 그러나 입을 적게 벌릴 때에는 턱뼈머리가 관절결절에 가려서 나타나지 않지만 다리방향의 입사각도를 작게 하면 턱뼈머리가 나타나는 경우도 있다. 또 입벌린 자세를 확보하기 위해서 bite block을 물게 하면 안정된다. 이 촬영법은 턱뼈머리의 약간 뒤쪽의 피질골이 절선적으로 나타나고 있다. 또 수정체의 피폭이 많다는 것에 주의를 요한다. 턱뼈머리목부의 골절 등에는 같은 촬영자세로 입을 벌리게 하여 양쪽 턱뼈머리를 연결하는 선과 정중시상면과의 교차점을 통과하고 다리방향으로 약 25~30°로 입사하여 양쪽의 턱뼈머리 및 턱뼈목부위(하악경부)를 나타내는 방법도 있다.

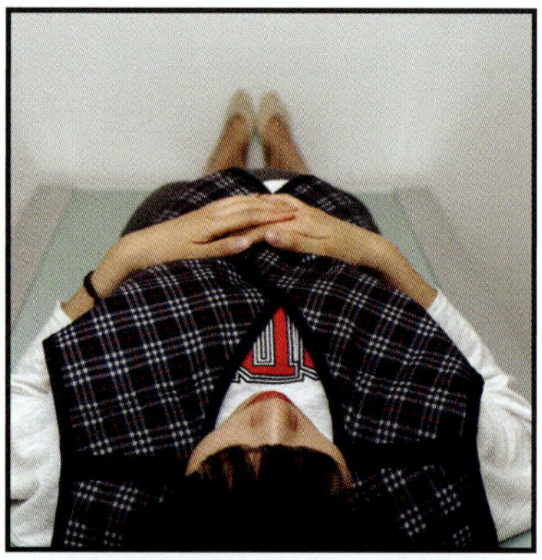

그림 5-50 악관절 전후방향 촬영자세(1)

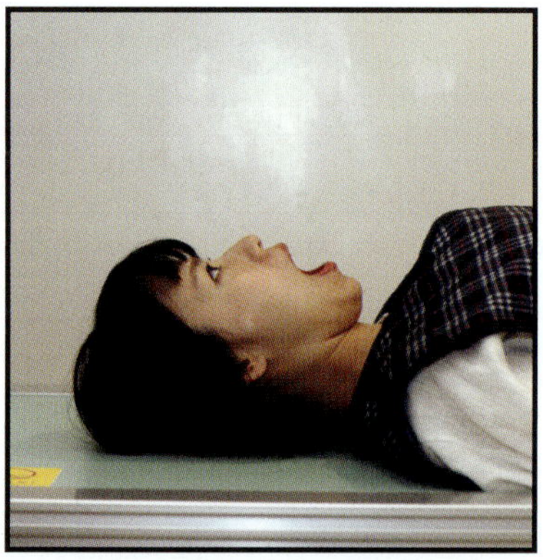

그림 5-51 악관절 전후방향 촬영자세(2)

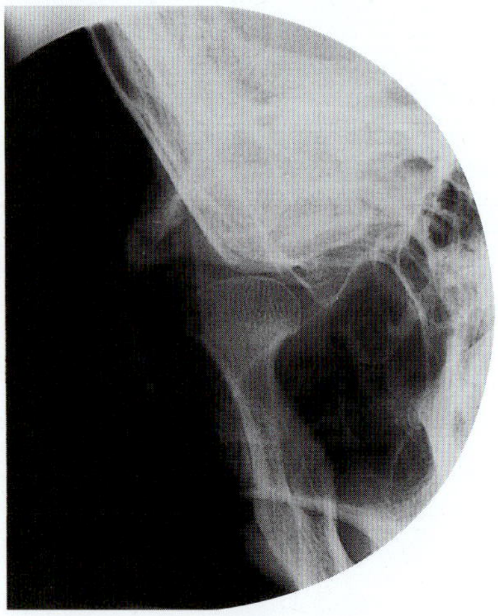

그림 5-52 악관절 전후방향 엑스선영상

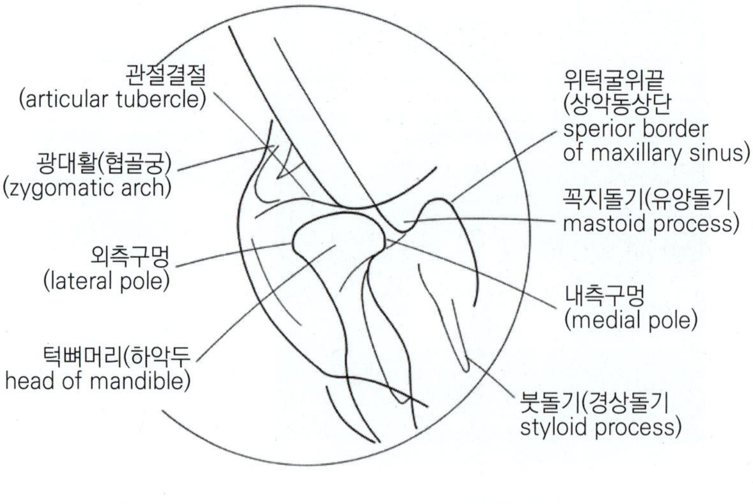

그림 5-53 악관절 전후방향 엑스선영상해부도

5

2) 악관절 규격 측사방향 경두개 촬영 (TMJ cephalometric lateral oblique transcranial projection)

촬영목적 : 턱관절의 병변에서는 발육 이상, 외상, 염증, 종양, 턱관절증 등의 턱관절 병변, 턱관절오목과 턱뼈머리의 위치관계나 입을 벌렸을 때나 다물었을 때의 턱뼈머리의 이동상태 및 뼈형태 이상을 관찰한다.

촬영자세 : 규격화된 전용촬영장치를 이용하여 환자는 똑바로 앉은자세에서 눈확아래귓구멍선이 땅표면과 수평이 되게 위치시키고 머리 고정장치를 이용하여 머리를 고정시킨다.

중 심 선 : 검사 반대쪽 마루에 수직각은 20~25, 수평각은 4~7로 하여 검사쪽 턱관절을 향해 조사한다.

촬영 point : 한 장의 IR에 왼, 오른쪽 관절부를 각각 입닫힘상태, 1인치 입열림상태(1inch bite block 사용) 또는 rest position, 최대 입열림상태로 모두 6번 촬영한다.

턱관절증의 치료는 교합조정을 실시하기 때문에 경과 관찰이 필요하며 재현성이 좋은 규격 촬영이 이루어진다. 규격장치는 전용의 엑스선관과 머리 고정장치를 구비하고 수직 및 수평적인 입사각도의 변경이 가능한 장치가 바람직하다. 이 촬영법은 관절머리에 대하여 상하방향으로부터 삽입되기 때문에 실제의 측면상이 아니라 턱뼈머리 가쪽가시의 겉질뼈가 끊어져 나타나고 있다는 것에 주의한다.

일반병원에서는 파노라마장치에 들어 있는 턱관절 촬영mode에 의해 입을 벌렸을 때와 다문 상태로 촬영되는 경우도 있다. 이 촬영법은 턱뼈머리 형태의 관찰이나 턱관절골절의 유무의 관찰에 유효하고 이 방법과 같이 다리방향으로부터 입사되는 측사방향 경두개촬영에 대하여 머리방향으로부터 입사되기 때문에 측사방향 경인두촬영이라고 부른다.

치과영역에서는 정확한 관절오목과 턱뼈머리의 위치 관계나 턱뼈머리 전체의 골상태는 턱뼈머리 장축에 직각인 면에서의 동시다층단층상으로 관찰된다. 턱뼈머리 장축각도의 계측은 전용 머리규격촬영장치에 고정하고 촬영된 축방향 규격 엑스선영상(그림 5-54)에서 기준선(ear rod)에 들어 있는 금속마커를 연결하는 선에 대한 턱뼈머리 장축각도를 계측(그림 5-55)하고 좌우 각각의 각도로 촬영된다. 계측을 실시하지 않는 경우에는 동양인의 턱뼈머리 장축각도의 평균인 15°로 촬영한다.

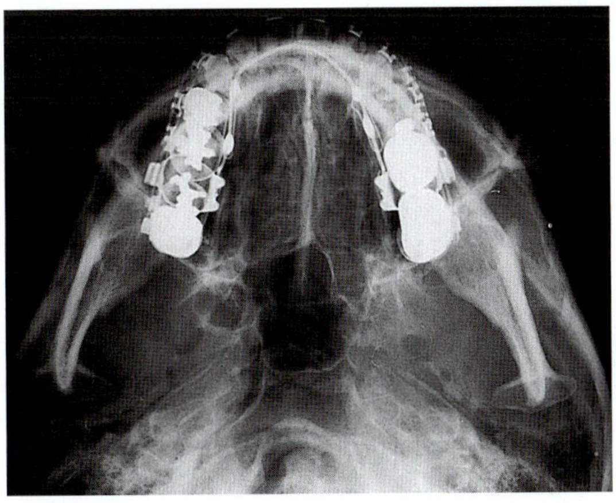

그림 5-54 악관절 축방향 규격 엑스선영상

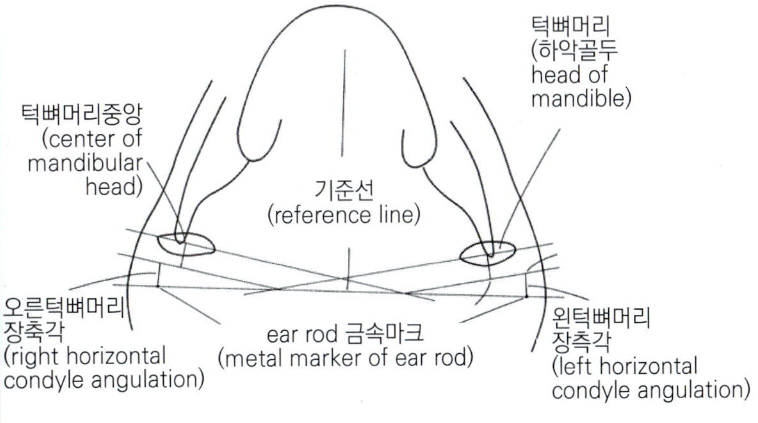

그림 5-55 악관절 축방향 규격 엑스선영상해부도

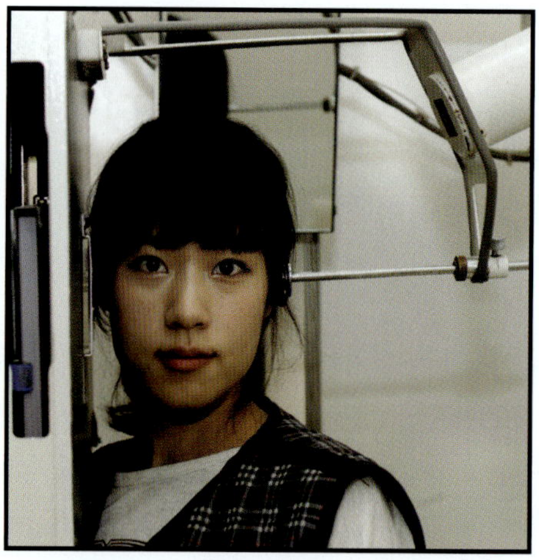

그림 5-56 악관절 측사방향 촬영자세

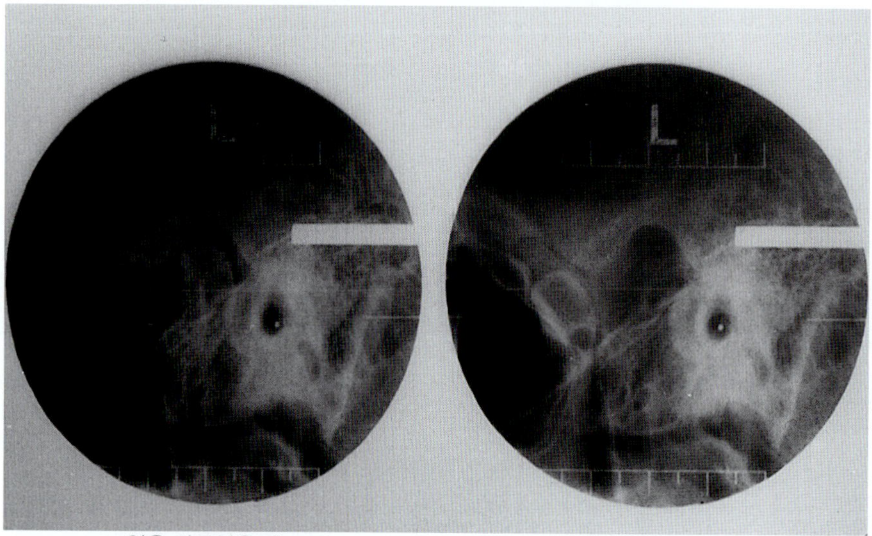

그림 5-57 악관절 측사방향 엑스선영상

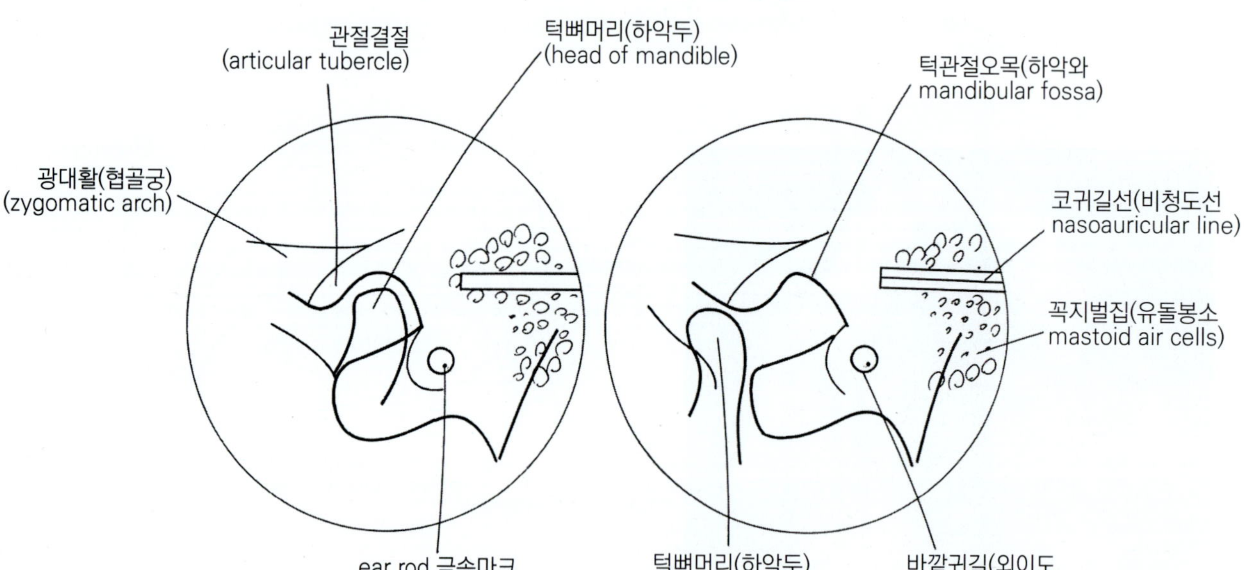

그림 5-58 악관절 측사방향 엑스선영상해부도

7. 머리(두개부) 규격촬영(Cephalometric Radiography)

1) 두개부 규격 후전방향 촬영 (cephalometric radiography P-A projection)

촬영목적 : 촬영된 엑스선영상(cephalo 영상이라 명명함)을 분석함으로써, 턱의 발육성장과정을 쉽게 비교평가 할 수 있다. 또 좌우비대칭성의 검토나 치열궁 폭의 길이 및 어금니 간격 등을 계측하여 치료방법을 검토한다. 그 외 코중격(비중격)의 만곡, 정중선의 이상 등을 관찰한다.

촬영자세 : 환자는 앉은자세 또는 선자세로 하고 머리 고정장치(cephalostat)의 ear rod를 바깥귓구멍에 삽입하여 눈확아래귓구멍선을 수평으로 한다. 교합상태는 특별한 경우를 제외하고 입을 다물은 상태로 한다(그림 5-59, 60).

중 심 선 : 양쪽 ear rod를 연결하는 선과 정중시상면과 만나는 점을 통과하고, IR면에 대하여 직각으로 입사한다(그림 5-60).

촬영 point : 머리 엑스선 규격촬영이란, 머리고정장치를 이용하여 바깥귓구멍(외이공)에 엑스선의 중심이 통과하는 ear rod를 삽입하고 엑스선관초점-피사체(정중시상면)간 거리를 60 inch, 피사체-IR간 거리를 6 inch로 실시하는 규격촬영이다. 촬영거리가 변경되어도 영상의 확대율은 1.1배가 되도록 설정되는 경우가 많다.

이 촬영법은 교정치과 치료의 분석, 보철학에 있어서의 교합상태의 분석, 상하악형성술의 수술전 시뮬레이션 및 수술후의 분석에도 이용되고 있다. 임상 이외에 인류학적 계측에도 응용된다.

촬영 시에는 어깨의 힘을 빼고 목을 곧게 편 자세로 한다. 앞머리와 뒷머리를 고정하면 안정된다. 환자는 교정치과 치료의 아이들이 많고 그 때문에 엑스선방어복을 착용하고 촬영하는 것이 바람직하다.

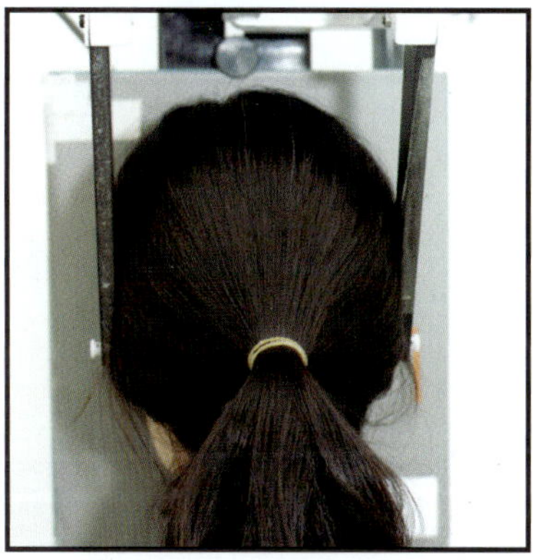

그림 5-59 두개부 규격 후전방향 촬영자세

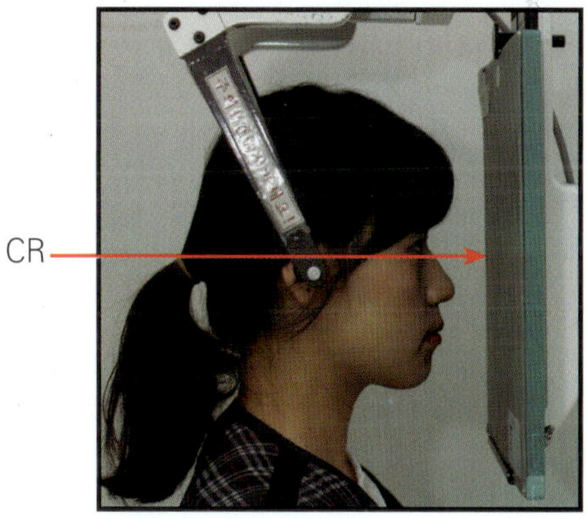

그림 5-60 두개부 규격 후전방향 촬영자세

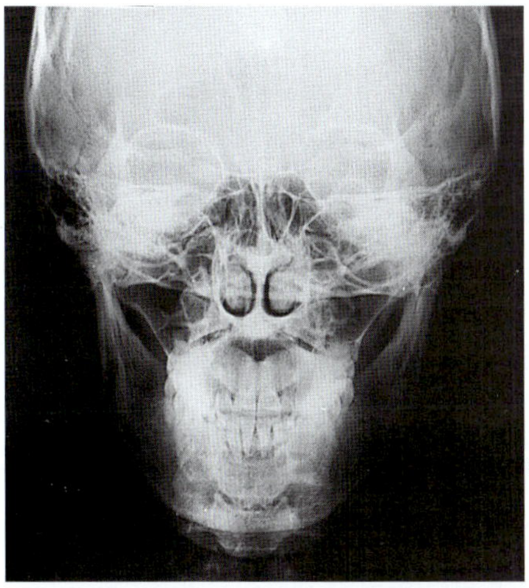

그림 5-61 두개부 규격 후전방향 엑스선영상

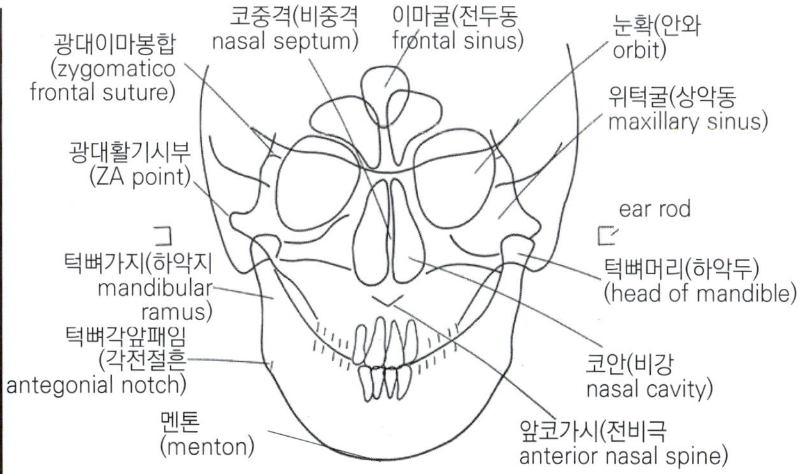

그림 5-62 두개부 규격 후전방향 엑스선영상해부도

2) 두개부 규격 측방향 촬영 (cephalometric lateral prosection)

촬영목적 : 치아, 턱뼈(악골), 연조직, 위아래입술(상하순) 등의 형태적 특징 및 수량적인 계측을 실시하여, 표준치아와의 비교에 의해 얼굴뼈(안면골)의 발육상태를 평가한다.

촬영자세 : 환자는 앉은자세 또는 선자세로 하고 머리고정장치의 ear rod를 바깥귀길(외이도)에 삽입하고 눈확아래귓구멍선(안와하이공선)을 수평으로 한다. 교합상태는 입을 다문 상태로 하고 입술을 가볍게 다문다(그림 5-63, 64). 그 외에 필요에 따라서 최대로 입을 벌린 상태나 자연스러운 상태에서의 촬영도 이루어진다.

중 심 선 : 양쪽 ear rod의 중앙을 통과하여 IR면에 대하여 직각으로 입사한다(그림 5-64).

촬영 point : 임상에 있어서는 교정치과의 치료 전·중·후의 관찰이나 위아래턱성형술 등의 수술전·수술후의 비교를 할 수 있다. 또한 구개편도, 아데노이드 등에 기인하는 코안(비강)의 장애(정상적인 코호흡을 못하고 입호흡을 하고 악안면 성장에 영향)를 알아본다. 기하학적인 배치는 후전방향촬영과 같다.

엑스선영상에는 안면의 측면상이 나타나야 할 필요가 있다(그림 5-65, 66). 이 촬영방법에는 보상필터, 감도보상증감지 및 고전압촬영이 있다. 그 외 CR의 사용은 연조직 및 경조직의 표현이 뛰어나 효과적이다. 촬영 시에는 어깨의 힘을 빼게 해야만 ear rod 중앙과 바깥귀길의 위치가 일치되기 쉬워진다.

두개부 엑스선 규격촬영에서는 정면, 측면 이외에 30°, 45°의 사방향촬영이 이루어지며 교합상태를 좌우 따로 관찰하는 경우도 있다.

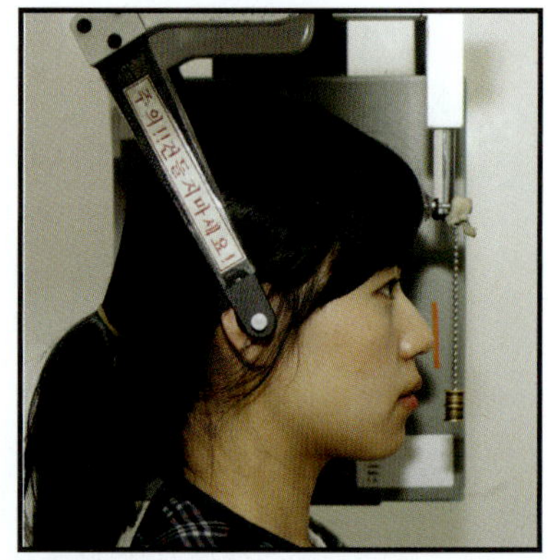

그림 5-63 두개부 규격 측방향 촬영자세

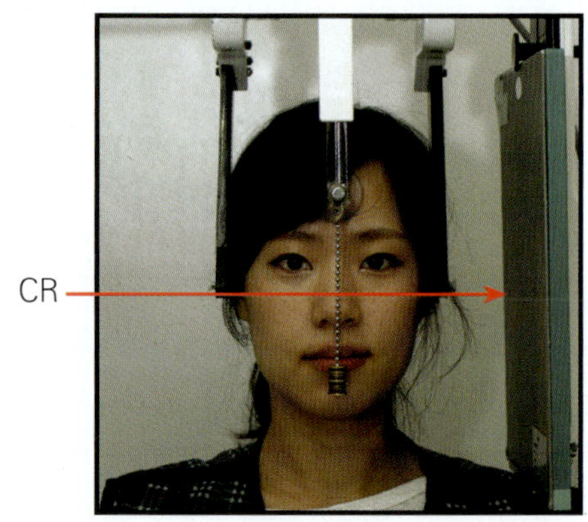

그림 5-64 두개부 규격 측방향 촬영자세

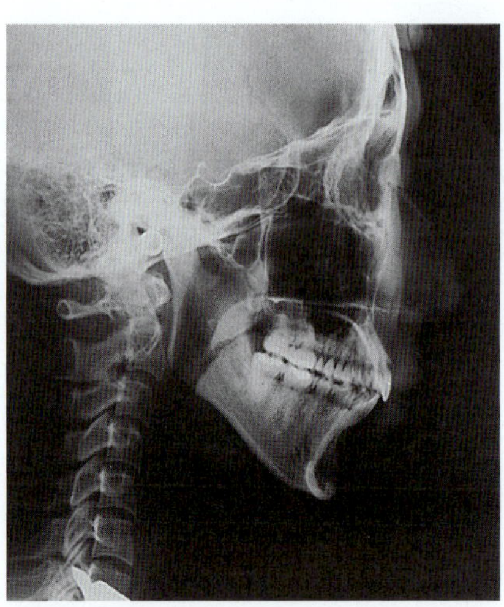

그림 5-65 두개부 규격 측방향 엑스선영상

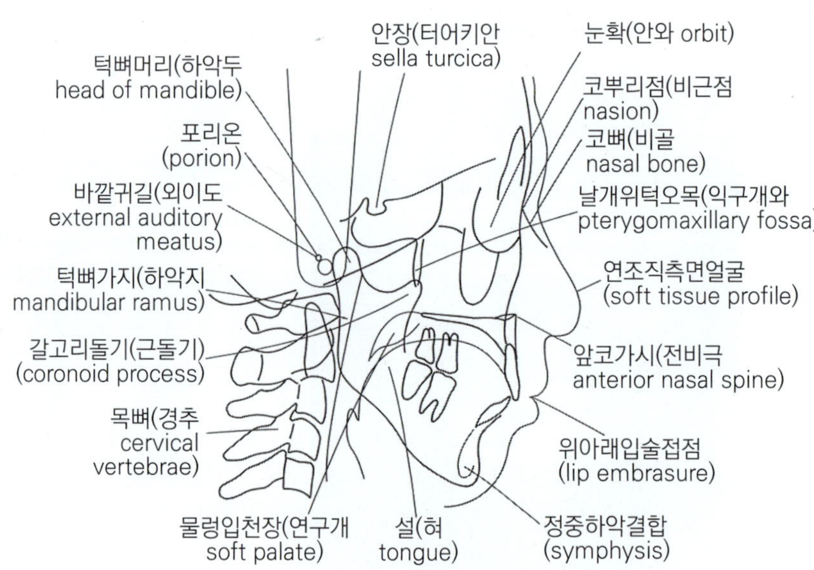

그림 5-66 두개부 규격 측방향 엑스선영상해부도

병리학 예 1. 변연성 치주염(marginal periodontitis)

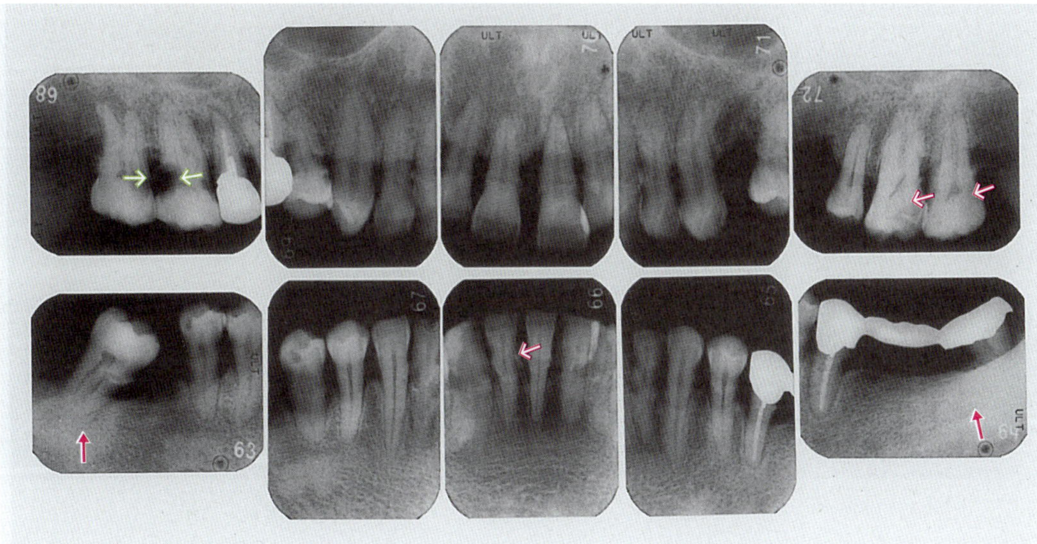

그림 5-67

그림 5-67 전악 구내 치근단 엑스선 영상 (모든 치아의 가쪽모서리의 잇몸뼈에서 이틀뼈(치조골) 흡수와 치석이 보인다[⇒]. 76|은 치아속질안 부위의 우식[⇒]과 치아뿌리끝 주위의 골경화상이 보인다[→]).

◆ 영상소견 ◆

입안방사선사진에서, 모든 치아의 가쪽모서리에서 현저한 잇몸뼈(치조골)의 흡수가 관찰되고 거의 모든 치아에서 치석이 관찰된다. 윗턱뼈(상악) 우측 첫번째큰어금니(제1대구치)와 두번째큰어금니(제2대구치) 인접면의 치아목 부위에는 치아속질안 근처에 근접한 치아우식증이 방사선투과상으로 관찰된다. 아랫턱뼈(하악) 좌측 제1·제2대구치가 결손되어 제2작은어금니와 제3큰어금니에 브릿지가 장착되어 있다. 아래턱뼈 양측의 제2작은어금니는 치아의 동요에 의해 치주인대강이 확장되어 있다. 우측 아래턱뼈 제1큰어금니의 결손에 의해 제2큰어금니는 근심방향(소구치 방향)으로 기울어져 있다. 아랫턱뼈(하악) 양측의 큰어금니에 잇몸뼈의 만성염증에 의한 것으로 여겨지는 경화상이 보인다(그림 5-67).

◆ 진단 및 경과 ◆

영상소견에 근거해 만성치주염으로 진단, 초기치료로써 치태조절, 치석제거술(scaling), 치근활택술(root planing)을 행하고 그 후 치주외과 처치를 시행하였다.

◆ 영상관찰 및 특징 ◆

만성치주염은 치주조직의 비특이성 염증이다. 치은의 염증이 치주인대강이나 잇몸뼈 등 심부로 파급하여 치주조직을 파괴한다. 호발연령·부위는 40세부터가 60%를 차지하고 나이가 들어가면서 상승한다. 성비의 차이는 없고 위·아래턱(상·하악)앞니로부터 작은·큰어금니에 걸쳐 발생하기 쉽다.

증상은 입안의 불쾌감을 호소하고 초기에는 치주낭의 형성과 출혈 및 가벼운 정도의 골파괴, 중기에는 치주낭이 깊어져서 치주구조의 파괴가 증가되고 치은이 발적, 종창하고, 구취가 심해진다. 진행하면 치주낭은 더욱 깊어져서 잇몸(치은)의 퇴출, 치아의 척출, 동요, 이동, 치아사이 벌어짐(치간이개) 등이 일어난다. 방치하면 결국에는 치아가 탈락하고 치주농양을 형성하게 된다.

본 증례는 잇몸뼈의 흡수상태를 관찰하기 위해 구내방사선촬영의 치근단방사선촬영 또는 교익방사선촬영이 유효한 촬영법이 된다.

병리학 예 2. 함치성 낭포(dentigerous cyst)

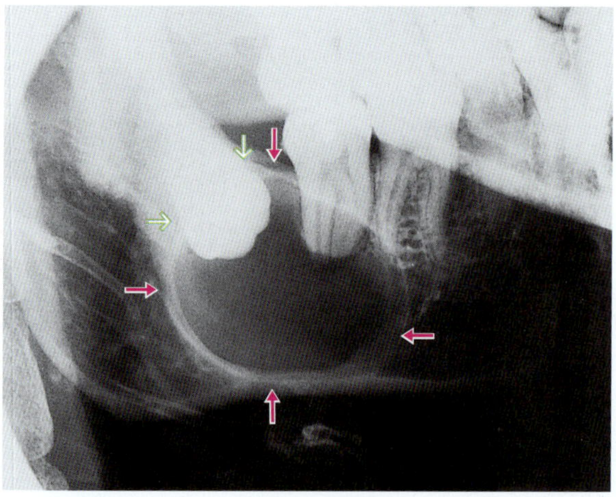

그림 5-68

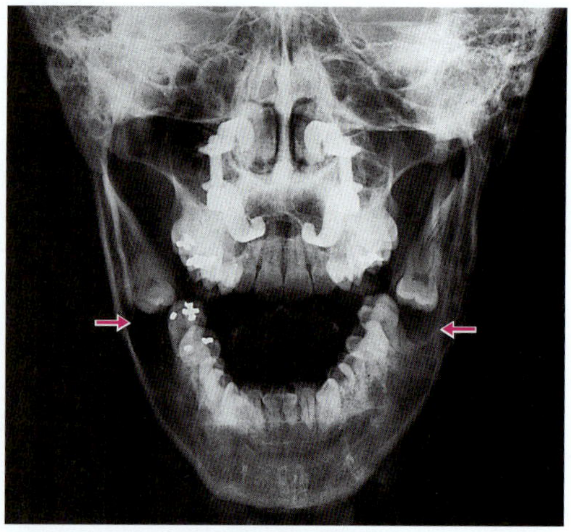

그림 5-69

그림 5-68 하악골 측사방향 엑스선영상 (아래턱사랑니의 치아머리를 포함[⇨]. 주머니(낭포)모양의 골경화로 둘러싸인 병변이 보인다[→]).

그림 5-69 안면골 후전방향 엑스선영상 (양측 아래턱사랑니에 주머니모양 병변이 보인다[→]).

◆ 영상소견 ◆

아래턱뼈(하악골) 측사방향 방사선영상에서 아래턱뼈 우측 제3큰어금니(사랑니) 주위에 치아머리를 둘러싼 경계가 명료하고 변연이 원활한 방사선투과상이 관찰된다. 병소의 가쪽모서리는 골경화를 가진 이른바 낭성 변연(cystic margin)을 나타내고 있다. 이 방사선투과상은 매복된 아래턱뼈 우측 제3큰어금니의 치아목으로부터 시작되어 치아머리를 포함하고 있다. 아래턱뼈 우측 제2큰어금니의 치아뿌리(치근)는 약간 흡수되었지만, 치주인대강(periodontal ligament space)이 병변에 연속되어 있지 않으므로, 이 치아에 기인하는 낭성 병소가 아님을 알 수 있다. 또 병변은 아래턱뼈 하연에까지 이르고 있어 턱뼈관은 아래로 압박받아 어긋나 있다(그림 5-68).

후전방 머리 방사선영상에서 동일 부위의 광대목뿔뼈(협설골) 팽융은 보이지 않지만 방사선투과성 병변이 관찰된다. 또 반대측의 아래턱뼈 제3큰어금니 부위에도 유사한 방사선투과상이 관찰된다(그림 5-69).

◆ 진단 및 경과 ◆

영상소견에서 함치성낭으로 진단되어 아래턱뼈 우측 제2큰어금니 및 사랑니의 발치와 낭적출술을 시행했다.

◆ 영상관찰 및 특징 ◆

함치성 낭포는 주머니(cyst)의 안에 매복치아머리를 포함하는 것으로 치아머리의 형성이 종료된 후 법랑질 기관에서 발생한 것으로 알려져 있으며 일반적으로 10~30대의 아래턱뼈 사랑니나 위턱송곳니, 치아중앙 등 매복치아의 호발부위에 주로 발생한다. 방사선영상에서는 경계가 선명한 방사선투과상으로 나타나고 매복치아와의 위치적 관계에 따라 중심형(central type)과 측방형으로 구분한다. 또 주머니에 인접한 치아뿌리(치근)의 흡수는 드물며 치아의 변위가 주로 나타난다.

증상으로서 팽창성의 성장을 보이고 주머니의 크기가 커짐에 따라서 골팽융을 일으키고 뼈겉질이 얇아지며 골질의 일부가 소실되면 파동이 촉진되기도 한다. 또 인접 치아가 어긋나 경사 또는 위치의 이상이 보이는 경우가 많다.

본 증례는 매복 아래턱사랑니에서 발생한 전형적인 중심형의 함치성낭포이다. 다른 병소와의 감별을 필요로 하는 경우에는 입안 치아뿌리 방사선영상에 의해 치아뿌리의 치주인대강이 정상적인 폭으로 보이는 것이 중요하다.

병리학 예 3. 법랑모세포종(ameloblastoma)

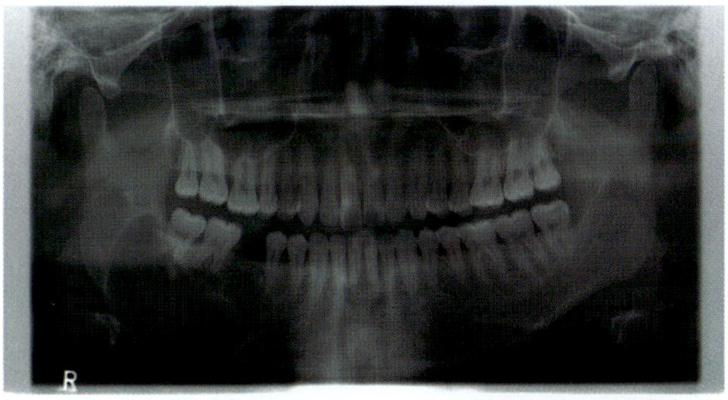

그림 5-70

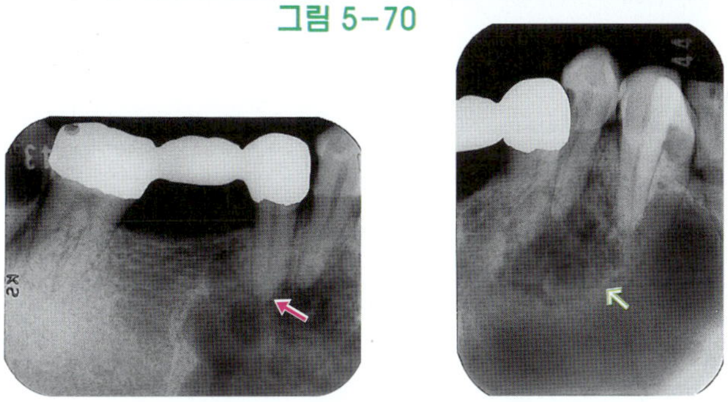

그림 5-71

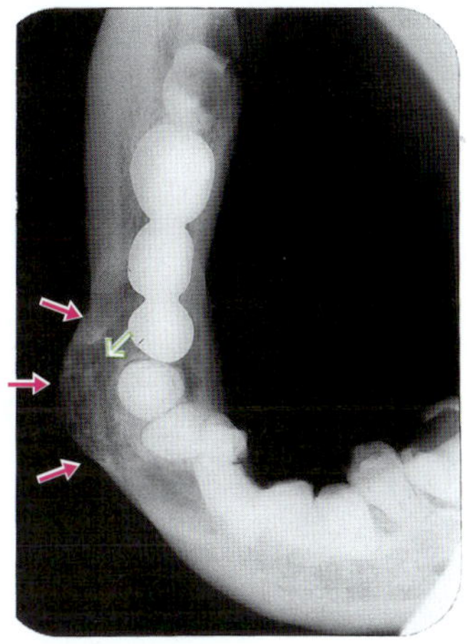

그림 5-72

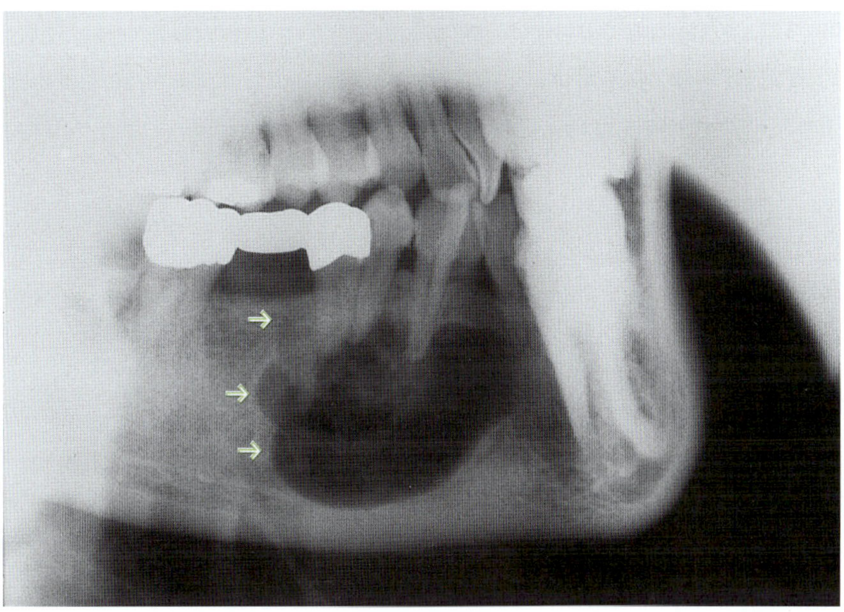

그림 5-73

그림 5-70 Panorama 엑스선영상 (턱뼈 우측 제1큰어금니에서 제3큰어금니에 이르는 경계가 선명한 다방성의 엑스선 투과상이 보인다[→]).

그림 5-71 구내 치근단 엑스선영상 (비누거품 형태를 보인다[⇒]. 또, 턱뼈 우측 제2큰어금니의 치아뿌리끝은 흡수된다[→]).

그림 5-72 하악 절단면 교합 엑스선영상 (볼 으로의 골팽융이 보이고[→], 종양내부에는 비누거품 소견이 보인다[⇒]).

그림 5-73 하악골 측사위 엑스선영상 (병변 큰어금니방향(대구치방향) 원심부에 파동성 변연이 보인다[⇒]).

◆ 영상소견 ◆

파노라마방사선영상에서, 아래턱(하악)정중에서 우측 제1큰어금니에 이르는 경계가 명료한 방사선투과상이 보인다. 그 내부에 칸(격벽)이 다수 존재하고 있다(그림 5-70).

입안 치아뿌리끝 방사선영상에서 병변의 경계는 선명하고 변연은 원활한 골경화를 나타낸다. 방사선투과상의 내부는 소위 비누거품성 소견(soap bubble appearance)을 보인다. 그리고 아래턱뼈 우측 제2작은어금니의 치아뿌리끝은 병변에 의해 흡수되어 있다(그림 5-71).

아래턱뼈 절단면 교합방사선영상에서 볼쪽으로의 골팽융이 관찰되고 팽융부에서도 비누거품성 소견이 확인된다(그림 5-72).

아래턱뼈 측사방향방사선영상에서 병소는 아래턱뼈 모서리겉질뼈 부위에까지 이르고, 종양의 원심부(큰어금니 방향)에서는 불규칙한 타원형의 변연을 나타내고 있다(그림 5-73).

◆ 진단 및 경과 ◆

영상소견 및 생검에 의해 법랑모세포종으로 진단되어 턱뼈의 부분적 절제와 절제 부위로의 장골이식을 시행하였다. 병리조직 진단은 여포형 법랑모세포종으로 나타났다.

◆ 영상관찰 및 특징 ◆

법랑모세포종은 치아를 형성하는 조직에서 유래하는 종양으로 턱뼈 내에 발생하고 양성종양에 속하지만 자주 재발한다고 알려져 있다. 턱뼈 내에서는 방사선투과성 병소로 관찰된다. 평균 발생연령은 약 40세이고 호발부위는 턱뼈가 압도적으로 많아 약 80%를 차지하며, 턱뼈에 발생하는 것 중 약 10%가 앞니, 약 20%가 송곳니와 작은어금니에서 발생하며 나머지 것이 큰어금니에서 아래턱뼈가지(하악지)에 걸쳐 발생한다고 알려져 있으며 위턱뼈(상악골)에 발생하는 경우는 적다. 초기에는 무증상이지만 증후가 증대함과 동시에 턱뼈 팽융이 보이고 얼굴의 변화나 입 안으로의 팽융이 보이게 된다. 최근에는 종양을 진단받은 후 1년 이내에 진찰을 받는 사람이 대부분이지만 통증 등의 자각증상 없이 수년간 그대로 방치되는 일도 있다. 골피질이 얇아지면 골피질이 흡수되고 종양이 점막아래 또는 피하에 미치면 크기가 갑자기 커지고 단낭성 법랑모세포종의 경우에는 파동을 보이기도 한다.

본 증례는 전형적인 비누거품 소견을 보이는 다방성의 법랑모세포종이다.

방사선영상에서 다방성의 방사선투과상을 나타내는 일이 많으므로 방사선 노출조건을 적게하여 격벽이나 병소에 인접하는 치아뿌리의 흡수 및 피질골의 팽융 상태를 정확하게 보이도록 하는 것이 필요하다. 아래턱뼈 절단면 교합방사선촬영에서는 치아와 겉질뼈가 겹치지 않도록 주의한다.

5

병리학 예 4. 치아 임플란트(dental implants)

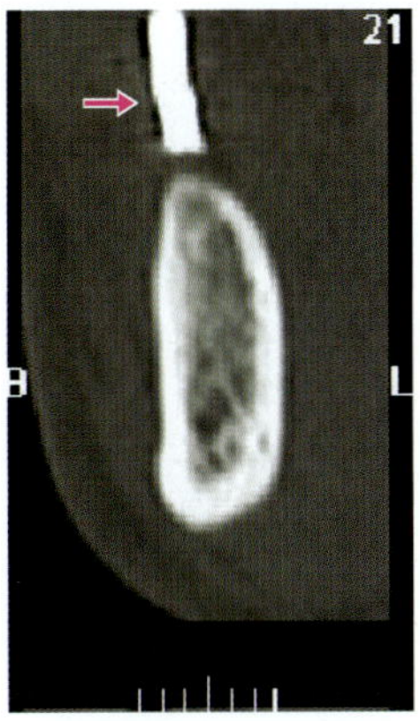

그림 5-74

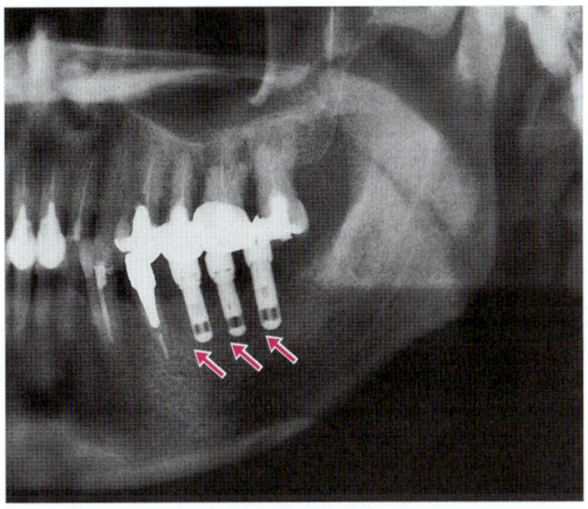

그림 5-75

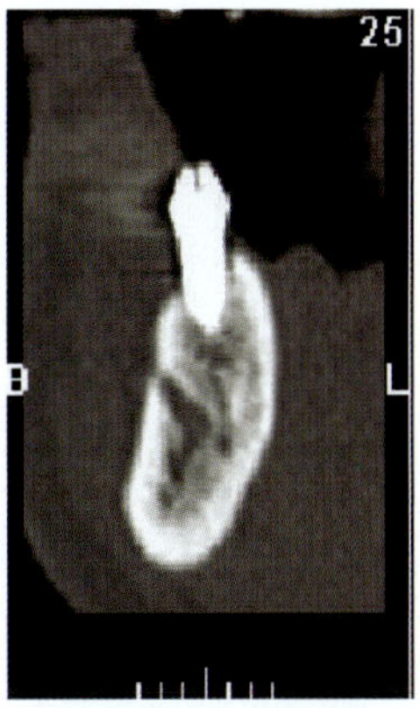

그림 5-76

그림 5-74 **절단면 CT 재구성 영상 (수술 전)** (임플란트 매식부위의 스텐트[→]와 이틀활에서 턱뼈관의 거리 및 골량을 측정한다).

그림 5-75 **파노라마 영상(수술 후)** (구치부에 3개의 실린더형 임플란트가 있다[→]).

그림 5-76 **절단면 CT 재구성 영상(수술 후)** (턱뼈 좌측 제1큰어금니에 심은 임플란트가 관찰된다).

◆ 영상소견 ◆

수술 전 CT 절단면 재구성 단층상은 수술 전 아래턱뼈 좌측 제1큰어금니의 협설 방향 단층상이다. 매식 예정부위의 이틀활에는 가이드로써 삽입되어 있는 스텐트(알루미늄관)가 보인다. 방사선영상의 볼쪽아래에는 턱뼈관의 일부와 그 개구부인 턱뼈구멍이 관찰된다. 이 영상을 보고 이틀활로부터 턱뼈관까지의 거리를 참고하여 임플란트의 깊이와 매식방향이 결정된다(그림 5-74).

파노라마방사선영상(수술 후)에서 아래턱뼈 좌측 치아 결손부에 3개의 임플란트가 심어져 있다(그림 5-75).

수술 후 단층상에서 아래턱뼈 좌측 제1큰어금니에 임플란트가 적절한 깊이 및 위치(협설방향)에 심어져 있는 것을 확인할 수 있다(그림 5-76).

◆ 진단 및 경과 ◆

영상소견 및 임상소견에 근거하여 저작기능장애로 진단, 영상검사에서 3개의 임플란트를 아래턱뼈 좌측 어금니에 심었다.

◆ 영상관찰 및 특징 ◆

치과 임플란트에 있어서 이틀뼈(치조골)이 흡수되어 기저골(골체)만 남은 위·아래턱뼈(상·하악골)의 인공치아 이식의 주역이 임플란트이다. 현재 치과 임플란트에서는 다음의 5가지 유형으로 분류되어 시행되고 있다.

1. 골막하 임플란트(subperiostal implant), 2. 골내 임플란트(endosseous implant), 3. 치내골내 임플란트(endodontic endosseous implant), 4. 점막 임플란트(mucosa implant) 5. 그 외 콤비네이션 임플란트(combination implant).

또 인공치근의 종류도 다양하고 치근형의 것만으로도 25종류 이상이다. 이 치근형의 소재는 모두 골접합(ossointegration)을 기대하는 것으로 티타늄(titanium)이 사용되고 있는데 형상은 스크류형과 실린더형으로 구별된다. 본 증례에서는 골내 임플란트로 실린더형 임플란트가 3개 심어져 있다.

임플란트 시술전 검사인 파노라마방사선촬영 및 CT촬영은 임플란트 식립 예정부위의 이틀뼈의 협설적인 두께, 턱뼈관 및 위턱굴바닥과의 거리, 피질골의 두께, 해면골의 밀도 등 임플란트의 위치와 방향을 수술 전에 결정하는데 필수적인 촬영이며 최근에는 치과용CT(CBCT) 등도 많이 이용되고 있다.

병리학 예 5. 하악골 골절(fracture of mandible)

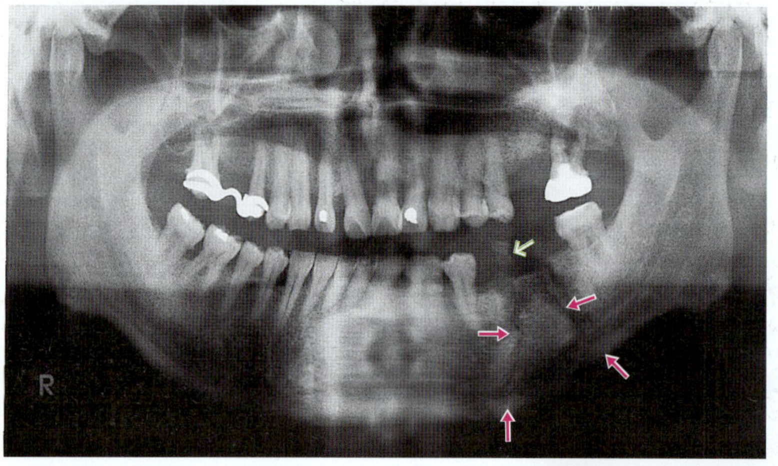

그림 5-77

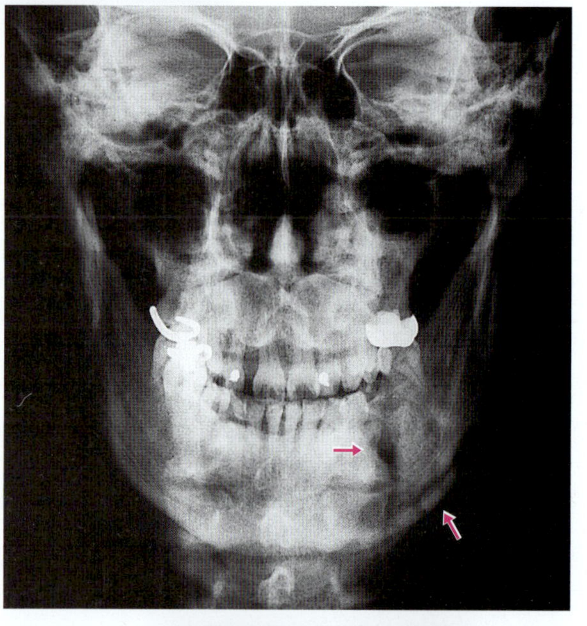

그림 5-78

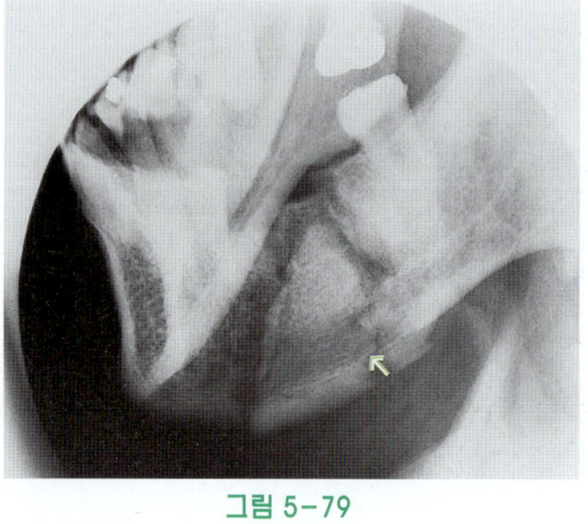

그림 5-79

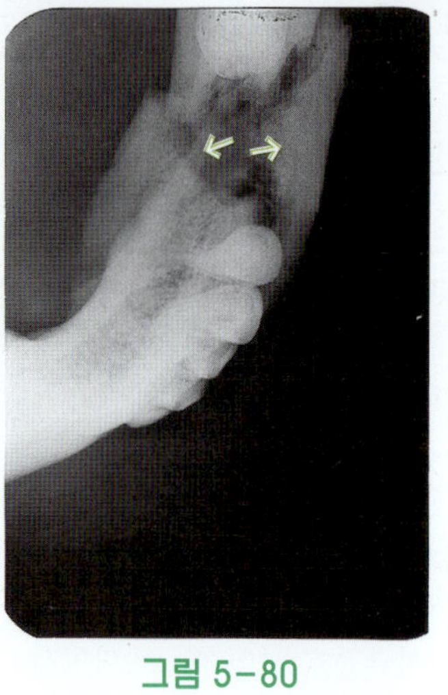

그림 5-80

그림 5-77 Panorama 엑스선영상 (좌측 턱뼈몸통의 골절[→]과 유리된 작은 골편이 보인다[⇨]).
그림 5-78 후전방 두부 엑스선영상 (턱뼈몸통의 골절선이 보인다[→]. 좌측 아래턱뼈는 아주 조금 안 으로 당겨져 있다).
그림 5-79 하악골 측사위 엑스선영상 (좌측 턱뼈몸통에는 복잡한 골절상태가 보이고, 턱뼈관벽의 단열이 보인다[⇨]).
그림 5-80 하악절단면 교합 엑스선영상 (빰쪽 골편의 변위 및 유리가 관찰된다[⇨]).

◆ 영상소견 ◆

파노라마 방사선영상에 좌측 아래턱뼈몸통 부위에서 유리된 골편이 관찰된다. 다른 부위의 골절은 보이지 않는다(그림 5-77).

후전방 머리 방사선영상에서 좌측 아래턱뼈몸통 부위의 골절이 관찰되며 골절의 후방부는 턱목뿔근(악설골근)에 의해 아주 조금 내측방향으로 변위되었다(그림 5-78).

아래턱뼈 측사방향 방사선영상에서 좌측 턱뼈몸통 부위에 몇 개의 골절선이 관찰되고 턱뼈관의 불연속성 및 유리된 골편이 관찰되며 또한 골절부위의 치아는 탈락되었다(그림 5-79).

아래턱뼈 절단면 교합방사선영상에서 좌측 아래턱뼈몸통의 작은·큰어금니에 복잡골절이 관찰되고 골편은 빰쪽으로 변위 및 유리되어 있다(그림 5-80).

◆ 진단 및 경과 ◆

영상소견에 근거하여 턱뼈 골절로 진단, 플레이트를 이용하여 관혈적 정복고정술을 시행하였다.

◆ 영상관찰 및 특징 ◆

턱뼈는 그 양단에 턱관절(악관절)을 가지고 있고 턱뼈몸통 부위에는 치아가 심어져 위·아래턱(상·하악)치열과 맞씹는 저작기능을 하고 있다. 이 때문에 턱뼈 골절에서는 교합이상 및 저작장애가 나타나기쉽다. 또 턱뼈에는 강대한 근육이 부착되어 있으므로 골절선의 위치, 골절선의 주행, 골절면의 상태, 치아의 상태 등에 의해 골편은 다양한 변위를 일으키는 것이 특징이다. 또 턱뼈는 치밀하고 골편의 안정이 지켜지기 어렵기 때문에 골절 후에 유합이 늦은 것도 특징 중 하나이다.

발생 빈도는 얼굴뼈 골절 중에서 가장 높고 또 턱뼈 골절의 호발부위는 턱뼈머리(하악과두), 턱뼈몸통, 턱뼈각(하악각), 아래턱뼈 정중부의 순으로 빈발한다.

본 증례에 있어서는 턱뼈몸통의 골절로 저작장애가 있다.

턱뼈 골절의 진단을 위한 방사선검사에는 골절 부위와 변위의 상태를 전체적으로 보기 위해 파노라마방사선검사 및 후전방 머리촬영이 추천된다. 또한 턱뼈 측사방향 촬영은 턱뼈가지 및 턱뼈몸통의 골절을 확인하기 용이하므로 턱뼈각의 골절에는 턱뼈가지검사, 큰어금니 및 작은어금니골절에는 턱뼈 측사방향 촬영을 시행한다. 또 치열부에는 교합IR을 사용한 아래턱뼈 절단면 교합방사선검사가 유효하다. 그리고 턱뼈머리 및 턱뼈목의 골절 및 골절편의 변위를 확인하기 위하여 Towne's 촬영, 역Towne's 촬영이 유용하다.

골절선과 치아와의 관계를 구별하기 위해서는 구내 촬영이 시행된다. 관절돌기 골절에 의한 턱뼈머리의 내·외측방향으로의 변위를 관찰하기 위해서는, 눈확(안와), 하악두방향의 촬영이 유효하다. 턱뼈 골절에서는 외력이 작용한 부위에서 떨어진 부위(반대측)에 일어나는 개달골절도 주의해서 관찰하는 것이 필요하다.

본 증례에 있어서도 작은·큰어금니의 골절에서 턱뼈 측사방향 및 절단면 교합촬영이 유용하였다.

병리학 예 6. 악관절증(temporomandibular arthrosis)

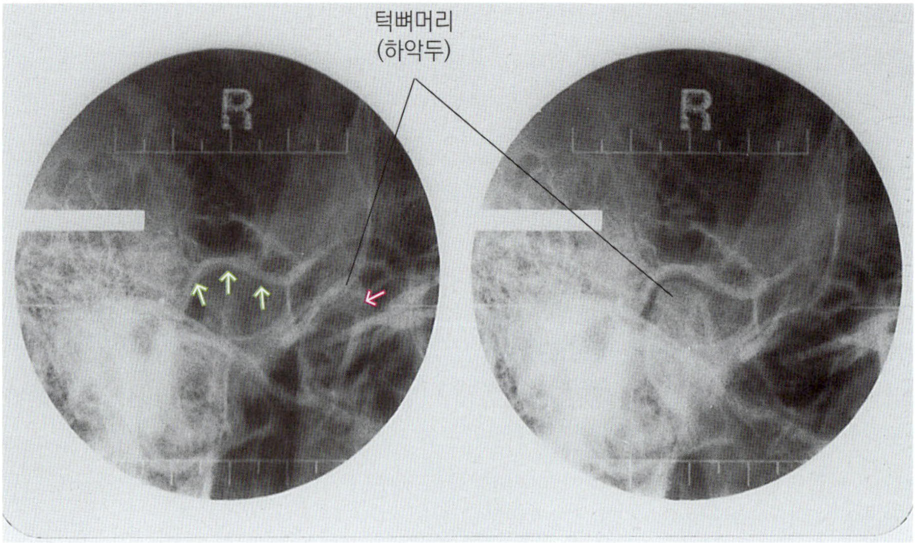

그림 5-81

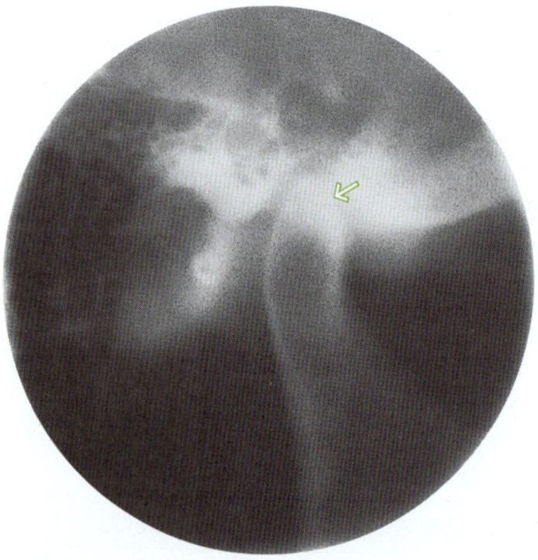

그림 5-82

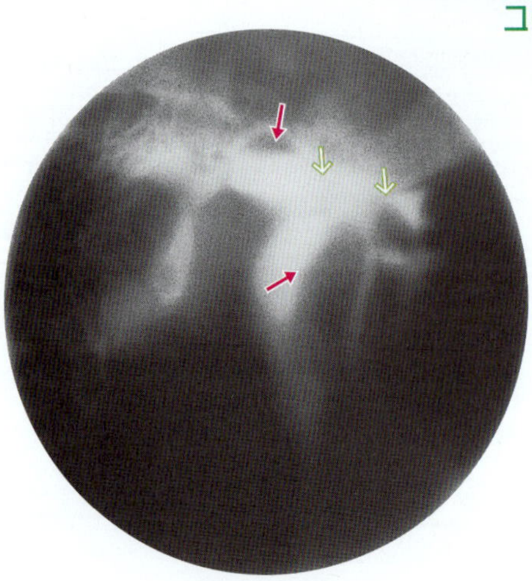

그림 5-83

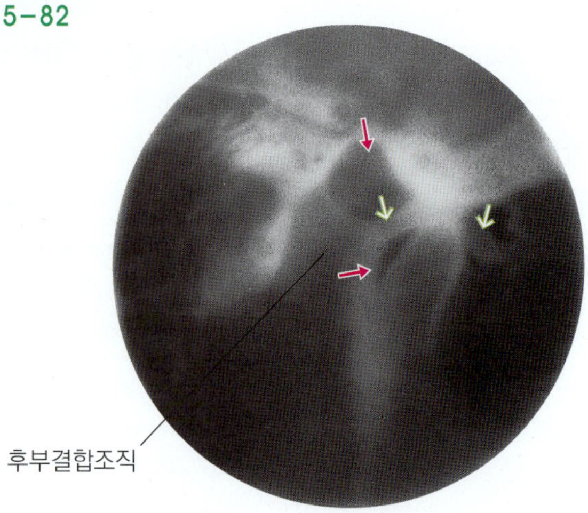

그림 5-84

5

그림 5-81 턱관절 측사방향 엑스선영상 (우측 턱관절오목은 얕고[⇨], 턱뼈머리(하악두)의 외측 위모서리는 약간 편평해져 있다[⇨]. 입을 벌렸을 때 턱뼈머리는 턱관절결절을 넘어 전방 탈출하고 있다).

그림 5-82 턱관절 축 측사방향 다층단층 엑스선영상의 1층(턱뼈머리두 중앙부) (턱뼈머리의 위치는, 턱관절오목 내의 중앙으로 정상이다. 턱뼈머리의 골형상은, 위모서리에서 앞모서리에 걸쳐 약간 편평해 보인다[⇨]).

그림 5-83 상 · 하관절강 단일조영 엑스선영상 (조영된 상·하 관절강[→] 사이에 관절원판이 보인다[⇨]. 또, 관절강 내로의 증식물이나 천공은 보이지 않는다).

그림 5-84 상 · 하관절강 2중조영 엑스선영상 (상·하관절강은 투과상으로[⇨], 관절원판은 불투과상으로 찍혀나와 있다[→]. 입벌린 자세에서, 관절원판은 회복이 보이지 않고, 앞쪽으로 어긋나 뒤쪽 결합조직이 끌려있는 것처럼 관찰된다).

◆ 영상소견 ◆

턱관절 측사위 엑스선영상(규격) : 턱관절 측사방향촬영에서, 우측 관절오목은 얕고 턱뼈머리의 외측 위쪽모서리는 편평해져 있다. 입을 벌렸을 때 턱뼈머리는 관절융기를 넘어 전방 탈출하고 있다(그림 5-81).

턱관절 단층영상(동시다층) : 입다문 촬영에서 턱뼈머리는 관절오목 내의 중앙에 위치하고 있다. 턱뼈머리의 현저한 골변화는 보이지 않는다(그림 5-82).

턱관절 조영 방사선영상 : 턱관절강 단일 조영상으로 상·하관절강이 조영되고 조영된 상·하관절강의 사이에 관절원판이 보인다. 또 관절강 내에서 증식물이나 천공은 보이지 않는다(그림 5-83).

턱관절강 이중조영상에 상·하관절강은 투과상으로써 관절원판은 불투과상으로서 나타난다. 입벌린 자세에서 관절원판은 회복이 보이지 않고 앞쪽으로 어긋나 관절원판 뒤쪽의 결합조직이 당겨져 있는 것처럼 관찰된다(그림 5-84).

◆ 진단 및 경과 ◆

영상소견 및 임상소견에 근거, 턱관절증 3형의 회복을 동반하지 않는 관절원판 앞쪽어긋남으로 진단하였다. 조영 시에 매뉴플레이션에 관절원판 정복술을 행했다. 그 후 스프린트를 부착한다.

◆ 영상관찰 및 특징 ◆

턱관절증은 턱운동 시의 턱관절부의 동통, 저작근부의 동통이나 피로감, 관절잡음 및 개구장애와 턱운동 이상을 나타내는 증후군에 임상적으로 붙여진 명칭이다. 원인은 과도한 교합, 어금니 결손에 의한 아래쪽으로의 교합을 포함해 교합의 변화, 정적교합의 이상, 편측저작, 이갈이, 불량한 충진·보철물에 의한 교합, 저작의 부전 등의 동적 교합의 이상, 그 외 과도한 개구나 타박 등의 외래성 외상, 턱에 관한 이상 습관 등을 일으키는 정신적 긴장, 스트레스 등이 이상 소인으로 여겨진다.

우리나라에서는 턱관절증의 원인, 질환이 매우 다양하여 그 중에는 다양한 질환상이 포함되어 있다. 턱관절증은 20대 여자에게 호발하고 남녀비는 1 : 3~4 이다. 질환에 따라 빈도는 달라 복합한 병형이 많고, 특히 III형에 관련된 병형이 가장 다수를 차지한다. 또, 변형성의 것은 50대 이상에 많다. 턱관절증의 분류는 다음과 같다. 본 증례의 단층사진은 몸통축방향촬영에 의해 계측된 턱뼈머리장축 각도에 대해 직각으로 2 mm 간격의 동시다층 단층촬영상이다. 조영사진에 있어서도 이 각도에 가까운 자세로 촬영되어 있다.

악관절증의 분류

1. 씹기근육(저작근)징애 masticatory muscle disorders (턱관절증 I 형)
   씹기근육장애를 주 증후로 한 것
2. 관절낭·인대장애 capsule-ligament disorders (턱관절증 II 형)
   원판후부조직·관절낭·인대의 만성외상성 병변을 주 증후로 한 것
3. 관절원판장애 disc disorders (턱관절증 III 형)
   관절원판의 이상을 주 증후로 한 것.
   a : 회복을 동반하는 것 b : 회복을 동반하지 않는 것
4. 변형성 관절증 degenerative joint diseases, osteoarhritis (턱관절증 IV 형)
   퇴행성 병변을 주 증후로 한 것
5. 기타 (others)
   이상의 어느 것에도 분류되지 않은 것

병리학 예 7. 골형성부전증(pyknodysostosis)

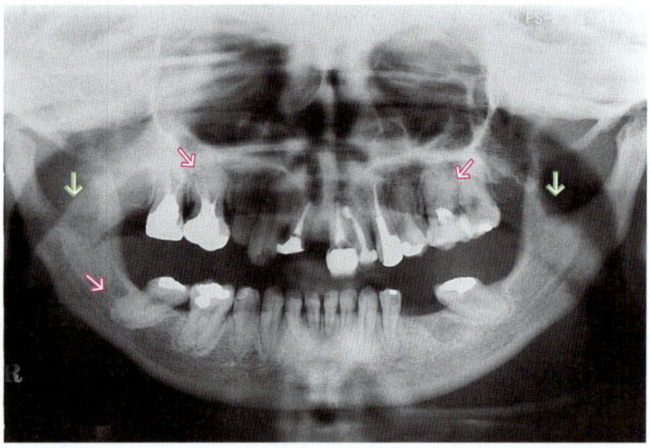

그림 5-85

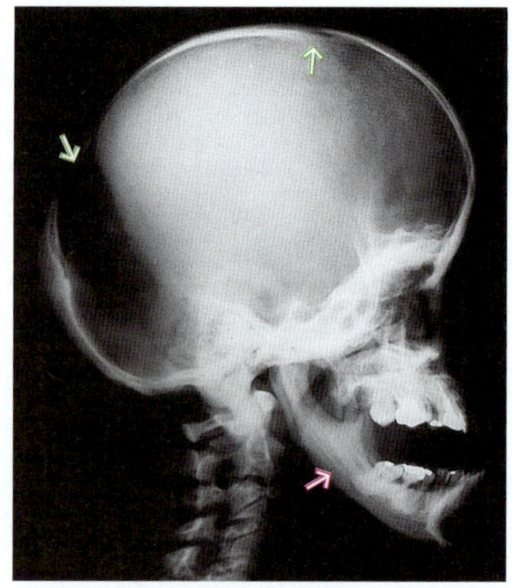

그림 5-86

그림 5-85 Panorama 엑스선영상 (턱뼈의 골경화 증상, 근돌기가 늘어나고, 턱뼈패임(하악절흔)의 깊은 칼집[⇒], 및 턱뼈각의 편평화, 치아뿌리(치근)의 비대를 인정한다[⇒]).

그림 5-86 측방 머리 엑스선영상 (대천부의 폐쇄부전과 뒷숫구멍(소천문)이 열림[⇒], 턱뼈각의 편평화가 보인다[⇒]).

◆ 영상소견 ◆

파노라마방사선영상에서, 위·아래턱뼈(상·하악골) 및 광대뼈(협골)의 발육부전이 있고, 좌우 위턱굴(상악동)도 작다. 또 위·아래턱뼈는 전익에 걸쳐 골경화상을 보이고 있다. 턱뼈패임(하악절흔)은 하방으로 잘라 턱뼈각(하악각)은 편평화되어 있다. 위아래턱뼈 작은·큰어금니의 일부에는 치아뿌리의 비대(시멘트질 비대 hypercementosis)가 보인다(그림 5-85).

머리 측면상에 앞숫구멍(대천문) 및 뒷숫구멍(소천문)이 열려있고 확대가 보이고 인자봉합 및 시상봉합의 폐쇄부전도 보인다(그림 5-86).

◆ 진단 및 경과 ◆

영상 및 임상소견에 pyknodysostosis라고 한다. 본 질환에 대한 정확한 치료법은 없고 계속해서 발생하기 쉬운 골수염이나 골절에 대해서는 예방적으로 대처하고 치아에 대해서는 보존적 요법에 힘쓴다.

◆ 영상관찰 및 특징 ◆

Pyknodysostosis라는 것은 역골절성의 골경화성 병변으로 전신성 골화 이상을 수반하는 소인증(dwarfism), 손가락의 단축, 형성부전 또는 용해성 결손(acroosteolysis), 골화석증(osteopetrosis), 숫구멍(천문)의 열림과 봉합부의 폐쇄부전의 장두형 등의 이상, 턱뼈각의 편평화(형성부전)을 주된 증후로 하는 상염색체 열성유전 질환이다. 입천장(구개)은 얕고 좁아져서 입천장 중앙에는 깊은 골이 나타난다고 하고, 위턱굴의 형성 부전, 치아가 뽑혀져 위치 이상, 에나멜질과 상아질의 가벼운 형성 부전, 광범한 제2 시멘트질의 형성에 의한 치구의 비대, 치아속질의 형성 등이 보고되어 있다.

본 증례와 같이, 턱뼈(악골)에 광범위한 엑스선 불투과성의 사진을 보이는 병변에는 대리석병, Paget병, 부갑상선 기능저하증 등이 있고, 전신적인 검사가 필요해진다. 그 외 본 증례에서는 팔다리 사진보다 손가락뼈 및 발가락뼈의 끝마디뼈(말절골)의 형성부전과 골화석 증상이 보였다. 파노라마 및 구내 방사선 검사 시 골화석증의 상태에 의해 정상조건에 비해 엑스선 출력을 크게 할 필요가 있다.

병리학 예 8. 하악골육종(osteosarcoma of mandible)

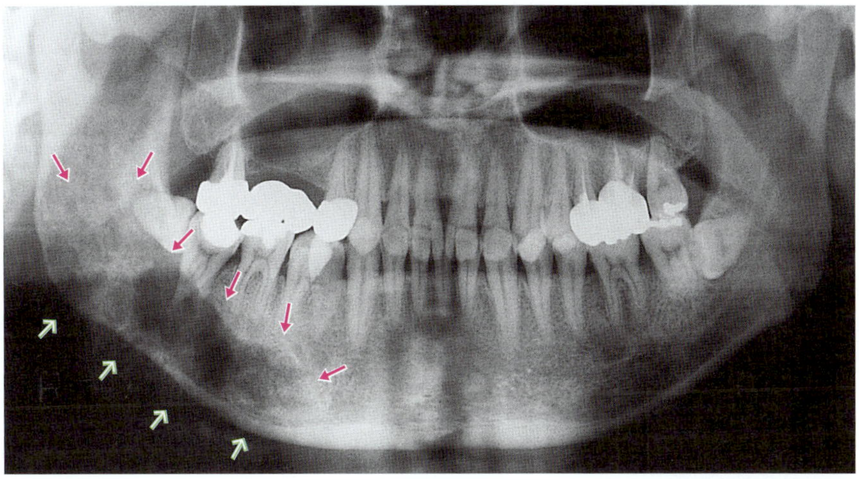

그림 5-87

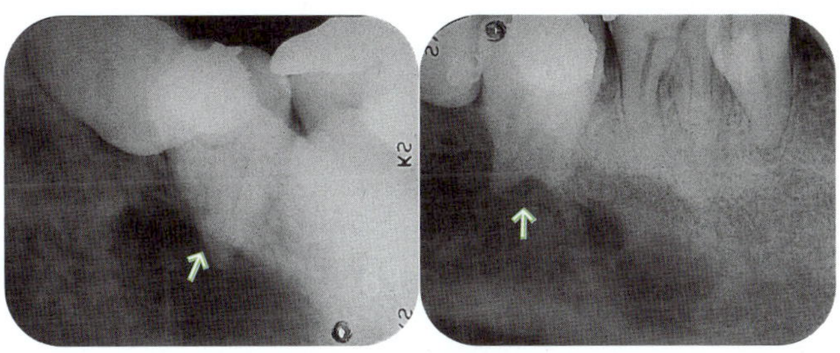

그림 5-88

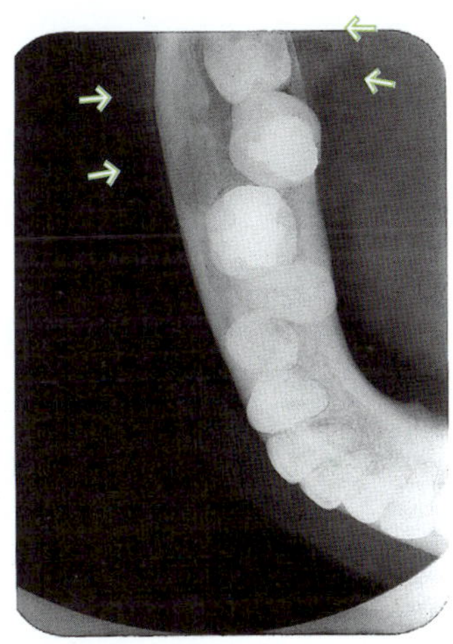

그림 5-89

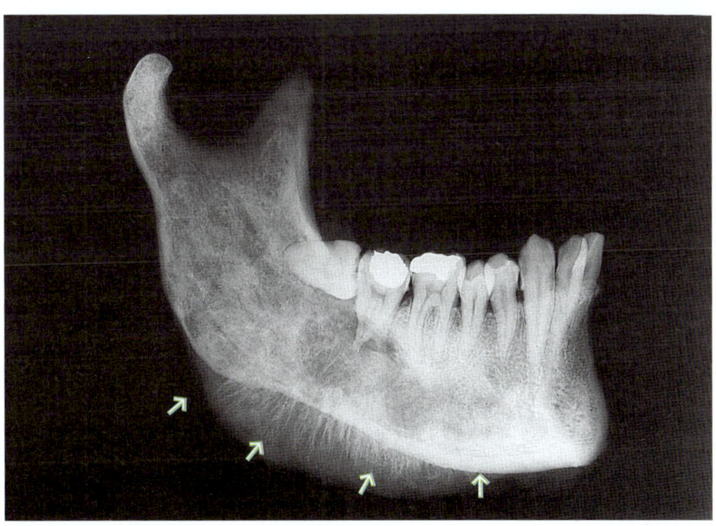

그림 5-90

그림 5-87 Panorama 엑스선영상 (아래턱 어금니에 엑스선투과와 불투과영상이 섞여 보인다[→]. 또, 아래턱 아래면에는 바늘모양의 골막반응이 보인다[⇨]).
그림 5-88 구내 치근단 엑스선영상 (제2큰어금니 뿌리는, 불규칙한 흡수에 의해 스파이크상의 뿌리(근)를 보인다[⇨]).
그림 5-89 하악골 절단부 교합 엑스선영상 (어금니의 혀쪽에도 같은 골막반응이 보인다[⇨]).
그림 5-90 적출표본 엑스선영상 (밝고 큰 골막반응상이 보인다[⇨]).

◆ 영상소견 ◆

파노라마상에 오른쪽 아래턱 작은어금니에서 제3큰어금니 뒤쪽으로 방사선불투과상과 투과상이 섞여 보이고 턱뼈아래모서리의 골피질도 일부 파괴 흡수상을 보이고 있다. 병변부에서 아래턱아래모서리의 아래로 바늘모양의 골막반응이 보인다. 병변에 인접한 치아의 어긋남은 보이지 않는다. 또 우측 아래턱관벽은 병변부에서 소실하고 있다(그림 5-87).

구내 치근단 방사선영상에서 병소의 진전에 의해 아래턱뼈 우측 제2큰어금니의 치아뿌리막강(치근막강)이 소실되고 제2큰어금니 치아뿌리는 불규칙한 흡수가 보여 스파이크 상을 보인다(그림 5-88).

아래턱뼈 절단부 교합방사선영상에서 아래턱뼈 오른쪽 어금니의 뺨쪽에 침상형의 골막반응(sunray effect appearance)이 보인다(그림 5-89).

적출 표본 엑스선상에서 아래턱뼈(하악골) 절단술로 적출해낸 오른쪽 아래턱뼈에서는 병소부의 침상형의 현저한 골막반응이 보인다(그림 5-90).

◆ 진단 및 경과 ◆

영상소견 및 병리조직 진단에 의해 골육종으로 진단. 화학요법 및 오른쪽 아래턱뼈를 잘라내었다.

◆ 영상관찰 및 특징 ◆

골형성능을 지닌 간엽계의 세포조직에서 발생하는 골육종은 넙다리뼈(대퇴골) 하단, 정강뼈(경골) 상단, 위팔뼈(상완골) 상단 등에 호발하고 턱뼈(악골)에서의 발생은 드물다. 턱뼈의 발생증례에서는 20~40대에 호발하고, 다른 부위에서의 발현연령보다 10세 연장자에게 보인다. 위턱(상악)에 비해 아래턱(하악)에 호발한다.

본 종양의 발육은 극히 빠르고 턱의 운동장애, 치아의 동요, 이동, 뿌리의 흡수, 병적골절을 볼 때가 있다. 종양의 증식에 동반하여 아래이틀(하치조) 신경이 침식당하면 구순, 아래턱의 마비를 일으킨다. 위턱뼈에서는 비개, 안구의 압박을 일으키는 경우가 있다. 방사선치료에는 감수성이 낮고 일반적으로는 예후가 좋지 않은 경우가 많다.

영상소견은 골형성의 정도는 다르지만 본 증례와 같이 병소부에서 방사상으로 주행하는 바늘모양의 골막반응의 소견을 나타내는 것이 특징이다. 또 극히 조기병변의 엑스선상으로서 치아뿌리막안의 확대를 들 수 있는데 이 소견은 악성일 경우 강하게 나타낸다.

특히 아래턱 겉질뼈(피질골)의 파괴가 인정되는 질환에서는 촬영조건을 낮춰 절단부 교합방사선검사를 통해 뺨쪽의 겉질뼈의 상태 및 골막반응의 유무를 관찰하는 것이 중요하다. 다른 화상검사로써 scintigraphy, MRI검사, CT검사가 사용되어진다.

병리학 예 9. 수술 후 상악낭포(postoperative maxillary cyst)

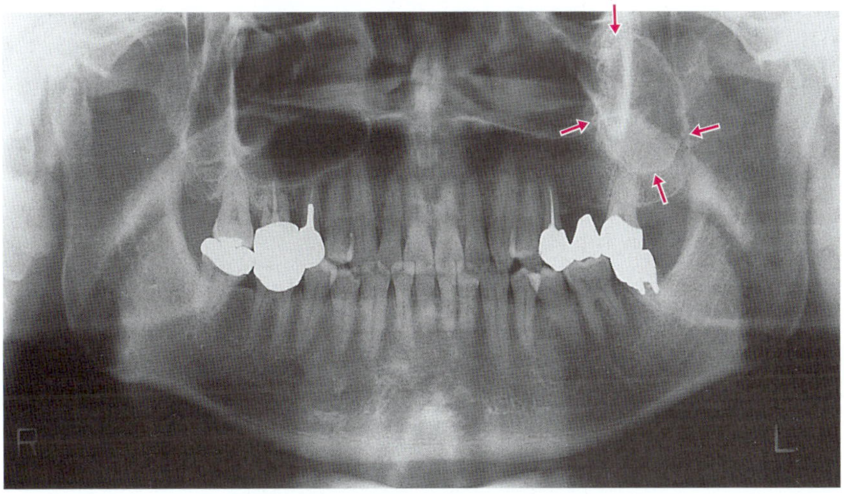

그림 5-91

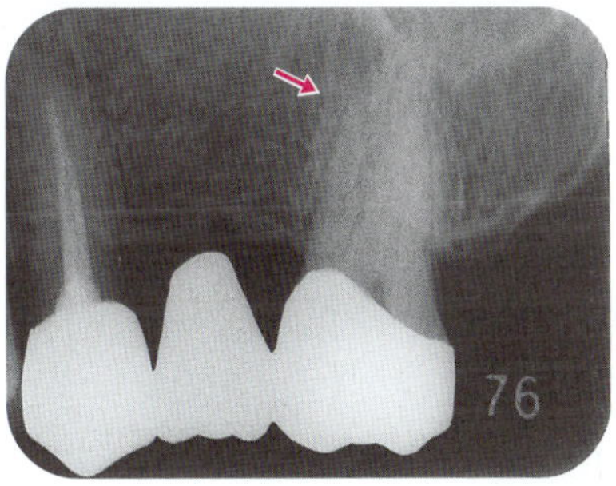

그림 5-92

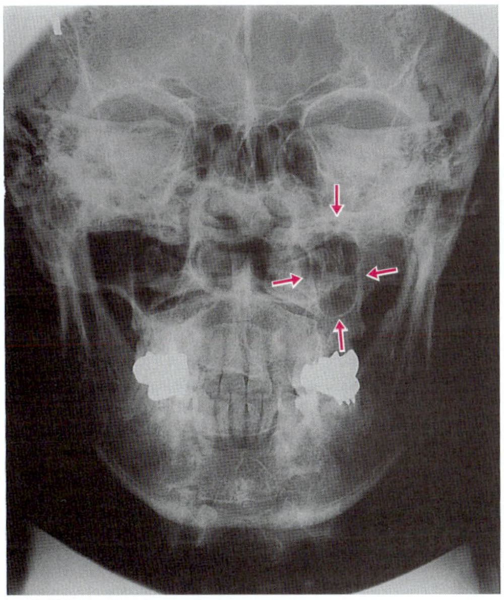

그림 5-93

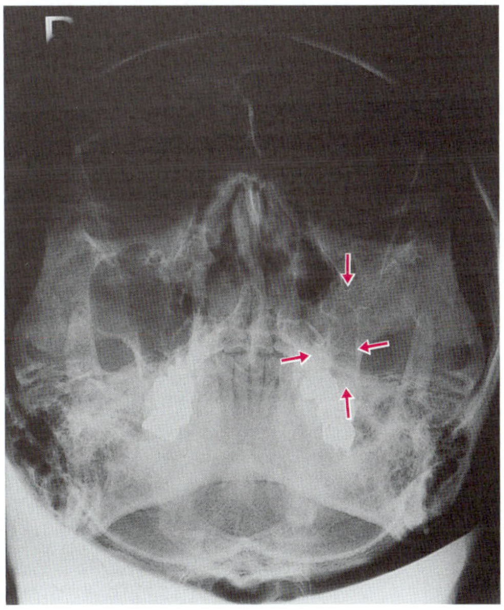

그림 5-94

그림 5-91 **Panorama 엑스선영상** (왼쪽 위턱 제2큰어금니 뿌리끝에 원형의 엑스선 불투과상이 보인다[→]).
그림 5-92 **구내 치근단 엑스선영상** (왼쪽 제2큰어금니의 치근막은 정상으로 병소와의 관계는 없다[→]).
그림 5-93 **후전방 머리 엑스선영상** (왼쪽 위턱굴안에 낭포성병변이 보인다[→]).
그림 5-94 **Water' s법 엑스선영상** (왼쪽 위턱굴은 반흔치유를 인정하지만, 위턱굴 뒤벽부에 경계 명료한 낭포성 병변이 존재한다[→]).

◆ 영상소견 ◆

파노라마 방사선영상에서, 위턱 왼쪽 제2큰어금니의 뿌리끝위에, 경계가 선명한 타원형의 주머니형 방사선 불투과상이 보인다. 또 가쪽은 한 층의 골경화가 관찰된다. 왼쪽 위턱굴은 근치수술의 흔적이 있고 위턱굴은 함기량의 감소가 보이고 위턱굴바닥의 형태도 불선명하다(그림 5-91).

구내 치근단 방사선영상에서 위턱 왼쪽 제2큰어금니의 치근막강이 주변 전체에 걸쳐 보이므로 치근낭포가 아니라는 것이 시사된다. 위턱굴바닥선은 근치수술 때문에 보이지 않는다(그림 5-92).

머리후전방향 두부 방사선영상에서 왼쪽 위턱굴에 경계명료한 한층의 골경화를 지닌 원형의 낭포성 방사선투과상이 보인다(그림 5-93).

Water법 상에서 좌측 위턱굴 후벽부에 약간 불투과성의 경계가 선명한 가쪽모서리에 한층의 경화를 지닌 낭포성 병변이 보인다(그림 5-94).

◆ 진단 및 경과 ◆

영상소견 및 진단 기록에 근거, 수술 후 위턱주머니로 진단하여 Caldwell-Luc법에 의해 주머니를 적출했다.

◆ 영상관찰 및 특징 ◆

수술 후 위턱낭포라는 것은 축농증(만성 부비강염)의 근치 수술 후 수년 이상이 지난 뒤에 주로 위턱굴안에 낭포가 발생하는 것이다. 발병 원인으로써 여러 가지 설이 있으나 축농증 근치 수술 때 잔류한 굴점막 또는 점막선의 일부가 조직 내에 매몰되고, 분비물의 저류가 일어나 낭포가 생긴다고 하는 저류낭포설, 수술후의 출혈 또는 창상의 분비물이 조직 중에 잔존해서 생기는 간극낭포설, 재생위턱굴이 폐쇄되어서 생기는 폐쇄강설, 또 수술 후에 굴이 골성에 나타나는 재기포화현상, 굴바닥 골재생이 치아뿌리끝의 염증부 방해를 받아 골강을 만드는 경우가 있다. 또한 첫번째 수술에서 사랑니의 치아싹(치배 denal germ)이 상처받아 수술 후 원시성 낭포가 형성될 경우 수술 중에 치아뿌리끝이 상처받아 수술 후 치아뿌리낭포가 형성된 경우 등이라고 일컬어지지만 정설은 아니다. 또, 초기에는 자각증상이 없고 낭포가 커짐에 따라 위쪽뺨에 확산된 종창이 출현하여 볼의 압박감 및 동통 등의 증상이 나타난다.

본 증례에서는 파노라마 촬영 및 구내법 이등분할 촬영에 의해 병변부의 치아뿌리끝의 치근막을 명료하게 나타나게 하고, 위턱뼈의 치아에서 유래하는 낭포(치근낭포 등)와의 감별이 필요해진다. 그 외 얼굴뼈 후전방향 촬영, Water법 등에 의해 입체적으로 관찰한다. CT검사와 MRI검사도 유효하다. 또한 본 증례에서는 촬영법에 의한 낭포 내의 투과성의 변화는 굴(sinus) 안의 골성 치유 상태와 엑스선 입사방향에 의해 일어난 것이라고 생각된다.

병리학 예 10. 치성 상악동염(odontogenic maxillary sinusitis)

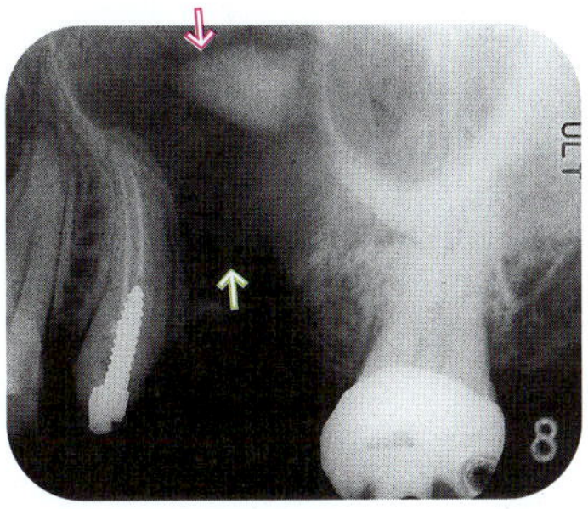

그림 5-95

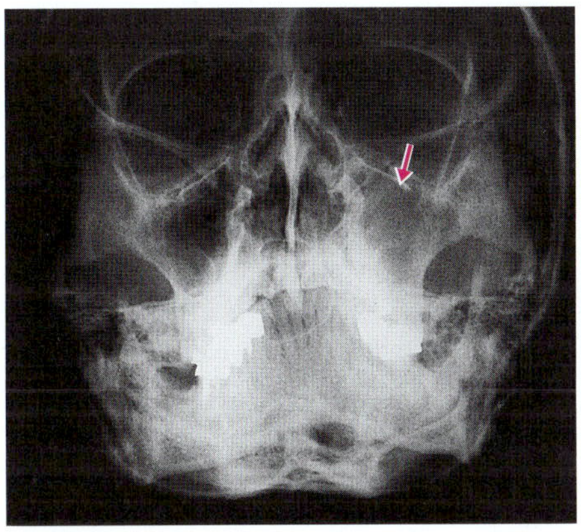

그림 5-96

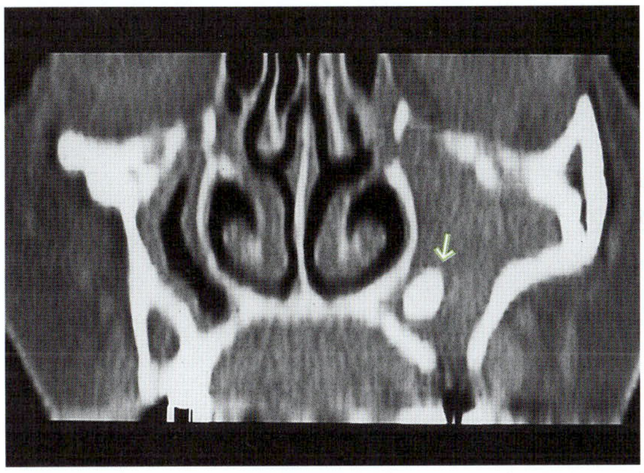

그림 5-97

그림 5-95 **구내 치근단 X선영상** (위턱굴 바닥선은 단열하고[⇨] 위턱굴안에 제1큰어금니뿌리의 일부가 보인다[⇨]).
그림 5-96 **Water법 영상** (왼쪽 위턱굴은, 오른쪽과 비교하여 엑스선 불투과성의 항진을 인정한다[→]).
그림 5-97 **코곁굴 CT영상** (위턱굴안 에 치아뿌리[⇨]가 보이나, 굴(sinus) 안에는 함기가 보이지 않는다).

◆ 영상소견 ◆

턱뼈 엑스선영상 : 구내 치근단방사선영상에서 정상적인 위턱굴바닥은 큰어금니의 뿌리끝 부근에 연속한 방사선 불투과상으로써 인정하지만 위턱 왼쪽 제1큰어금니의 발치와에서는 연속한 위턱굴 바닥선이 일부 소실하여 단열된다. 또 굴안에 치아와 동등한 불투과성을 나타내는 이물(치근)이 보인다(그림 5-95).

Water법상에서 왼쪽 위턱굴은 전체적으로 방사선 불투과성을 나타내고 함기성의 현저한 저하가 보인다(그림 5-96).

코곁굴 CT영상 : 왼쪽 위턱굴안에는 굴점막의 비후와 침출액에 의해 충만되고 오른쪽 위턱뼈 제1큰어금니의 치아뿌리의 일부가 위턱굴안 안쪽벽 부근에 보인다(그림 5-97).

◆ 진단 및 경과 ◆

영상소견 및 임상증상으로 보아 치성 위턱굴염으로 진단된다. 왼쪽 위턱굴안의 남은뿌리 제거를 포함한 위턱굴 근치술을 시행했다.

◆ 영상관찰 및 특징 ◆

치성 위턱굴염은 해부학적으로 위턱뼈의 제2작은어금니, 제1큰어금니 및 제2큰어금니의 뿌리가 위턱굴바닥에 근접해 있는 것으로부터 치아의 근첨성 치주염과 변연성 치주염의 병소 또는 발치구멍이 위턱굴과 교통했을 때, 위턱굴안에 치아뿌리가 들어갔을 경우에 일어난다. 치성 위턱굴염의 원인균은 위턱뼈 제1큰어금니, 제2큰어금니, 제2작은어금니의 순으로 많다.

염증에서는 구내진단을 통해 원인균을 동정하는 것이 필요하다. 비성 위턱굴염에 비해 편측성의 위턱굴염인 경우가 많다. 이 증상에서 이비인후과를 수진하는 경우도 있지만, 치아가 원인이 되는 경우도 많다. 치성 위턱굴염의 증상은, 위턱어금니 등의 치아와 이틀뼈(치조골 alveolar bone)부위의 이상감 등이 보인다. 영상진단에서는 치아뿌리끝이 선명한 구내 치근단 방사선영상이 필요하다. 본 증례는 발치 중에 치아뿌리가 위턱굴 안으로 미입된 것이 원인이 된 치성 위턱굴염이다.

Chapter 6

척주·골반(*Vertebral cloume·Pelvis*)

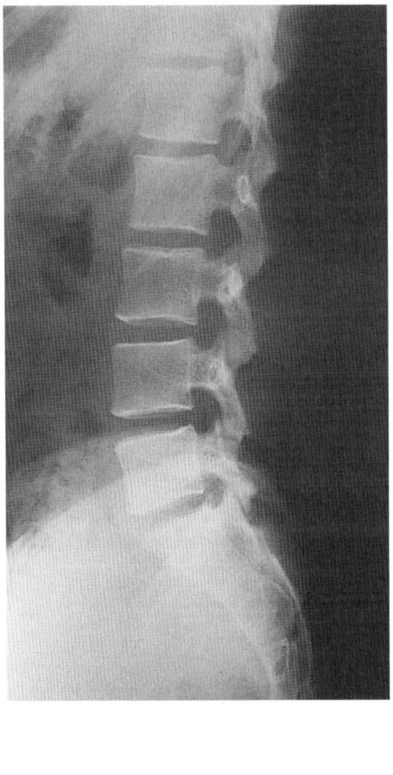

제6장 척추 · 골반 (Vertebral colume · Pelvis)

척주는 등의 정중앙에 있는 골격으로 서로 겹친 32~35개의 짧은 원주형의 척추뼈로 되어 있고 목뼈(경추, 7개), 등뼈(흉추, 12개), 허리뼈(요추, 5개), 엉치뼈(천추, 5개)와 꼬리뼈(미추, 3~6개)로 나누어진다.

척주를 이루는 각각의 척추뼈는 척추사이원반(추간판) 및 인대에 의해 연결되며 인대는 위에서부터 아래로 향하여 강인하지만 엉치뼈 이하는 다시 약해진다. 또 척주는 부위에 따라서 목굽이(경부만곡 cervical curvature), 등굽이(흉부만곡 thoracic curvature), 허리굽이(요부만곡 lumbar curvature), 엉치굽이(천미만곡 sacral curvature)라는 생리적 굽이가 있다.

척주의 4방향 엑스선 영상에서 다음 상황을 특히 관찰할 수 있다.

1) 정면상 : 척추뼈몸통(추체)과 돌기의 배열, 고리뿌리상(추궁근상), 척추뼈고리사이(추궁간) 거리

2) 측면상 : 척주굽이(척주만곡), 척추사이공간(추간강)의 협소화의 유무, 척주관 전후경, 기능촬영으로는 추간 불안정성

3) 양쪽사위상 : 척추사이구멍(추간공)의 형태, 상하관절돌기의 배열

이외에 척주주변의 연부조직도 관찰한다. 그리고 각 척주에서는 척추뼈몸통, 고리뿌리상, 관절돌기사이, 척추사이구멍, 돌기사이관절(추간관절 zygapophyseal joint) 등이 다르고 또한 입체적인 구조를 하고 있기 때문에 영상 판독이 어려우며 또 좌우 사진 영상의 극히 적은 차이가 진단을 결정하기 때문에 언제나 정확한 자세로 촬영하는 것이 바람직하다. 그 외 척주 주변의 연부조직이 촬영되기 쉽도록 촬영조건을 설정해야만 한다.

6

1. 척주

척주의 엑스선상으로부터 선천성 기형, 기형성 척주관절염, 외상에 의한 골절, 손상, 탈구, 척수 및 척추염 등의 염증성 질환, 결핵, 종양, 척주편평증, 위축증, 척주과민증, 척주관절증, 척주분리증 등의 진단이 가능하다. 공유하는 부위이기 때문에 촬영조건이 어려운 영역이다. 비대칭성 보상증감지를 이용하는 것도 좋다.

등 타박의 경우는 정면촬영에서는 갈비뼈돌기(늑골돌기)나 갈비뼈(늑골)가 골절되어 있을 때도 있으므로 좌우의 조사면 각도는 너무 좁히지 않도록 한다.

2. 허리뼈(요추)

허리뼈에서는 체형에 따라 촬영조건이 높아지는 경우도 있고 산란선의 증가와 함께 피사체와 대조도의 저하를 초래하기 때문에 될 수 있는 한 관전압을 70 kV~80 kV 정도로 촬영하는 것이 바람직하다. 또 아래등뼈(하부흉추)나 상부 엉치뼈도 관찰할 수 있도록 조사면을 조절하는 것이 포인트이다.

엉치뼈, 꼬리뼈에서는 대상이 되는 뼈의 두께가 얇기 때문에 정면촬영에서는 저진압에 의한 촬영이 바람직하다. 또 조사면은 될 수 있는 한 조절하여 대조도를 좋게 하는 것도 이 부위에서는 중요한 일이다.

3. 골반

골반은 갖가지 질환이 보이는 부위가 있기 때문에 좌우대칭인 영상이 요구된다. 아래허리뼈, 엉덩관절(고관절)의 관찰도 동시에 할 수 있다. 환자가 남성인 경우에는 고환의 방어도 필요하지만 궁둥뼈(좌골)골절이나 종양, 탈구 등을 진단할 때에는 궁둥뼈에 방호용구가 나타나지 않도록 한다.

또 골반은 성, 연령의 특징을 나타내는 부위라고 알려져 있는데 성의 차이를 나타내는 부위로서는 두덩결합(치골결합)의 높이, 두덩뼈하각, 폐쇄구멍(폐쇄공)의 크기, 골반강의 크기 등이 있고 연령을 추정하게 하는 부위로서는 볼기뼈(관골), 엉덩뼈(장골), 궁둥뼈(좌골) 등이 있다.

1. 해부

1) 척주 (vertebral colume)(그림 6-1)

척주는 인체의 중심골성체축(중축)을 이루는 33개의 척추뼈가 겹겹이 쌓여 있다. 척추뼈는 목뼈(경추, 7개), 등뼈(흉추, 12개), 허리뼈(요추, 5개), 엉치뼈(천추, 5개), 꼬리뼈(미추, 3개~5개)로 분류되며, 각각 몸의 기능에 적응한 구조를 하고 있다.

척추뼈는 척추뼈몸통(추체부)과 척추뼈고리(추궁)로 이루어져 있다. 척추뼈몸통사이(추체간)에 척추뼈구멍(추공)을 만들고 그 곳을 척수, 수막 및 혈관이 통과하고 있다. 척추뼈몸통은 원통형을 이루고 망상골로 되어 있으며 표면은 치밀질로 덮혀있다. 척추뼈몸통 앞쪽은 볼록형을 하고 있고 뒤쪽은 약간 오목면이다. 여기에 정맥공이 하나, 또는 2개 열려 있다. 목뼈의 척추뼈몸통은 척주 중에서 가장 작고 허리뼈 방향으로 가면서 점점 커진다.

척추뼈고리는 고리뿌리(추궁근)와 척추뼈고리판(추궁판)으로 구성되어 있다. 척추뼈고리로부터 7개의 돌기가 돌출되어 있다. 가로돌기(횡돌기, 좌우 1쌍), 위관절돌기(좌우 1쌍), 아래관절돌기(좌우 1쌍) 정중선상의 가시돌기(극돌기)이다. 고리뿌리는 짧고 좌우의 척추뼈뒤쪽과 측면과의 접합부에서 뒤쪽으로 돌출되어 있다. 척추뼈고리판은 평탄한 뼈로 고리뿌리로부터 뻗어 있다. 뒤쪽 정중방향 좌우로부터 돌출되어 후방 정중면내에 붙어있다.

가시돌기(극돌기)는 정중선상에서 좌우의 척추뼈고리판(추궁판)이 서로 붙어 있는 부분으로부터 뒤쪽으로 뻗어 있다. 가로돌기(횡돌기)는 고리뿌리와 척추뼈고리판의 접합부로부터 외측방향으로 돌출되어 있다. 관절돌기는 좌우1쌍이 있고, 위관절 아래관절로 이루어져 있다. 위관절돌기는 위의 척추뼈몸통(추체)의 아래관절면에 마주보고 있다. 척추사이구멍(추간공)은 상하 서로 겹친 척추뼈의 고리뿌리 사이에 생기는 구멍으로 그 곳을 신경이나 혈관이 통과하고 있다. 고리뿌리의 상하 함몰은 각각 위척추패임(상추절흔), 아래척추패임(하추절흔)이라 부른다.

2) 목뼈 (경추 cervical vertebrae)

움직이는 척추뼈 중에서 가장 작은 뼈이다. 제1, 제2, 제7목뼈는 형태에 특징이 있어 다른 목뼈와는 구별하기 쉬운 뼈이다. 목뼈의 척추뼈몸통은 작고, 가로길이가 앞뒤길이 보다도 큰 형태를 하고, 목 특유의 작은 활막관절이 보인다.

척추뼈고리 전체의 크기는 척추뼈몸통보다 크고, 척추뼈고리는 큰 삼각형을 하고 있다. 가로돌기는 그 시작하는 부위에 가로돌기구멍(횡돌공)이 있고 척추뼈동맥, 정맥이 통과하고 있다. 가시돌기에는 짧고 그 끝은 양쪽으로 갈라져 있다. 척추사이구멍은 제7목뼈를 향하여 점점 커지고, 제5, 6목뼈 척추사이구멍, 제6, 7목뼈 척추사이구멍이 가장 크다. 이것은, 위팔 신경총이 통과하고 있기 때문이다.

1. 고리뼈(제1목뼈, 환추 atlas)(그림 6-2)

고리뼈(환추)는 그 형태가 둥글기 때문에 이름 붙여졌고 머리를 지탱하고 있다. 이 척추뼈에는 척추뼈몸통(추체부)이 없고 가시돌기도 없는 둥근구조이다. 척추뼈고리는 앞궁, 뒷궁, 그리고 좌우의 가로돌기로 이루어져 있다. 앞궁은 고리가 작은 쪽의 부분을 가리키고 앞궁에 작은 돌기의 전결절이 있으며, 뒤쪽에는 뒷결절이 있다. 위관절면은 난원형이고 오목면을 나타내며 뒤통수뼈와 연결되어 있다. 아래관절면은 둥글고 평탄하고 제2목뼈의 위관절면과 연결되어 있다. 외측괴(外側塊)의 가운데 안쪽에는 융기성 결절이 있다. 이곳에 고리뼈가로인대(환추횡인대)가 부착되어 있다. 한 개의 구멍을 가지고 있는 가로돌기는 다른 목뼈의 가로돌기 보다도 길고, 목의 회전에도 관여한다. 위관절면의 뒤에는 얕은 홈이 있는데 이것을 척추뼈동맥구라 부르고, 척추뼈동맥이 통과하고 있다.

2. 중쇠뼈(제2목뼈, 축추 axis)

제2목뼈는 머리 회전 운동의 축이 되는 기능을 가지고 있으므로 중쇠뼈(축추)라고 불린다. 이것은 척추뼈몸통과 척추뼈고리로 이루어진다. 제2목뼈의 특징적인 구조는 치아돌기(치돌기)이고 몸통의 윗면에서 위로 돌출되어 있다. 이 돌기는 고리뼈의 앞궁 뒤쪽과 관절을 이룸과 동시에, 고리뼈가로인대에 의해 고정되어 있다. 고리뼈와 머리뼈가 회전하기 위한 회전축이 된다. 가시돌기는 크고 양쪽으로 갈라져 있다. 척추의 위에 놓인 머리의 회전이나 목을 펴는 것을 제어하는 근육이 제2목뼈 가시돌기에 부착되어 있다.

3. 솟을뼈(제7목뼈, 융추 vertebra prominens)

제7목뼈는 융기성 가시돌기가 있으며 결절성이다. 척추뼈의 뒤쪽을 향하는 긴 가시돌기가 목을 앞으로 굽혔을때 피부면에서 쉽게 만져지기 때문에 솟을뼈(융추)라고 한다. 제7목뼈의 가로돌기는 크고, 그 전부가 목갈비뼈(경늑골)로 되어 있는 경우도 있다.

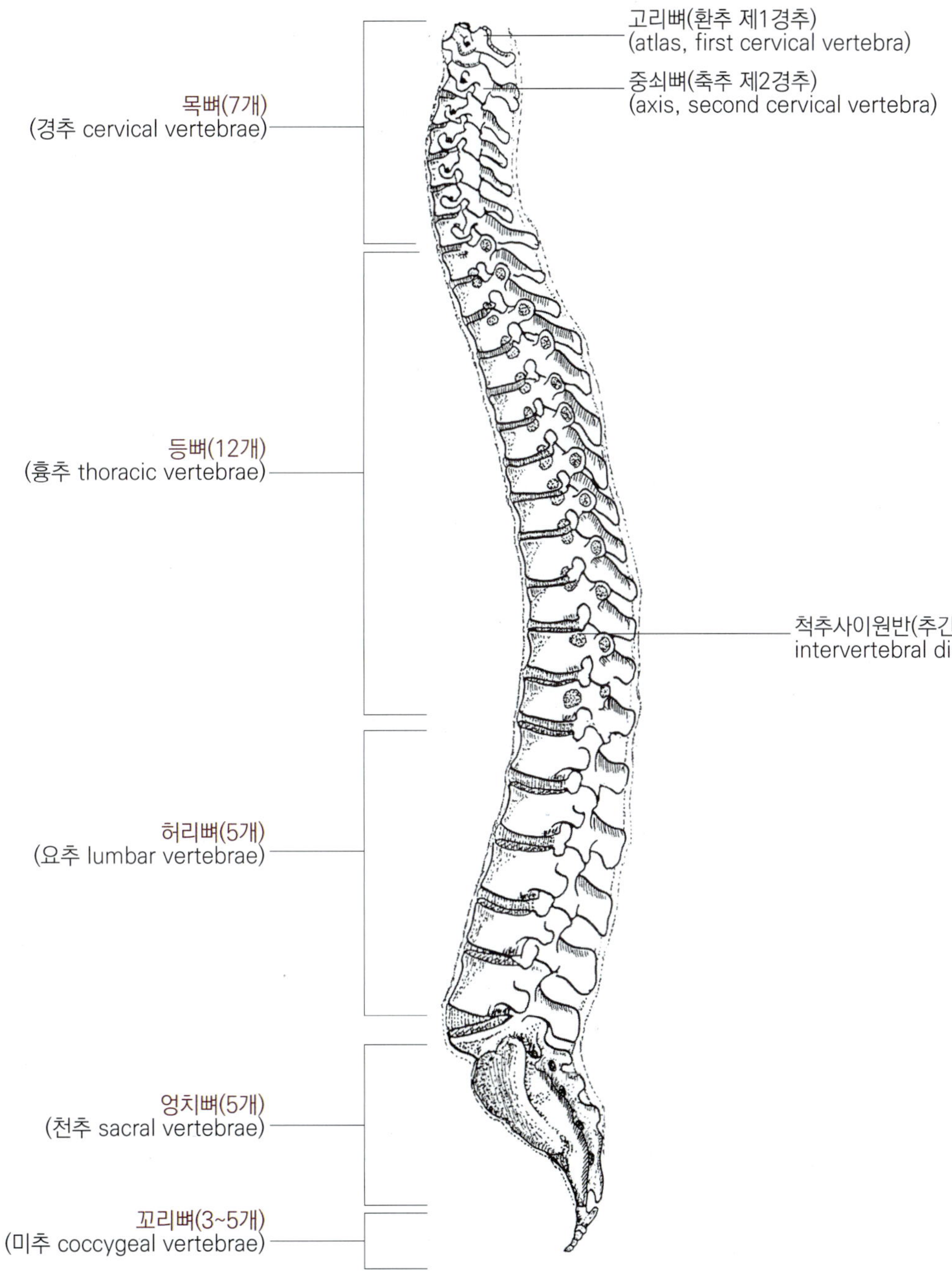

그림 6-1 척추의 모식도

3) 등뼈 (흉추 thoracic vertebrae)(그림 6-4)

12개의 등뼈(흉추)는 척추뼈몸통(추체)의 좌우 양쪽에 작은 관절면을 가지고 있는 점과 제11, 12등뼈 이외의 등뼈에서는 가로돌기(횡돌기)에도 관절면이 있다는 점에서 다른 척추뼈와 구별된다. 제1, 제9, 제10, 제11, 제12등뼈는 다른 등뼈와 조금씩 다르다. 전형적인 등뼈 척추뼈몸통은 하트형을 하고 있고 두께와 폭은 거의 같으며 앞뒤는 조금 오목하고 앞면보다 뒷면이 깊고 뒤쪽은 두껍다. 전체적으로 등뼈는 앞쪽 함몰로 되어 있다. 제1~제3등뼈까지는 척추뼈몸통(추체부)이 작고 제12등뼈를 향하여 점점 커진다.

등뼈의 고리뿌리(추궁근)는 짧고 등뼈로부터 뒤쪽으로 돌출되어 있고 짧고 깊은 척추뼈고리판(추궁판)과 만난다. 척추사이구멍(추간공)은 둥글고 목뼈(경추) 척추사이구멍보다 작다. 가로돌기는 두텁고 단단하며 전면에는 늑골결절의 관절면이 있다. 관절돌기는 거의 수직으로 돌출되어 있으며 위관절면은 뒤쪽을, 아래관절면은 앞쪽을 향하고 있다. 가시돌기(극돌기)는 가늘고 길게 아래뒤쪽으로 뻗어 있고 제5~제8등뼈 가시돌기는 거의 수직으로 아래로 뻗어 있다. 척추사이구멍은 가로돌기의 앞으로 가쪽을 향하여 열려 있으며 깊은 아래척추패임에 의해 형성되어 있다.

1. **제1등뼈(1st thoracic vertebra) :** 이 척추뼈몸통의 좌우 양측에는 제1갈비뼈(늑골) 머리의 위관절면과 제1갈비뼈 오목이 있다. 그 외 제2갈비뼈 머리의 반관절면과 제2갈비뼈가 있다.
2. **제9등뼈(9th thoracic vertebra) :** 이 척추뼈몸통에는 위아래로 각각 반관절면이 있다. 반관절면은 매우 작든지 아니면 없는 경우도 있다.
3. **제10등뼈(10th thoracic vertebra) :** 위관절면이 있지만 아래의 관절면은 없다.
4. **제11, 제12 등뼈(11th, 12th thoracic vertebra) :** 등뼈몸통의 측면에 위관절면이 있다. 가로돌기는 작고 관절면은 없다. 제12등뼈의 아래관절면은 형태적으로 허리뼈(요추)와 같다.

4) 허리뼈 (요추 lumber vertebrae)(그림 6-5)

허리뼈(요추)는 5개로 이루어졌으며 체중을 지탱하기 때문에 크고 강한 구조를 하고 있다. 제5허리뼈는 다른 4개의 허리뼈와는 조금 다르다. 허리뼈의 척추뼈몸통은 폭이 넓고 위와 아래는 콩팥의 모양을 하고 있다. 고리뿌리(추궁근)는 짧고 두텁다. 척추사이구멍은 작고 삼각형을 하고 있으며 가로돌기는 길고 얇으며 옆으로 돌출되어 있고 약간 위에서 뒤쪽으로 향해 있다. 가시돌기는 두텁고 폭이 넓으며 수평으로 뻗어 있다. 관절돌기는 크다. 제5허리뼈는 엉치뼈와 함께 허리엉치각(요천각)을 형성한다. 앞쪽이 뒤쪽보다 두껍다.

5) 엉치뼈 (천골 sacrum)(그림 6-6, 7)

엉치뼈(천골)은 5개의 엉치뼈(분절)로 이루어져 있고 다리쪽을 향하여 갈수록 점점 작아진다. 엉치뼈의 시작부위는 제5허리뼈와 연결되어 있고 허리엉치관절(요천관절)을 이루고 있다. 엉치뼈의 끝에는 엉덩뼈끝(천골첨)이 있고 꼬리뼈(미골)와 연결되어 있다. 엉치뼈분절안에 척추뼈로서의 기본적 요소가 남아 있다. 엉치뼈구멍(천골공)의 외측에는, 엉치뼈날개(천골익)라 불리는 갈비뼈(늑골)요소와 가로돌기와 결합된 것이 있다.

엉치뼈 앞(골반면)은 오목하게 되어 있다. 4개의 근육의 횡선이 중앙에 있고, 이들이 엉치뼈몸통(천추추체)과 결합한 흔적이다. 이들 횡선은 좌우로 앞 척추사이구멍으로 이어진다. 척추사이구멍은 양쪽으로 4개씩 있다. 엉치뼈의 엉치뼈날개는 크고, 위쪽 3개는 엉치뼈가 주체이다. 엉치뼈의 옆에는 표면이 귀모양으로 되어 있고 엉덩뼈(장골)과 관절면을 이룬다.

엉치뼈뒷면은 볼록하게 되어 있다. 중심부는 아래로 뻗고, 융기성 이다. 여기에는 4개의 가시결절(극결절)이 있다. 가시결절의 맨 아래에는 엉치뼈관틈새(천골관열공)라는 작은 공간이 있고 그 좌우 양쪽에 작은 뼈돌기가 있는데, 그것을 엉치뼈뿔(천골각)이라 한다. 엉치뼈옆면(천골측면)은 위가 두껍고 아래를 향하여 점점 얇아진다. 엉덩뼈바닥(천골저부)은 제1엉치뼈의 윗면으로부터 생긴다. 엉치뼈끝(천골첨)은 난원형의 꼬리뼈(미골)와의 관절면을 유지한다. 그 관절을 엉치꼬리관절(천미관절)이라 부른다.

6) 꼬리뼈 (미골 coccyx)

꼬리뼈(미골)는 작은 삼각형 뼈이다. 이 뼈는 4개의 분절로 이루어지지만 통상은 1개로 결합되어 있다. 제1분절은 뼈몸통이 있고, 가로돌기(횡돌기) 흔적과 위관절돌기, 즉 꼬리뼈뿔(미골각)도 있다. 다른 분절은 미발육의 꼬리뼈몸통(미골체)만으로 이루어져 있고 끝쪽으로 갈수록 점점 작아진다.

7) 골반 (pelvis)

골반의 주된 기능은 체중을 다리로 전달하는 일이다. 골반은 매우 강건하고 체간 및 다리로부터 강력한 근육이 붙어있다. 또 다른 기능의 하나는 다리 및 골반강내에 있는 각종 장기를 보호한다. 골반은 2개의 볼기뼈(관골), 엉치뼈(천골) 및 꼬리뼈로 이루어진 강한 둥그런 뼈이다. 2개의 볼기뼈는 정중선상의 두덩뼈(치골)결합으로 되어 있다. 둥근 모양의 골반의 뒤쪽은 엉치뼈 및 꼬리뼈에 의해 구성되며 엉치뼈와 볼기뼈는 엉치엉덩관절로 결합되어 있다.

1. 볼기뼈(관골 hip bone) (그림 6-8, 9)

볼기뼈는 부정형의 큰 뼈이고 좁아진 중앙부에는 주발 모양의 관절고랑(관절구)이 있다. 이것과 넙다리뼈머리(대퇴골두)가 관절하고 엉덩관절(고관절)을 형성한다. 볼기뼈는 엉덩뼈(장골), 궁둥뼈(좌골) 및 두덩뼈로 구성되어있다. 엉덩뼈는 크고 조금 만곡된 윗부분과 작은 아랫부분으로 구성되어 있다. 위는 편평하고 길게 굽은 엉덩뼈능선(장골능)을 가지고 있고 엉덩뼈능선의 만곡은 앞쪽에서는 위앞엉덩뼈가시(상전장골극)에서 끝난다. 위앞엉덩뼈가시(상전장골극)의 뒤에는 엉덩뼈능선 결절이 있다. 그 위치는 대체로 제5허리뼈(요추)의 높이에 있다.

위앞엉덩뼈가시에서 절구(관골구)에 걸쳐 작은 뼈융기인 아래앞엉덩뼈가시(하전장골극)가 있다. 엉덩뼈능선의 만곡은 뒤쪽에서는 위뒤엉덩뼈가시(상후장골극)에서 2.5 cm 아래에 있고 여기서부터 아래로 날카롭게 굽어 있으며 큰궁둥패임(대좌골절흔)의 위를 형성하고 있다. 이 큰궁둥패임은 궁둥뼈신경이 골반에서 나와 넙다리 및 아래다리로 통하고 있다. 내측면은 안쪽 가장자리에 엉덩뼈오목(장골와)과 골반으로 2분되어 있다. 이 안쪽 가장자리는 엉덩뼈능선 뒷쪽에서 시작되고 뼈안쪽을 앞아래방향으로 비스듬히 달려 엉덩뼈와 두덩뼈의 결합면인 엉덩두덩융기로 이어져 있다. 엉덩뼈오목은 안쪽 가장자리와 앞쪽 가장자리의 사이에 크고 얕게 패인면에서 골반의 후외벽을 구성하고 있다. 엉치뼈면은 안쪽 가장자리와 앞쪽 가장자리와의 사이에 있고 위에는 엉덩뼈거친면에서 인대가 붙어있는 작은 구멍이 많은 거친면으로 되어 있다. 중앙에는 엉치뼈와 관절함 굽은 큰 관절을 이룬다. 아래는 골반의 측벽을 구성하고 있으며 표면은 매끈하고 뒤쪽은 큰궁둥패임이다.

2. 궁둥뼈(좌골 ischium)

궁둥뼈는 볼기뼈의 아래와 뒤쪽을 형성하고 있고 궁둥뼈몸통(좌골체)과 궁둥뼈가지(좌골지)로 구성되어 있다. 궁둥뼈몸통의 상부는 절구의 2/5를 형성하고 있다. 궁둥뼈몸통 뒤쪽모서리의 위쪽은 큰궁둥패임(대좌골절흔)의 아래를 형성하고 있으며 이것은 궁둥뼈가시(좌골극)에서 끝난다. 이 궁둥뼈가시의 아래에는 작은궁둥패임(소좌골절흔)이 있다. 궁둥뼈가지는 얇고 편평하며 두덩뼈아래가지와 결합하기 때문에 앞쪽은 조금 윗방향으로 뻗어 있다. 폐쇄구멍(폐쇄공)은 절구의 아래 조금 전방에 있고, 궁둥뼈몸통, 궁둥뼈가지, 두덩뼈위가지 및 두덩뼈아래가지에 둘러싸인 구멍이다.

3. 두덩뼈(치골 pubic bone)

두덩뼈는 볼기뼈의 앞부분을 형성하고 좌우1쌍의 두덩뼈가 정중선상의 두덩(치골)결합과 결합하고 있다. 이것이 골반의 앞벽으로 되어 있다. 두덩뼈는 두덩뼈몸통, 두덩뼈위가지, 두덩뼈아래가지로 구성되어 있다. 두덩뼈몸통은 편평하며 선 자세에서는 앞쪽이 전하방을 향하고 후벽은 후상방을 향하고 있다. 두덩뼈위가지는 외측 조금 위로 뻗어 있으며 절구에서 엉덩뼈 및 궁둥뼈와 결합하고 있다. 두덩뼈아래가지는 후하방, 외측방향으로 뻗어있으며 폐쇄구멍의 내측에서 궁둥뼈가지와 결합한다.

4. 절구(관골구 acetabulum)

절구는 볼기뼈 외측면에 위치한다. 이것은 거의 반구형의 오목(와)이고 볼기뼈를 구성하는 3개의 뼈에 의해 형성되어 있다.

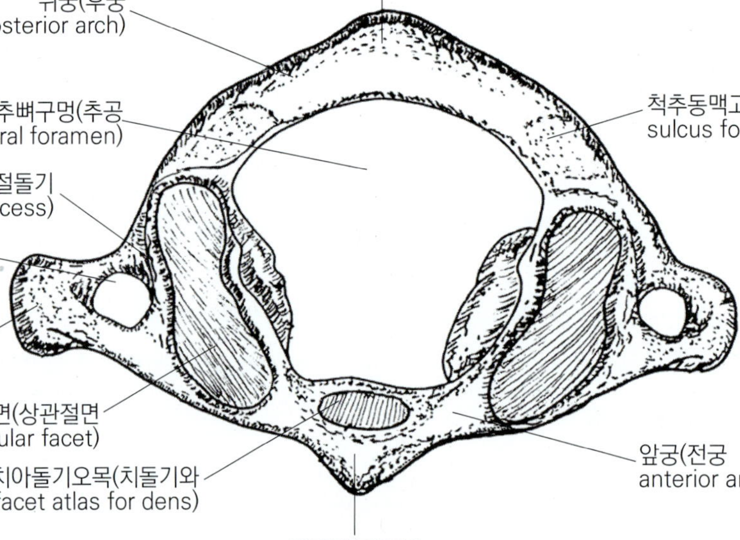

그림 6-2 고리뼈 : 윗면

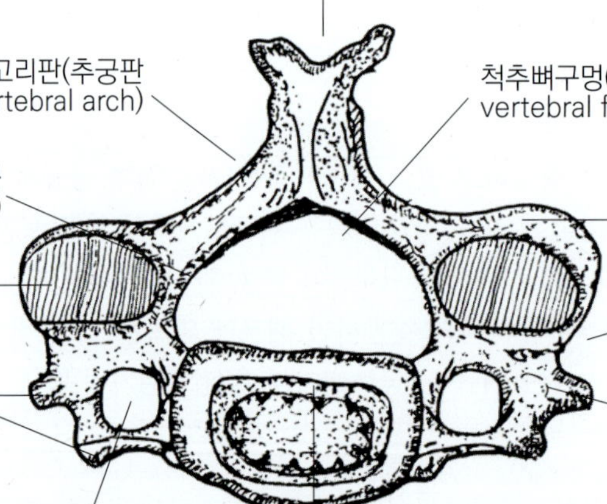

그림 6-3 제4목뼈 : 윗면

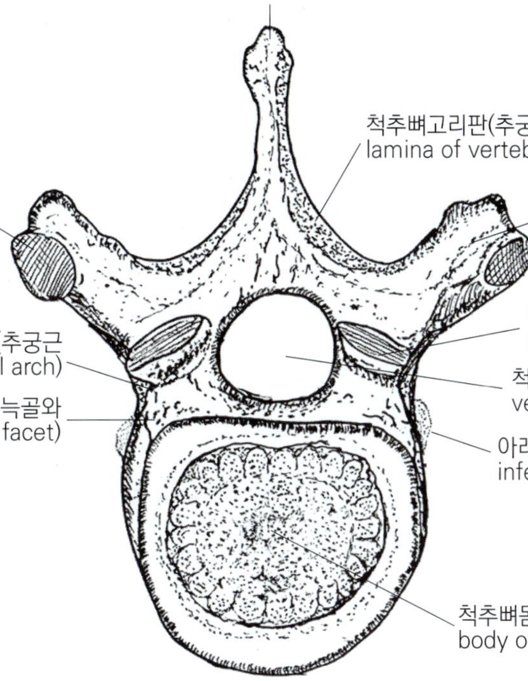

그림 6-4 **등뼈 : 윗면**

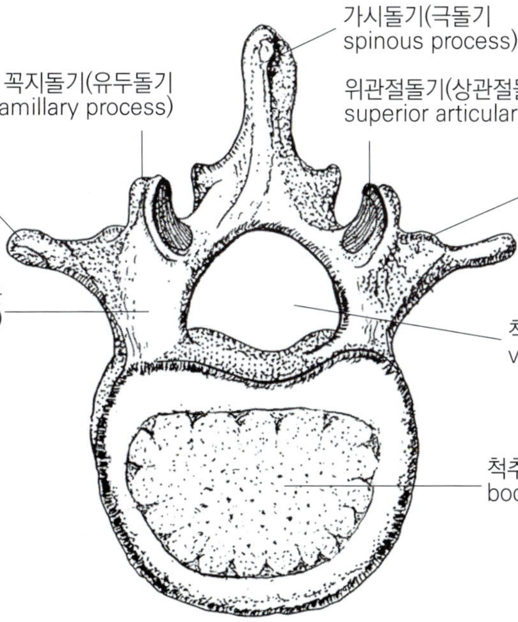

그림 6-5 **허리뼈 : 윗면**

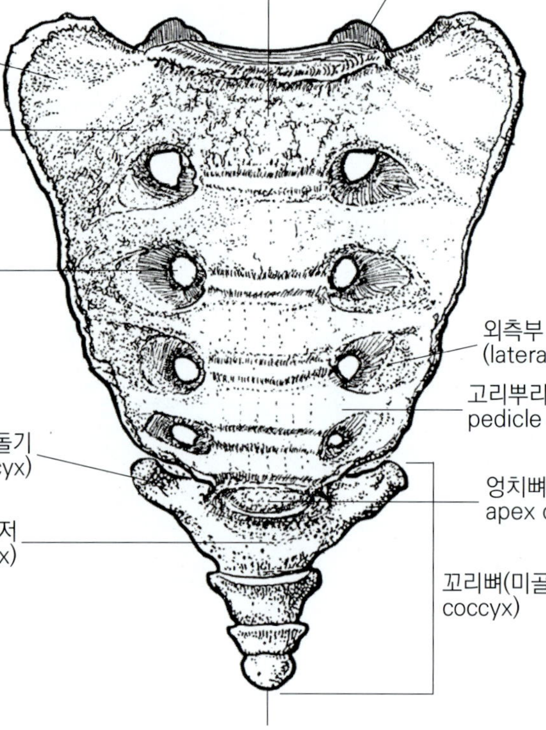

그림 6-6 **엉치뼈 및 꼬리뼈 : 앞면**

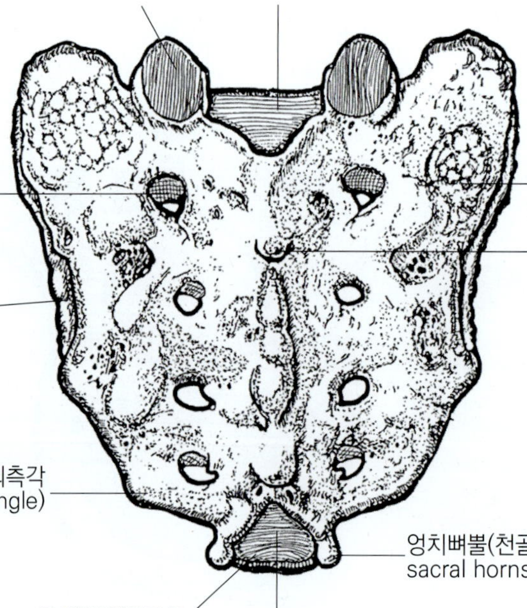

그림 6-7 **엉치뼈 : 뒷면**

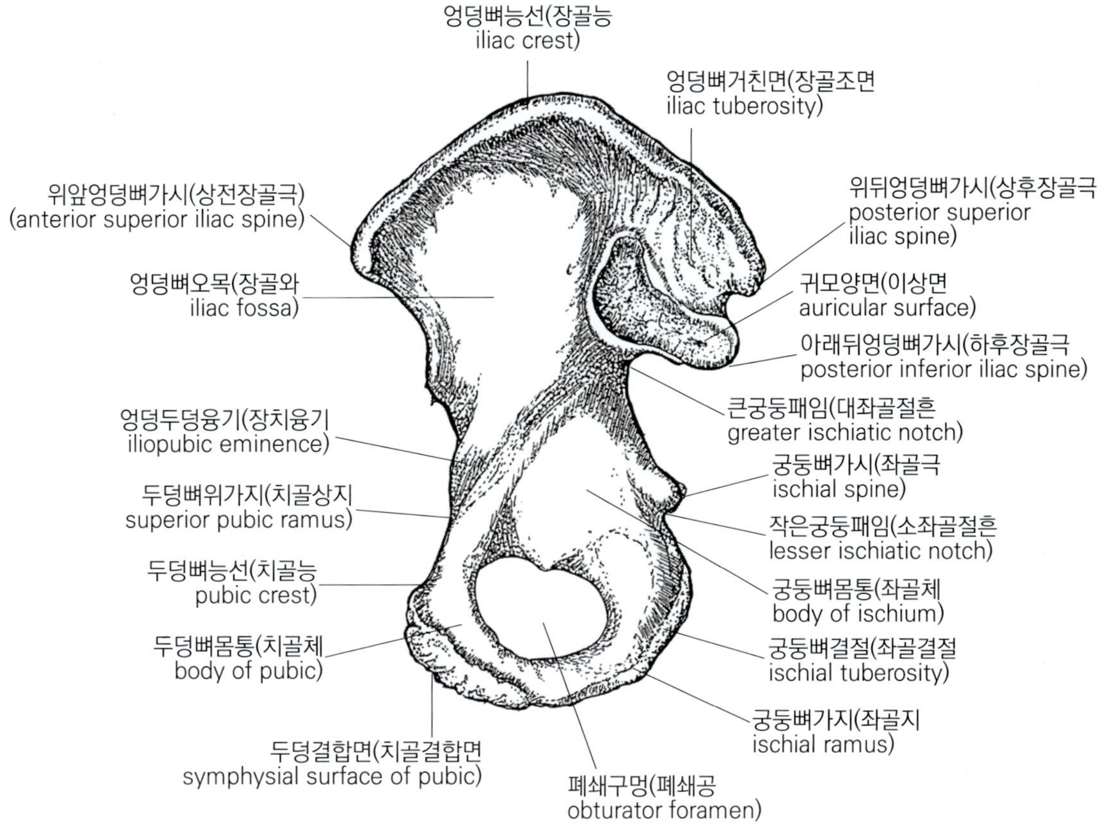

그림 6-8 **볼기뼈 : 내측면**

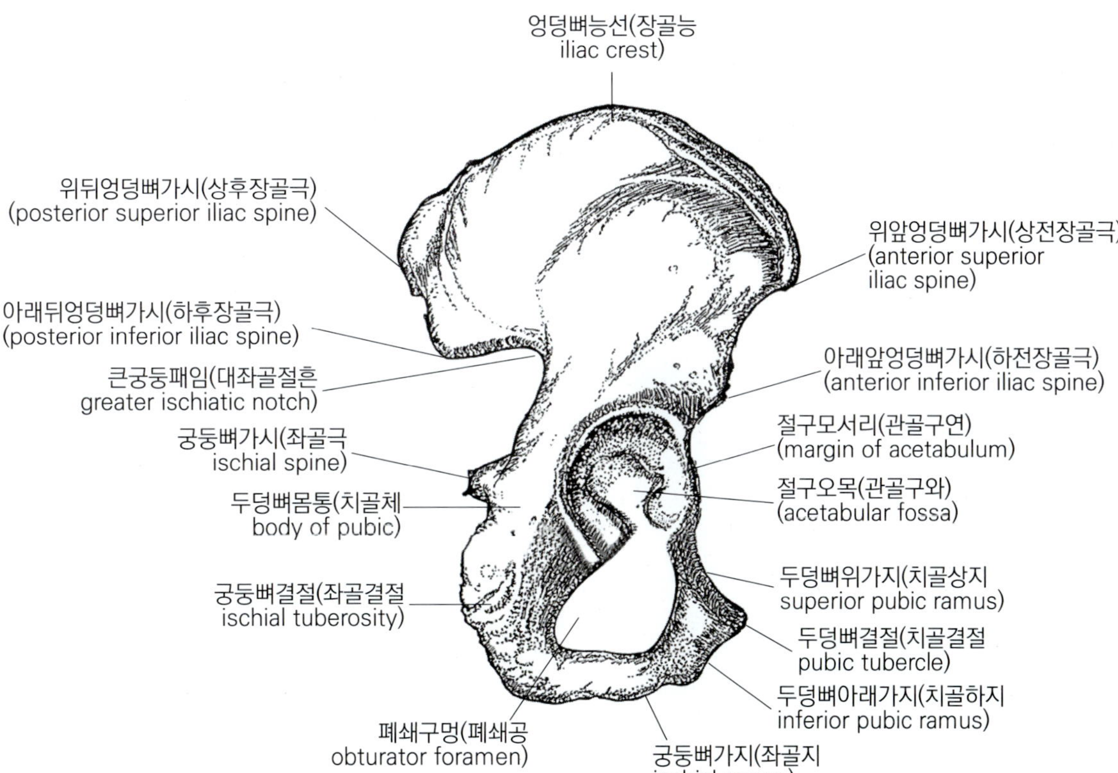

그림 6-9 **볼기뼈 : 외측면**

2. 경추 (목뼈 Cervical vertebrae)

1) 경추 전후방향 촬영 (cervical vertebrae AP wagging jaw projection) Ottonello법

촬영목적 : 엑스선 조사 중 아래턱뼈(하악골)를 일정하게 저작운동(chewing motion)하게 함으로써 아래턱뼈의 흐려진 음영을 통하여 전체 목뼈(경추)의 병리적 소견을 관찰한다.

촬영자세 : 환자는 바로누운자세나 선자세로 한다. 선자세인 경우 환자의 정중시상면을 IR면의 중심과 일치시키고 넷째목뼈가 중앙이 되도록 한다. IR면에 양 어깨를 밀착시켜 같은 수평면에 놓여지도록 하고 양팔은 몸통 옆에 편안하게 내려놓는다. 턱을 들어 교합평면(occlusal plane)과 꼭지돌기 끝을 연결하는 선이 IR면에 대하여 수직이 되도록 한다.

머리를 고정하고 아래턱뼈가 자연스럽게 움직일 수 있도록 연습을 시킨 후 엑스선 조사하는 동안 저작운동을 하게한다.

중 심 선 : 네번째 목뼈을 향해 수직으로 입사한다. 촬영조건은 낮은 관전류(mA)와 장시간 조사(long time)로 설정한다. 다른 촬영 조건(mAs, kVp, 거리)은 동일하게 한다.

촬영 point : 일곱 개의 목뼈 전체가 전후방향으로 촬영되어야 한다. 아래턱뼈가 흐려진 음영을 통하여 첫 번째, 두 번째 목뼈가 정면상으로 관찰될 수 있어야 한다.

이 촬영법에서 관전류는 낮게 설정하는 것이 바람직하다.

엑스선 조사 중 호흡은 일시적으로 멈춘다.

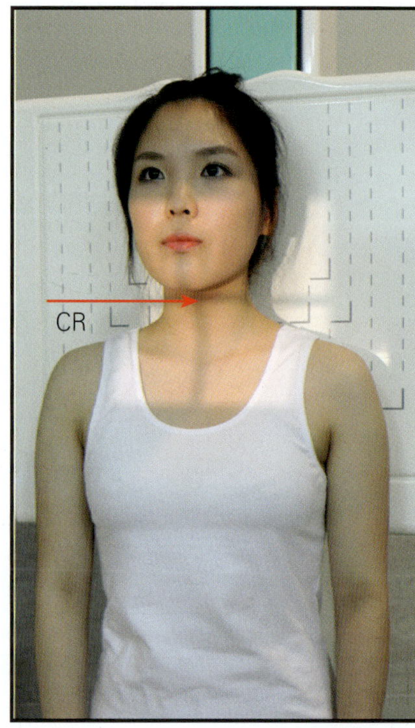

그림 6-10 경추 전후방향 촬영자세 (선자세 Ottonello법)

*** 경추 전후방향 촬영의 비교**

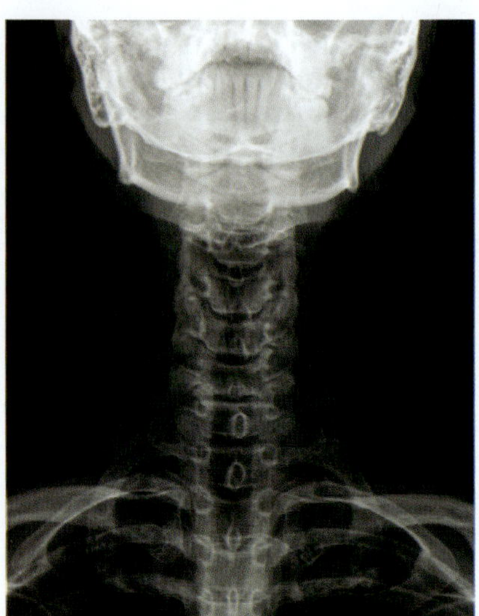

그림 6-11 경추 전후방향 엑스선영상 (Ottonello법)

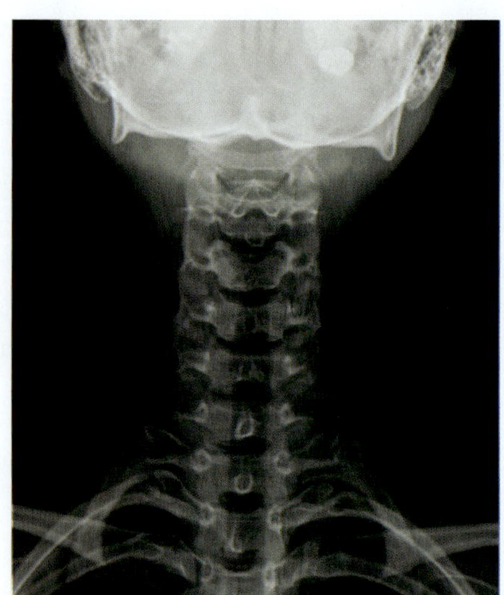

그림 6-12 경추 전후방향 엑스선영상

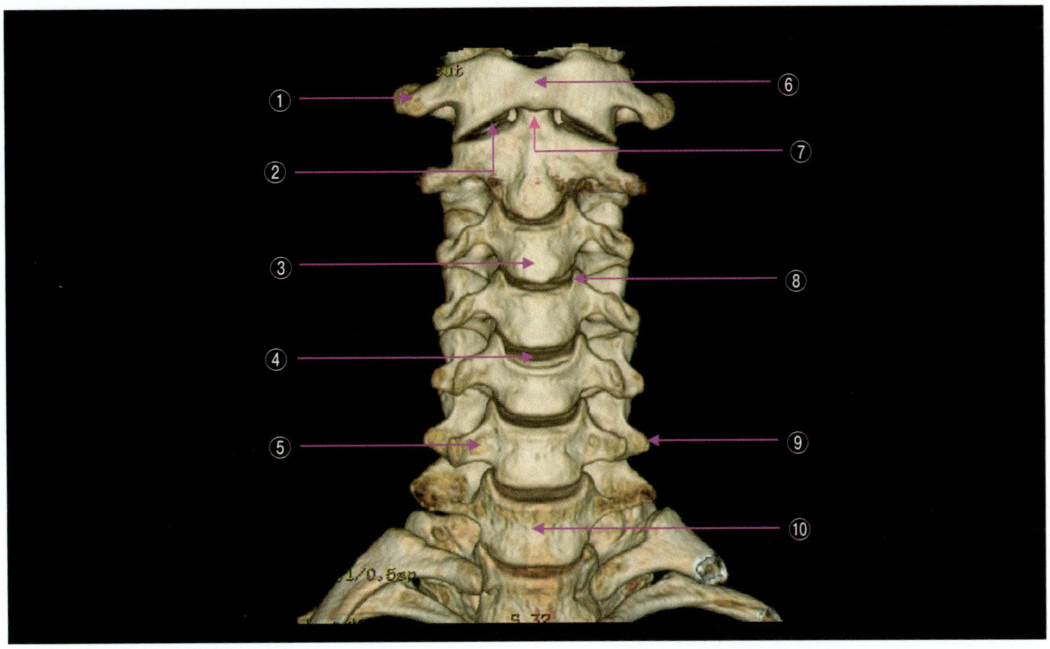

그림 6-13 경추 전후방향 촬영자세(cervical vertebrae AP position) 3D 영상

① 제1목뼈 가로돌기(transverse process of atlas)
② 고리중쇠관절(atlantoaxial joint)
③ 제3목뼈 몸통(vertebral body of C3)
④ 척추사이공간(intervertebral disk space)
⑤ 제6목뼈 고리뿌리(pedicle of C6)
⑥ 제1목뼈 앞결절(anterior tubercle of atlas)
⑦ 치아돌기(odontoid process)
⑧ 위관절돌기(superior articular process)
⑨ 제6목뼈 가로돌기(transverse process of C6)
⑩ 제7목뼈(C7, cervical vertebrae)

2) 환추와 축추 전후방향 촬영 (atlas and axis AP open mouth projection) open mouth view, den's view

촬영목적 : 외상에 의한 중쇠치아돌기(축추치돌기) 골절, 류마티스에 의한 고리중쇠관절(환축관절) 이상 등의 병변 유무를 관찰한다.

촬영자세 : 환자는 바로누운자세나 선자세로 한다. 바로누운자세인 경우 정중시상면을 IR면의 중심과 일치시키고 중쇠뼈가 중앙이 되도록 한다. IR면에 양 어깨를 밀착시켜 같은 수평면에 놓이도록 하고 팔은 몸 옆에 편안하게 내려놓는다. 턱을 들어 위쪽 앞니(절치)와 꼭지돌기 끝을 연결하는 선이 IR면에 대해 수직이 되도록 머리를 조정한다. 엑스선 조사하는 동안 입을 최대한 크게 벌리고 가볍게 아~~ 소리를 내게 한다.

중 심 선 : 벌려진 입의 중앙을 향하여 IR면에 대해 수직으로 입사한다.

촬영 point : 제1목뼈(고리뼈) 및 제2목뼈(중쇠뼈)의 척추뼈몸통(추체), 치아돌기, 고리중쇠관절이 충분히 촬영되도록 입을 크게 벌리게 하고 머리뼈와의 겹침에 주의한다.

※ 엑스선 영상으로부터 고리뼈와 중쇠뼈의 정렬(alignment)을 볼 경우에는 중쇠치아돌기 외측면과 고리뼈 외측과 내측면과의 폭(a, a')이 좌우가 같고 고리뼈 아래관절면과 중쇠뼈 위관절면과의 폭(b, b')이 좌우 균등하고 또한 평행으로 유지되고 있는 것이 정상으로 판단된다. 상하치열궁 등의 장애음영을 제거하기 위해서 근접촬영을 실시하는 경우도 있다.

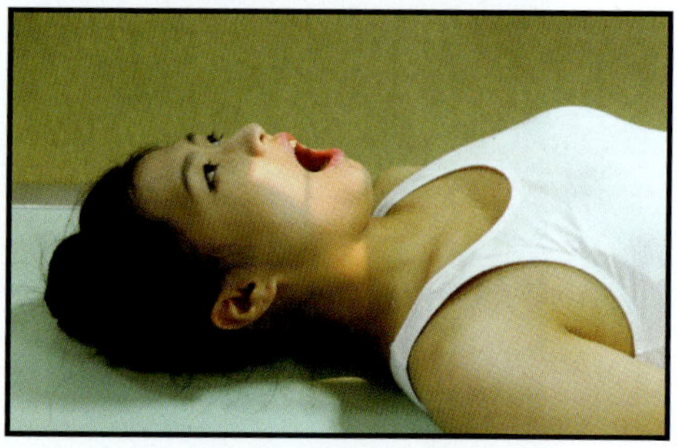

그림 6-14 환추와 축추 전후방향 촬영자세

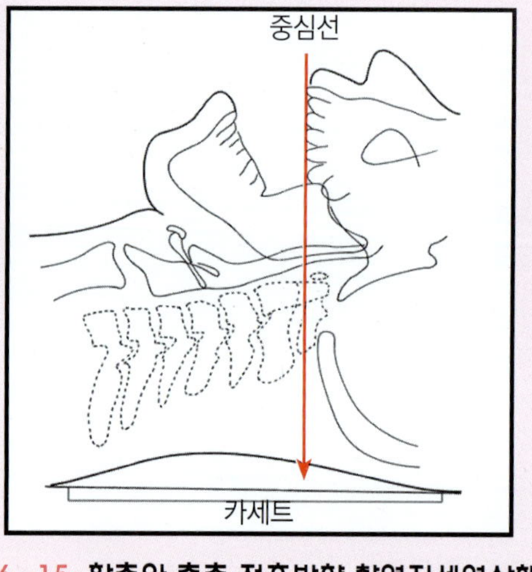

그림 6-15 환추와 축추 전후방향 촬영자세영상해부도

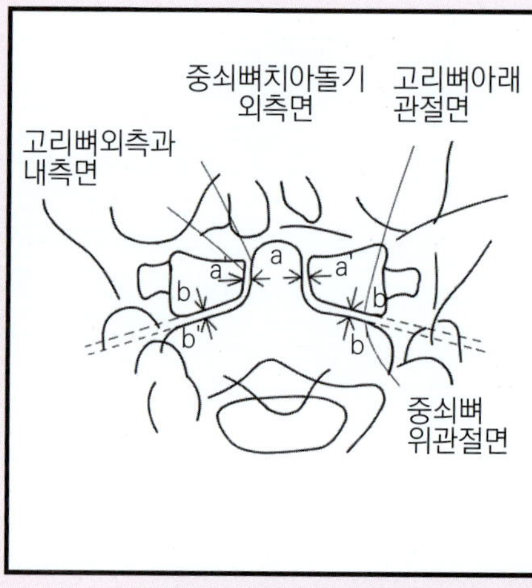

그림 6-16 환추와 축추 전후방향 영상해부도

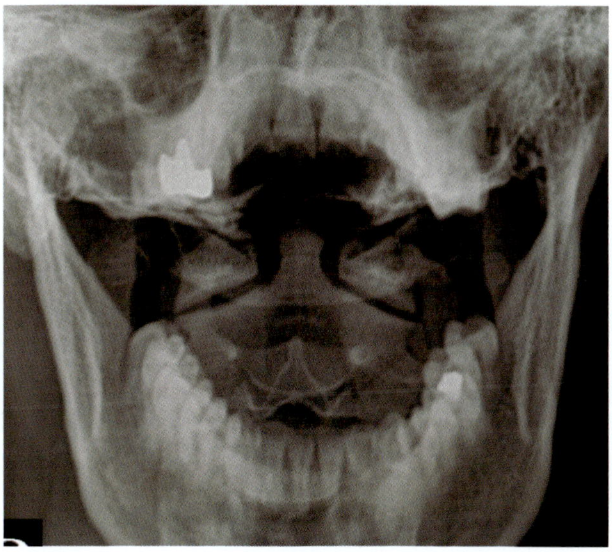

그림 6-17 환추, 축추 전후방향 엑스선영상

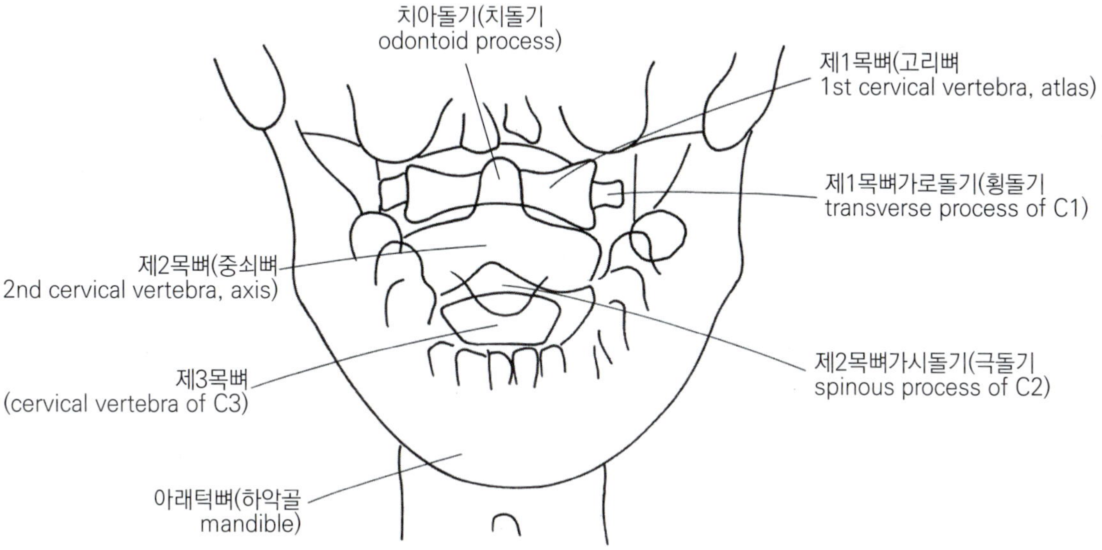

그림 6-18 환추, 축추 전후방향 엑스선영상해부도

병리학 예 1. 치아돌기 골절 (fracture of odontoid process)

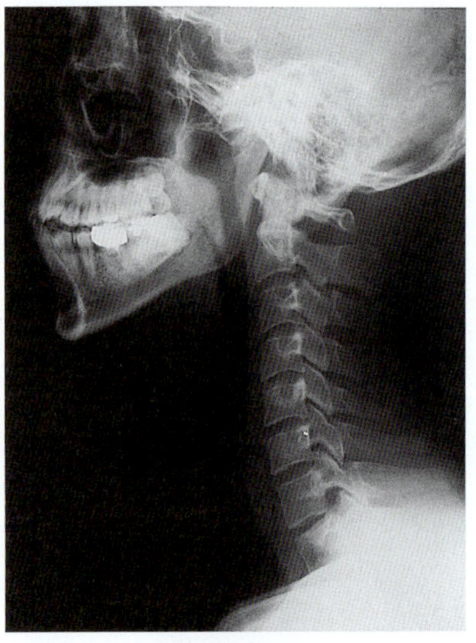

그림 6-19

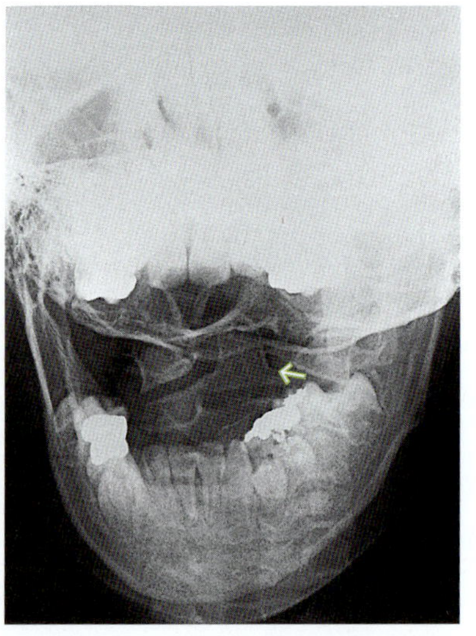

그림 6-20

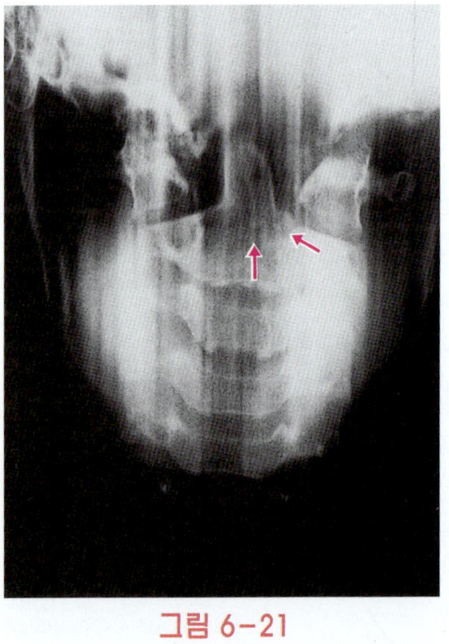

그림 6-21

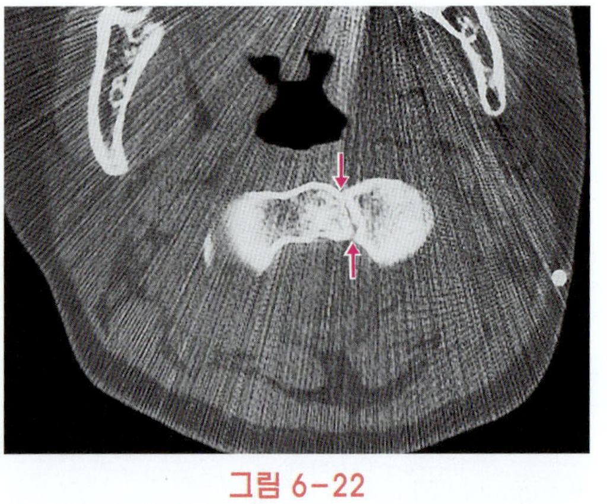

그림 6-22

그림 6-19 **경추 측방향 엑스선영상** (특별한 이상소견이 보이지 않는다).

그림 6-20 **개구위(open mouth) 엑스선영상** (치아돌기 왼쪽 가까이에 골절손상이 있다).

그림 6-21 **경추 단층엑스선영상** (치아돌기 바닥부분 왼쪽에서 오른쪽으로 횡단하는 것 같은 골절선이 보인다).

그림 6-22 **경추 CT영상** (치아돌기 바닥부분 왼쪽에 골절선이 보인다).

◆ 진단 및 경과 ◆

외상성 치아돌기 척추뼈 몸통 골절로 진단되었으며 목뼈에 보존적으로 치료하고 경과 관찰 중이다.

◆ 촬영 및 진단 방법 ◆

Cervical lateral, open mouth 법, CT 촬영 등

◆ 영상관찰 및 특징 ◆

단순 목뼈 측방향 엑스선 영상에서 골결손이나 골절이 나타나지 않을 수 있으므로 입벌려 촬영하는 것이 요구된다. 입벌려 촬영한 영상에서 정확한 진단이 어려울 때는 CT촬영을 통해서 치아돌기 바닥 부분과 척추뼈몸통을 관찰하여 골결손이나 골절을 관찰하는 것이 바람직하다.

목뼈손상이 의심되어 후송되어 오는 환자의 경우 목뼈의 절대 안정을 취해서 과도한 움직임으로 인한 손상부위의 악화를 피하고 촬영 시 자세변환은 물론 기능촬영에서 특히 주의해야 한다.

3) 경추 전후방향 촬영(cervical vertebrae AP projection)

촬영목적 : 외상성 질환에 의한 골절, 목뼈손상, 탈구, 변이성 질환, 염증성질환, 종양 등의 병변 유무를 관찰한다.

촬영자세 : 환자는 바로누운자세(supine position)나 선자세(erect position)로 한다. 환자의 정중시상면을 IR면의 중심과 일치시키고 셋째목뼈가 중앙이 되도록 한다. IR면에 양 어깨를 밀착시켜 같은 수평면에 놓이도록 하고 팔은 몸 옆에 편안하게 내려놓는다. 턱을 들어 교합평면(occlusal plane)과 꼭지돌기 끝을 연결하는 선이 IR면에 대하여 수직이 되도록 한다.

자세를 고정하여 촬영하는 동안 호흡을 멈추게 한다.

중 심 선 : 제4목뼈(방패연골 하연)를 향하여 머리쪽으로 15~20° 로 입사한다.

촬영 point : 목뼈는 IR면의 중앙에 촬영되도록 한다. 제3~7목뼈가 선명하게 나타날 수 있도록 척추뼈 몸통(추체)은 좌우대칭이고, 가시돌기(극돌기)는 정중선상에 촬영되도록 한다. 제 3목뼈에서 제 2등뼈까지 포함되도록 하고, 아래턱뼈와 뒤통수뼈 음영은 제 1, 2목뼈와 중복되어야 한다. 중심선은 턱뼈몸통(하악골체) 아래각(하각)과 뒤통수뼈(후두골) 아래모서리(하연 lower margin)를 연결한 선과 평행으로 입사되게 한다.

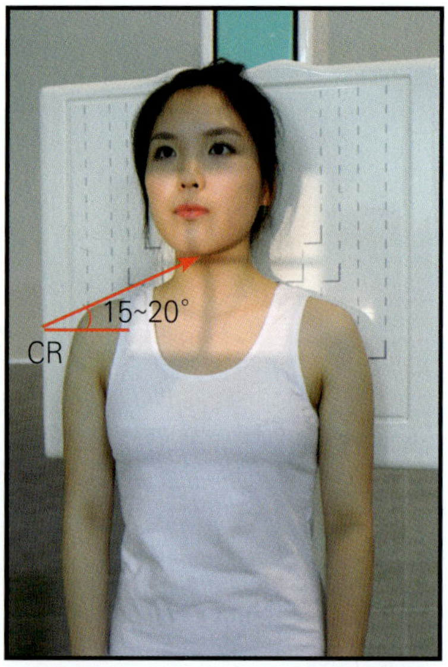

그림 6-23 경추 전후방향 촬영자세(erect)

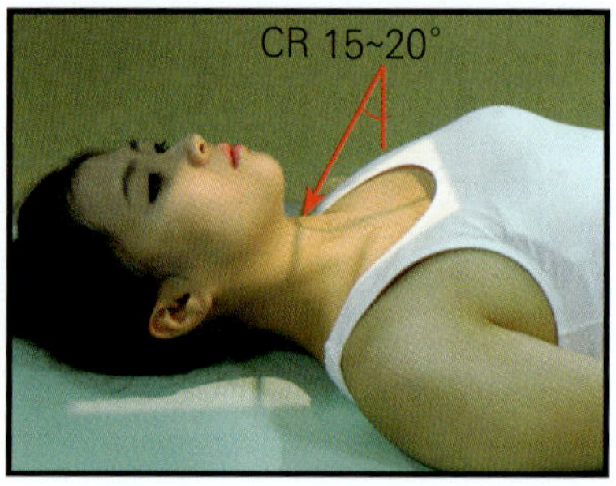

그림 6-24 경추 전후방향 촬영자세(supine)

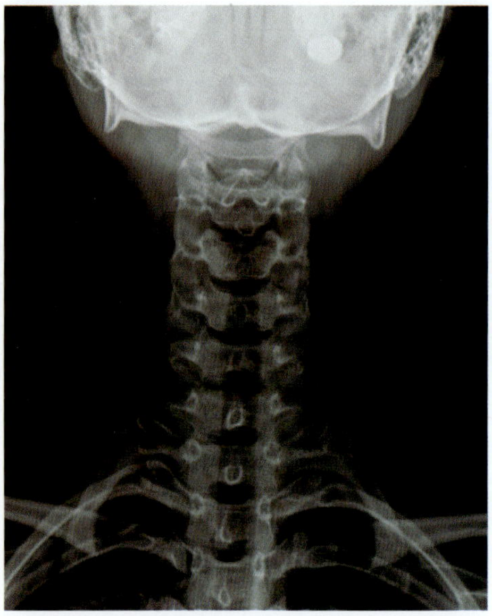

그림 6-25 경추 전후방향 엑스선영상

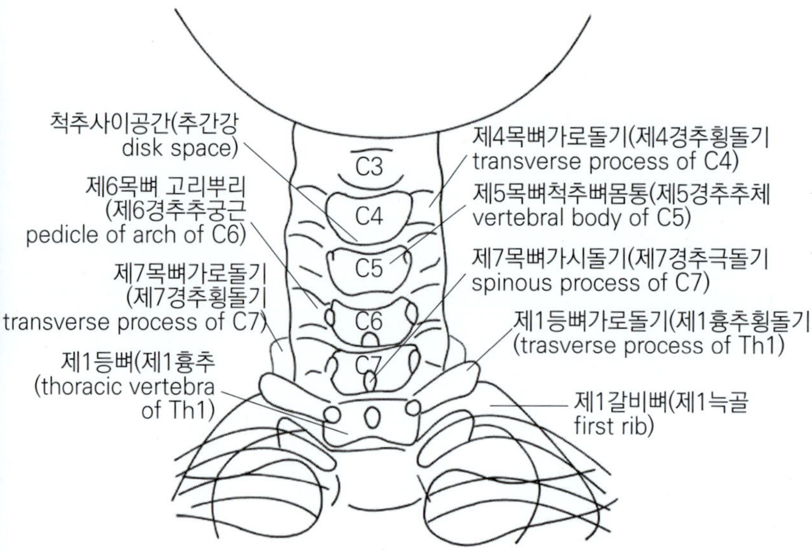

그림 6-26 경추 전후방향 엑스선영상해부도

· 경추 바로 누운 자세와 목뼈골절의 해부학적 관계

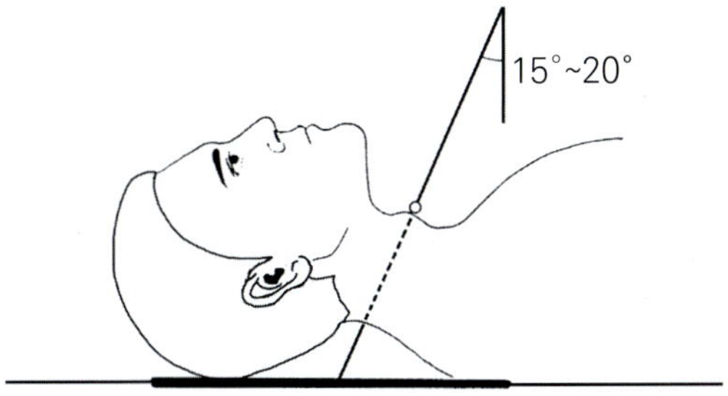

· 경추 바로 누운 촬영자세

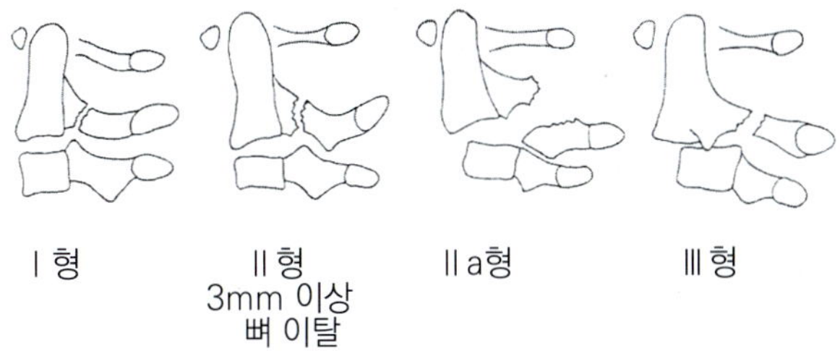

· Levin이 분류한 중쇠뼈 관절돌기 골절분류

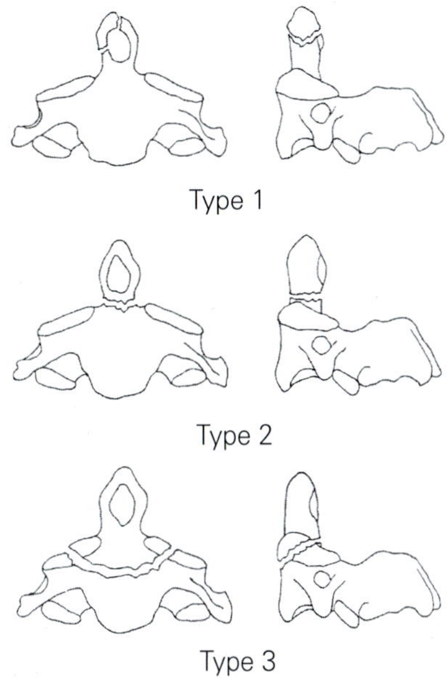

· Anderson에 의한 치아돌기분류

· 엑스선상의 평가기준

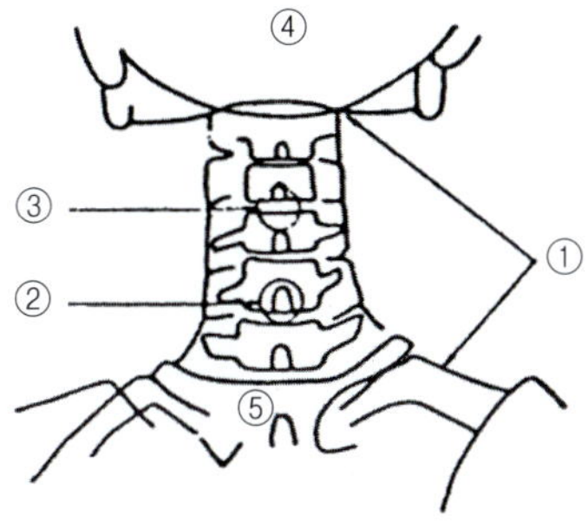

·경추 전후자세 촬영

① 제3목뼈에서 제2등뼈까지 포함되어 있는가?

② 가시돌기가 척추뼈몸통의 중앙에 나타나 있는가?

③ 척추뼈사이의 간격이 동일한가?

④ 좌우 대칭으로 되어 있는가?

⑤ 아래턱뼈와 뒤통수뼈의 음영은 고리뼈(atlas), 중쇠뼈(axis)와 겹쳐 있는가?

병리학 예 2. 선천성 목뼈유합증 (synostosis of cervical spine)

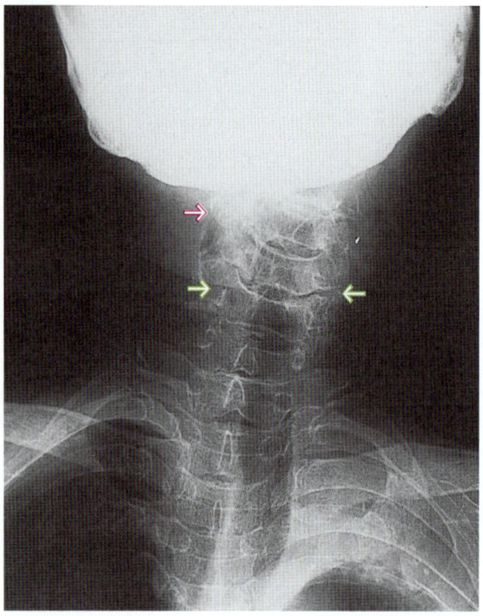

그림 6-27

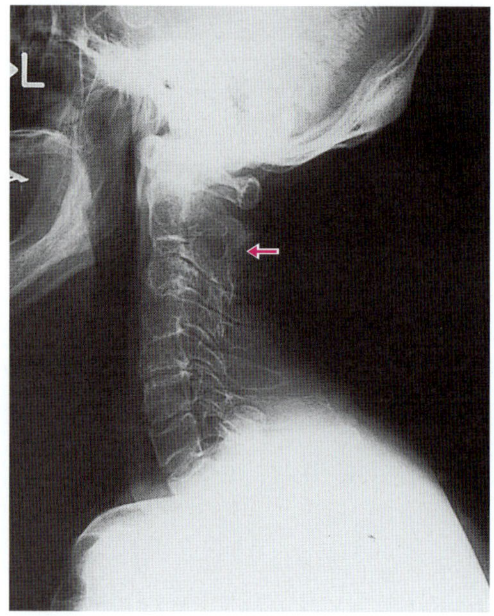

그림 6-28

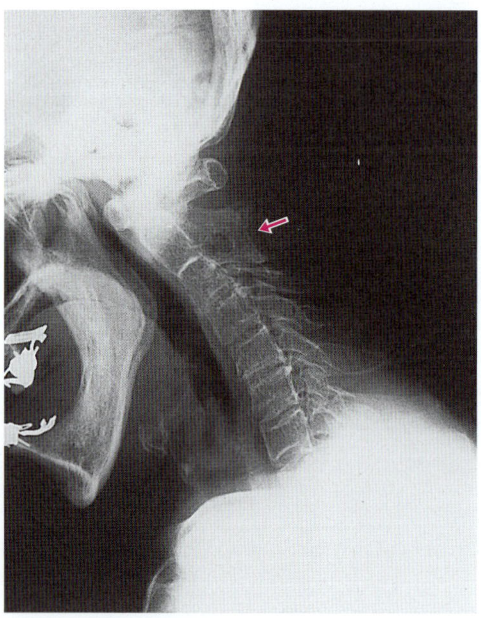

그림 6-29

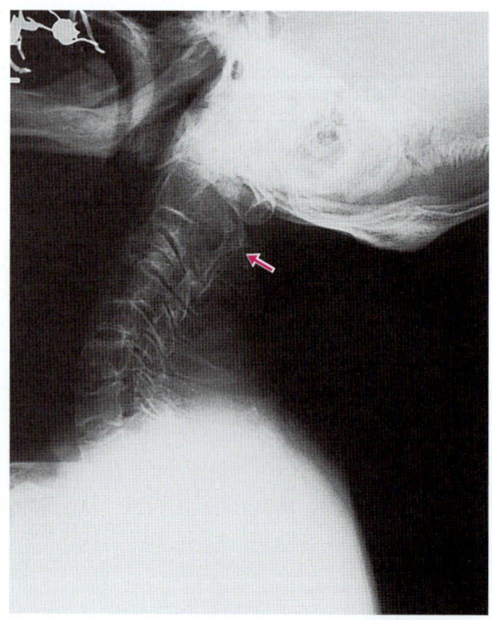

그림 6-30

그림 6-27 **경추 정면엑스선영상** (루쉬카(Luschka) 관절외측에 뼈가시 형성[⇒] 및 골파괴상[⇒]이 보인다).

그림 6-28 **경추 측방향엑스선영상** (제2, 3목뼈 가시돌기의 유합[→]이 있다).

그림 6-29 **경추 측방향(전굴위)엑스선영상** (제2, 3목뼈 가시돌기의 유합[→]의 분리는 보이지 않는다).

그림 6-30 **경추 측방향(후굴위)엑스선영상** (제2, 3목뼈 가시돌기의 유합[→]의 분리는 보이지 않는다).

◆ 진단 및 경과 ◆

선천성 목뼈유합증에 의한 목아래에 걸친 근육통으로 진단하였다. 진통제 및 근이완제를 투여하고 추가로 목뼈 견인(traction), 온열요법을 추가하여 증상을 경감시킨다.

◆ 촬영 및 진단 방법 ◆

Cervical AP, lateral, lateral flexion & extension 등

◆ 영상관찰 및 특징 ◆

목뼈정면상에서 Luschka 관절외측에 뼈가시 형성 및 골파괴와 척추의 옆굽음증(측만)이 관찰되었다. 측면영상에서 제2, 3목뼈의 가시돌기의 유합이 보이고 기능촬영에서는 가시돌기 유합의 분리는 보이지 않는다.

척추의 기형은 ① 태생기에 있어서 척추의 분절이상 ② 척추골핵의 유합이상 또는 골핵의 결손에 의한 기형 ③ 양자를 합친 기형으로 분류한다. ①의 증상은 척추뼈 사이 연골판이 없는 것으로 척추몸통의 성장은 내연골내막화에 의해 행하여진다. ②의 증상은 뼈발생(골화)이 순조롭게 진행되면 정상척추뼈 몸통형성이 되지만 골핵의 유합이상 또는 골핵의 결손이 있으면 여러 가지 척추 기형이 발생한다.

엑스선 영상으로 목뼈의 유합 외에 척추뼈 몸통의 편평화, 외측방향으로의 확대, 척추사이공간(추간강)의 협소화 또는 결손, 가시돌기의 단축, 척추파열, 갈비뼈의 유합, 척추편측결손 등을 관찰할 수 있다. 가장 많은 목뼈 척추합병증 기형으로는 척추갈림증(이분척추 spina bifida)과 어깨뼈의 변형이 있다.

6

4) 경추 측방향 촬영 (cervical vertebrae lateral projection)

촬영목적 : 외상성 질환에 의한 골절, 탈구, 염증이나 종양 등의 병변 유무를 관찰한다.

촬영자세 : 환자는 선자세나 앉은 자세로 한다. 선자세인 경우 환자는 수직격자장치 앞에 검사쪽 어깨를 밀착시켜 측면자세로 세운다. 정중이마면(관상면 coronal plane)을 IR면 중심과 일치시키고 넷째 목뼈가 중앙이 되도록 조정한다. 바른 측면자세는 먼저 양쪽을 같은 수직선상에 놓고 정면을 응시할 때 정중이마면과 IR면의 중심을 일치시킨 자세이다. 턱을 약간 들어 턱뼈가지와 목뼈가 겹치는 것을 방지하고 편안한 자세에서 어깨가 최대한 늘어뜨려질 수 있도록 조정한다. 그리고 호흡은 날숨(호기) 후 멈추고 촬영한다.

중 심 선 : 넷째 목뼈를 향해 IR면에 대하여 수평으로 입사한다. 목뼈 측방향 촬영은 피사체와 IR면이 떨어져 있기 때문에 확대방지와 선명한 영상을 나타나기 위해 초점과 영상면 거리(SID)를 150~180 cm(원거리 촬영)로 한다.

촬영 point : 턱뼈를 조금 올리고 턱뼈가지(하악지)가 목뼈와 겹치지 않도록 한다. 환자를 편안하게 하고 양쪽 어깨를 내려서 일곱 번째 목뼈의 가시돌기(극돌기)가 촬영되도록 한다.

※ 일곱번째 목뼈가 나타날 수 있도록 샌드백 또는 양팔을 동시에 잡아당겨 촬영하도록 한다(weight-bearing position: Grandy method).

부상이 심한 환자나 목뼈의 손상이 의심되는 경우는 촬영대로 옮기거나 목을 돌리게 해서는 안 된다(보호대를 하고 있을 때에는 제거하지 않고 촬영한다). 침대에 실려 온 그대로 IR를 수직으로 세워 넷째 목뼈를 향해 수평입사를 한다. 이때 일곱 번째 목뼈까지 나타날 수 있도록 하기 위해서는 환자를 바로누운자세(supine)에서 양 어깨를 될 수 있는 한 최대로 잡아당겨서 촬영하는 것이 바람직하다.

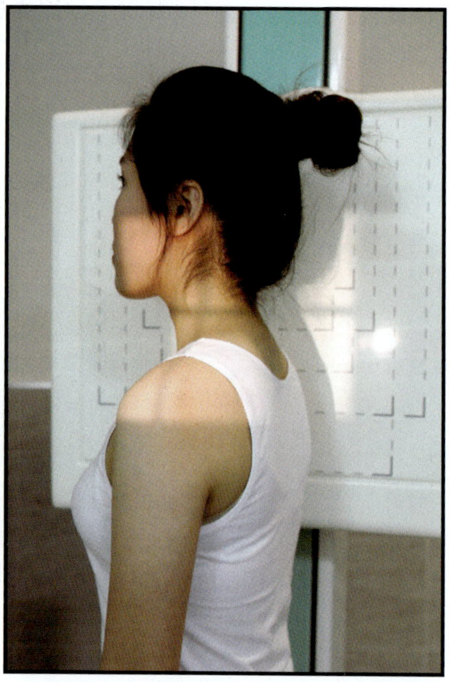

그림 6-31 경추 측방향 촬영자세(선자세)

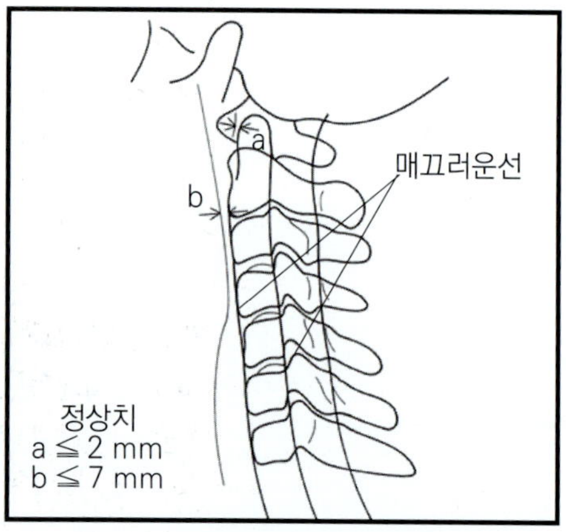

그림 6-32 경추 측방향 엑스선영상해부도

a : 고리뼈 앞궁과 중쇠뼈와의 간격
b : 하인두 후벽과 중쇠뼈 전벽 하면과의 거리

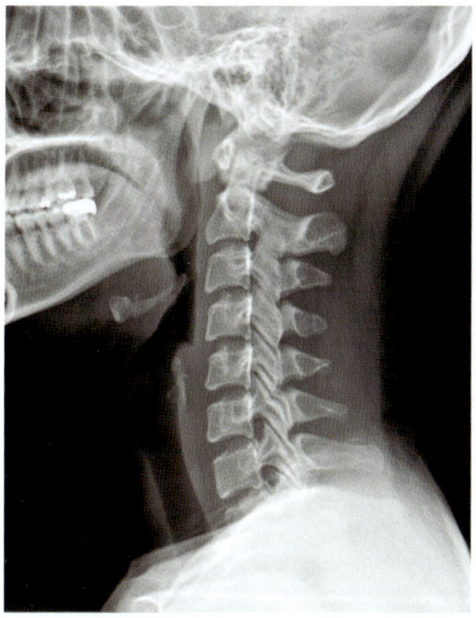

그림 6-33 경추 측방향 엑스선영상

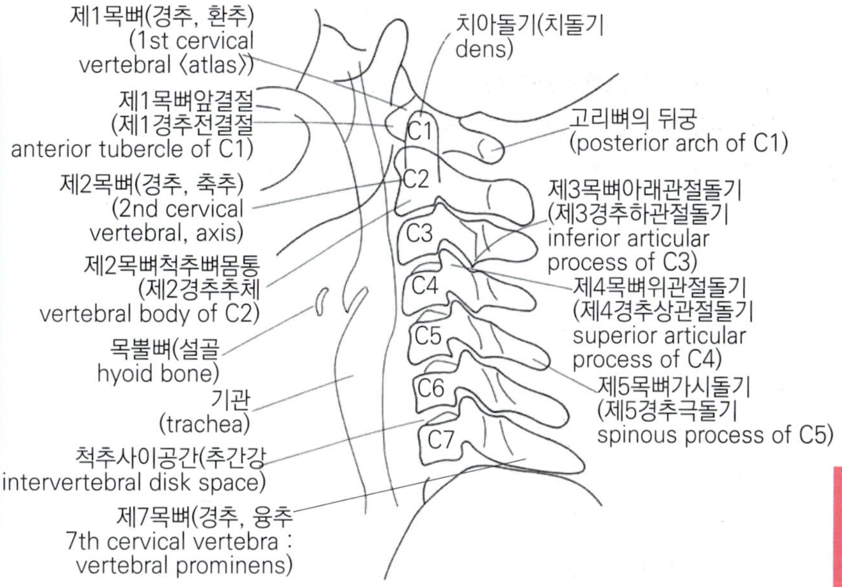

그림 6-34 경추 측방향 엑스선영상해부도

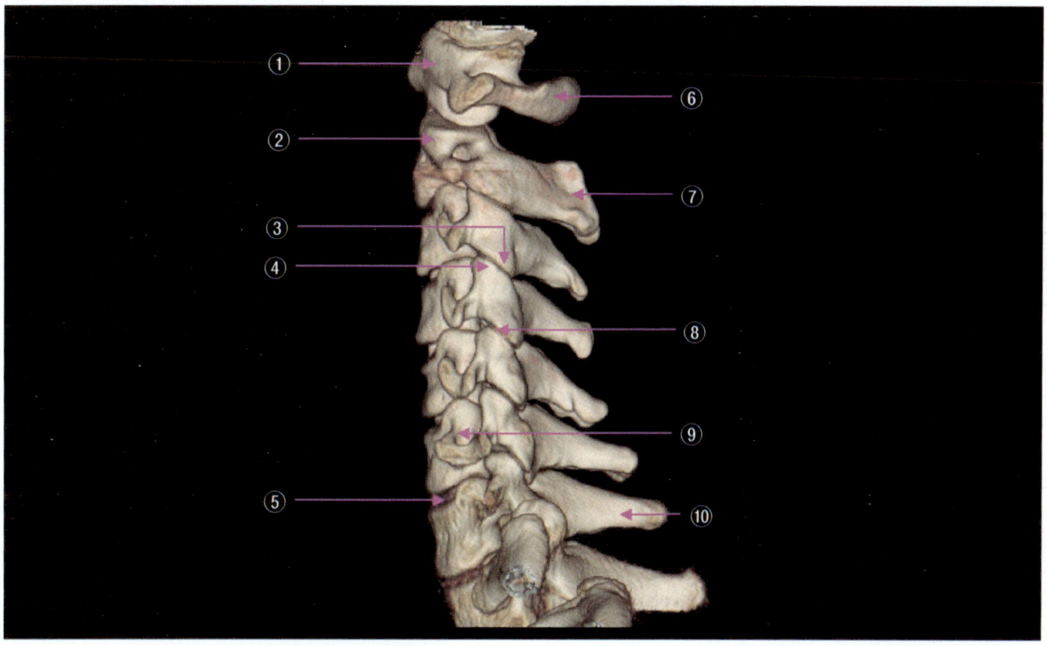

그림 6-35 경추 측방향 자세(cervical vertebrae lateral position) 3D 영상

① 제1목뼈 앞결절(anterior tubercle of atlas, C1)
② 제2목뼈(C2, axis)
③ 아래관절돌기(inferior articular process)
④ 위관절돌기(superior articular process)
⑤ 척추사이공간(intervertebral disk space)
⑥ 제1목뼈 뒤결절(posterior tubercle of atlas)
⑦ 제2목뼈 가시돌기(spinous process of C2)
⑧ 돌기사이관절(zygapophyseal joint)
⑨ 가로돌기(transverse process)
⑩ 솟을뼈(제7목뼈 vertebra prominens)

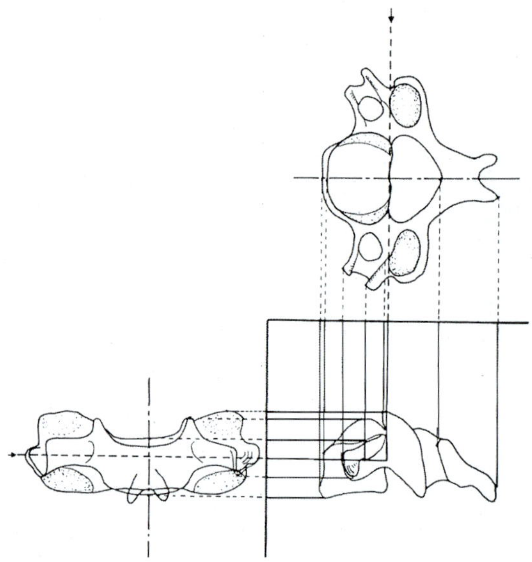

· 경추 측방향 촬영상의 해부학적 관계

· 엑스선상의 평가기준

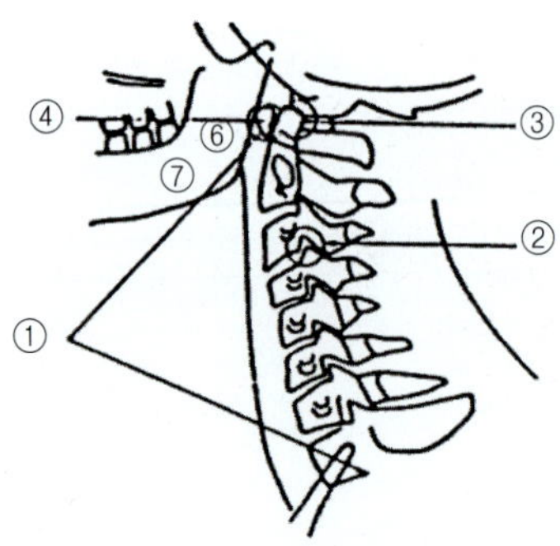

·경추 측방향 촬영상

① 제1목뼈에서 제7목뼈까지 포함되어 있는가?

② 목뼈간격이 일정하고 선명한가?

③ **치아돌기**(치돌기)의 윤곽을 추구할 수 있는가?

④ **고리뼈**(환추)의 앞궁(전궁)이 명확하게 나와 있는가?

⑤ 목의 연부조직을 식별할 수 있는가?

⑥ 턱뼈가지와 제1, 2목뼈는 겹치지 않았는가?

⑦ 양쪽 턱뼈가지는 똑같이 겹쳤는가?

병리학 예 3. 목뼈 탈구골절 (dislocation fracture of cervical spine)

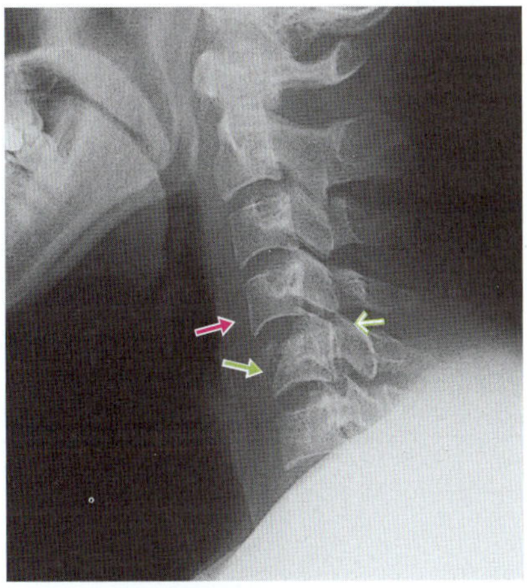

그림 6-36

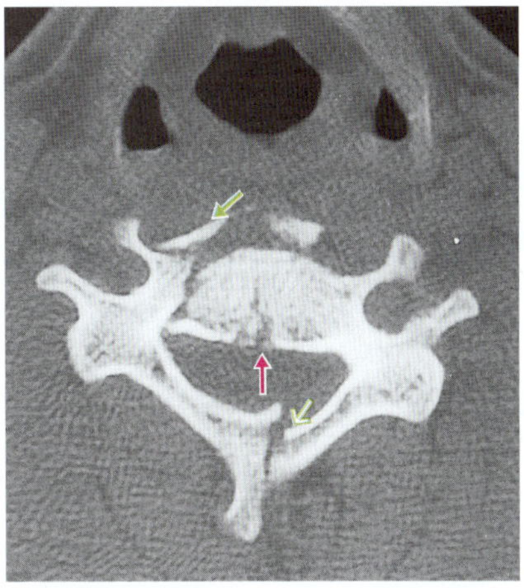

그림 6-37

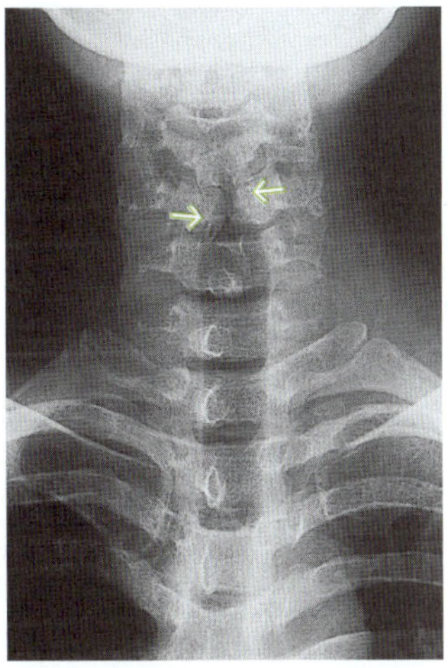

그림 6-38

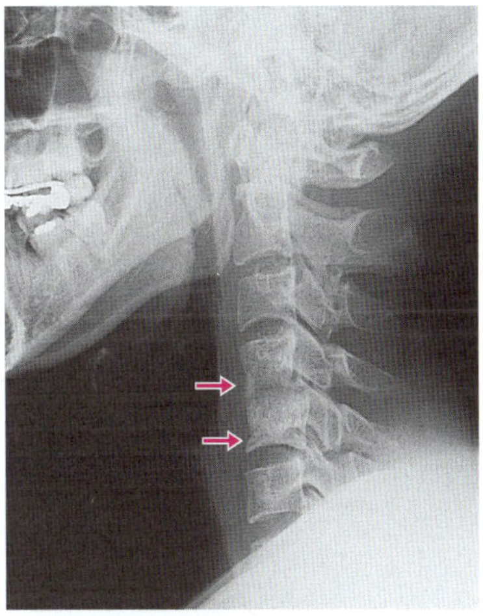

그림 6-39

그림 6-36 **경추 측방향엑스선 영상** (제4목뼈의 전방탈구[→], 제5목뼈의 골절[⇨], 관절돌기의 탈구[→]가 보인다).
그림 6-37 **제5목뼈 CT영상** (척추뼈 몸통의 압박골절[→]과 우전궁의 골절[→], 좌후궁의 골절[⇨]이 보인다).
그림 6-38 **경추 정면엑스선영상** (수술 후 제4, 5번 목뼈간의 이식골이 정착되고 중심정렬도 잘되고 있다[⇨]).
그림 6-39 **경추 측방향엑스선 영상** (수술 후 탈구, 골절 모두 거의 정복되어 있다[→]).

◆ 진단 및 경과 ◆

제4목뼈 탈구, 제5목뼈 골절로 진단되며 골이식에 의한 관혈적 제4, 5 목뼈 전방고정술을 시행하였다.

◆ 촬영 및 진단 방법 ◆

Cervical AP와 lateral, CT 촬영 등

◆ 영상관찰 및 특징 ◆

단순목뼈 전후방향과 측방향영상에서 제4목뼈의 전방탈구와 제5목뼈의 압박골절(compressed fracture) 및 관절돌기 탈구(dislocation)가 관찰된다. 목뼈 손상 시에는 목뼈 척수신경근(myeloradicular) 손상을 유발하는 일이 많으므로 CT영상을 촬영하여 척추몸통, 척추뼈꼬리(추궁), 가시돌기의 정확한 진단이 요구된다. 수술 후 재활까지 포함한 일관성 있는 전문적 치료가 필요하고 과다굽힘(hyperflexion) 촬영과 같이 척추에 무리가 가는 촬영은 수직 골절을 일으킬 수 있으니 주의해야 한다.

병리학 예 4. 목뼈 척추원반 탈출 (disk herniation of cervical spine)

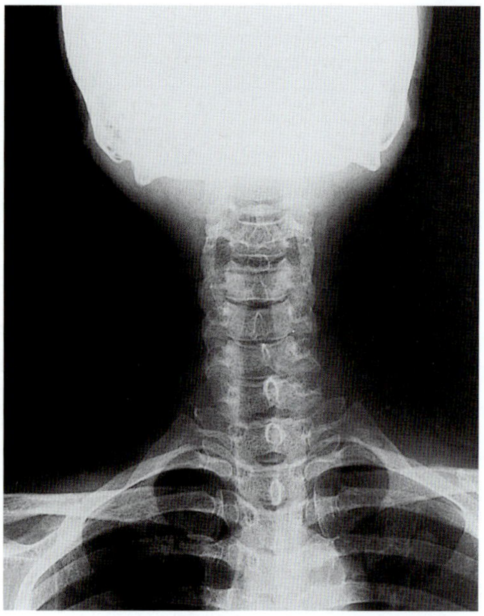

그림 6-40

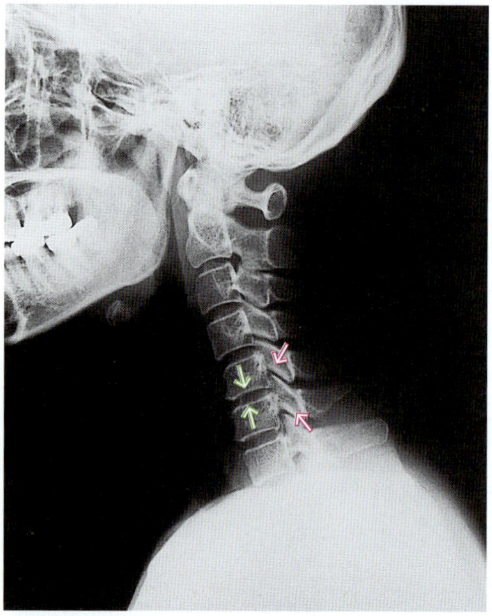

그림 6-41

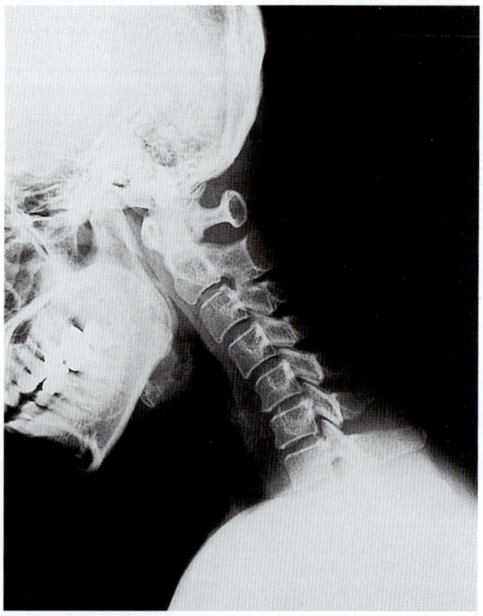

그림 6-42

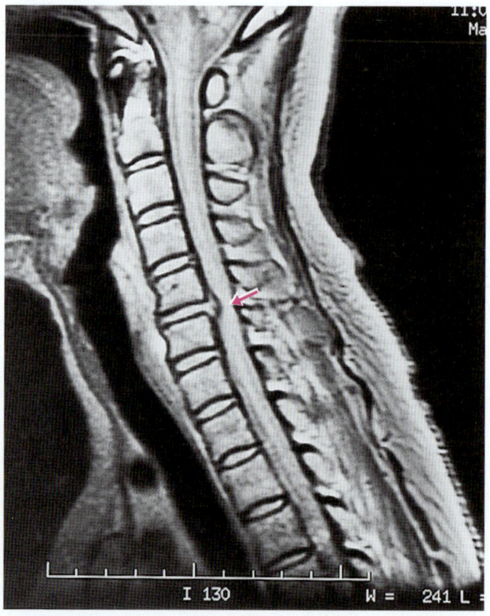

그림 6-43

그림 6-40 경추 정면 엑스선 영상 (특별한 이상소견이 없다).

그림 6-41 경추 측방향 엑스선 영상 (제5, 6목뼈 척추사이 공간이 약간 협소[⇒]하고 척추뼈 몸통 뒤쪽으로 변형이 있다[⇒]).

그림 6-42 경추 측방향(전굴위) 엑스선 영상 (측면상에 비해서 큰 차이는 없다).

그림 6-43 경추 MR(T2 강조 시상단면상)영상 (제5, 6목뼈 척추 사이 속질핵(추간수핵)탈출에 의한 경수의 압배가 보인다[→]).

◆ 진단 및 경과 ◆

목뼈 전후방향, 측방향, 측방향 앞굽힘(전굴위)과 MR영상에 근거하여 제5, 6목뼈 척추원반 탈출증(헤르니아)으로 판독

◆ 촬영 및 진단 방법 ◆

Cervical lateral, lateral flexion, MR(T2강조 시상단면상) 등

◆ 영상관찰 및 특징 ◆

목뼈 척추원반 탈출은 척추원반 조직의 탈출 또는 뒤쪽으로 팽창된 경우로 변형성 척주증을 수반하고 있는 경증, 중증의 팽윤(후방으로의 골극 형성)과 척주증 질환에 포함된다.

제5, 6목뼈 사이에서 자주 발생(약70%)하며 다음으로 제4, 5사이, 제3, 4사이이며 제 6, 7사이는 가장 드물다.

척추원반 탈출의 발생형태는 ① 중앙돌출(척주관 안쪽) ② 곁중앙돌출(척주관 안쪽) ③ 뒤가쪽돌출(척추뼈사이구멍 안쪽) ④ 가쪽돌기로 분류

①의 증상은 척수를 압박해서 팔다리와 하반신의 저림, 뻣뻣해짐, 운동마비 등의 척수증상이 ③, ④에서는 신경근을 압박, 자극해서 목덜미쪽이나 위팔 저림, 탄력감을 주는 신경근 증상이 혼재한다. 목의 운동제한과 목운동 시의 유발통이 척추원반 탈출증의 특징이다. 단순 엑스선 정면, 측면 영상에서는 가벼운 추간협소 이외 어떠한 변화도 보이지 않으므로 MR(T2강조 시상단면)영상을 통해 척추원반 탈출증을 관찰할 수 있다.

6

병리학 예 5. 목뼈 만성관절 류마티스 (rheumatoid arthritis of cervical spine)

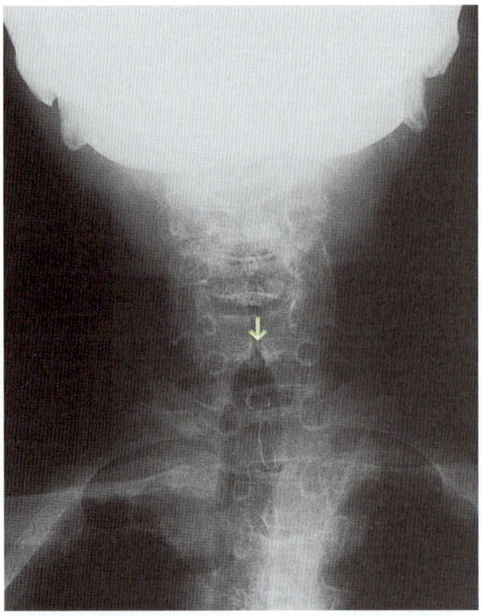

그림 6-44

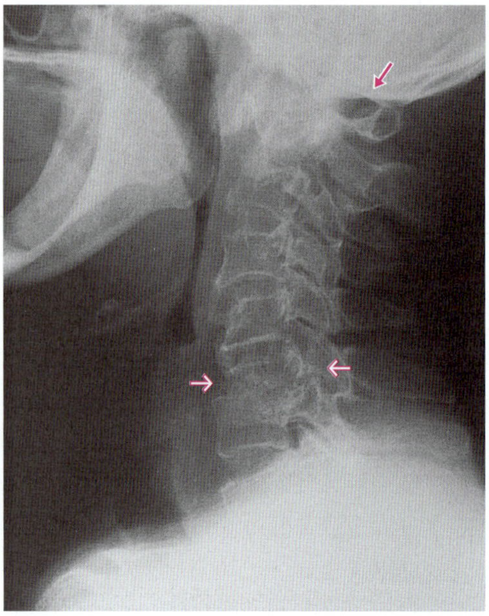

그림 6-45

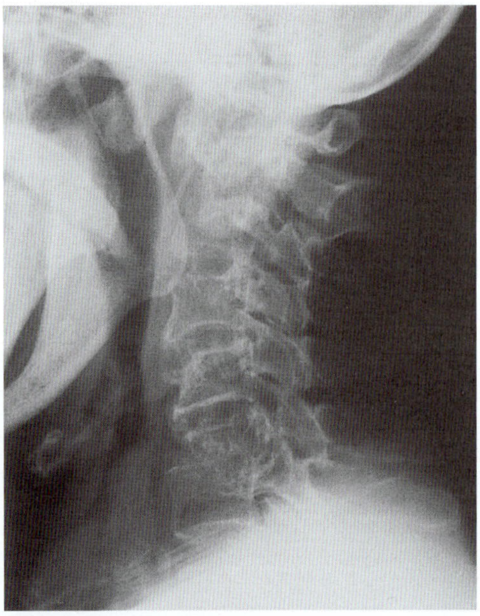

그림 6-46

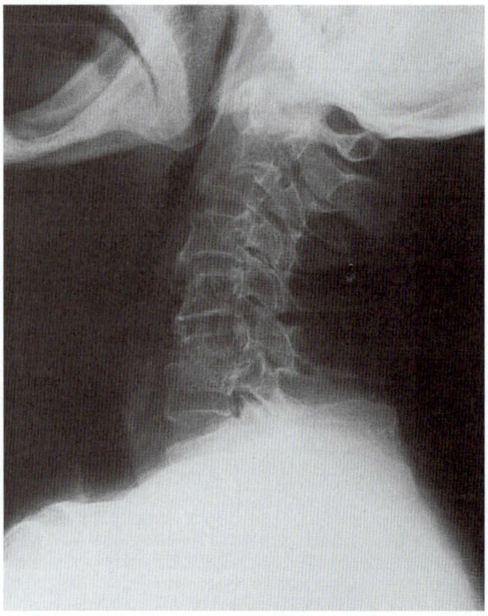

그림 6-47

그림 6-44 **경추 정면엑스선영상** (제6, 7목뼈 척추사이 공간[⇨]이 소실되어 있다).

그림 6-45 **경추 측방향엑스선영상** (머리뼈바닥 안쪽 말림[→], 제6목뼈 몸통의 골파괴[⇨]와 후방전위[⇨]가 보인다).

그림 6-46 **경추 측방향(전굴위)엑스선영상** (목뼈의 운동성이 소실되어 있다).

그림 6-47 **경추 측방향(후굴위)엑스선영상** (목뼈의 운동성이 소실되어 있다).

◆ 진단 및 경과 ◆

엑스선 영상소견은 만성관절 류마티스로 진단하였다. 목통증, 손가락 동통을 억제하기 위해 부신피질 스테로이드, 항류마티스제, 해열진통소염제로 치료하였다.

◆ 촬영 및 진단 방법 ◆

Cervical AP, lateral, lateral flexion & extension 등

◆ 영상관찰 및 특징 ◆

목뼈 정면영상에서 척추사이공간(추간강)의 소실이 관찰된다. 목뼈 측면 영상, 기능영상에서 척추몸통의 골파괴, 척추사이공간의 소실, 목뼈의 뒤쪽으로 어긋나있고 운동성의 소실이 관찰된다. 만성관절 류마티스는 고리뼈(환추)에서 제7목뼈에 이르는 모든 목뼈에 걸쳐 다채로운 임상증상이 나타난다.

류마티스 염증은 윤활(활막)조직염으로 특히 목뼈 중에서도 고리중쇠관절에는 윤활조직이 풍부하다. 류마티스 윤활염은 치아돌기 파괴, 고리중쇠관절 아탈구가 일어난다. 류마티스는 목뼈의 운동제한이 현저하기 때문에 굽힘(전굴위)과 젖힘(후굴위)으로 목뼈 전체를 나타내는 것이 목뼈의 운동기능에 관한 중요한 정보를 얻을 수 있다.

류마티스는 엑스선영상으로 돌기사이관절의 파괴와 유합, 척추원반의 협소화, 척추 몸통뼈 파괴, 뼈가시(골극)형성, 척추원반의 협소화, 척추뼈 몸통뼈 파괴, 척추경화 및 가시돌기의 융합영상 등으로 관찰된다.

5) 경추 후전사방향 촬영 (cervical vertebrae PA oblique projection) RAO, LAO 자세

촬영목적 : IR면에서 가까운쪽 척추사이구멍(추간공)과 척추뼈고리뿌리, 목뼈위관절돌기의 외상에 의한 골절, 탈구 등의 병변 유무를 관찰한다.

촬영자세 : 환자는 선자세나 앉은자세 또는 반쯤 엎드린자세로 한다. 선자세가 편안하게 자세를 잡을 수 있다. 환자는 후전자세로 수직격자장치에 촬영쪽 어깨를 밀착한 후 앞쪽이 45°되게 돌려 IR면 중심에 목뼈 장축이 평행이 되게 한다. 그리고 다섯째 목뼈가 중앙이 되도록 조정한다. 환자는 턱을 약간 들어 턱뼈가지가 목뼈와 겹치지 않도록 한다. 자세를 고정하여 촬영하는 동안 호흡을 멈추게 한다.

중 심 선 : 넷째 목뼈를 향해 발쪽으로 15~20°로 입사한다.

촬영 point : 목뼈의 각 척추사이구멍을 선명하게 관찰할 수 있고 장축이 비틀어지지 않도록 촬영한다. 이 촬영은 좌우의 형태비교를 위해서 양쪽 사방향 촬영이 기본이다. 아래턱(하악)을 앞으로 내밀어 아래턱뼈(하악골)와 목뼈와의 겹침을 피할 수 있지만 정렬(alignment)의 엇갈림이 생기는 경우도 있어 목을 수직으로 유지하는 자연체위로 촬영하는 것이 바람직하다. 척추사이(추간)관절은 고리뿌리(추궁근)와 겹쳐 있기 때문에 목뼈탈구에서는 척추사이관절돌기의 나열의 흐트러짐을 관찰할 수 있다. 환자가 비만 체형인 경우에는 IR면에 대하여 55~60° 가까이 경사지게 하면 각 척추사이구멍의 배열이 정돈된 형태로 촬영영상을 얻을 수 있다. 초점과 영상면거리(SID)를 150-180 cm(원거리)로 촬영한다.

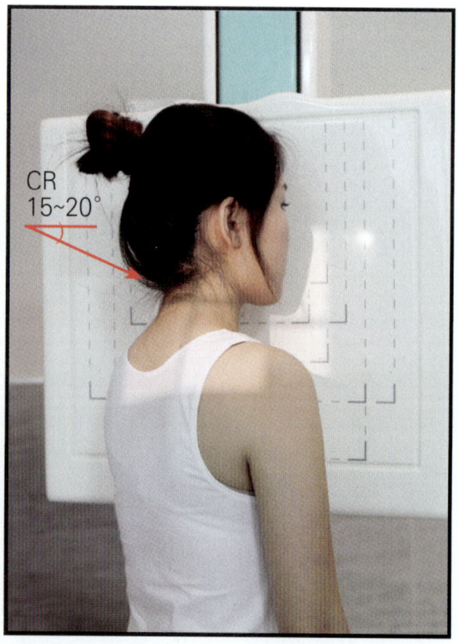

그림 6-48 경추 후전사방향 촬영(LAO)자세

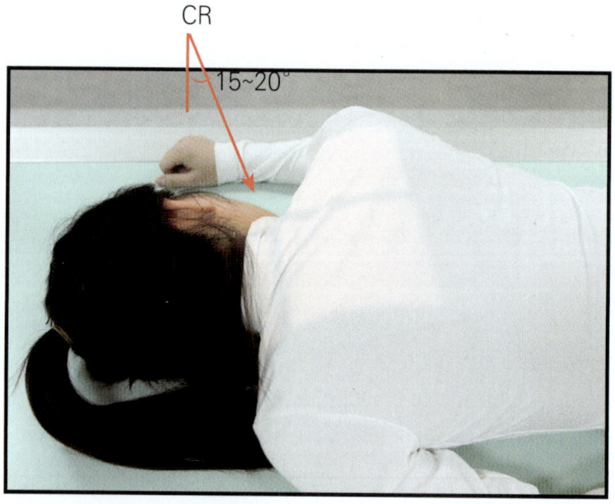

그림 6-49 경추 후전사방향 촬영(LAO)자세

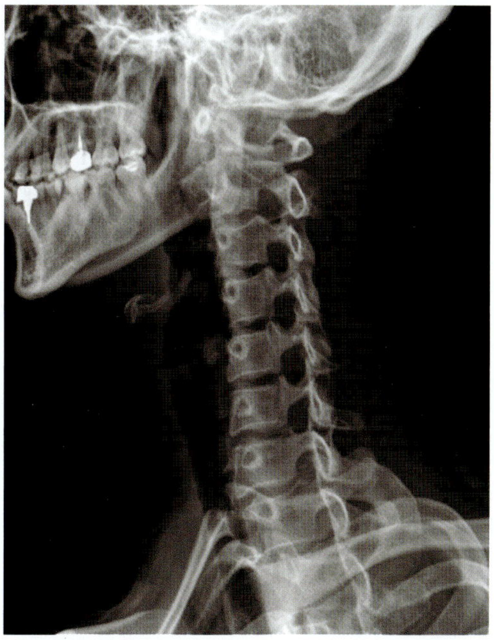

그림 6-50 **경추 후전사방향 엑스선영상**

· 엑스선상의 평가기준

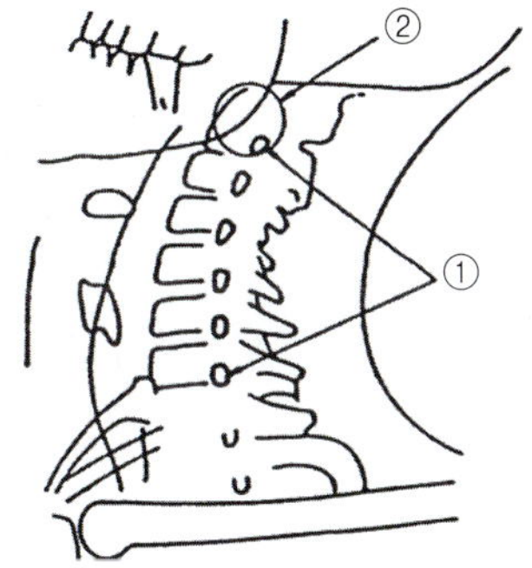

·경추 사방향 촬영상

① **척추사이구멍**(추간공)이 잘 나타났는가?

② 척추사이구멍과 **아래턱뼈**(하악골)가 중복되었는가?

6) 경추 전후사방향 촬영 (cervical vertebrae AP oblique projection) RPO, LPO 자세

촬영목적 : IR면에서 먼쪽 척추사이구멍(추간공)과 척추뼈고리뿌리, 목뼈위관절돌기의 외상에 의한 골절, 탈구 등의 병변 유무를 관찰한다.

촬영자세 : 환자는 선자세나 앉은자세 또는 반쯤 누운자세로 한다. 선자세가 편안하게 자세를 잡을 수 있다. 환자는 전후자세로 수직격자장치에 촬영반대쪽 어깨를 밀착한 후 뒤쪽이 45°되게 돌려 IR면 중심에 목뼈 장축이 평행이 되게 한다. 셋째 목뼈가 중앙이 되도록 조정한다. 환자는 턱을 약간 들어 턱뼈가지가 목뼈와 겹치지 않도록 하고, 한 곳을 똑바로 응시하도록 한다. 자세를 고정하고 촬영하는 동안 호흡은 멈추게 한다.

중 심 선 : 넷째 목뼈를 향하여 머리쪽으로 15~20°로 입사한다.

촬영 point : 목뼈의 각 척추사이구멍을 선명하게 관찰할 수 있도록 장축이 비틀어지지 않아야한다. 이 촬영법은 좌우의 형태 비교를 위해서 양쪽 사방향 촬영이 기본이 된다. 아래턱(하악)을 앞으로 내밀면 아래턱뼈(하악골)와 목뼈와의 겹침을 피할 수 있지만 정렬(alignment)의 엇갈림이 생기는 경우도 있어 목을 수직으로 유지하는 자연체위로 촬영하는 것이 바람직하다. 초점과 영상면거리(SID)를 150-180 cm(원거리)로 촬영한다.

※ 척추사이(추간)관절은 고리뿌리(추궁근)와 겹쳐 있기 때문에 목뼈탈구에서는 척추사이관절돌기의 나열의 흐트러짐을 관찰한다. 환자가 비만 체형인 경우에는 IR면에 대하여 55~60° 가까이 경사지게 하면 각 척추사이구멍의 배열이 정돈된 형태의 촬영 영상을 얻을 수 있다.

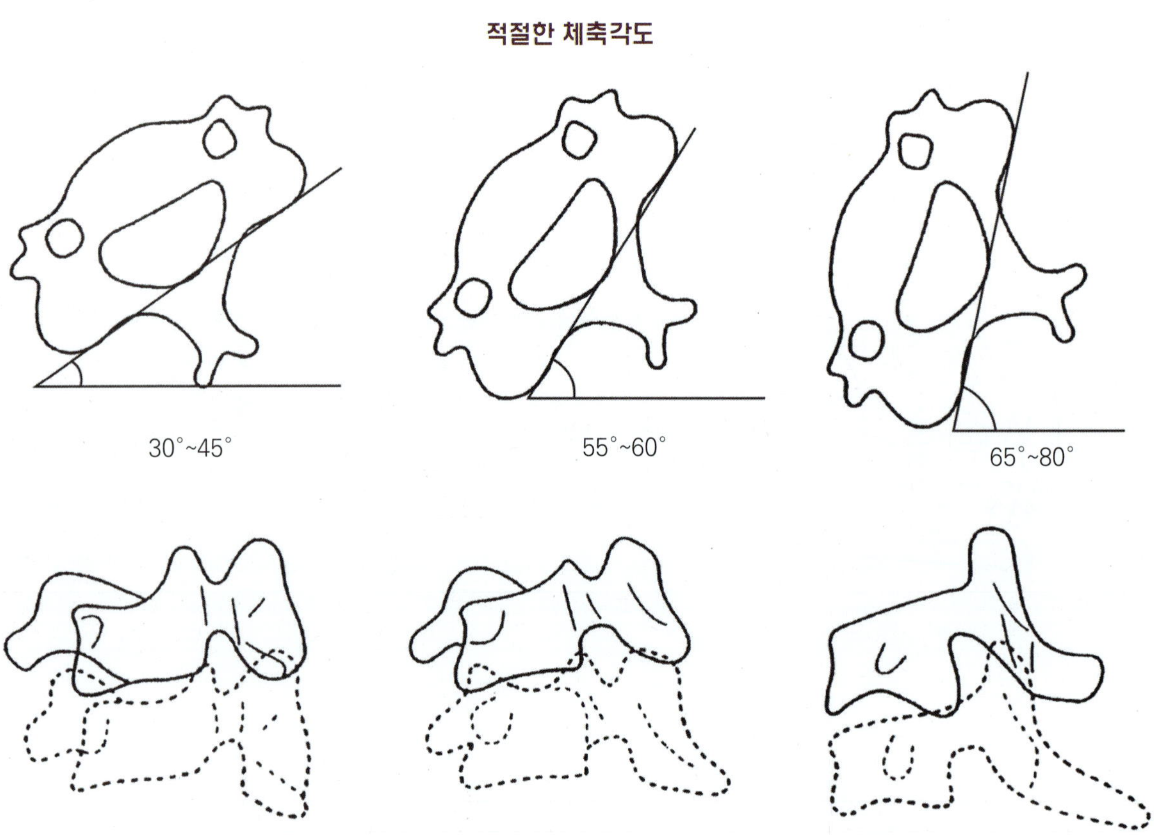

그림 6-51 경추의 회전과 엑스선영상상의 척추사이구멍과의 관계

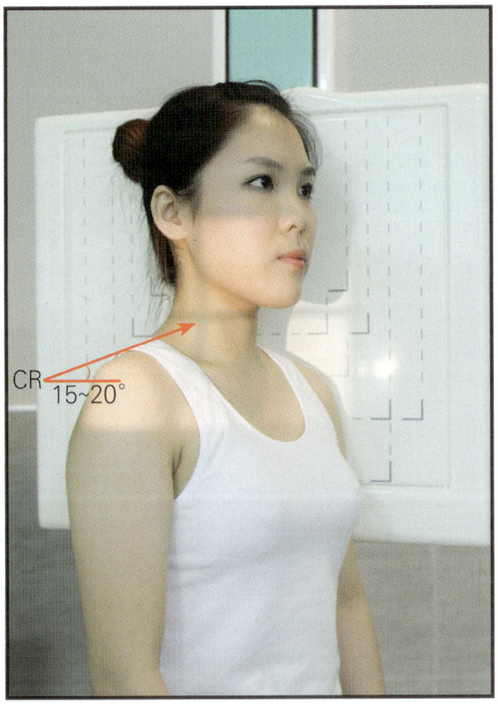

그림 6-52 **경추 전후사방향 촬영(LPO)자세(선자세)**

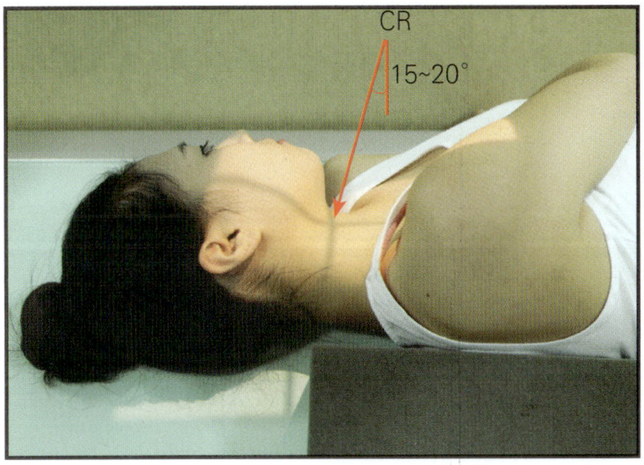

그림 6-53 **경추 전후사방향 촬영(LPO)자세(누운자세)**

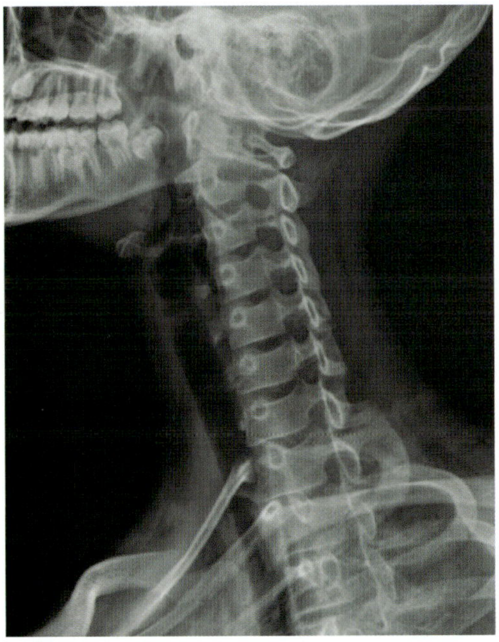

그림 6-54 **경추 전후사방향 엑스선영상**

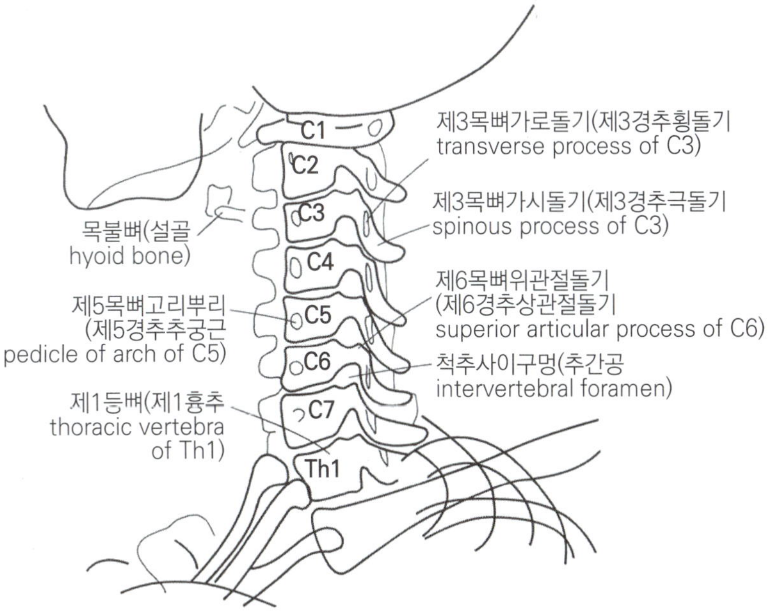

그림 6-55 **경추 전후사방향 엑스선영상해부도**

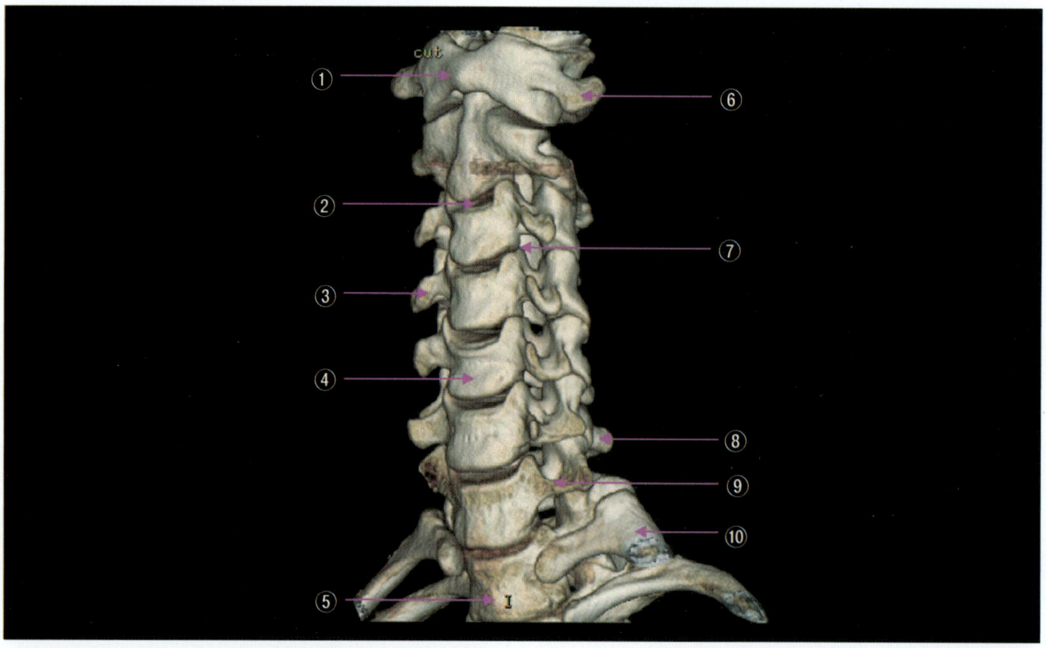

그림 6-56 **경추 전후사방향 자세(cervical vertebrae AP oblique position : RPO) 3D 영상**

① 제1목뼈 앞결절(anterior tubercle of atlas, C1)
② 척추사이공간(intervertebral disk space)
③ 가로돌기(transverse process)
④ 제5목뼈 몸통(vertebral body of C5)
⑤ 제1등뼈 몸통(vertebral body of T1)
⑥ 가로돌기(transverse process)
⑦ 척추사이구멍(intervertebral foramen)
⑧ 제7목뼈 가시돌기(vertebra prominens of C7)
⑨ 척추뼈고리뿌리(pedicle)
⑩ 제1갈비뼈(1st rib)

7) 경추 기능 촬영 (cervical vertebrae functional projection) 전굴위(flexion), 후굴위(extension)촬영

촬영목적 : 목뼈의 기능을 보기위해 척추간의 불안정성(instability)에 의한 척추뼈몸통(추체)의 미끄러짐, 척추사이 공간(추간강)의 압축이나 벌어짐, 탈구 등의 이상 유무를 관찰한다.

촬영자세 : 환자는 선자세나 앉은자세로 한다. 선자세 일때는 환자를 수직격자장치 앞에 검사쪽 어깨를 밀착시켜 측면자세로 세우고 정중이마면(관상면 coronal plane)이 IR면의 중심과 일치되게한 다음 넷째 목뼈가 중앙이 되도록 조정한다. 이때 굽힘과 젖힘 자세를 취할 때 몸의 정중이마면을 IR면 중심과 일치시켜 움직이지 않도록 하고 목만 이용하여 최대한 굽힘과 젖힘자세를 취한다.

전굴위 촬영은 환자의 머리를 앞으로 최대한 턱을 가슴에 밀착시켜 굽힘자세가 되게 한다.

후굴위 촬영은 환자의 머리를 최대한 젖힌 자세가 되게 한다.

자세를 고정하여 촬영하는 동안 호흡을 멈추게 한다.

중 심 선 : 넷째 목뼈를 향해 수평으로 입사한다.

촬영 point : 양쪽 어깨를 내리고 일곱 번째 목뼈 가시돌기(극돌기)가 촬영되도록 한다. 특히 젖힘자세 촬영에서는 환자가 움직일 수 있기 때문에 단시간 촬영이 바람직하다. 전체 목뼈의 동태기능을 촬영할 때는 최대한 굽힘과 젖힘 자세에서 촬영이 이상적이지만 굴곡시 목의 긴장에 의해 혈관신경의 압박을 일으키기 쉽고 또한 척추손상, 골절, 탈구 등이 생길수도 있기 때문에 환자의 상태에 충분히 주의하면서 구부려야 한다. 초점과 영상면거리(SID)를 150-180 cm(원거리)로 촬영한다.

※ 통상 목뼈측면의 중간위 촬영과 함께 촬영되며 외상 등에 의한 탈구, 아탈구가 있는 경우에는 굽힘자세촬영에서 가시돌기 사이의 벌어짐, 척추사이공간의 압축 등이 보이고 척추원반(추간판) 변성에 의한 척추뼈몸통의 전방 미끄러짐, 후방 미끄러짐 등이 있는 경우에는 척추뼈몸통 앞모서리를 연결하는 선, 척추뼈몸통 뒤모서리를 연결하는 선에 엇갈림이 생긴다. 목뼈 측면상에서는 척추뼈몸통 앞모서리를 연결하는 선, 척추뼈몸통 뒤모서리를 연결하는 선은 매끄러운 곡선을 그리기 때문에 이 선의 엇갈림이 불안정성을 의심하게 되는 포인트가 되고 있다.

목뼈가 앞으로 어긋난 예

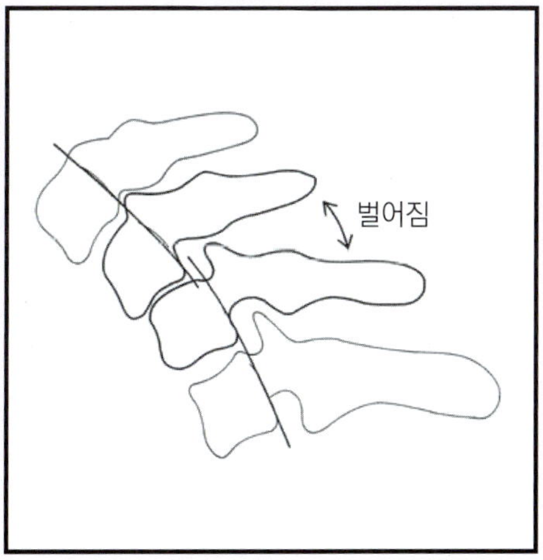

그림 6-57 **경추 전굴위 엑스선영상해부도**

목뼈가 뒤쪽으로 어긋난 예

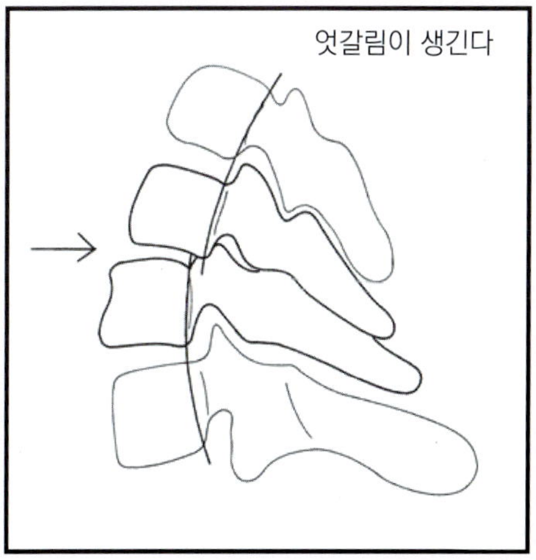

그림 6-58 **경추 후굴위 엑스선영상해부도**

6

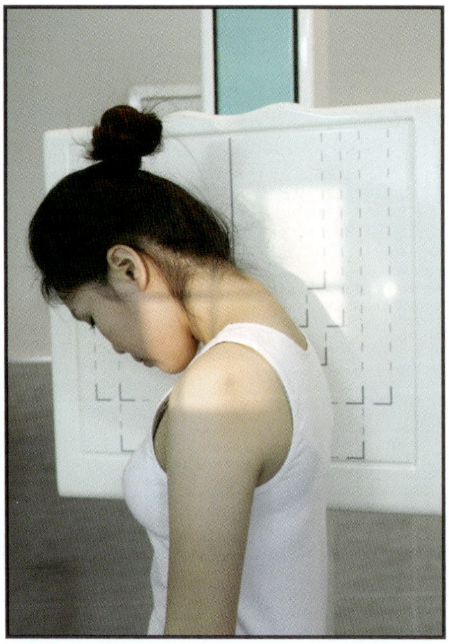

그림 6-59 경추 전굴위 촬영자세(flexion 선자세)

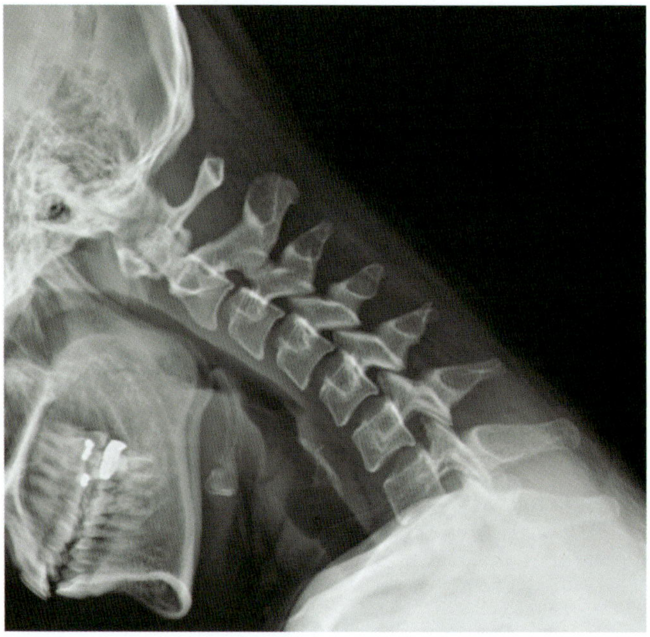

그림 6-60 경추 전굴위 엑스선영상

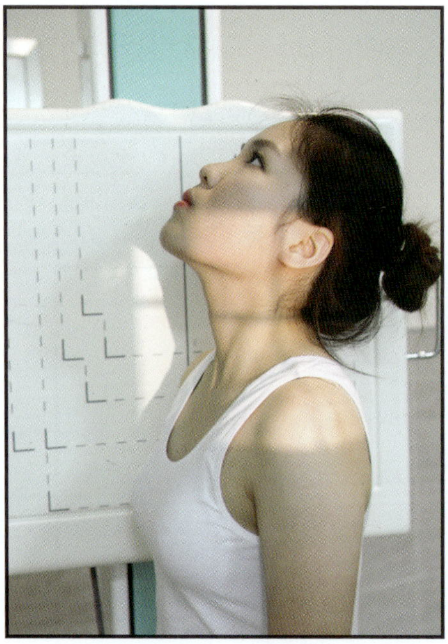

그림 6-61 경추 후굴위 촬영자세(extension 선자세)

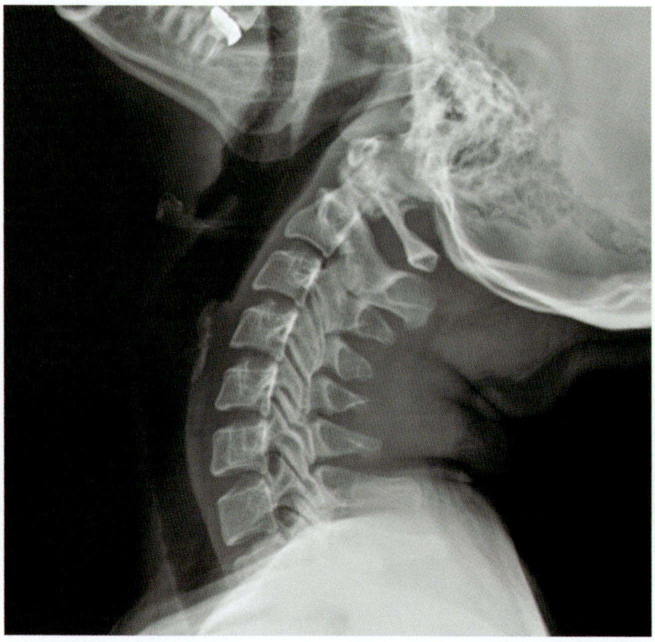

그림 6-62 경추 후굴위 엑스선영상

병리학 예 6. 경추 가시돌기골절 (fracture of cervical spinal spinous process)

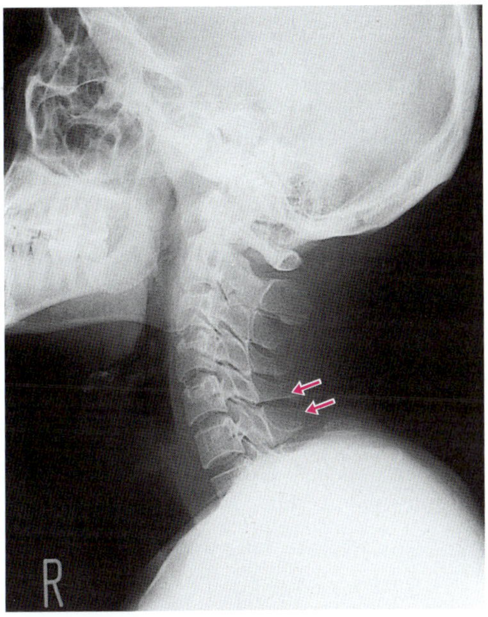

그림 6-63

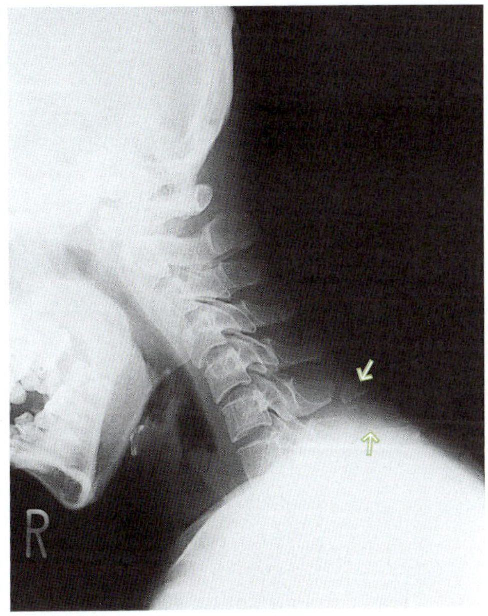

그림 6-64

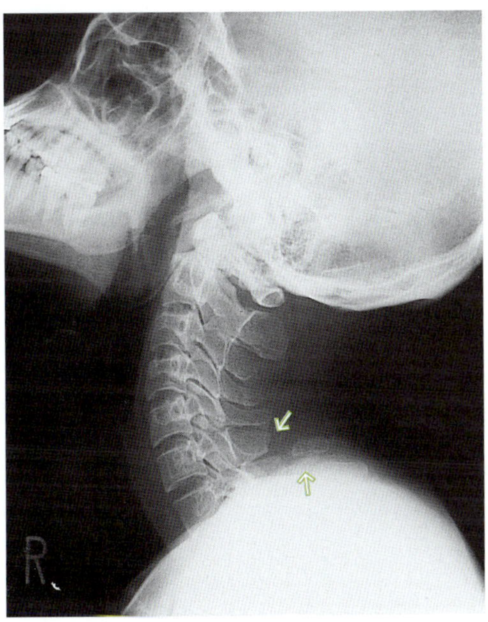

그림 6-65

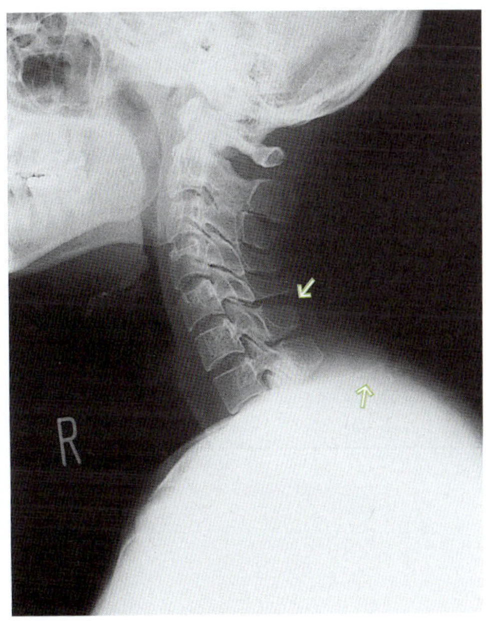

그림 6-66

그림 6-63 **경추 측방향엑스선(중립위)영상** (제6, 7목뼈가 가시돌기의 골절[→]이 보인다).
그림 6-64 **경추 측방향엑스선(전굴위)영상** (가시돌기 골절뼈사이의 거리가 좁아진 부위[⇒]가 보인다).
그림 6-65 **경추 측방향엑스선(후굴위)영상** (가시돌기 골절뼈사이의 거리가 넓어진 부위[⇒]가 보인다).
그림 6-66 **경추 측방향엑스선(수술후)영상** (제6, 7목뼈의 가시돌기에 결손이 보인다[⇒]).

◆ 진단 및 경과 ◆

목뼈 단순 엑스선 영상에서 가시뼈 골절로 진단되었으며 philadelphia collar 고정을 하였다. 약물요법에 의해 증상이 완화되어 퇴원 후 제 6, 7 목뼈 가시돌기 융합(fusion)부전 때문에 통증이 있어 재입원하였다. 목뼈 측면 기능촬영에서 신경근 증상은 없었으나 제 6, 7 목뼈 가시돌기 말초불안정성이 있어 가시돌기 절제술을 시행하였다.

◆ 촬영 및 진단 방법 ◆

Cervical lateral, lateral flexion & extension 등

◆ 영상관찰 및 특징 ◆

목뼈 측방향 영상에서 제 6, 7 목뼈 가시돌기 골절이 보이고 기능촬영에서 목뼈 제 6, 7 가시돌기의 골편이 아래로 이동되어 있는 것이 관찰되었다. 제 6, 7 가시돌기의 골편은 수술로 제거되었다. 목뼈 가시돌기의 단독골절은 직접 외부의 힘과 과도젖힘(신전)에 의해 일어나는 경우보다 주된 원인은 자가근력에 의한 골절이다. Scope를 과도하게 사용하는 사람에게 자주 나타나기 때문에 scope 직업병으로 알려져 있다. 통상 보전적 요법이 행해지며 누워있거나 안정상태를 취할 수 있어 특별한 치료는 필요치 않으나 가시돌기가 거짓관절이 되어 운동통이 나타나면 뼈조각 제거술을 시행한다. 목뼈 가시돌기 골절이 의심되는 환자는 기능촬영의 촬영목적을 이해시켜 협조를 얻는 것이 필요하다.

8) 경흉추 측방향 촬영 (cervicothoracic region lateral projection) Twining법(swimmer's method)

촬영목적 : 일곱번째 목뼈(C7)-첫번째 등뼈(T1)를 목뼈 측방향에서 관찰이 어려울 때 시행하는 촬영법으로 골절, 탈구 등의 병변 유무를 관찰 한다.

촬영자세 : 환자는 선자세나 앉은자세 또는 옆으로 누운자세를 취한다. 선자세인 경우 환자는 수직격자장치 앞에 측면자세로 서서 검사쪽 어깨를 밀착시킨 후 정중이마면(관상면 coronal plane)이 IR면 중심과 일치되게 한 후 두 번째 등뼈가 중앙이 되도록 조정한다.

IR면에 밀착된 쪽 팔을 위로 들어 올린 상태에서 어깨를 앞이나 뒤로 약간 돌리고 반대쪽 어깨는 검사쪽 어깨의 반대방향으로 돌려 어깨와 팔을 아래로 늘어뜨린다. 이 자세는 양쪽 어깨를 분리시켜 분리된 공간으로 목뼈와 등뼈가 나타난다. 자세를 고정하여 촬영하는 동안 호흡을 멈추게 한다.

중 심 선 : 두 번째 등뼈를 향해 수평으로 입사한다. 양쪽 어깨가 분리되지 않은 경우에는 발쪽으로 5°로 입사한다.

촬영 point : 이 검사법을 Twining method(swimmer's method)라고 한다.

양어깨의 음영 사이를 통하여 아래목뼈(하경추)와 위등뼈(상흉추)의 측방향 촬영상을 관찰할 수 있다. 등뼈와 목뼈가 측방향 촬영상으로 나타나야 되며 척추자체가 회전되어서는 안 된다. 제5목뼈에서 제5등뼈까지의 부위를 포함해야 된다. 양 어깨가 서로 겹쳐지지 않도록 해야 하며 조사조건은 어깨를 투과할 정도로 적정해야 한다.

어깨는 가능한 한 IR면의 중앙으로부터 멀리 떨어지게 하기 위해서 아래로 잡아당기거나 모래주머니 등을 잡게 하여 충분히 목뼈가 나타나게 한다. 이와 같은 자세를 취하게 하는 이유는 목뼈나 등뼈의 음영이 어깨와 겹쳐지지 않도록 하기 위해서이다.

이 촬영법 외에도 환자를 옆으로 누운자세로 하여 머리에 베개를 베게 하거나 또는 한쪽팔을 머리쪽으로 팔베개하고 다른 한쪽은 아래로 뻗어 목뼈와 등뼈의 장축이 촬영대 면과 평행되게 하는 Pawlow법도 있다. 초점과 영상면간 거리(SID)를 150-180 cm(원거리)로 촬영한다.

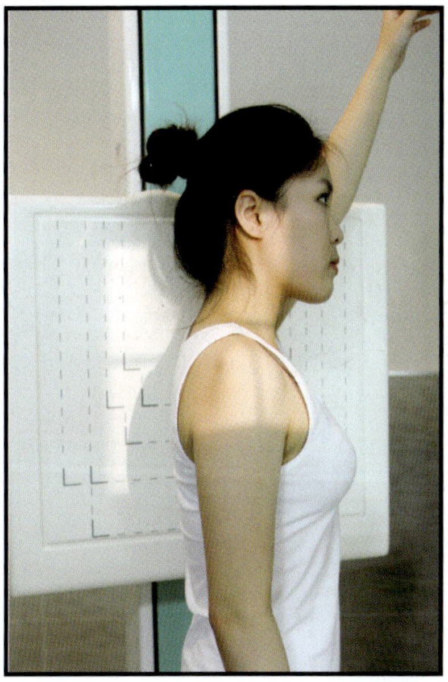

그림 6-67 경흉추 측방향 촬영자세 (선자세)

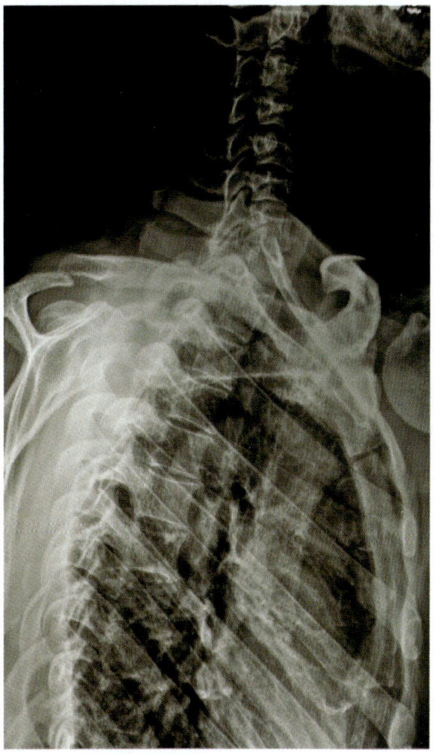

그림 6-68 경흉추 측방향 엑스선영상

6

3. 등뼈 (흉추 Thoracic vertebrae)

1) 흉추 전후방향 촬영 (thoracic vertebrae AP projection)

촬영목적 : 등뼈의 골절, 척주측만증을 포함한 등뼈의 골 변형과 병변 유무를 관찰한다.

촬영자세 : 환자는 바로누운자세나 선자세로 한다. 바로누운자세인 경우 정중시상면을 IR면의 중심선과 일치되게 한 후 일곱 번째 등뼈가 중앙이 되도록 한다. IR면에 등을 밀착시키기 위해 무릎을 구부린다. 구부려진 무릎 밑에 고정용구를 놓아 다리를 고정하고 양 어깨를 밀착시켜 같은 수평면에 놓이도록 하며 팔은 몸 옆에 편안하게 내려 놓는다. 그리고 자세를 고정하여 촬영하는 동안 호흡은 깊은 날숨(심호기) 후 멈춘 상태에서 엑스선 조사를 한다. 생식선 보호를 위하여 골반위에 납 앞치마를 올려놓는다.
그리고 등뼈는 위쪽과 아래쪽의 엑스선 흡수율 차이가 많으므로 heel effect를 사용하여 음극은 다리쪽, 양극은 머리 쪽에 놓이도록 환자의 자세를 조정한다.

중 심 선 : 복장뼈위패임(suprasternal notch 흉골상절흔) 아래 8~10 cm, 일곱 번째 등뼈를 향하여 IR면에 대해 수직으로 입사한다.

촬영 point : 조사면 폭을 10~12 cm로 조절하면 환자의 피폭선량 감소와 대조도를 향상시킬 수 있다. 위쪽과 아래쪽 등뼈에서 가슴 두께의 차이가 많이 나는 환자의 경우는 쐐기형 보상필터 또는 heel effect를 이용하면 위쪽과 아래쪽 등뼈의 영상이 고른 농도범위로 나타난다. 초점-영상면 사이 거리(SID)는 약 100 cm로 하는 것이 바람직 하다. 조사면의 폭은 척주축을 따라서 등뼈 가로돌기(횡돌기)가 충분히 나타나는 최소범위에서 위쪽은 제7목뼈(솟을뼈), 아래쪽은 제1허리뼈(요추)가 포함되게 한다.

※ 생리적 만곡상태의 환자는 등뼈 전체 촬영에서 척추뼈몸통(추체)면이 서로 겹쳐 척추사이공간(추간강)의 촬영이 곤란해지기 때문에 등뼈촬영을 위와 아래로 분할하여 촬영하는 경우도 있다. 위 등뼈 촬영의 중심선은 SID 100 cm에서 머리방향으로 10°~15° 경사시켜 거의 제1등뼈가 입사 중심점이 되도록 한다. 아래 등뼈를 목적으로 할 때는 척추뼈 몸통에 수직으로 입사한다.
환자가 바로누운자세를 유지하는 것이 곤란할 때는 앉은자세 또는 선자세로 촬영한다.

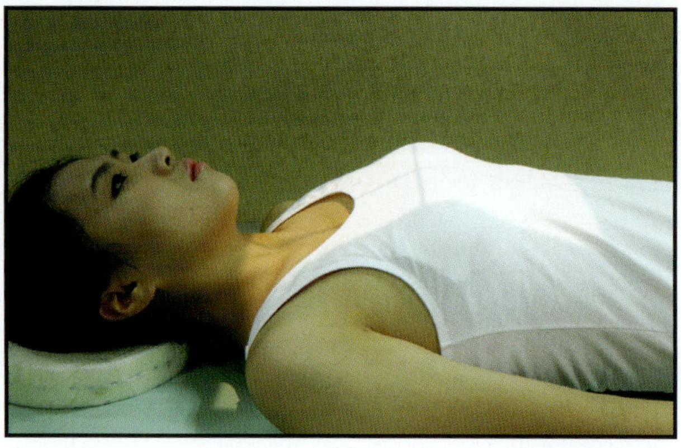

그림 6-69 흉추 전후방향 촬영자세(누운자세)

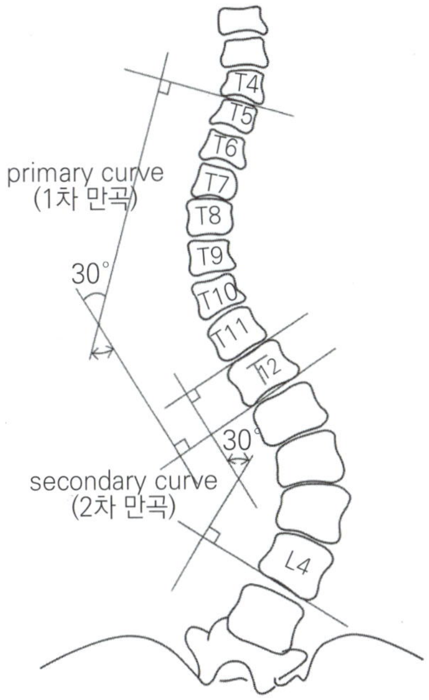

척주측만증환자의 측만도계측에는 일반적으로 Cobb법이 이용되며, 머리뼈 아래부터 골반윗부분을 포함한 척주전체를 촬영하여 계측한다. 골반을 포함하는 것은 **엉덩뼈**(장골) **뼈끝핵**(골단핵)에 의해 척주의 성장도를 판정하기 위해서이고, 그 때의 SID는 150~200 cm가 바람직하다.

계측방법은 만곡도가 크고 구축성인 일차만곡(primary curve)의 상단에 위치하는 가장 기울기가 큰 척추뼈몸통 위면과 그 하단에 위치하는 가장 기울기가 큰 척추뼈몸통 아래면에 각각 접선을 긋고 이들과 수직선이 교차하는 보각을 제1차측 만곡으로 한다. 대상자 중 굽어져 있는 2차 만곡에 관해서도 같이 접선을 그려서 측정한다.

가장 비틀어짐이 많은 척주에서 거의 측만의 정점에 있는 것을 정추(頂椎)라고 하고, 가장 경사가 큰 척주에서 1차 만곡·2차만곡의 이동부에 해당하는 가장 회선이 작은 것을 종추(終椎)라 부른다. 일반적으로 13세 이하의 연령에서 Cobb 각 20° 이상의 측만이 치료의 대상이 되며, 40° 이상에서는 수술요법의 대상이 된다.

그림 6-70 **척주측만도계측 : Cobb법**

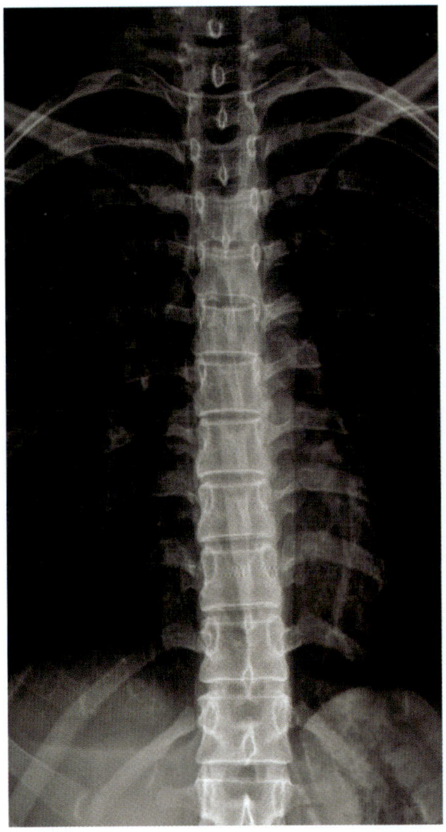

그림 6-71 **흉추 전후방향 엑스선영상**

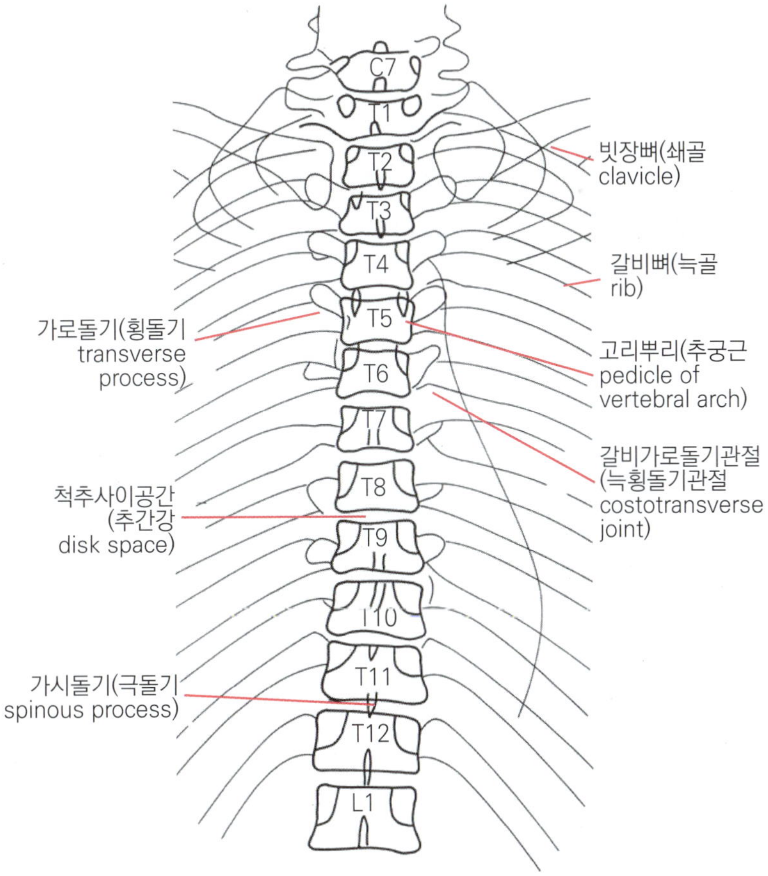

그림 6-72 **흉추 전후방향 엑스선영상해부도**

6

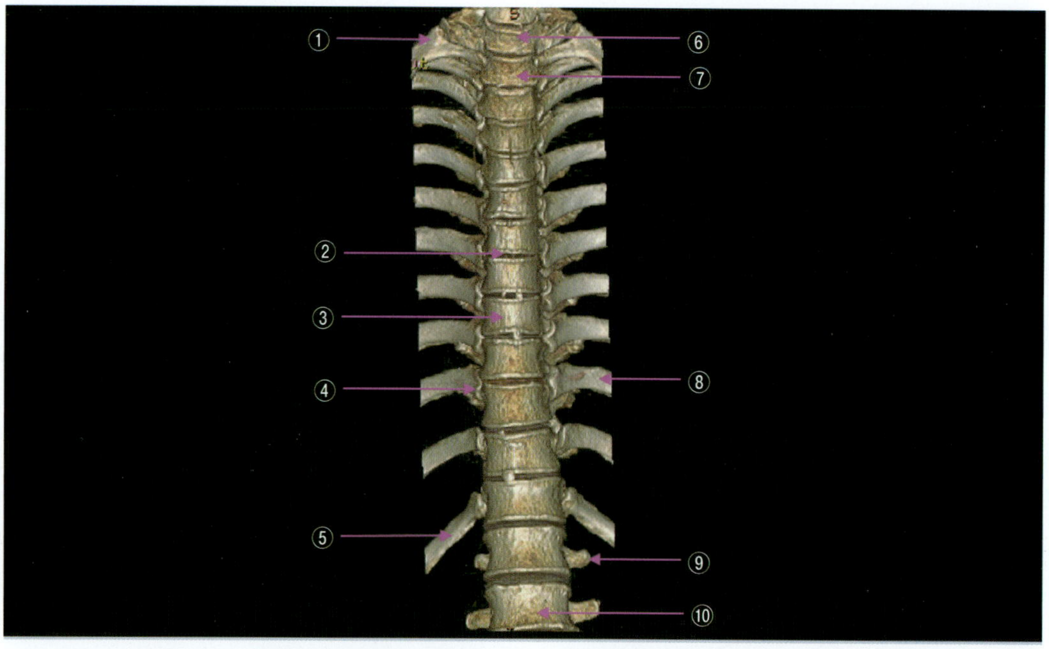

그림 6-73 **흉추 전후방향 자세(thoracic vertebrae AP position) 3D 영상**

① 제1 갈비뼈(1st rib)
② 척추사이공간(intervertebral disk space)
③ 제8 등뼈몸통(8th thoracic vertebral body)
④ 갈비척주관절(costovertebral joint)
⑤ 제12 갈비뼈(12th rib)
⑥ 제7 목뼈(C7)
⑦ 제1 등뼈(1st thoracic vertebrae, T1)
⑧ 제10 뒤쪽 갈비뼈(10th posterior rib)
⑨ 제1 허리뼈 가로돌기(transverse process of L1)
⑩ 제2 허리뼈몸통(2nd lumbar vertebral body)

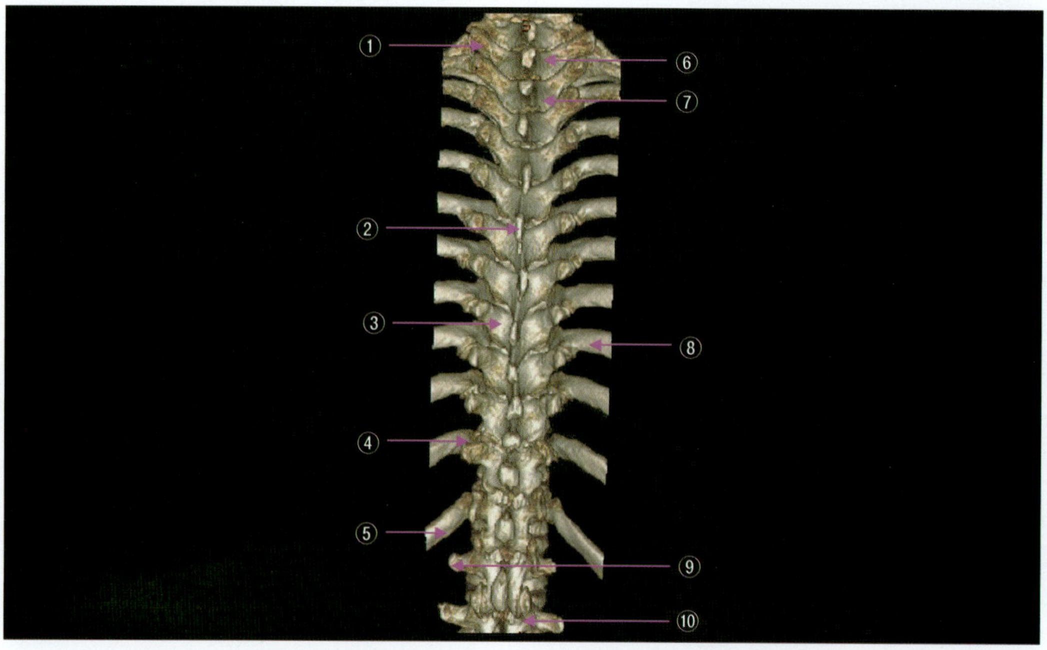

그림 6-74 **흉추 후전방향 자세(thoracic vertebrae PA position) 3D 영상**

① 제1 갈비뼈(1st rib)
② 제5 등뼈 가시돌기(spinous process of T5)
③ 제7 등뼈(T7)
④ 갈비척주관절(costovertebral joint)
⑤ 제12 갈비뼈(12th rib)
⑥ 제7 목뼈(C7)
⑦ 제1 등뼈(1st thoracic vertebrae, T1)
⑧ 제9 뒤쪽 갈비뼈(9th posterior rib)
⑨ 제1 허리뼈 가로돌기(transverse process of L1)
⑩ 제2 허리뼈(L2)

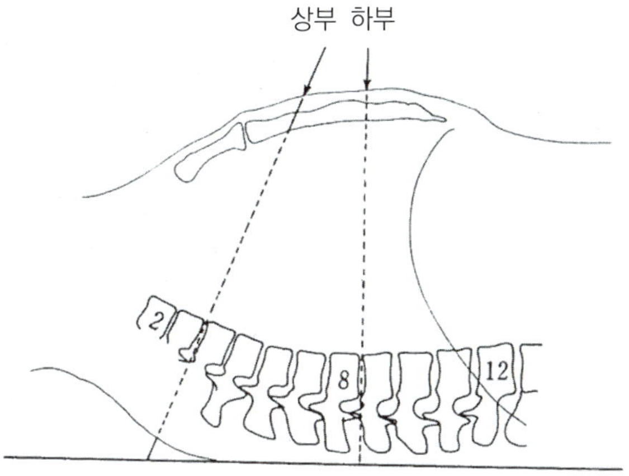

· 흉추 정면 촬영상의 해부학적 관계

· 엑스선상의 평가기준

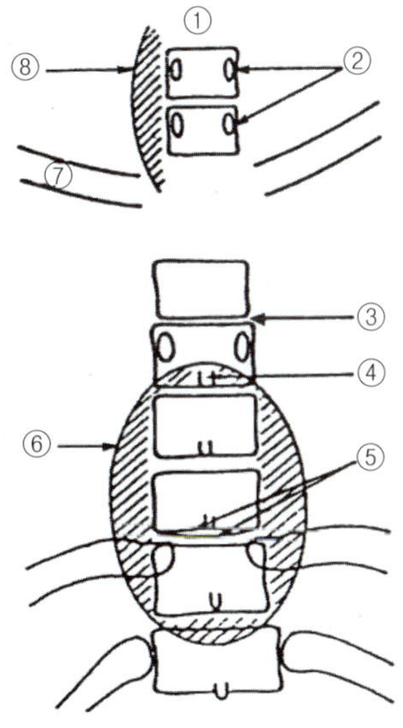

① 등뼈1~등뼈12까지 모두 포함되어 있는가?
② 고리뿌리(추궁근부)상이 명확한가?
③ 척추사이 간격이 잘 나타나 있는가?
④ 가시돌기(극돌기)상이 추체의 중앙에 투영되고 있는가?
⑤ 척추뼈몸통앞모서리 및 뒷모서리가 일치되고 있는가?
⑥ 등뼈아래쪽의 농도가 적정한가?
⑦ 등뼈 영상이 대칭으로 나와 있는가?
⑧ 등뼈위쪽의 농도가 적정한가?

병리학 예 7. 등뼈압박골절 (compressed fracture of thoracic spine)

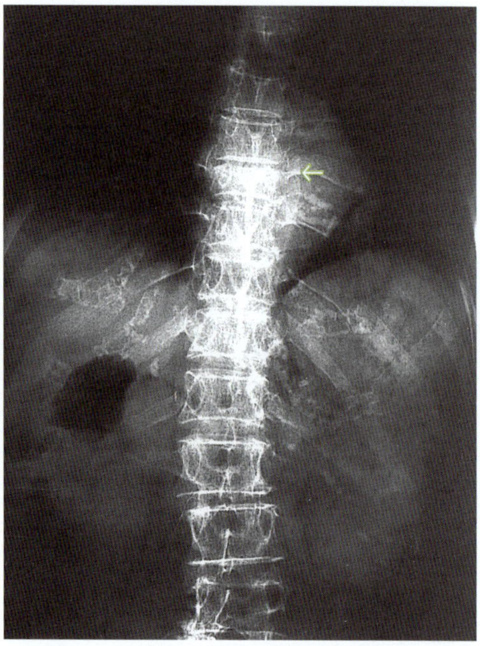

그림 6-75

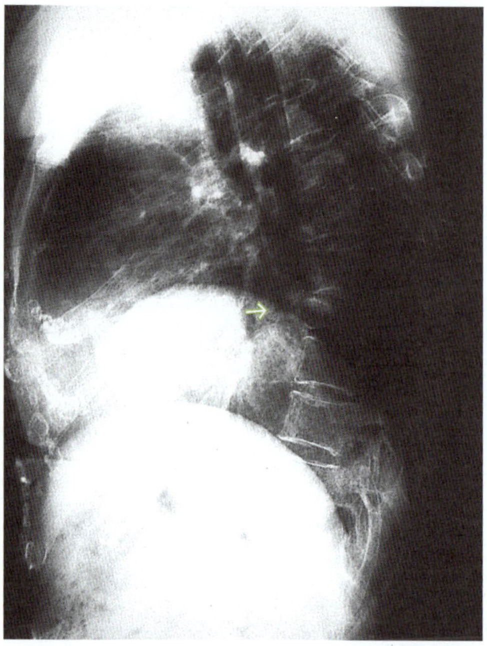

그림 6-76

그림 6-75 **흉추 정면엑스선영상** (제8등뼈의 척추몸통이 압박[⇒]되어져 있다).
그림 6-76 **흉추 측방향엑스선영상** (제8등뼈 척추뼈몸통의 가시돌기 사이의 벌어짐[⇒]이 보인다).

◆ 진단 및 경과 ◆

엑스선 영상소견으로 제8등뼈 압박골절로 진단하여 코르셋(corset)을 장착한 채 입원 후 침대 위에서 안정을 취하게 하여 경과 관찰하였다.

◆ 촬영 및 진단 방법 ◆

Thoracic AP와 lateral, CT촬영, MRI촬영 등

◆ 영상관찰 및 특징 ◆

등뼈정면상에서 제8등뼈 가시돌기의 배열이상 및 고리뿌리(추궁근)사이가 벌어진 것이 보인다. 등뼈측면상에서 제8등뼈 척추뼈몸통의 후반변형, 가시돌기 사이가 벌어지고 척추뼈몸통의 뒤겉질(후방피질)이 척주관으로 약간 돌출한 부분이 보인다.

CT나 MR영상을 통해서 구체적인 척추뼈몸통과 연부조직을 관찰한다. 척추에 순수한 외력이 가해지면 후방인대복합체는 긴장하지만 단열은 일어나지 않고 척추뼈몸통 정면이 압박되어 쐐기모양을 나타내며 단순한 척추뼈몸통 압박골절을 일으킨다. 고령화사회에 따라 골다공증을 갖는 고령자의 등뼈압박골절이 증가하고 있다.

촬영 때 항상 척추손상을 수반할 가능성이 있으므로 세심한 주의를 기울여 정면, 측면 촬영이 필요하며 척추몸통뼈나 연부조직 관찰이 필요할 때는 CT나 MRI 영상이 요구된다.

본 증례에서 엑스선영상은 척추몸통이 압박된 상이 보이며 등뼈압박골절의 특정적인 영상소견이 관찰된다.

병리학 예 8. 등뼈탈구골절 (dislocation fracture of thoracic spine)

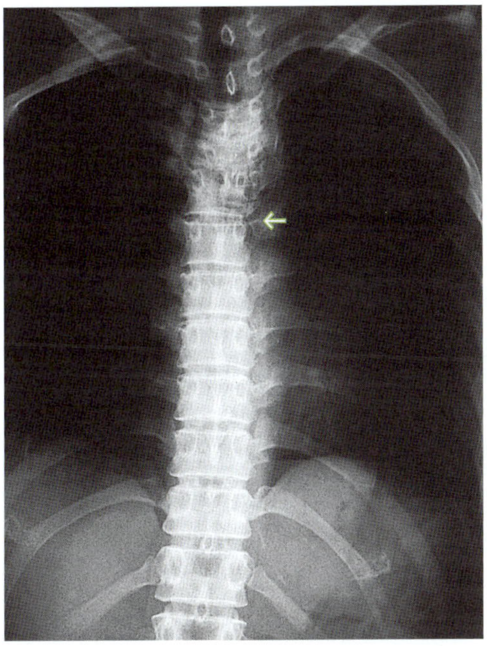

그림 6-77

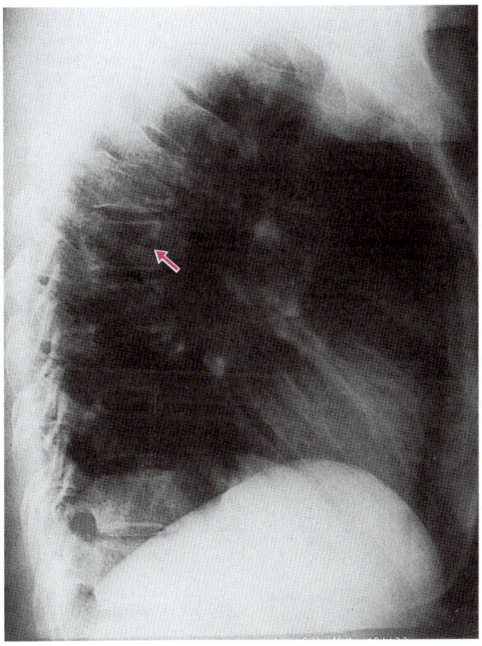

그림 6-78

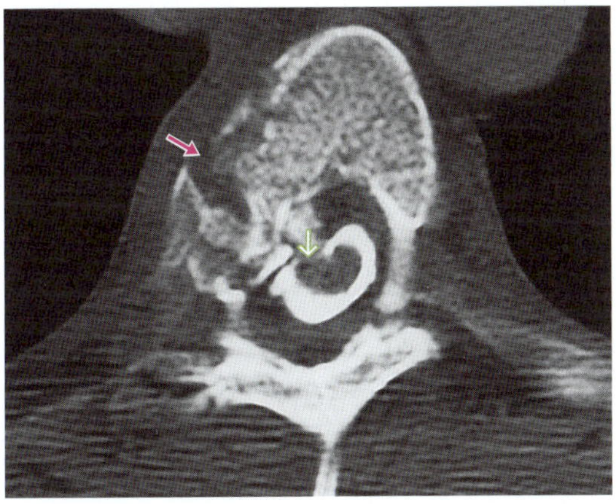

그림 6-79

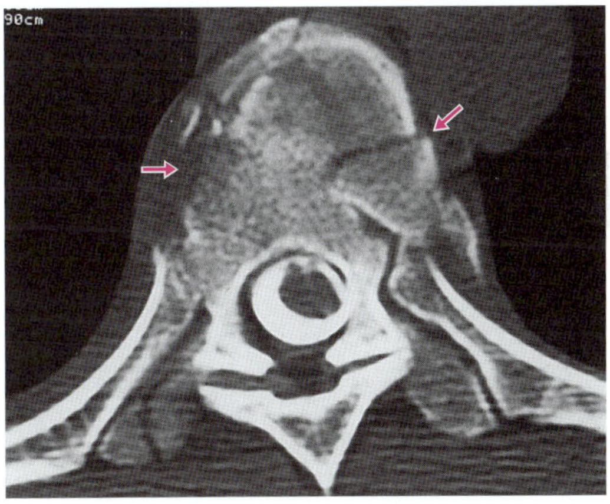

그림 6-80

그림 6-77 **흉추 정면엑스선영상** (제4, 5등뼈 척추뼈몸통의 가쪽어긋남[⇨]이 보인다).

그림 6-78 **흉추 측방향엑스선영상** (제4, 5등뼈 척추뼈몸통의 가쪽어긋남[→]이 보인다).

그림 6-79 **흉추 CT영상** (제4등뼈 척추뼈몸통이 파괴[→]되어 낱뼈의 일부가 척추를 압박[⇨]하고 있다).

그림 6-80 **흉추 CT영상** (제4등뼈 척추뼈몸통이 파괴[→]되어 있다).

◆ 진단 및 경과 ◆

등뼈 탈구골절로 진단되었다. 제 4, 5등뼈의 척수에 낱뼈에 의한 압박소견이 보이지만 수술은 안하고 기브스 고정으로 침대 위에서 안정을 취하도록 하고 보행훈련을 통해 재활하였다.

◆ 촬영 및 진단 방법 ◆

Thoracic AP와 lateral, CT촬영, MR촬영 등

◆ 영상관찰 및 특징 ◆

등뼈정면상에서 제 4, 5등뼈의 척추뼈몸통이 가쪽으로 어긋나고 척주옆굽음증(척주측만증)과 척추뼈고리 가까이에 파괴이상이 있고 제 5등뼈 옆으로 탈구가 관찰되었다.

CT영상에서 제 4등뼈 척추뼈몸통이 앞으로 골절되어 전이했기 때문에 척주관이 확대되어있다. 일부척추가 낱뼈(골편)로 압박되어 있다.

등뼈탈구골절은 과굴곡에 삠(염좌 sprain)이 더해져 뒤쪽인대복합체가 찢어지고 위쪽 척추뼈몸통은 척추원반과 아래쪽 척추뼈몸통위모서리(추체상연)의 슬라이스상 낱뼈를 수반하여 전방 또는 전측방에 어긋나있다. 척추손상은 공포감이 크므로 응급촬영을 할 때는 환자에게 세심한 주의가 필요하다. 측면촬영을 할 때 들숨으로는 과농도가 될 경우가 있으므로 날숨에 의한 촬영이 바람직하다.

본 증례는 탈구골절이 되었지만 척수손상은 발생하지 않은 사례이다.

2) 흉추 측방향 촬영 (thoracic vertebrae lateral projection)

촬영목적 : 등뼈의 척추뼈몸통, 척추사이구멍(추간공), 척추사이공간(추간강), 척추뼈고리뿌리(추궁근), 가시돌기 및 척주뒤굽음증(척주후만증 kyphosis) 등의 병변 유무를 관찰한다.

촬영자세 : 환자는 옆으로 누운자세나 선자세로 한다. 옆으로 누운자세일 경우 환자의 머리를 베개로 받친다. 가슴우리(흉곽) 아래쪽 밑에 방사선 투과성 물질인 고정용구를 놓아 자세를 지지하고 팔은 몸통의 장축에 직각이 되도록 앞으로 놓는다. 척주의 장축과 머리의 정중시상면이 평행되게 조정하고 양측 무릎을 구부려 무릎 사이에 고정용구를 놓아 골반의 회전을 방지한다. 정중 이마면(정중 관상면)이 IR면 중심에 일치되게 한 후 일곱 번째 등뼈가 중앙이 되도록 자세를 조정한다.

호흡은 날숨(호기) 후 멈추도록 하여 촬영하는 방법과 호흡법(자연호흡)을 이용하여 촬영한다. 생식선 보호를 위해 골반위에 납 앞치마를 올려놓는다.

중 심 선 : 일곱 번째 등뼈를 향해 IR면에 대해 수직으로 입사한다.

가슴우리(흉곽) 아래쪽 밑에 방사선 투과성인 고정용구를 받쳐 놓지 않았다면 중심선을 머리쪽으로 10~15°로 입사한다. 좁은 허리와 넓은 어깨인 경우 척주가 IR면에 평행이 되지 않을 때 기울기의 변화에 따라 중심각도 차이를 조정한다.

촬영 point : 제1~3등뼈를 제외한 등뼈에서 척추뼈몸통(추체)과 척추사이구멍(추간공)이 거의 균일한 농도로 촬영되는 것이 바람직하다. 팔은 몸통의 장축에 직각이 되도록 앞으로 놓으면 갈비뼈가 위로 올라가 척추사이구멍(추간공)이 선명하게 나타난다.

조사면의 폭은 척추면에 따라서 등의 가시돌기(극돌기)로부터 척추뼈몸통이 충분히 나타나는 최소범위이고 위쪽과 아래쪽의 조사면은 제7목뼈(경추), 제1허리뼈(요추) 외에 중앙까지의 범위로 한다. 그리고 환자의 등뒤 촬영대에 납판을 놓으면 환자로부터 발생되는 산란선을 흡수하여 선명한 영상을 얻을 수 있다.

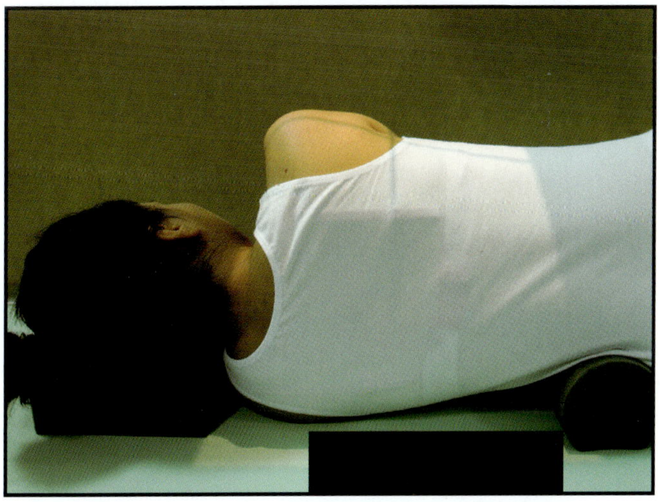

그림 6-81 흉추 측방향 촬영자세(누운자세)

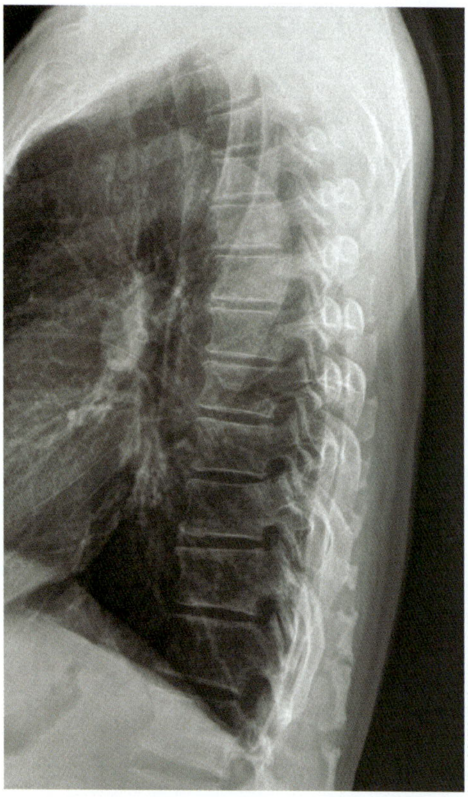

그림 6-82 흉추 측방향 엑스선영상

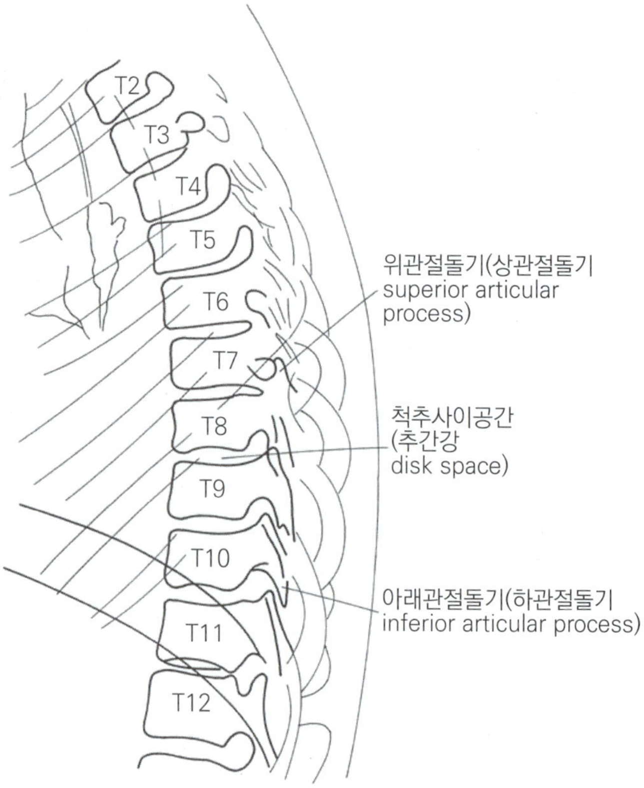

그림 6-83 흉추 측방향 엑스선영상해부도

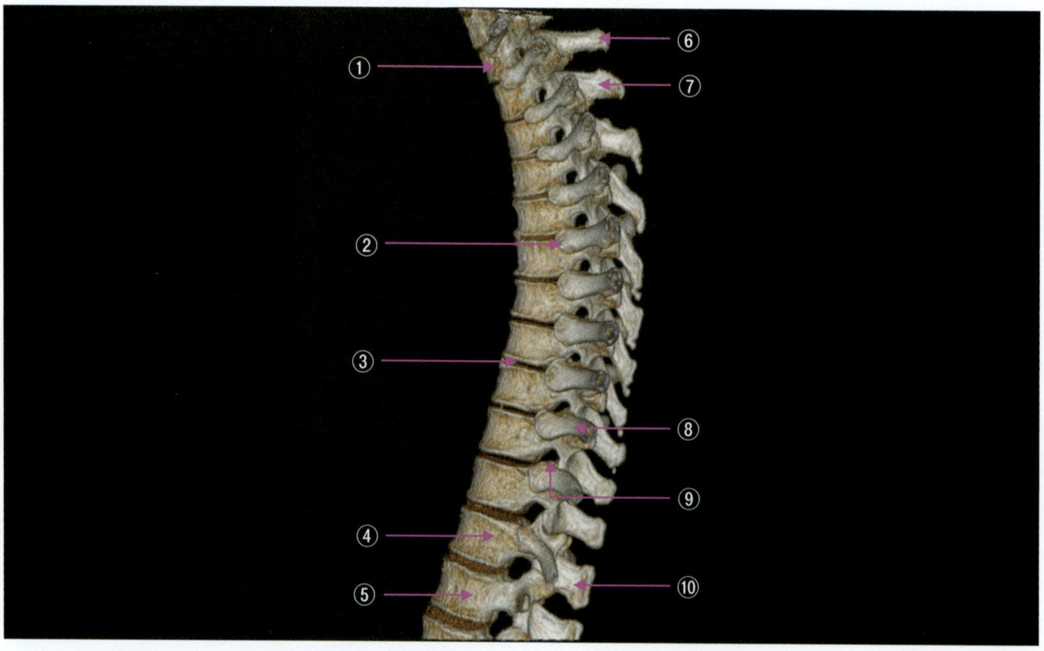

그림 6-84 흉추 측방향 자세(thoracic vertebrae lateral position) 3D 영상

① 제1 등뼈(T1)
② 갈비척주관절(costovertebral joint)
③ 척추사이공간(intervertebral disk space)
④ 제12 등뼈몸통(12th thoracic vertebral body)
⑤ 제1 허리뼈몸통(1st lumbar vertebral body)
⑥ 제7 등뼈가시돌기(spinous process of C7)
⑦ 제1 등뼈가시돌기(spinous process of T1)
⑧ 제10 뒤쪽 갈비뼈(10th posterior rib)
⑨ 척추사이구멍(intervertebral foramen)
⑩ 제12 등뼈 가시돌기(spinous process of T12)

· 엑스선상의 평가기준

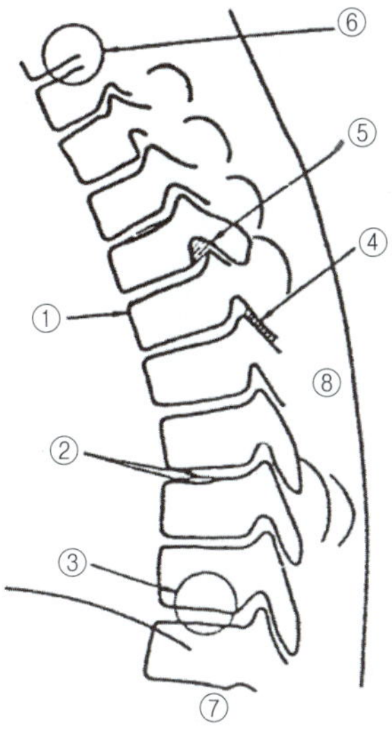

① 등뼈의 **척추뼈몸통**(추체)형태를 모두 식별할 수 있는가?
② 척추뼈몸통의 양모서리가 일치하고 왜곡이 없는가?
③ 농도 특히 폐농도가 너무 높지는 않은가?
④ **척추사이**(추간)관절을 관찰할 수 있는가?
⑤ **척추사이공간**(추간공)의 식별이 가능한가?
⑥ 위 등뼈의 식별이 가능한가?
⑦ 제1, 2허리뼈도 포함되었는가?
⑧ 노광의 관용도가 넓게 나왔는가?

병리학 예 9. 등뼈결핵성 척추염 (tuberculous spondylitis of thoracic spine)

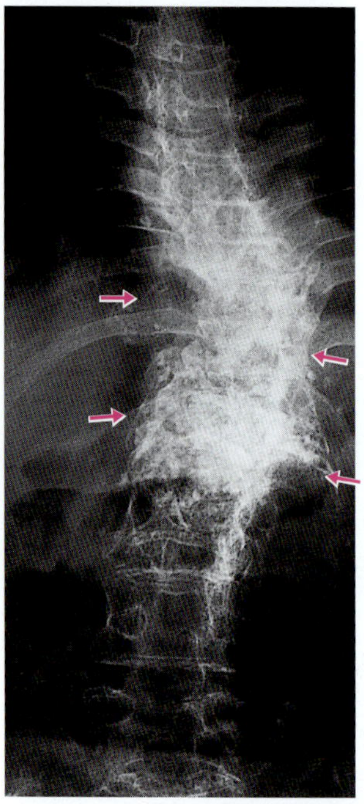

그림 6-85

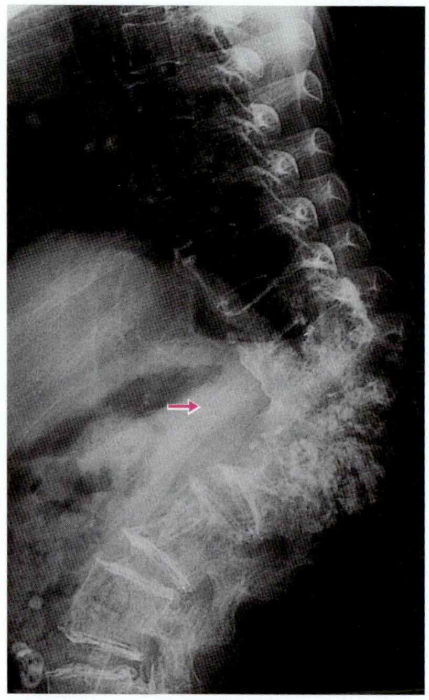

그림 6-86

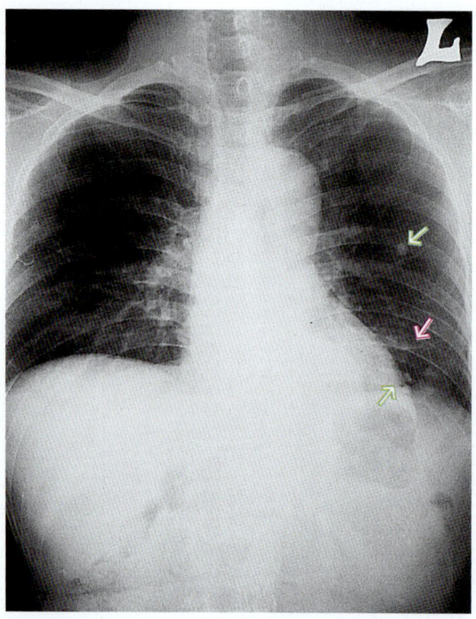

그림 6-87

그림 6-85 **흉 · 요추 정면엑스선영상** (제9등뼈~제2허리뼈에 걸쳐서 왼쪽으로의 척주옆굽음증과 심한 골파괴[→]가 보인다).

그림 6-86 **흉 · 요추 측방향엑스선영상** (심한 골파괴 및 거북이등 모양(귀배상)[→]이 보인다).

그림 6-87 **흉부 정면엑스선영상** (왼쪽가운데와 아래 폐야에 몇개의 석회와 음영[⇒]과 왼쪽아래 폐야의 가슴막과 유착이 있는 결핵성 음영[⇒]이 보인다.

◆ 진단 및 경과 ◆

결핵성 척추염으로 진단되었다. 튜베르클린 반응(tuberculin test)에서는 양성이었으나 비말검사에서 결핵균이 검출되었다. 항결핵화학요법(INH, RFP)를 투여하고 경과 관찰하였다.

◆ 촬영 및 진단 방법 ◆

T-L spine AP와 lateral, chest PA 등

◆ 영상관찰 및 특징 ◆

등허리뼈 정면상에서 제9등뼈~제2허리뼈간에 좌측으로 척주옆굽음증과 심한 골파괴가 있다. 등허리뼈 측면상에서 척주는 〈자로 크게 굽었고 골파괴 및 거북등 모양이 보인다. 가슴(흉부)정면상에서 왼쪽 가운데나 아래폐야에 여러개의 석회화 음영과 왼쪽아래폐야의 가슴막과 유착이 있는 오래된 결핵성음영이 보인다.

결핵성 척추염은 척추우식증(caries)으로도 불리며 10~60대에 드물지 않게 나타난다. 특히 40대가 많고 제1허리뼈를 중심으로 등허리뼈, 허리·엉치부위에 많다. 자각증상으로 두통과 등이 뻣뻣하고 국부종창, 하지마비, 탈력감 등이 나타난다. 엑스선 초기영상에서 뼈의 위축상 또는 흡수상, 척추사이공간의 협소가 보이며 골파괴, 불규칙적인 군음(경화)상을 수반한 척추뼈몸통전방의 파괴, 설상변형, 거북등모양이 나타난다.

3) 흉추 사방향 촬영 (thoracic vertebrae oblique projection)

촬영목적 : 등뼈(흉추)의 돌기사이관절(apophyseal joint) 등의 병변 유무를 관찰한다.

촬영자세 : 환자는 옆으로 누운자세나 선자세로 한다. 환자는 옆으로 누운자세인 경우 머리를 베개로 받친다. 척주의 장축은 IR면 중심선에 일치시키고 일곱 번째 등뼈가 중앙이 되도록 한다. 환자는 바른 측면자세에서 정중 이마면(정중 관상면)이 앞쪽 또는 뒤쪽으로 20°를 돌리고 IR면에 대하여 정중 이마면이 70°가 되게 한다.

앞쪽으로 돌릴 때는 IR면 쪽 팔은 등 뒤에 놓고 반대쪽 팔과 무릎을 구부려 편안한 자세가 되게 지지 한다.

뒤쪽으로 돌릴 때는 IR면 쪽 팔을 몸의 장축에 직각이 되게 뻗은 후 팔꿈치를 구부려 손을 머리 밑에 놓는다. 반대쪽 팔은 위쪽으로 뻗어 자세를 지지하게 하고 무릎을 구부린다.

자세를 고정하여 촬영하는 동안 호흡은 날숨(호기) 후 멈춘 상태에서 엑스선 조사를 한다. 생식선 보호를 위해 골반위에 납 앞치마를 올려놓는다.

중 심 선 : 일곱 번째 등뼈를 향해 IR면에 대해 수직으로 입사한다.

촬영 point : 등뼈의 돌기사이관절이 선명하게 나타나야 한다.

※ RPO, LPO 자세에서는 IR면에서 먼쪽 돌기사이관절, RAO, LAO 자세에서는 IR면에서 가까운쪽 돌기사이관절이 잘 나타난다. 등뼈 전체 열두개가 포함되어야 하며 노출관용도가 넓어야 한다. 영상에 나타나는 돌기사이관절 수는 등뼈의 곡선상태에 따라 변화가 생긴다. 비교하기 위하여 양쪽 사방향 촬영을 기본으로 한다.

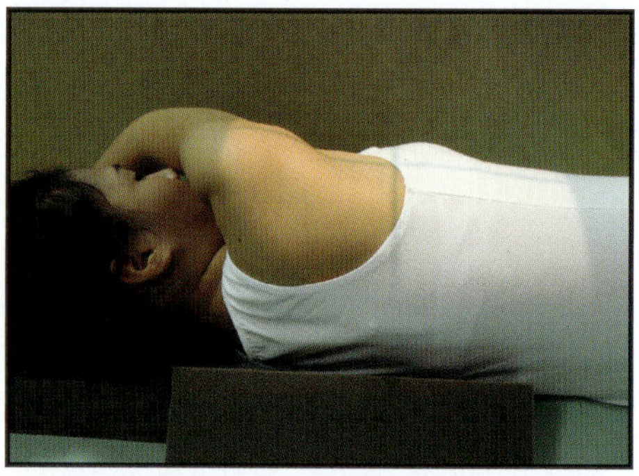

그림 6-88 흉추 사방향 촬영자세(LPO)

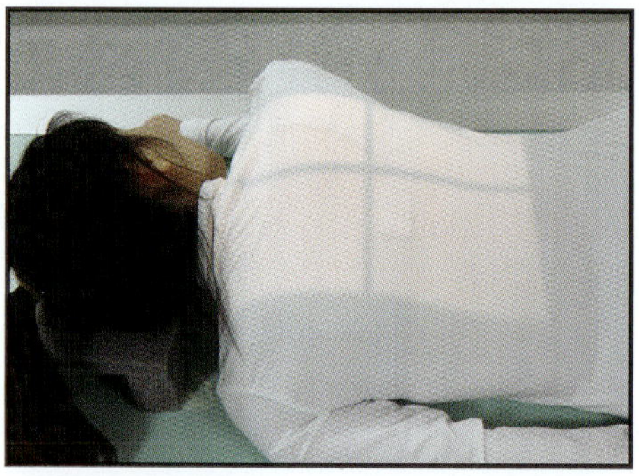

그림 6-89 흉추 사방향 촬영자세(LAO)

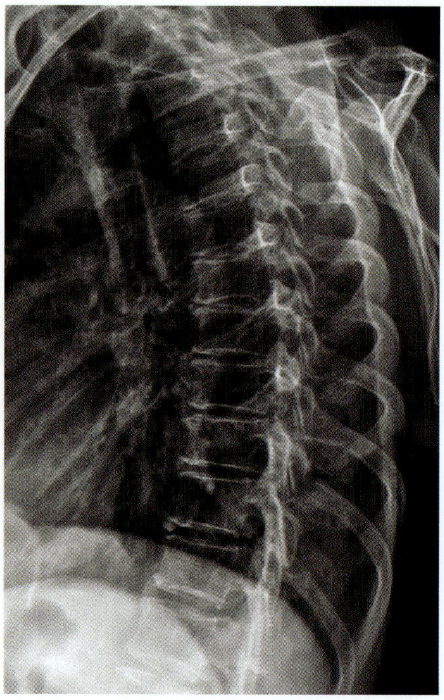

그림 6-90 흉추 사방향 엑스선영상(LPO)

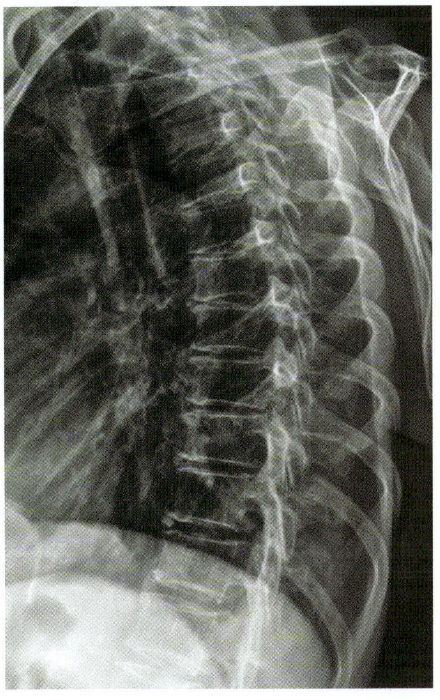

그림 6-91 **흉추 사방향 엑스선영상(RAO)**

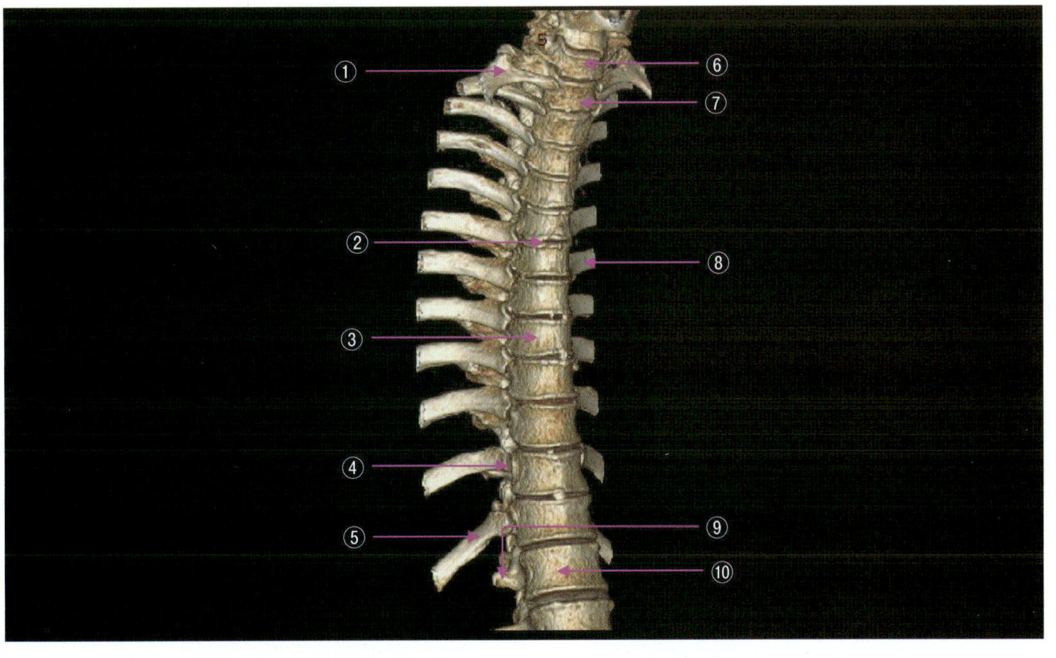

그림 6-92 **흉추 전후사방향 자세(thoracic vertebrae AP oblique position) 3D 영상**

① 제1 갈비뼈(1st rib)
② 척추사이공간(intervertebral disk space)
③ 제8 등뼈몸통(8th Thoracic vertebral body)
④ 갈비척추관절(costovertebral joint)
⑤ 제12 갈비뼈(12th rib)
⑥ 제7 목뼈(C7)
⑦ 제1 등뼈(T1)
⑧ 제7 뒤쪽 갈비뼈(7th posterior rib)
⑨ 제1 허리뼈 가시돌기(spinous process of L1)
⑩ 제1 허리뼈(L1)

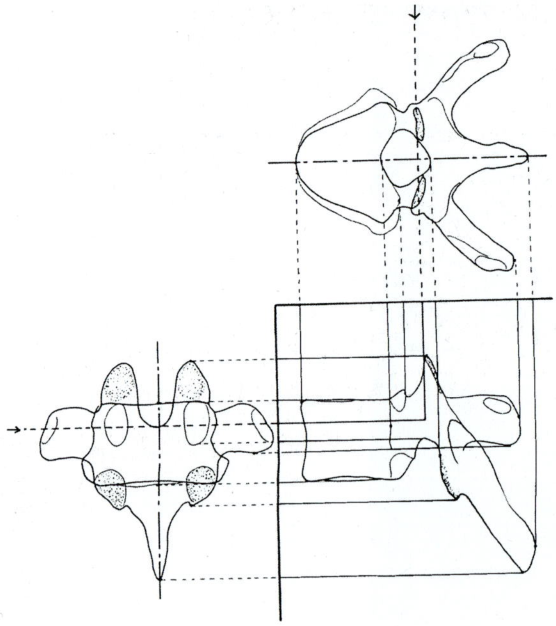

· 흉추 측면 촬영상의 해부학적 관계

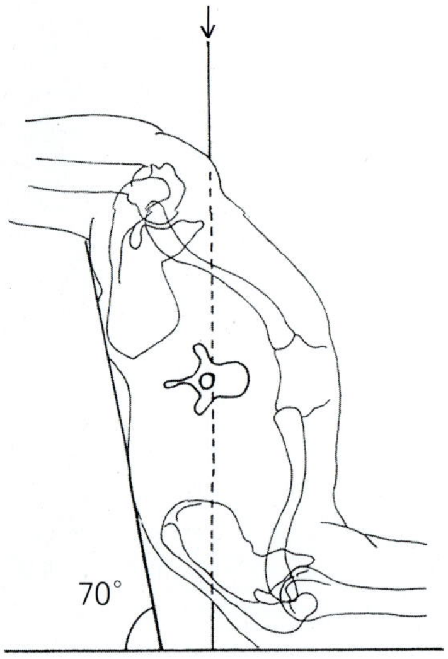

· 상부흉추 사방향영상의 해부학적 관계

4. 허리뼈 (요추 lumbar vertebrae)

1) 요추 전후방향 촬영 (lumbar vertebrae AP projection)

촬영목적 : 허리뼈의 척추뼈몸통, 척추사이공간(추간강), 척추뼈고리뿌리(추궁근), 가로돌기 및 척주측만증 등의 병변 유무를 관찰한다.

촬영자세 : 환자는 바로누운자세나 엎드린자세 또는 선자세로 한다. 환자를 바로누운자세로 촬영할 때는 머리를 베개로 받친다. 환자의 정중시상면을 IR면의 중심선과 일치되게 한 후 셋째 허리뼈가 중앙이 되도록 한다. IR면에 허리와 등을 밀착시키기 위해 무릎을 구부린다. 구부려진 무릎 밑에 고정용구를 놓아 다리를 고정하고 양 어깨를 밀착시켜 같은 수평면에 놓이도록 하며 팔은 몸 옆에 놓거나 양쪽 팔꿈치를 구부려 손을 가슴 위에 놓는다. 자세를 고정하여 촬영하는 동안 호흡은 날숨(호기) 후 멈춘 상태에서 엑스선 조사를 한다. 조사면을 최소범위로 축소하고 생식선을 보호하기위해 부분적으로 가리게 한다.

중 심 선 : 셋째 허리뼈를 향해 IR면에 대해 수직으로 입사한다.

촬영 point : 허리뼈 전체의 척추뼈몸통(추체), 척추뼈사이(추간간극) 외에 큰허리근(대요근 psoas muscle)과 엉덩허리근(장요근 iliopsoas muscle)도 선명하게 나타나야 한다. 생리적 만곡을 펴기 위해서 양쪽 무릎을 구부린다. 엎드린자세 촬영은 바로누운자세 촬영에 비하여 허리뼈 전체를 상세하게 볼 수 있고 허리뼈 가시돌기(극돌기)도 쉽게 확인할 수 있지만 환자가 생리적 고통을 동반하는 경우가 있다. 촬영은 배의 두께가 얇아지는 날숨(호기)에서 촬영하는 것이 바람직하다.

조사면은 허리뼈 전체가 나타나도록 최소범위로 축소하지만 복부질환을 수반한 허리뼈 촬영에서는 배가 포함되도록 조절한다. 가임 여성의 경우 생식선이 조사면 내에 위치하기 때문에 피폭선량 경감의 대응도 필요하다.

선자세에 의한 촬영은 육체적 부담도 적고 또한 적절한 하중이 걸린 상태이지만 생리적 만곡에 의해 척추사이(추간)관절이 선명하게 나타나지 않는다. 또 불안정한 자세이므로 움직임에 의한 불선예도영상으로 나타나기 쉽다. 따라서 고령의 피검자가 증가하고 있는 최근에는 앉은자세에 의한 촬영법도 이용된다.

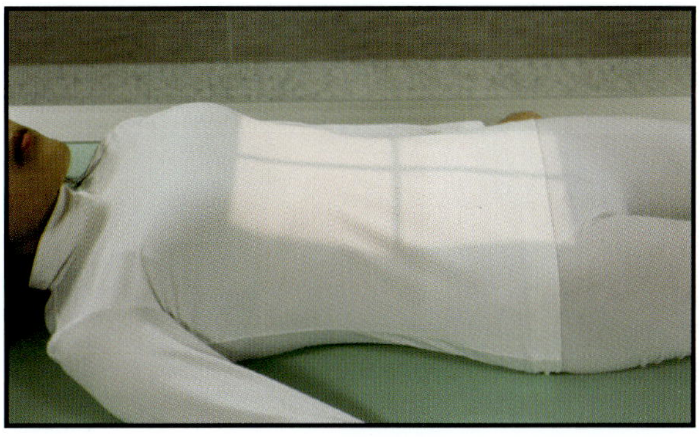

그림 6-93 **요추 전후방향 촬영자세(누운자세)**

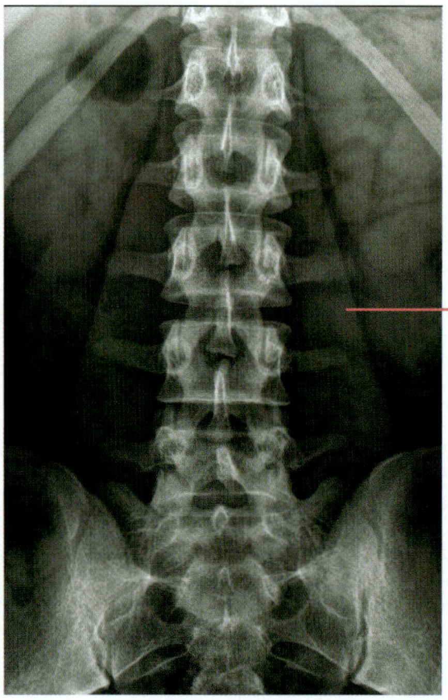

그림 6-94 요추 전후방향 엑스선영상

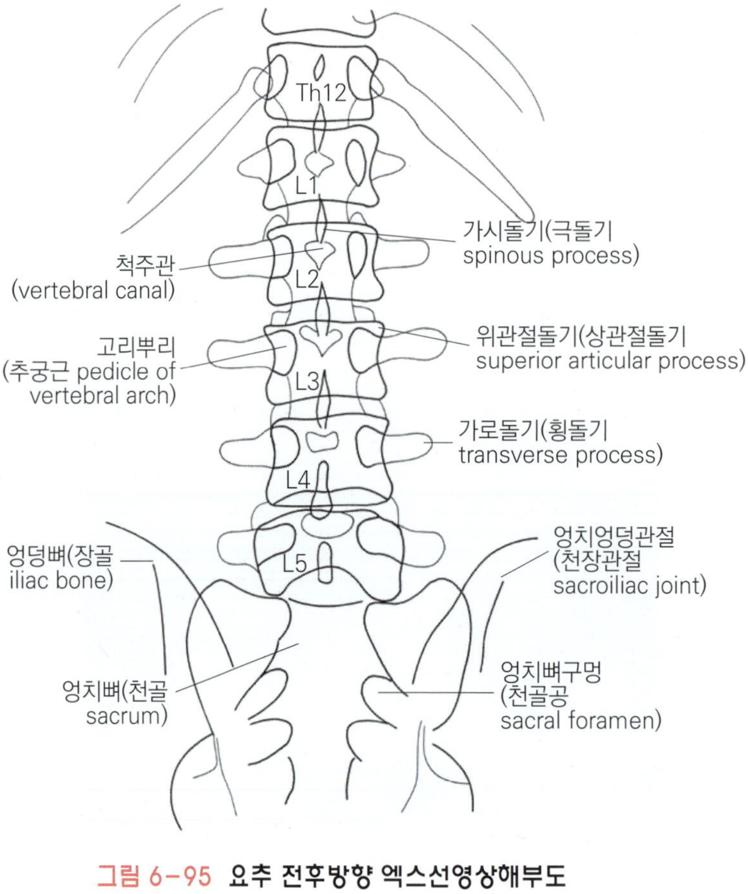

그림 6-95 요추 전후방향 엑스선영상해부도

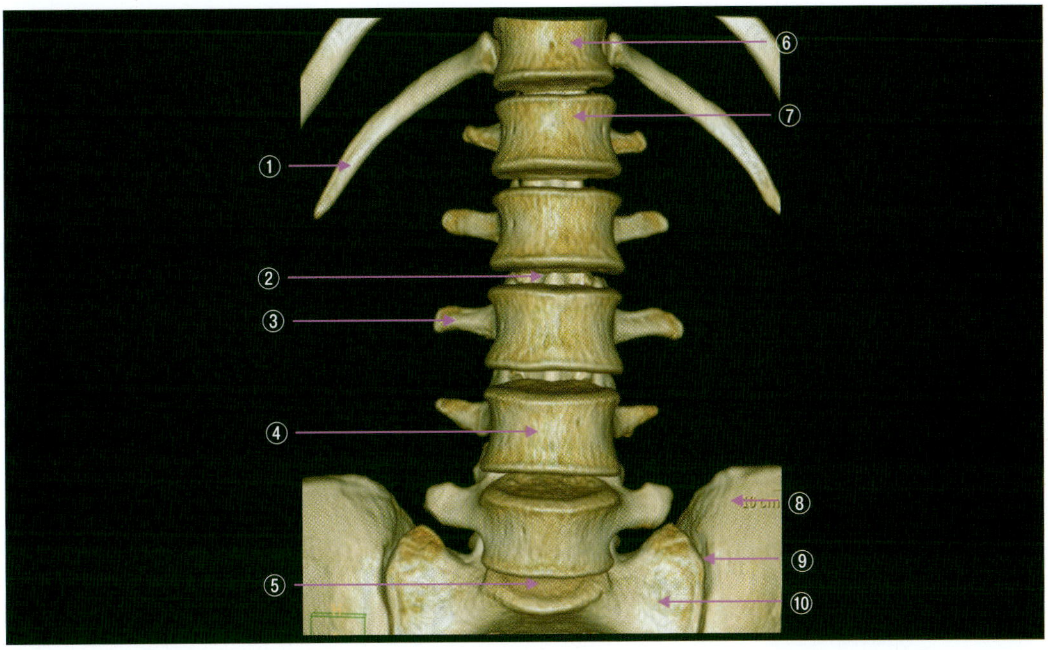

그림 6-96 **요추 전후방향 자세(lumbar vertebrae AP position) 3D 영상**

① 제12 갈비뼈(12th rib)
② 척추사이공간(intervertebral disk space)
③ 제3 허리뼈 가로돌기(transverse process of L3)
④ 제4 허리뼈몸통(4th lumbar vertebral body)
⑤ 허리엉치관절(lumbosacral joint)
⑥ 제12 등뼈몸통(12th thoracic vertebral body)
⑦ 제1 허리뼈몸통(1st lumbar vertebral body)
⑧ 엉덩뼈(iliac bone)
⑨ 엉치엉덩관절(sacroiliac joint)
⑩ 엉치뼈(sacrum)

6

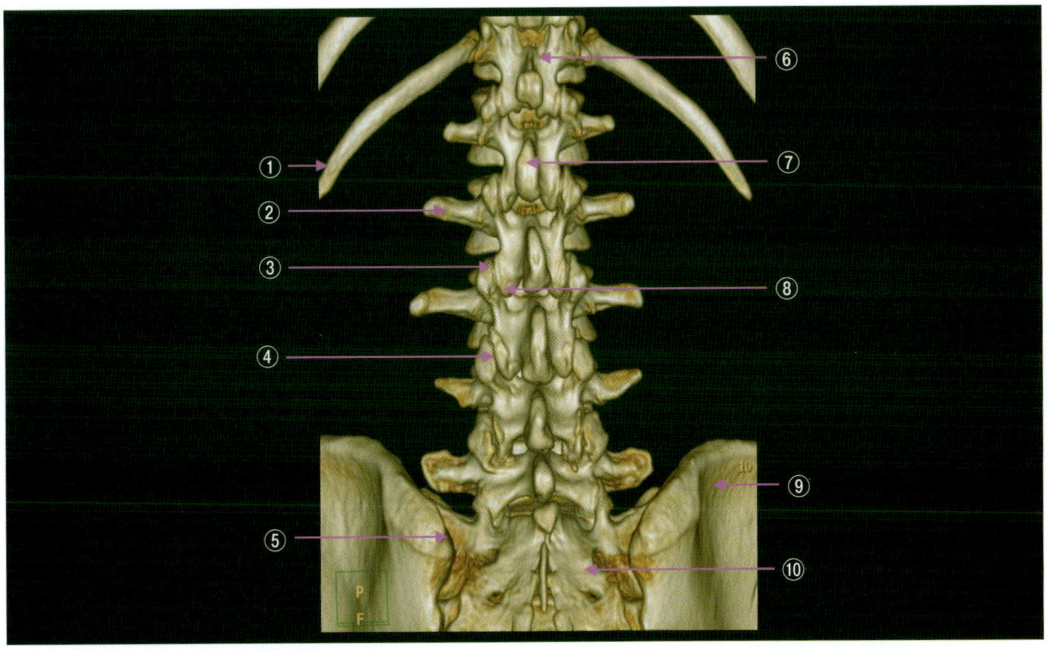

그림 6-97 **요추 후전방향 자세(lumbar vertebrae PA position) 3D 영상**

① 제12 갈비뼈(12th rib)
② 제3 허리뼈 가로돌기(transverse process of L3)
③ 위관절돌기(superior articular process)
④ 돌기사이관절(apophyseal, facet joint)
⑤ 엉치엉덩관절(sacroiliac joint)
⑥ 제12 등뼈(T12)
⑦ 제1 허리뼈 가시돌기(spinous process of L1)
⑧ 아래관절돌기(inferior articular process)
⑨ 엉덩뼈(iliac bone)
⑩ 엉치뼈(sacrum)

· 허리뼈 정면 촬영상의 해부학적 관계

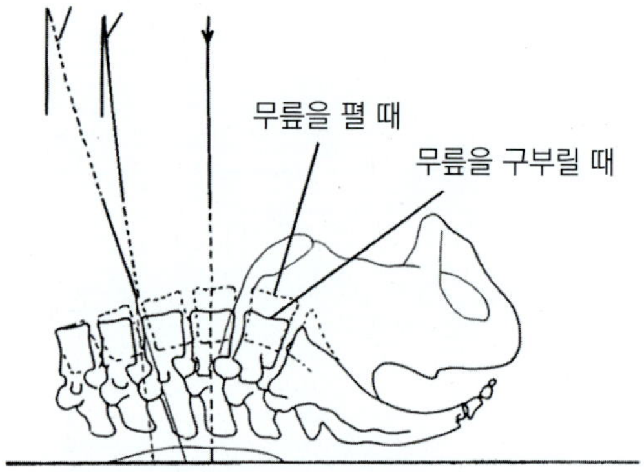

· 요추 정면 촬영 때 무릎 자세변화에 따른 허리뼈 위치이동

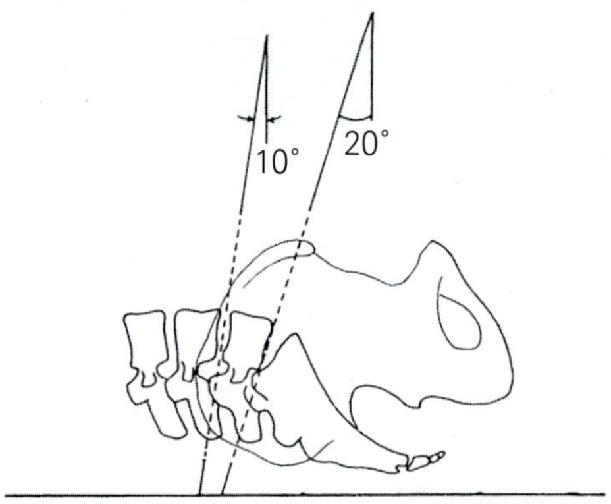

· 제5요추 정면촬영

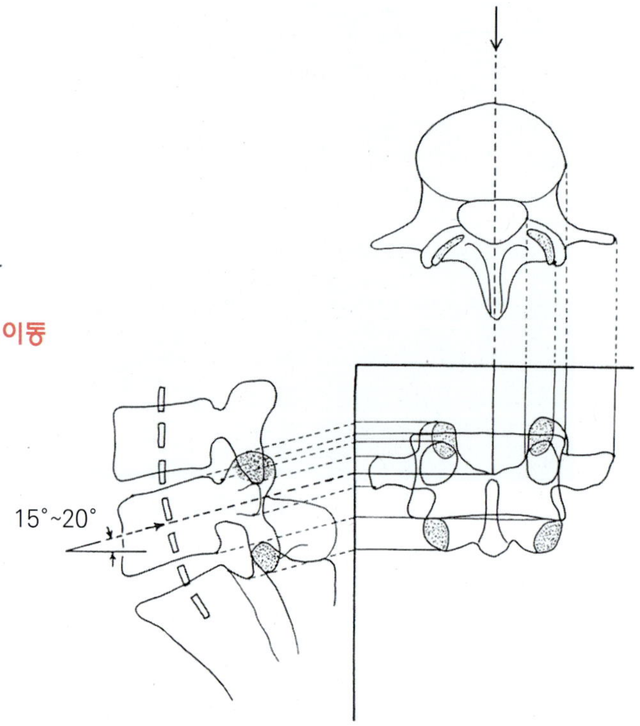

· 제5요추 정면상의 해부학적 관계

· 엑스선상의 평가기준

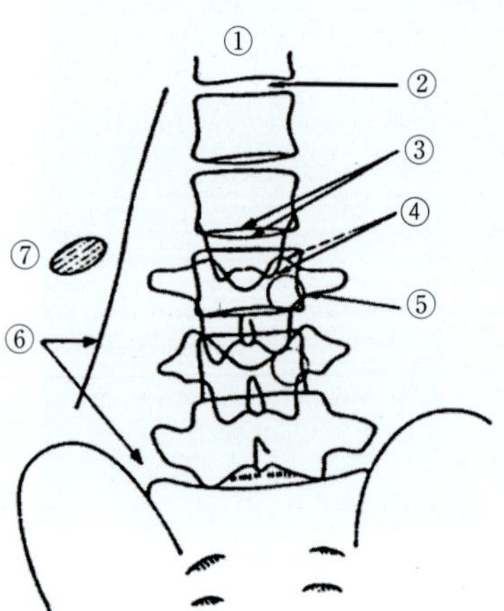

① 열두번째 등뼈까지 포함되고 있는가?
② 척추뼈사이간격이 명확하게 식별 가능한가?
③ 척추뼈몸통의 앞모서리와 뒤모서리가 일치되고 있으며 왜곡이 없는가?
④ 위·아래관절돌기(상·하관절돌기상)을 추구할 수 있는가?
⑤ 위아래관절돌기간부(추궁근부)가 보이는가?
⑥ 엉덩허리근(장요근), 콩팥 등이 보이는가?
⑦ 장내의 가스가 제거되어 있는가?

병리학 예 10. 요추압박골절 (compressed fracture of lumbar spine)

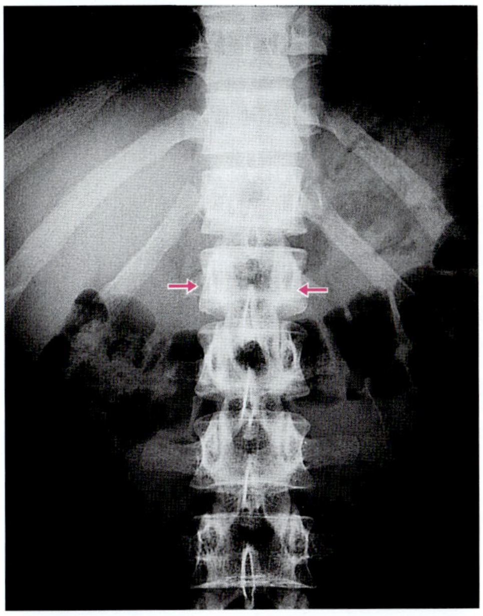

그림 6-98

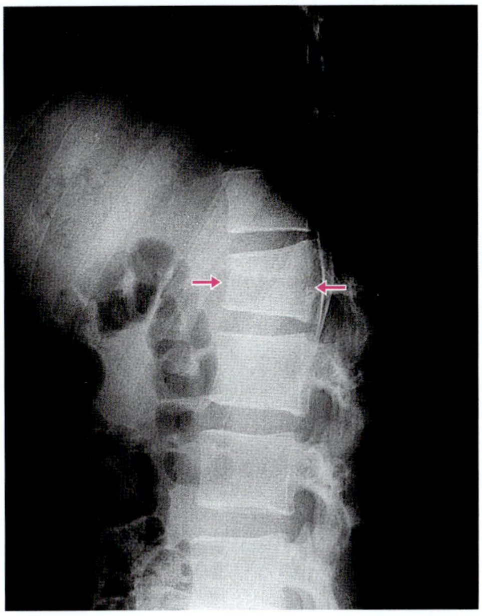

그림 6-99

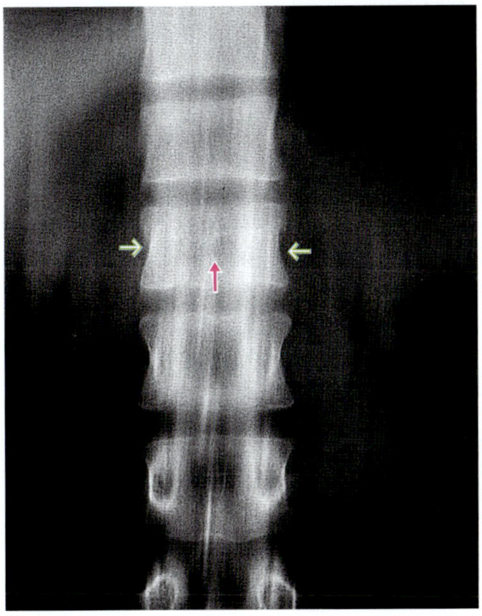

그림 6-100

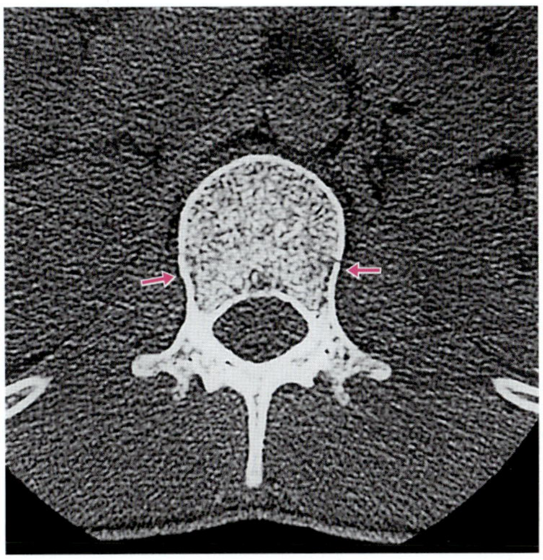

그림 6-101

그림 6-98 **요추 정면엑스선 영상** (제1허리뼈의 불연속성이 보이며 골절[→]이 의심된다).

그림 6-99 **요추 측방향엑스선 영상** (제1허리 척추뼈몸통을 횡단하는 골절선[→]이 보인다).

그림 6-100 **제1허리뼈 단층촬영상** (척추뼈몸통 양쪽가쪽에 불연속성[⇒]과 횡단하는 골절선[→]이 보인다).

그림 6-101 **요추 CT영상** (척추뼈 몸통 가운데 뒤쪽에 균열[→]이 보인다).

6

◆ 진단 및 경과 ◆

엑스선 영상소견으로 제1허리뼈 압박골절로 진단되어 안정목적을 위해 입원, 코르셋장착으로 동통을 경감시키고 보행 가능하도록 훈련 후 퇴원시켰다.

◆ 촬영 및 진단 방법 ◆

Lumbar spine AP와 lateral, CT촬영, MRI촬영 등

◆ 영상관찰 및 특징 ◆

허리뼈 단순촬영영상에서 오른쪽 척추뼈 몸통의 불연속성이 관찰되고 척추뼈몸통 중앙을 지나는 횡골절이 보인다. 척추손상의 원인으로 충돌과 충격, 추락, 낙하물이나 물체에 깔리는 등의 기계적 외부 힘이 가해질 때 있을 수 있고 교통사고, 노동재해, 스포츠 외상 등에 의해서 발생된다. 등뼈는 가슴우리의 부속에 의한 안정지지 때문에 빈도가 낮지만 허리뼈의 이행부(T11-L2)는 해부학적, 생리학적 특수성 때문에 고빈도로 발생한다. 손상형태로는 압박골절, 파열골절, chance골절, 가로돌기골절 등이 있으며 기전에 의해 척추를 전방지주, 중앙지주, 후방지주로 나누어 각각의 특정소견에 의해 손상을 분류한다.

병리학 예 11. 요추분쇄골절 (comminuted fracture of lumbar spine)

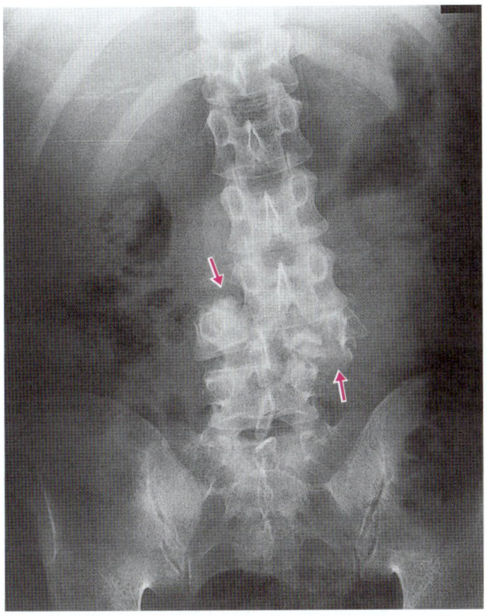

그림 6-102

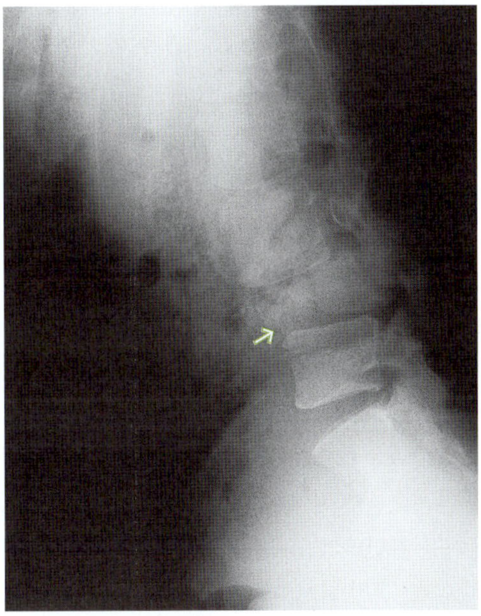

그림 6-103

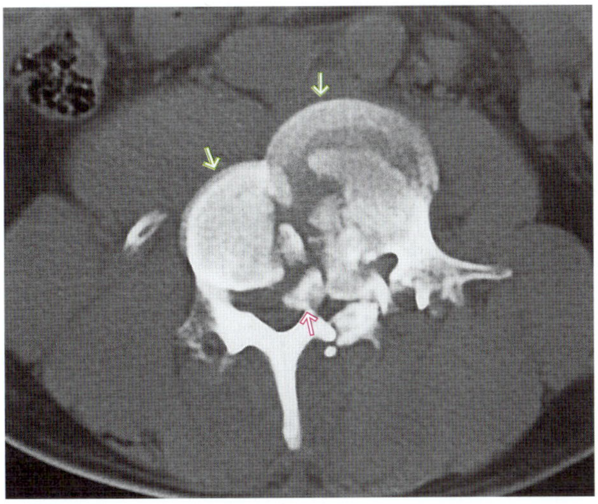

그림 6-104

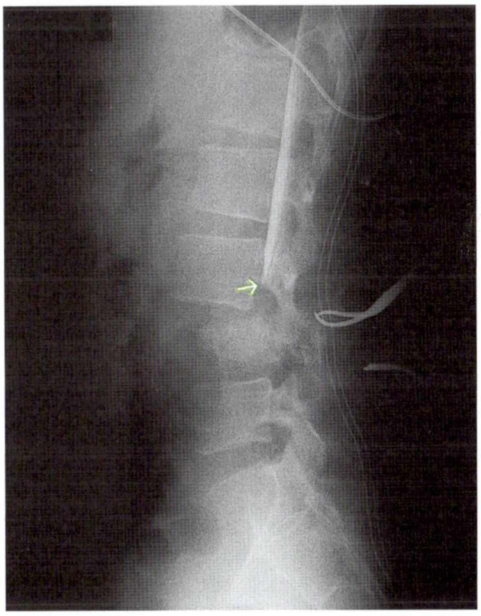

그림 6-105

그림 6-102 요추 정면엑스선영상 (제4허리뼈는 이분화되어 좌우로 크게 어긋나[→]있다).

그림 6-103 요추 측방향엑스선영상 (제4허리뼈는 위로 변형[⇒]되어 있다).

그림 6-104 요추 CT영상 (제4허리뼈는 파괴되어 낱뼈가 척주관내로 함입되어 있고 두개의 척추뼈몸통[⇒]이 보인다).

그림 6-105 수술 중 척수조영엑스선영상 (제3허리 척추뼈몸통 중앙부가 단열[⇒]되어 있다).

◆ 진단 및 경과 ◆

허리뼈 파쇄골절로 진단하였고 제 4허리뼈를 정복고정술을 시행하였다.

◆ 촬영 및 진단 방법 ◆

Lumbar spine AP와 lateral, CT촬영, MRI촬영, 척수강조영술 등

◆ 영상관찰 및 특징 ◆

허리뼈 정면단순촬영에서 제4허리뼈 뼈고리뿌리(궁근)사이거리와 가시돌기 간격이 확대되고 척추뼈몸통은 이분화되어 좌우로 크게 어긋나 있다. 측면촬영에서는 제4허리뼈몸통은 위로 변형되어 있고 등쪽으로 어긋나 있다. CT영상에서는 척추뼈몸통이 완전히 이분화되어 척추뼈고리, 가로돌기 등 다발골절이 있고 여러 개의 낱뼈가 척수관내에 함입되어 있다.

정복고정술시행 중 척수강조영술을 실시한 결과 제3허리뼈몸통 중앙위치가 단열되어 척수의 완전단열이 되어 있다. 파쇄골절은 강한 굽힘의 충격을 받았을 때 일어나는 골절로 위쪽의 척추사이공간이 좁아지고 아래척추사이공간이 벌어짐, 그리고 척추뼈몸통 뒤모서리의 후방으로의 돌출 등이 보이고 단순압박골절에 비해 정면상에서 골절부의 척추뼈고리뿌리사이 거리는 아래의 척추뼈고리뿌리사이 거리보다도 넓어진다. 척추뼈몸통의 전방과 후방으로 돌출하는 경우는 환자가 바로눕기 어려운 상태이므로 자세를 측면자세로 하여 입사선속을 수평방향으로 촬영한다.

배손상을 확인하기 위해서 CT검사에서는 윈도우폭, 레벨을 골조건으로 하는 것이 척추뼈몸통의 손상의 정도, 척주관의 상태, 특히 낱뼈의 척주관으로의 진입을 선명하게 확인할 수 있다.

병리학 예 12. 요추강직성 척추골증식증(ankylosed spine vegetation of lumbar spine)

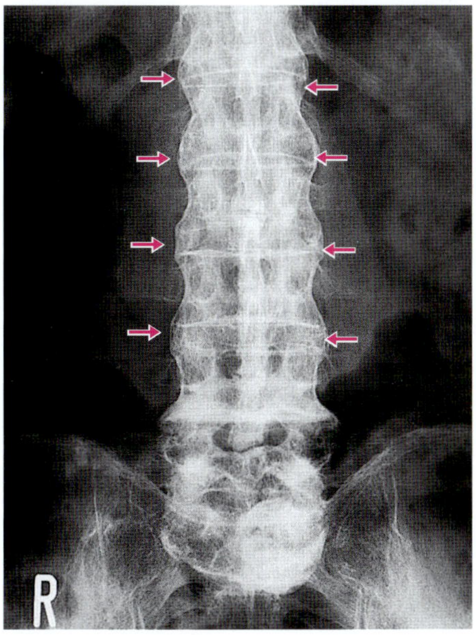

그림 6-106

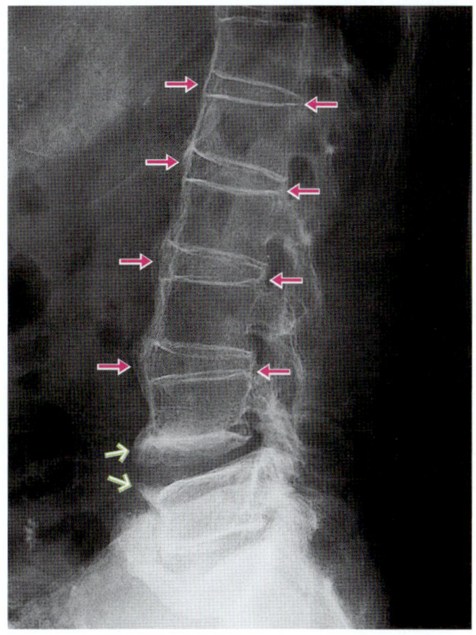

그림 6-107

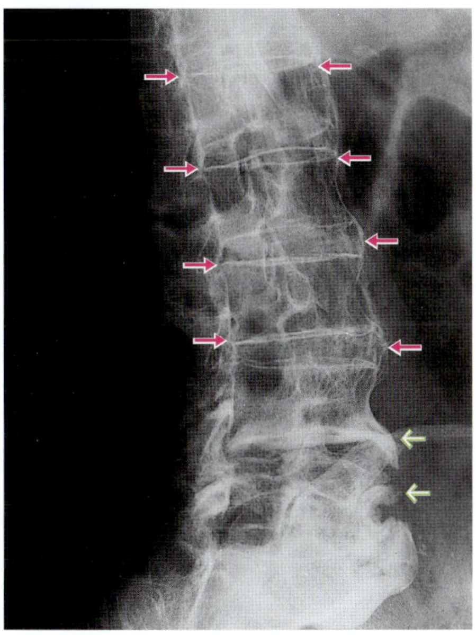

그림 6-108

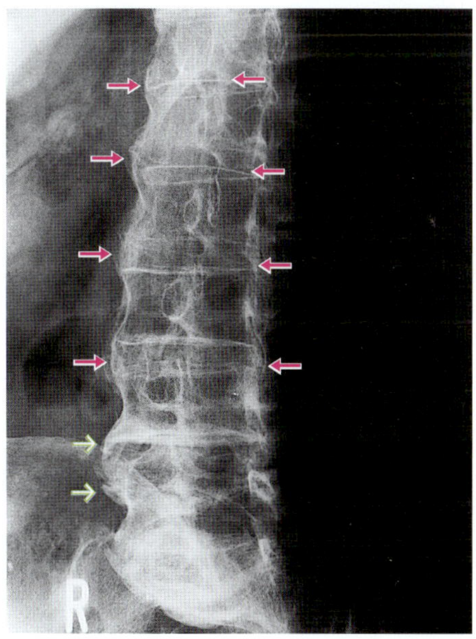

그림 6-109

그림 6-106 **요추 정면엑스선영상** (등뼈에서 허리뼈의 척추사이관절에 대나무마디상의 골증식이 보인다).

그림 6-107 **요추 측방향엑스선영상** (등뼈에서 허리뼈에 걸쳐 앞·뒤 세로인대 골화[→]와 아래허리뼈, 엉치뼈에 거대한 뼈가시[⇨]가 보인다).

그림 6-108 **요추 RAO자세 엑스선영상** (앞·뒤 세로인대 골화[→]와 아래허리뼈, 엉치뼈에 거대한 뼈가시형성[⇨]이 보인다).

그림 6-109 **요추 LAO자세 엑스선영상** (앞·뒤 세로인대 골화[→]와 아래허리뼈, 엉치뼈에 거대한 뼈가시형성[⇨]이 보인다).

◆ 진단 및 경과 ◆

허리뼈강직성 척추골 증식증으로 진단되었고 진통제 투여와 외용약으로 통증은 없어졌다.

◆ 촬영 및 진단 방법 ◆

Lumbar spine AP와 lateral, both oblique, CT촬영, MR촬영 등

◆ 영상관찰 및 특징 ◆

허리뼈 정면상에서 등뼈에서 허리뼈 사이에 걸쳐 대나무마디상(bamboo)의 골증식이 보이고 측면상과 사위상에서 등뼈에서 허리뼈에 결쳐 앞·뒤 세로인대의 골화와 아래허리뼈, 엉치뼈의 거대한 뼈가시형성이 보인다.

강직성 척추골 증식증은 Forestier병으로도 불리며 50대 이상의 남성에게 많이 발생한다.

강직성 척추염과는 달라서 혈침(erythrocyte sedimentaion)의 항진 등의 염증 징후가 없고 척추뼈사이관절과 엉치엉덩관절의 앞세로인대골화에 따른 임상증상은 적지만 목뼈에 일어난 경우 연하운동(deglutition)장애를 일으키는 경우가 있다. 또 뒤세로인대골화와 황색인대골화로 인해 척수성마비의 원인이 된다.

인대골화는 척주에만 일어나는 것이 아니고 정형외과 부분에서는 전신다리와 인대의 부착부의 골화를 일으키기도 한다.

2) 요추 측방향 촬영 (lumbar vertebrae lateral projection)

촬영목적 : 허리뼈의 척추뼈몸통, 척추사이구멍(추간공), 척추사이공간(추간강), 척추뼈고리뿌리(추궁근), 가시돌기 및 허리뼈분리증(척주분리증 spondylolysis) 등의 병변 유무를 관찰한다.

촬영자세 : 환자는 옆으로 누운자세나 선자세로 한다. 옆으로 누운자세로 촬영할 때는 머리를 베개로 받친다. 가슴우리(흉곽) 아래쪽 밑에 방사선 투과성 물질인 고정용구를 놓아 자세를 지지하고, 팔은 몸통의 장축에 직각이 되도록 앞으로 놓는다. 척추의 장축과 머리의 정중시상면이 평행되게 조정하고 양측 무릎을 구부려 무릎 사이에 고정용구를 놓아 골반의 회전을 방지한다. 정중 이마면(정중 관상면)을 IR면 중심선에 일치시키고 셋째 허리뼈가 중앙이 되도록 자세를 조정한다. 호흡은 날숨(호기) 후 멈춘 상태에서 엑스선 조사를 한다. 생식선 보호를 위해 골반위에 납 앞치마를 올려놓는다.

중 심 선 : 셋째 허리뼈를 향해 IR면에 대해 수직으로 입사한다.
가슴우리(흉곽) 아래쪽 밑에 방사선 투과성인 고정용구를 받쳐 놓지 않았다면 중심선을 발쪽으로 5~8°로 입사한다. 좁은 허리와 넓은 골반인 경우 척주가 IR면에 평행이 되지 않을 때 기울기의 변화에 따라 중심각도 차이를 조정한다.

촬영 point : 허리뼈 전체에 걸쳐 척추뼈몸통(추체), 척추사이구멍(추간공), 척추사이공간(추간강) 등이 선명하게 나타나야 한다. 배의 두께와의 관계로 제 1허리뼈와 제 5허리뼈와의 농도차는 커지지만 제5허리뼈와 가시돌기(극돌기)가 적절한 농도로 촬영되어야 한다.

※ 일반적으로 옆으로 누운자세는 환자의 통증이 있는 쪽을 IR면에 밀착시켜 촬영한다. 바로누운자세에서 통증이 동반되는 환자에게는 선자세 또는 앉은자세로 한다.
허리뼈분리증(spondylolysis)은 측면상에서 관찰되고 분리증이 있는 경우 윗쪽의 척추뼈몸통 뒤 아래모서리와 아래쪽 척추뼈몸통의 후상연을 연결하는 선과 분리된 간격과 척추뼈몸통 뒤 모서리를 이루는 각 또는 거리를 구하고 회전되어 비껴 있는 경우는 2° 이상, 평행으로 비껴있는 경우는 2 mm 이상일 때 분리증이라 진단된다.
조사면은 허리뼈 전후방향 촬영과 같은 크기로 하고, 허리뼈 뒷쪽의 피사체가 없는 부분에서 생기는 할레이션 포그(halation fog)에 의한 대조도(contrast) 저하를 방지하기 위해 등쪽에 납판을 놓고 촬영한다.

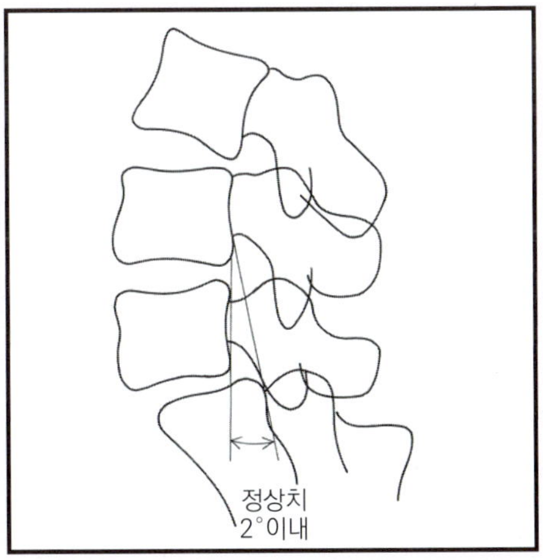

그림 6-110 허리뼈회전분리증 해부도

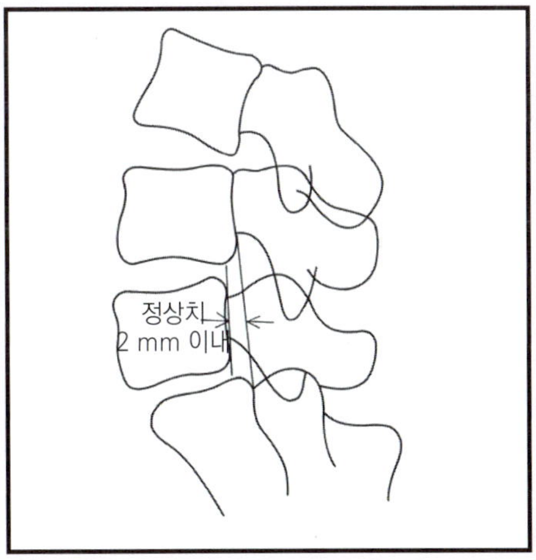

그림 6-111 허리뼈평행분리증 해부도

6

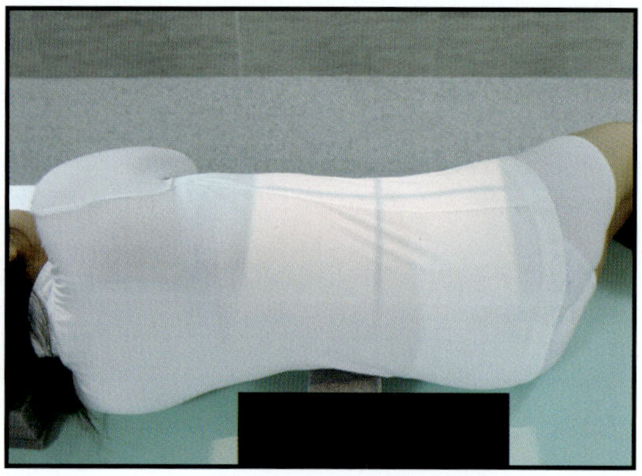

그림 6-112 **요추 측방향 촬영자세(누운자세)**

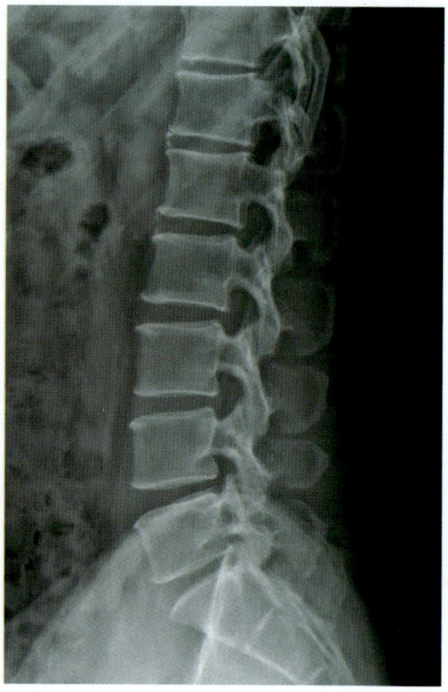

그림 6-113 **요추 측방향 엑스선영상**

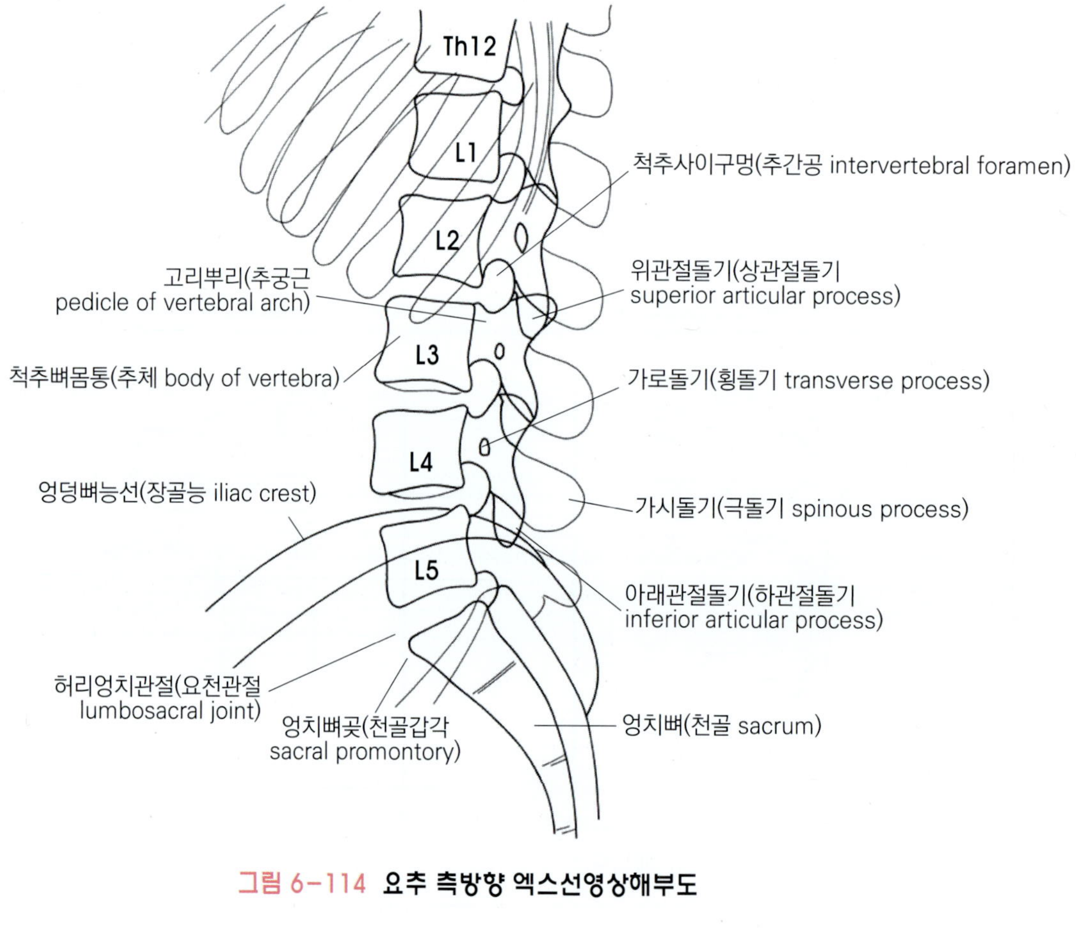

그림 6-114 **요추 측방향 엑스선영상해부도**

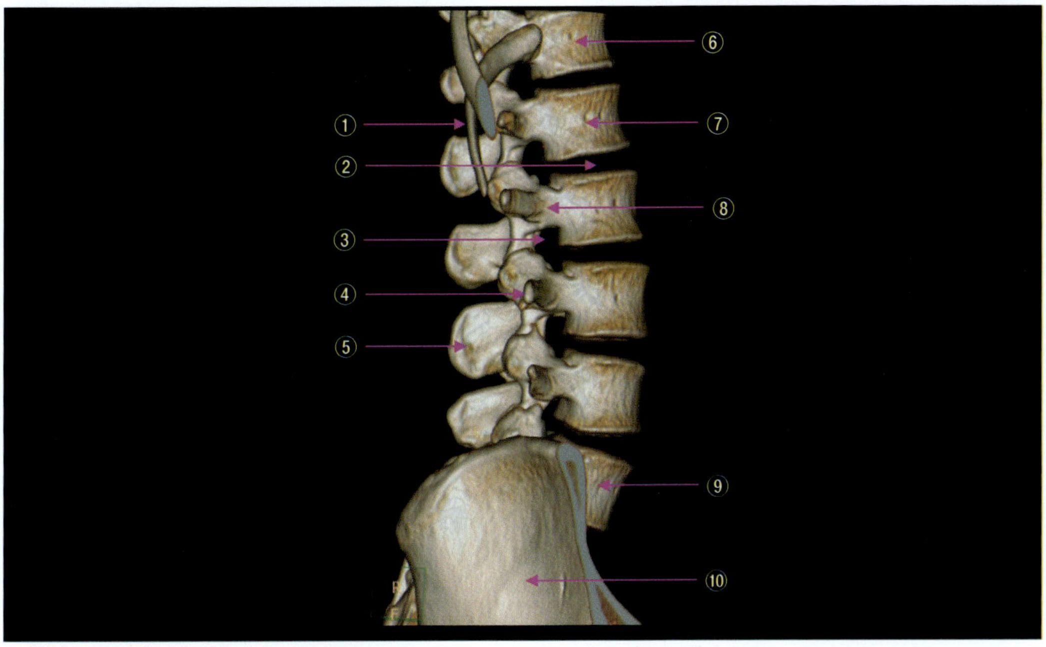

그림 6-115 요추 측방향 자세(lumbar vertebrae lateral position) 3D 영상

① 제12 갈비뼈(12th rib)
② 척추사이공간(intervertebral disk space)
③ 척추사이구멍(intervertebral foramen)
④ 제3 허리뼈 가로돌기(transverse process of L3)
⑤ 제4 허리뼈 가시돌기(spinous process of L4)
⑥ 제12 등뼈몸통(12th thoracic vertebral body)
⑦ 제1 허리뼈몸통(1st lumbar vertebral body)
⑧ 제2 허리뼈 고리뿌리(pedicle of L2)
⑨ 제5 허리뼈몸통(5th lumbar vertebral body)
⑩ 엉덩뼈(iliac bone)

· 요추 측면 촬영상의 해부학적 관계

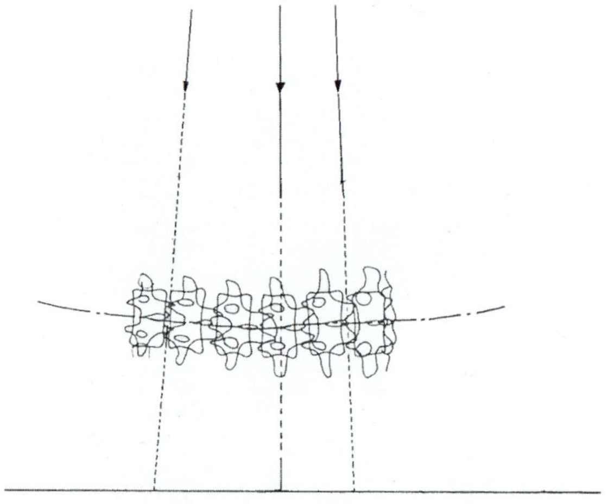

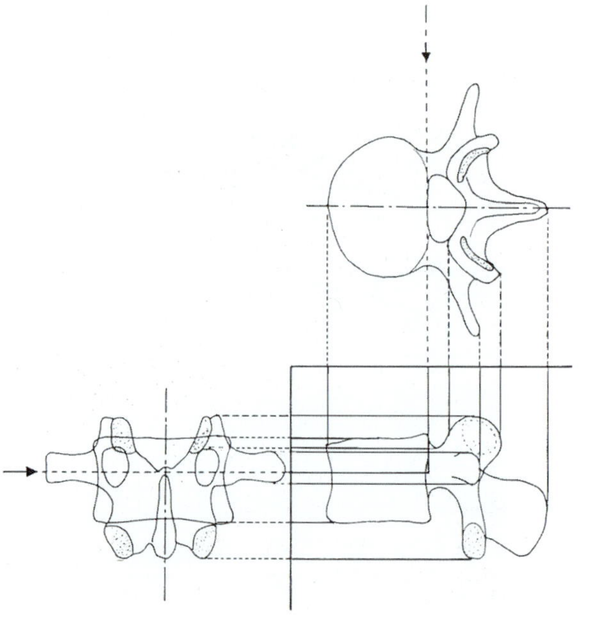

· 엑스선상의 평가기준

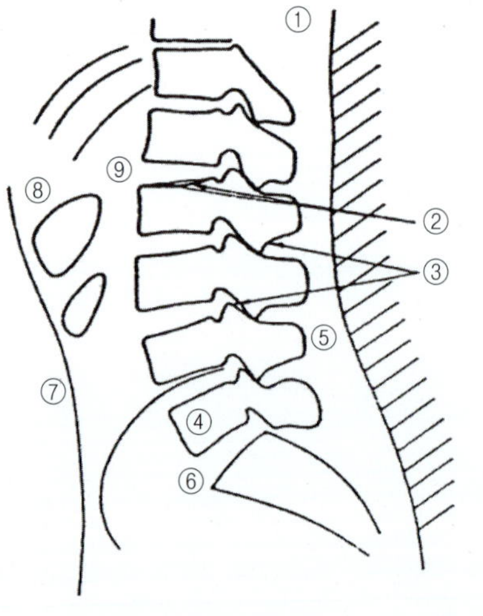

① 열두번째 등뼈까지 포함되고 있는가?
② 척추뼈몸통 양모서리가 일치하고 왜곡이 없는가?
③ 위아래관절돌기(상하 관절돌기)를 관찰할 수 있는가?
④ 다섯번째 허리뼈의 척추뼈 몸통은 농도 부족없이 관찰할 수 있는가?
⑤ 가시돌기(극상돌기)는 지나친 농도가 아닌 상태에서 식별할 수 있는가?
⑥ 허리뼈와 엉치뼈사이(천추간)의 판별이 가능한가?
⑦ 연부조직과의 식별이 가능한가?
⑧ 장내 가스가 제거되어 있는가?
⑨ 척추뼈사이 간격을 넓게 관찰할 수 있는가?

병리학 예 13. 허리뼈탈구골절 (dislocation fracture of lumbar spine)

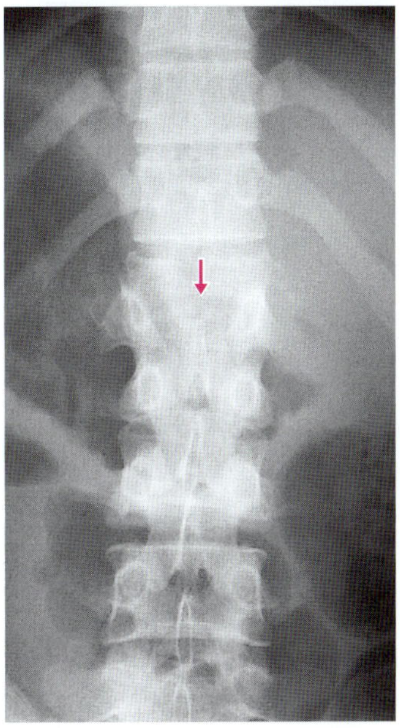

그림 6-116

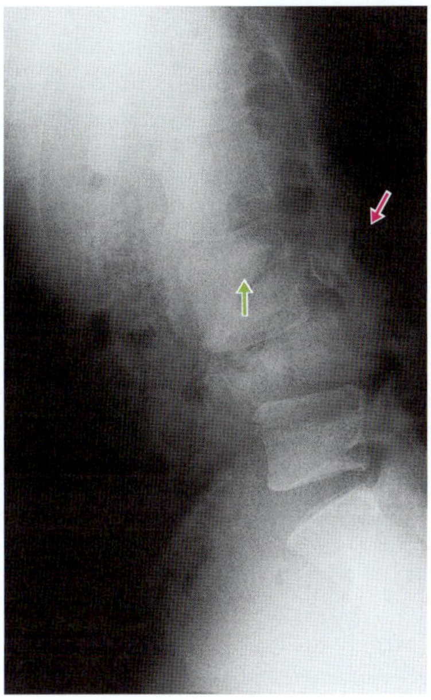

그림 6-117

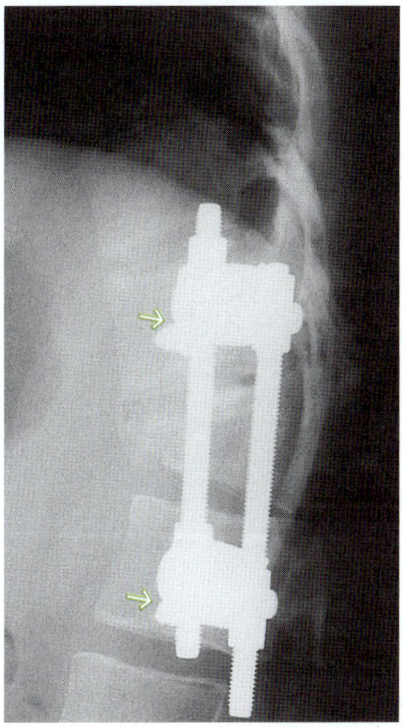

그림 6-118

그림 6-116 요추 정면엑스선영상 (제1허리 척추뼈몸통에 골절[→]이 보인다).

그림 6-117 요추 측방향엑스선영상 (제1허리뼈의 뒤쪽으로 탈구와 척추뼈몸통의 압박골절[→]이 있다).

그림 6-118 요추 측방향(수술후)엑스선영상 (제1, 2등뼈와 제2허리뼈에서 척추뼈몸통간 고정이 행해진 수술이 이루어졌다).

◆ 진단 및 경과 ◆

엑스선 영상소견으로 제1허리뼈의 탈구골절 및 척추손상으로 진단하였고 부상 후 스테로이드 대량요법을 행하고 입원 6일 후에 수술이 이루어졌다. 수술실패로 부상 20일 후 관혈적 정복술(전방고정술)을 시행 후 코르셋을 입고 앉은자세로 휠체어로 이동 가능하게 하였다.

◆ 촬영 및 진단 방법 ◆

Lumbar spine AP와 lateral, CT촬영, MRI촬영 등

◆ 영상관찰 및 특징 ◆

허리뼈 단순촬영정면상에서는 골절선이 관찰되지만 압박골절은 확실하지 않다. 허리뼈측면상에서 제1허리척추뼈몸통 앞쪽위부위의 파괴가 강하고 허리뼈는 뒤쪽으로 탈구되어 있다. 수술후 허리뼈측면상에서 전방고정술로 인한 탈구는 거의 정복되어져 있는 것을 관찰할 수 있다. 척추손상의 부위와 부상기전에 따라 여러 가지 형태가 있으나 등·허리뼈 이행부(T11-L2)의 대부분은 굴곡 또는 압박에 의한 것으로 압박골절, 분쇄골절 및 탈구골절 등이 보인다. 척추외상으로 신경손상과 다발성외상은 동통 때문에 누운자세가 어려울 때 옆으로 누운 측면촬영이 필요하다. 분쇄골절과 탈구골절에선 날뼈와 척추몸통에 의한 척수의 압박유무를 확인할 목적으로 CT와 MRI 검사가 필요하다.

병리학 예 14. 골다공증 (osteoporosis)

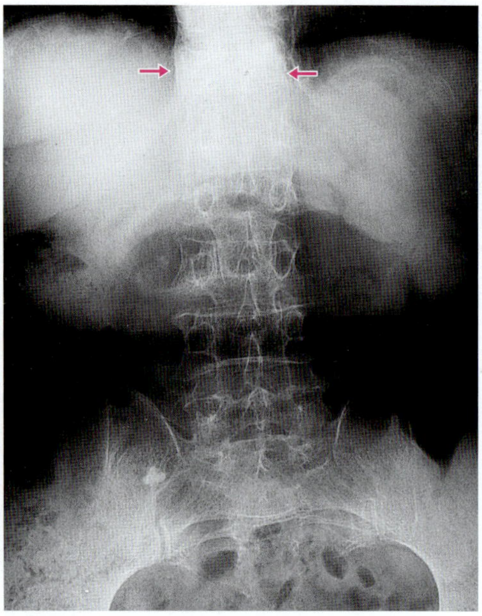

그림 6-119

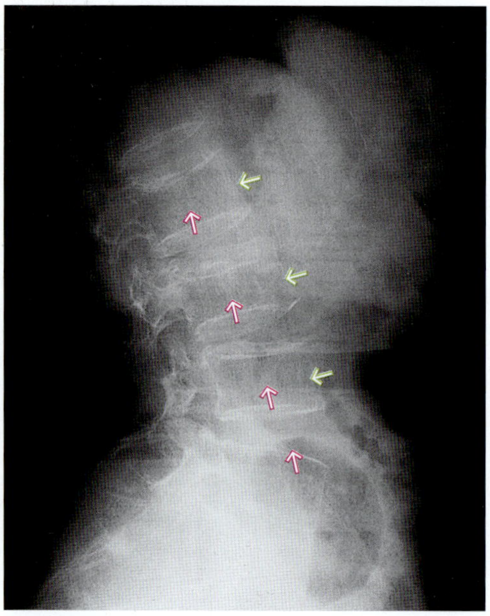

그림 6-120

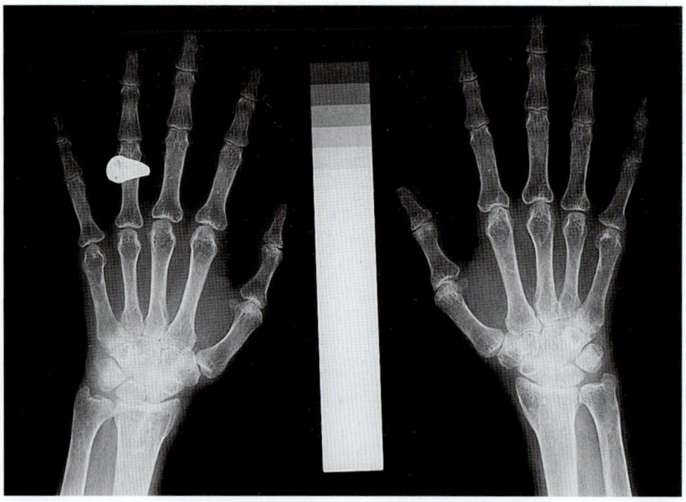

그림 6-121

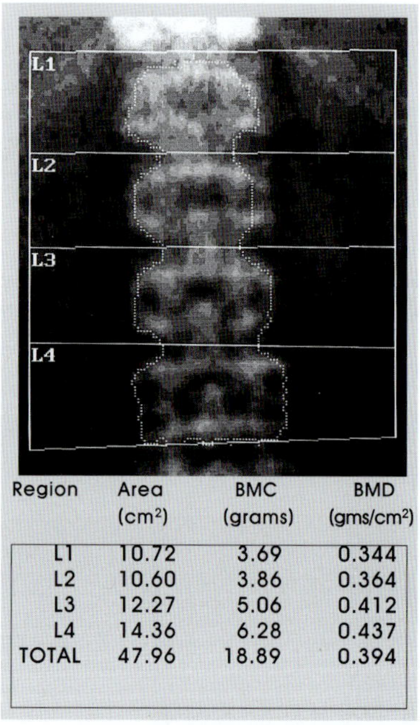

Region	Area (cm^2)	BMC (grams)	BMD (gms/cm^2)
L1	10.72	3.69	0.344
L2	10.60	3.86	0.364
L3	12.27	5.06	0.412
L4	14.36	6.28	0.437
TOTAL	47.96	18.89	0.394

그림 6-122

그림 6-119 **요추 정면엑스선영상** (제12등뼈에 압박골절[→]이 있다).

그림 6-120 **요추 측방향엑스선영상** (제2~4허리뼈의 편평부위의 변형[⇒]과 전체 허리 척추뼈몸통에서는 종주하는 골량[⇒]이 눈에 띈다).

그림 6-121 **MD법** (중수골(손허리뼈) 골밀도(ΣGS/D)는 1.64이다).

그림 6-122 **DEXA법** (허리뼈 정면 골(염)량(L1~L4)은 0.394 g/cm^3이다).

◆ 영상소견 ◆

허리뼈 엑스선영상 : 허리뼈 정면상에서 제12등뼈에 압박골절이 보인다(그림 6-119).
허리뼈 측면상에서 제2~4허리뼈의 편평화가 보이고 허리뼈척추뼈몸통(추체)에서는 횡주하는 골량이 감소하기 때문에 종주하는 골량이 눈에 띈다(그림 6-120).

골염측량 : MD법(microdensitometry)에서는 중수골 골밀도(ΣGS/D)는 1.64이었다(정상치 2.074) (그림 6-121).
DEXA법(dual energy X-ray absorptionmetry)에서 골밀도는 (L1~L4) 0.394 g/cm^3 이었다(정상치, 0.75 g/cm^3) (그림 6-122).

◆ 진단 및 경과 ◆

영상소견에서 제12등뼈의 압박골절이 있어 입원하였고 골다공증으로 진단되었다. 현재 외래 통원 중으로 칼슘제제를 보급하며 결과 관찰 중이다.

◆ 영상관찰 및 특징 ◆

골다공증은 뼈에 포함된(단위체적 같은) 골조직의 양이 전신적으로 정상범위를 넘어서 감소한 상태로 단순한 골조직의 전신적 감소 뿐만 아니라 그 결과 발생하는 골절 또는 아골절성이라는 임상적인 특징이 있다. 골다공증의 발생원인은 아직 불명하지만 칼슘 결핍이 생겨 뼈의 칼슘이 부족하여 일어난다고 생각되어지고 있다. 연령별·성별 발병율은 60세 이상의 여성에 압도적으로 많이 발증하고 폐경 후의 여성호르몬의 관여가 크다. 남성에서는 80세를 넘어서면 갑자기 발병률이 높아진다. 골다공증인 경우 특유의 증상은 없고 골절의 증상과 골절의 휴유증이 골다공증의 증상이며, 뼈가 다공화해도 골절만 되지 않으면 어떤 증상도 일어나지 않는다.

골량의 감소를 검사하는 방법은 Single의 분류 등의 반정량적 평가법, MD법, Q-CT법(quantitative computed tomography), DEXA법 등의 정량적 평가법이 있다. Single 분류, MD법은 엑스선 촬영으로 평가하기 때문에 어떤 의료시설에서도 행할 수 있다는 이점이 있다. Q-CT법에서는 허리뼈의 척추뼈몸통단층면을 관심영역으로 선택하기 때문에 그 측정치는 해면골 밀도를 나타내는 이점이 있다. DEXA법은 높은 정도, 측정시간의 단축, 피폭선량의 감소라는 이점이 있지만 매년 추이를 관찰할 경우에는 새로운 척주변형의 출현에 의한 오차, 자세의 오차, 검사자간 오차가 심해질 가능성이 있어, 병례의 모니터링을 어떻게 할 것인가가 하나의 과제이다.

골다공증의 예방을 위해서는 청년기에 획득되는 과대골량을 보다 높게 할 것과 중년기 이후의 골량감소의 속도를 조금이라고 늦추는 노력이 필요하다. 골다공증의 치료에는 칼슘제제의 투여와 운동요법 등이 있다.

본 증이 의심되는 경우의 엑스선촬영에서는 측면상에서 골량이 명료하게 나타나는 것이 중요하다. 또 MD법은 정량적 평가를 위해서 시설 간에 촬영조건을 통일할 필요가 있다.

본 증례는 허리뼈정면·측면상에서 제13등뼈에 압박골절이 보이고 측면상에서 횡주하는 골량의 감소를 인정했기 때문에 골다공증에 의한 골절이 의심되었다. 그 후 시행된 골염정량법에서 골다공증으로 진단되었다.

3) 요추 전후, 후전사방향 촬영 (lumbar vertebrae AP, PA oblique projection) RPO, LPO, RAO, LAO 자세

촬영목적 : 허리뼈의 RPO, LPO, RAO, LAO 자세에서의 돌기사이관절(추간관절 zygapophyseal joint) 결손 등의 병변 유무를 관찰한다.

촬영자세 : 환자는 반쯤 엎드린자세 또는 반쯤 누운자세나 선자세로 한다. 환자의 머리를 베개로 받친다. 척주의 장축을 IR면 중심선에 일치시키고 셋째 허리뼈가 중앙이 되도록 한다. 환자는 바른 측면자세에서 정중 이마면(정중 관상면)을 앞쪽 또는 뒤쪽으로 45°로 돌려 IR면에 대하여 정중 이마면이 45°가 되게 한다.

앞쪽으로 돌릴 때는 IR면 쪽 팔은 등 뒤에 놓고 반대쪽 팔과 무릎을 구부려 편안한 자세가 되게 지지한다(RAO, LAO).

뒤쪽으로 돌릴 때는 양팔을 허리뼈와 겹치지 않고 편안한 자세가 되도록 내려 놓는다. 들려진 쪽의 어깨, 엉덩이와 무릎을 방사선 투과성 물질인 고정용구로 받쳐 사방향 자세가 유지되게 지지하고 무릎을 구부린다(RPO, LPO). 각도기를 이용하여 몸의 돌림정도를 확인한다.

자세를 고정하여 촬영하는 동안 호흡은 날숨(호기) 후 멈춘 상태에서 엑스선 조사를 한다. 생식선 보호를 위해 골반위에 납 앞치마를 올려놓는다.

중 심 선 : 셋째 허리뼈를 향해 IR면에 대해 수직으로 입사한다.

촬영 point : 허리뼈의 돌기사이관절, 척추뼈고리(추궁근)가 선명하게 나타나야 한다. RPO, LPO 자세에서는 IR면에서 가까운쪽 돌기사이관절이 잘 나타난다. RAO, LAO 자세에서는 IR면에서 먼쪽 돌기사이관절이 잘 나타난다.

※ 가로돌기(횡돌기), 위아래관절돌기(상하관절돌기), 척추뼈고리(추궁근) 및 가시돌기(극돌기)로 이루어진 강아지 형태를 한 Scotty dog sign이 나타나며 개의 몸에 해당하는 부위가 척추뼈고리의 잘록부분(협부)이 된다. 척추분리증에서는 이 잘록부분에 열극이 나타난다. 이 Scotty dog sign은 양쪽을 비교, 관찰하는 것이 원칙이기 때문에 반드시 양쪽 사방향의 촬영이 필요하다.

이 촬영은 정면, 측면 촬영에 이어서 실시되는 일이 많다. 그리고 반쯤 엎드린 상태에서의 사방향 촬영의 자세변환은 환자에 고통을 주기 쉽다. 반쯤 바로누운자세가 곤란한 환자는 선자세 또는 앉은자세로 하지만 선자세에서는 안정된 자세가 어렵기 때문에 앉은자세로 촬영할 때 회전의자 등을 이용하면 환자의 고통을 덜어 줄 수 있다.

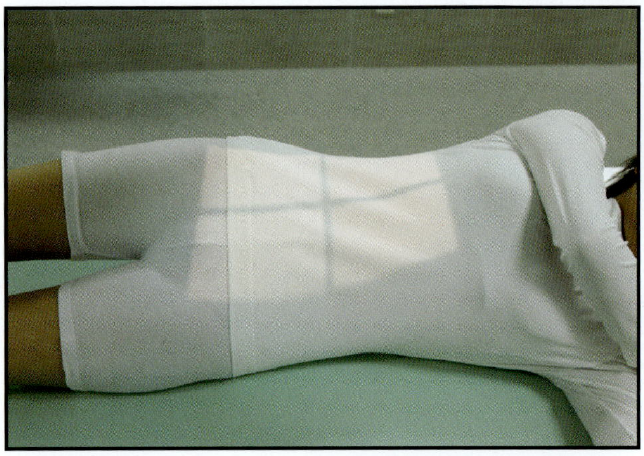

그림 6-123 요추 전후사방향 촬영자세(LPO)

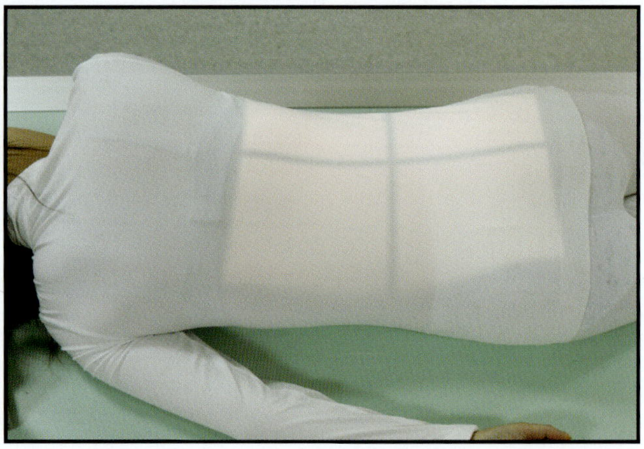

그림 6-124 요추 후전사방향 촬영자세(LAO)

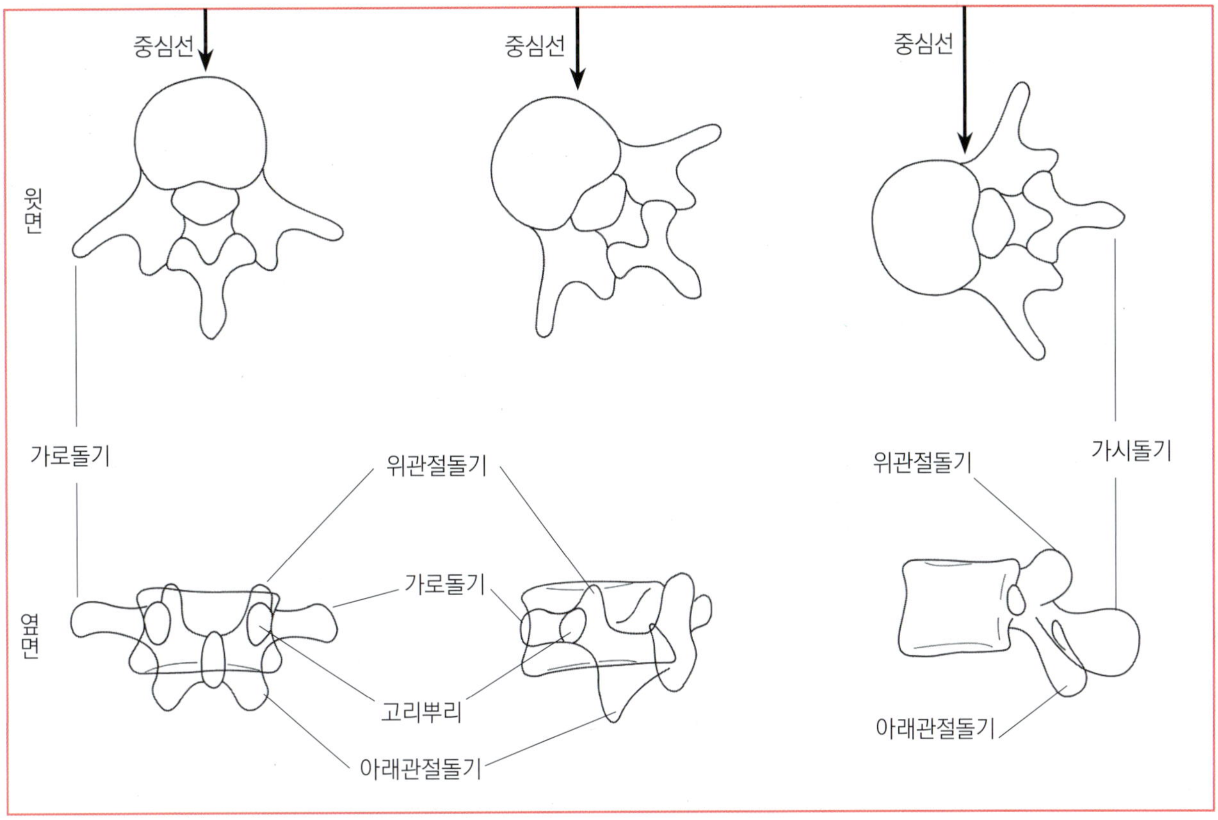

그림 6-125 **허리뼈해부도**

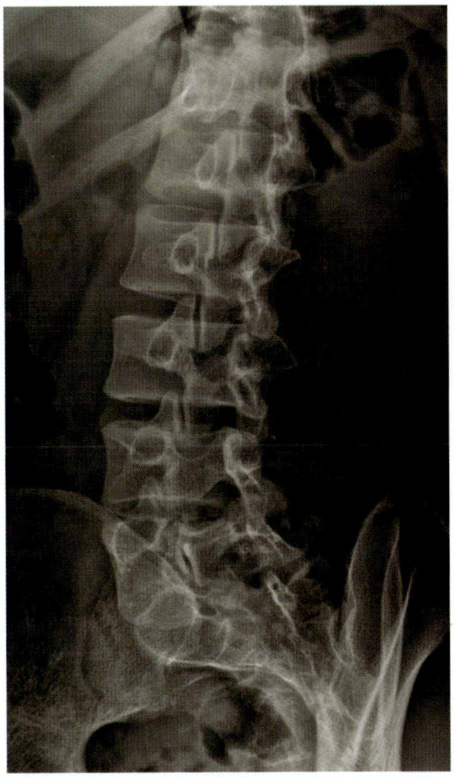

그림 6-126 **요추 사방향 엑스선영상(RPO)**

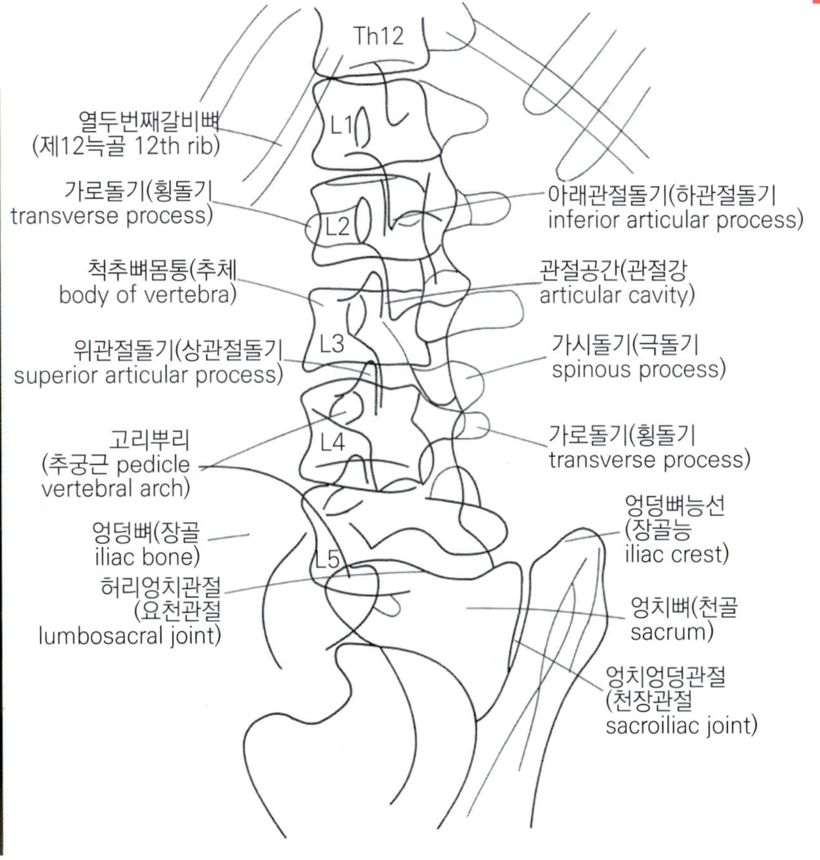

그림 6-127 **요추 사방향 엑스선영상해부도**

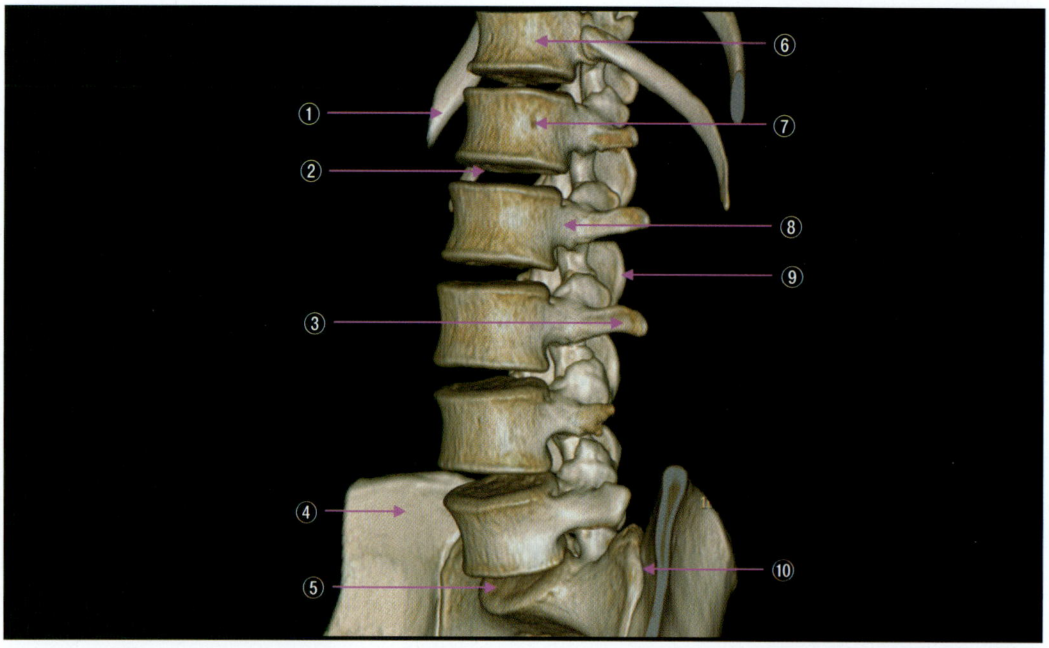

그림 6-128 **요추 후전방향 자세(lumbar vertebrae oblique position) 3D 영상**

① 제12 갈비뼈(12th rib)
② 척추사이공간(intervertebral disk space)
③ 제3 허리뼈 가로돌기(transverse process of L3)
④ 엉덩뼈(iliac bone)
⑤ 허리엉치관절(lumbosacral joint)
⑥ 제12 등뼈몸통(12th thoracic vertebral body)
⑦ 제1 허리뼈몸통(1st lumbar vertebral body)
⑧ 제2 허리뼈 고리뿌리(pedicle of L2)
⑨ 제2 허리뼈 가시돌기(spinous process of L2)
⑩ 엉치엉덩관절(sacroiliac joint)

병리학 예 15. 허리뼈척추분리증 (spondylolysis of lumbar spine)

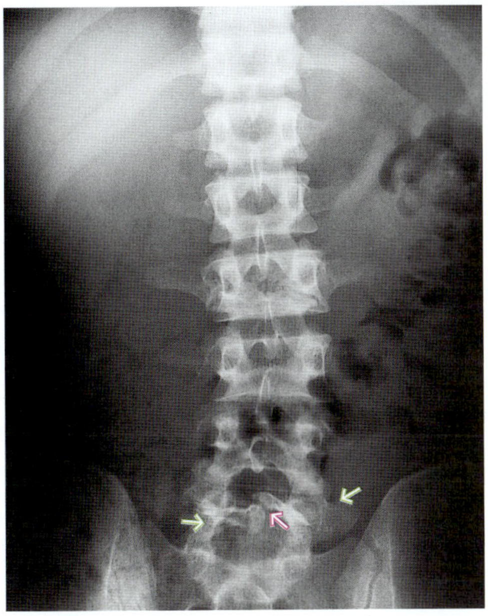

그림 6-129

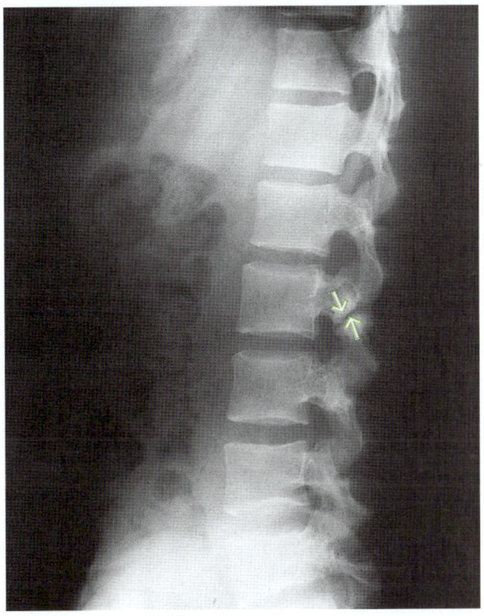

그림 6-130

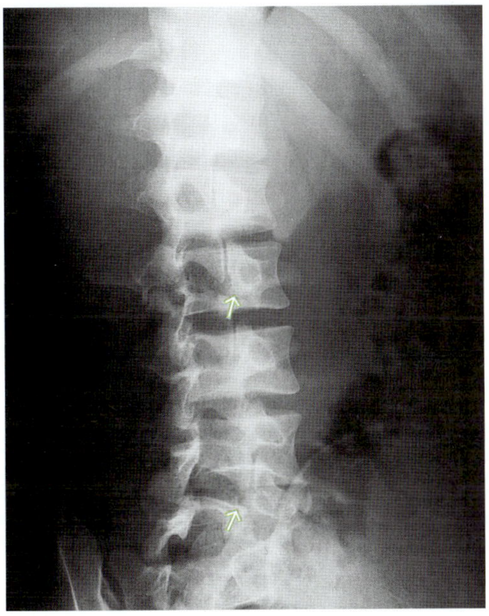

그림 6-131

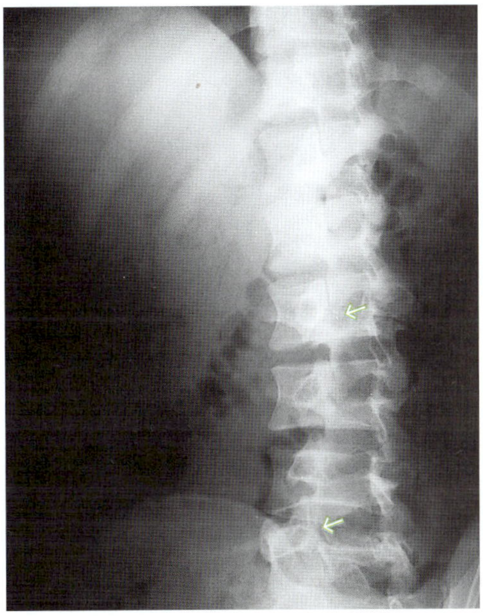

그림 6-132

그림 6-129 **요추 정면상엑스선영상** (제1엉치뼈의 허리변화[⇒], 이분척추[⇒]가 가쪽에서 보인다).

그림 6-130 **요추 측방향엑스선영상** (제3허리뼈의 분리 및 분리단의 경화상[⇒]이 보인다).

그림 6-131 **요추 RAO 자세 엑스선영상** (허리뼈 및 제1엉치뼈의 분리[⇒]가 있다).

그림 6-132 **요추 LAO 자세 엑스선영상** (허리뼈 및 제1엉치뼈의 분리[⇒]가 있다).

◆ 진단 및 경과 ◆

척추분리증으로 진단, 증상이 호전되어 통원치료로 재활훈련을 처방받았다.

◆ 촬영 및 진단 방법 ◆

Lumbar spine AP와 lateral, both oblique, CT촬영, MR촬영 등

◆ 영상관찰 및 특징 ◆

허리뼈 정면상에서 척주옆굽음증(측만) 및 제1엉치뼈의 이분척추가 보인다. 허리측면영상에서 제3허리뼈의 분리단에서 경화현상이 보인다.

허리뼈 사방향 촬영상에서 제3허리뼈 및 제1엉치뼈의 분리가 있고 제1엉치뼈의 허리뼈화(lumbarization)가 4방향의 엑스선영상에서 모두 보인다.

척추분리증은 20대 후반 이후 남성에게 발생하는 일이 많고 허리통증을 주로 호소하며 신경증상을 유발하지 않는다.

분리증의 원인으로 선천성인 경우도 있지만 피로골절(fatigue fracture)이 가장 유력하다. 선자세로 심하게 활동하는 발육기에 가해지는 관절돌기간의 만성외상이 원인으로 생각되어지고 있다. 그 때문에 스포츠선수들에게 자주 유발한다.

병리학 예 16. 허리뼈 척추분리성 전위증 (spondylolytic spondylolisthesis of lumbar spine)

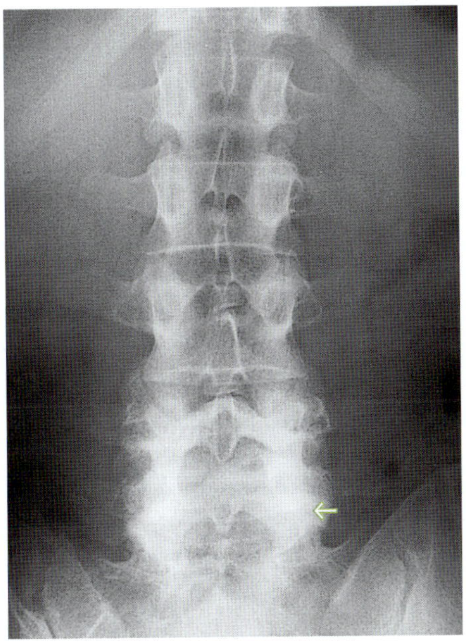

그림 6-133

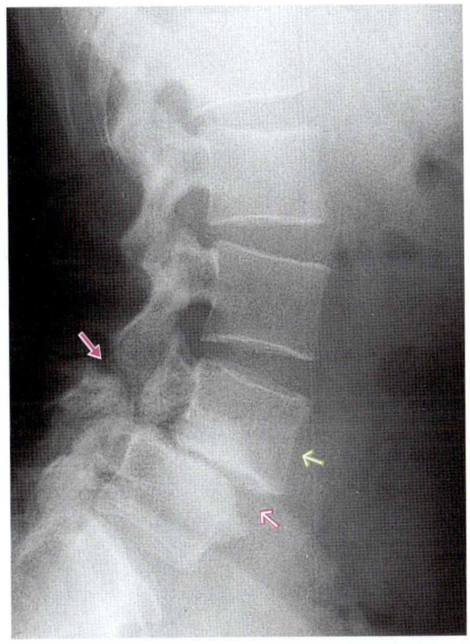

그림 6-134

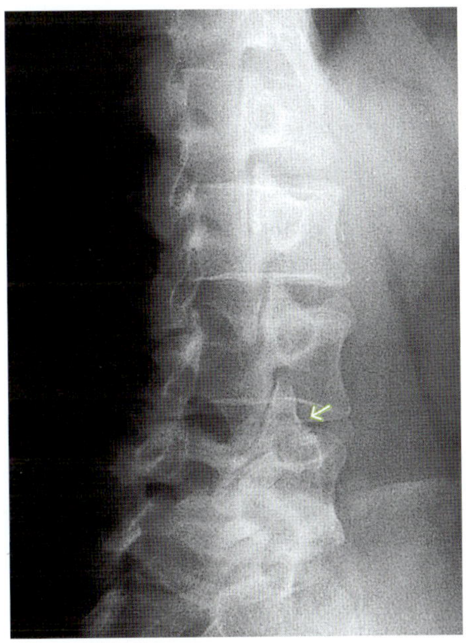

그림 6-135

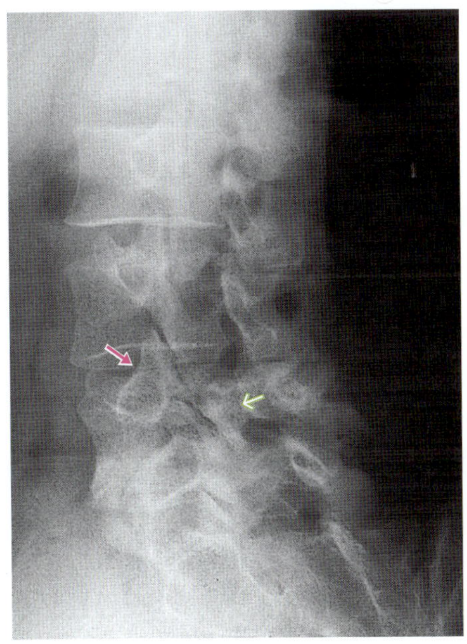

그림 6-136

그림 6-133 **요추 정면엑스선영상** (제4허리뼈 아래모서리와 제5허리뼈 위모서리의 뼈경화증(osteosclerosis)이 있다).

그림 6-134 **요추 측방향엑스선영상** (제4허리뼈의 전방[⇨]으로 이동과 제4,5허리뼈 척추사이의 협소화[⇨]가 보인다. 제4허리뼈 척추뼈고리의 골절[→]이 있다).

그림 6-135 **요추 LPO자세 엑스선영상** (제4허리뼈의 dog's sign[⇨]이 무너져있다).

그림 6-136 **요추 RPO자세 엑스선영상** (제4허리뼈의 dog's sign[⇨]이 무너져있다. 제4허리뼈 척추뼈고리골절 [→]이 보인다).

◆ 진단 및 경과 ◆

엑스선 영상소견에서 척추분리성 전위증이 진단되어 보존적 치료 후 경과관찰하였다.

◆ 촬영 및 진단 방법 ◆

Lumbar spine AP와 lateral, both oblique, CT촬영, MR촬영 등

◆ 영상관찰 및 특징 ◆

허리뼈 정면상에서 제4허리뼈 아래모서리, 제5허리뼈 위모서리의 뼈경화증이 보인다. 허리뼈 측면상에서 제4허리뼈의 전방으로의 이동과 제4, 5허리뼈 척추뼈몸통간의 협착이 관찰되며 제4허리 척추뼈고리(추궁)의 골절이 있다. 허리뼈 양쪽사방향 촬영상에서 dog's sign이 무너져있는 것이 관찰되며 LPO 자세에서 제4허리뼈 척추뼈고리 골절이 있다.

척추분리증이라는 것은 척추가 위관절돌기와 아래관절돌기 사이의 척추뼈고리에서 분리하고 전방에 척추뼈몸통, 위관절돌기, 가로돌기, 척추뼈고리근, 후방에 척추뼈고리 가시돌기, 아래관절돌기가 2개로 나누어진 상태를 말한다. 특히 허리뼈 아래부위와 제5허리뼈에 호발한다.

증상은 척추분리를 전제로 해서 일어나는 질환이며 분리부를 경계로 해서 앞쪽이 뒤쪽보다 앞으로 이동한 상태를 말하고 분리척추뼈몸통은 그 아래쪽의 척추뼈몸통보다 앞으로 이동한 상태가 된다.

4) 요천관절 전후방향 촬영 (lumbosacral joint AP axial projection)

촬영목적 : 허리엉치관절공간(요천관절강 LS joint space)과 엉치엉덩관절(천장관절 SI joint) 등의 병변 유무를 관찰한다.

촬영자세 : 환자는 바로누운자세나 엎드린자세로 한다. 바로누운자세로 촬영하려면 골반을 바르게 하고 다리를 쭉 펴게 한다. 정중시상면을 IR면의 중심선과 일치되게 한 다음 허리엉치관절은 중앙에 놓이도록 조정한다. 팔은 몸 옆에 놓거나, 양쪽 팔꿈치를 구부려 손을 가슴 위에 놓는다. 자세를 고정하여 촬영하는 동안 호흡은 날숨(호기) 후 멈춘 상태에서 엑스선 조사를 한다. 조사면은 최소범위로 축소하고, 관심부위가 가려지지 않도록 생식선을 차폐한다.

중 심 선 : 양쪽 위앞엉덩뼈가시(상전장골극 ASIS) 중앙을 향해 머리쪽으로 남성인 경우는 30°, 여성인 경우는 35°로 입사한다. 엎드린 자세에서는 허리엉치관절을 향해 발쪽으로 35°로 입사한다.

촬영 point : 허리엉치관절이 선명하게 나타나야 한다. 엉치엉덩관절이 잘 보이도록 촬영되어야 한다.

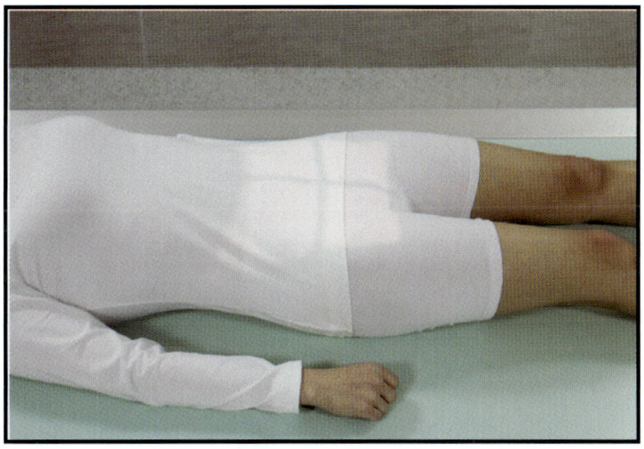

그림 6-137 요천관절 전후방향 촬영자세

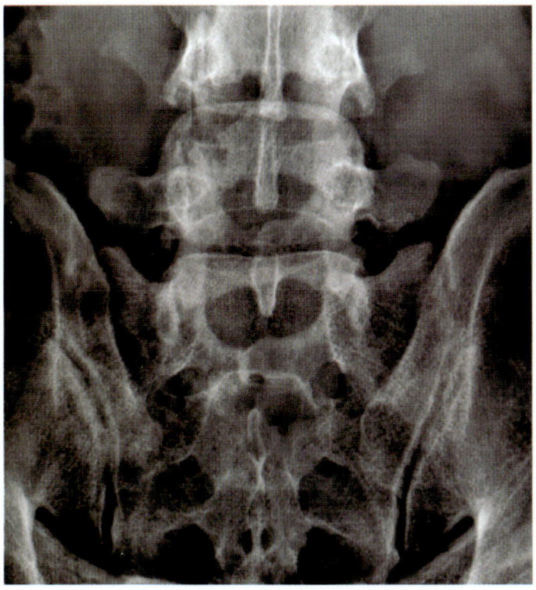

그림 6-138 요천관절 전후방향 엑스선영상(남)

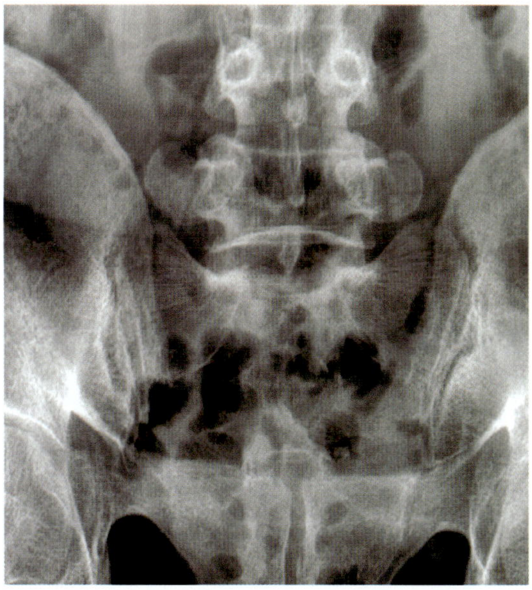

그림 6-139 요천관절 전후방향 엑스선영상(여)

6

5) 요천관절 측방향 촬영 (lumbosacral joint lateral projection)

촬영목적 : 허리엉치관절(요천관절강 LS joint space) 등의 병변 유무를 관찰한다.

촬영자세 : 환자는 옆으로 누운자세로 한다. 환자는 옆으로 누운자세로 하여 머리를 베개로 받친다. 허리 밑에 방사선 투과성 물질인 고정용구를 놓아 자세를 지지하고 팔은 몸통 앞에 편하게 놓는다. IR면에 척추의 장축이 평행되게 한 다음 정중 이마면(정중 관상면)에서 뒤쪽 약 4 cm의 이마선을 IR 중심선에 일치시킨다. 엉덩뼈능선(장골능)에서 아래쪽으로 4 cm 지점이 중앙이 되도록 자세를 조정한다. 양쪽 엉덩관절 쪽을 펴고 무릎을 구부려 무릎 사이에 고정용구를 놓아 골반의 회전을 방지한다.

자세를 고정하여 촬영하는 동안 호흡은 날숨(호기) 후 멈춘 상태에서 엑스선 조사를 한다. 조사면은 최소범위가 되도록 한다.

중 심 선 : 엉덩뼈능선(장골능)에서 아래쪽으로 4 cm 지점을 향해 IR면에 대해 수직으로 입사한다. 허리 밑에 방사선 투과성 물질인 고정용구를 받쳐 놓지 않았다면 중심선을 발쪽으로 5~8°로 입사한다.

촬영 point : 다섯째 허리뼈와 위쪽 엉치뼈가 나타나도록 촬영되어야 하며 허리엉치관절이 선명하게 나타나야 한다.

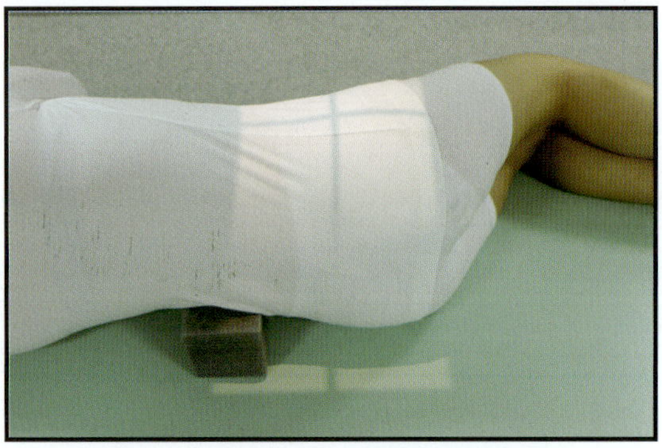

그림 6-140 요천관절 측방향 촬영자세

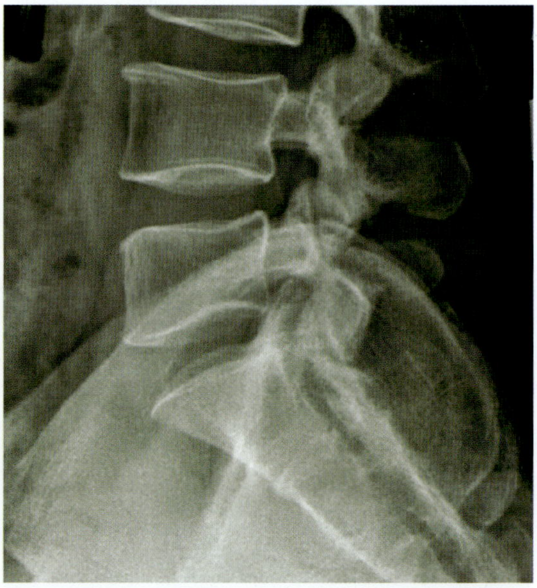

그림 6-141 요천관절 측방향 엑스선영상

5. 엉치뼈 (천골 sacrum)

1) 천골 전후방향 촬영 (sacrum AP projection)

촬영목적 : 엉치뼈, 엉치엉덩관절(천장관절 SI joint) 등 병변의 유무를 관찰한다.

촬영자세 : 환자는 바로누운자세나 엎드린자세로 한다. 바로누운자세로 촬영하려면 머리를 베개로 받친다. 골반을 바르게 하여 다리를 쭉 펴게 한 다음 무릎 밑에 고정용구를 받쳐 편안한 자세가 되도록 조정한다. 그리고 정중시상면을 IR면의 중심선과 일치 되도록 한다. 팔은 몸 옆에 놓거나 양쪽 팔꿈치를 구부려 손을 가슴 위에 놓는다. 자세를 고정하여 촬영하는 동안 호흡은 날숨(호기) 후 멈춘 상태에서 엑스선 조사를 한다. 조사면은 최소범위로 축소한다.

중 심 선 : 양쪽 위앞엉덩뼈가시(상전장골극 ASIS) 중간 지점과 두덩결합(치골결합)의 사이 중앙점을 향해 머리쪽으로 15°로 입사한다. 엎드린 자세에서는 엉치뼈 만곡부 중앙을 향해 발쪽으로 15°로 입사한다.

촬영 point : 엉치뼈바닥, 엉치관절(천골관절), 앞엉치뼈구멍(전천골공), 정중엉치뼈능선(정중천골능)이 선명하게 나타나야 한다.

※ 환자에게 검사 전 배뇨와 배변을 하도록 하면 골반 내의 분변과 가스 등에 의한 장해음영이 없는 선명한 영상을 얻을 수 있다.

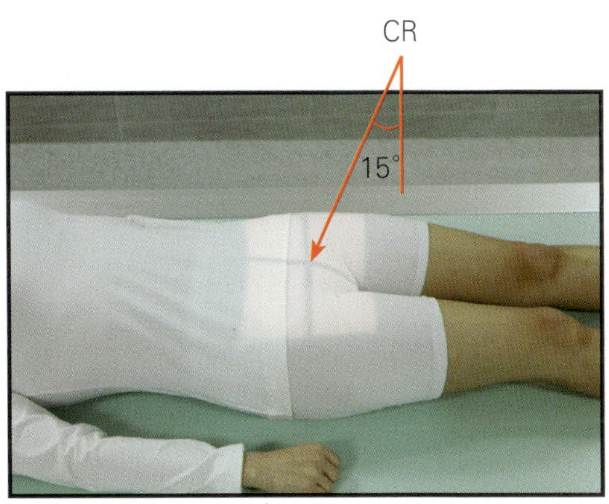

그림 6-142 천골 전후방향 촬영자세

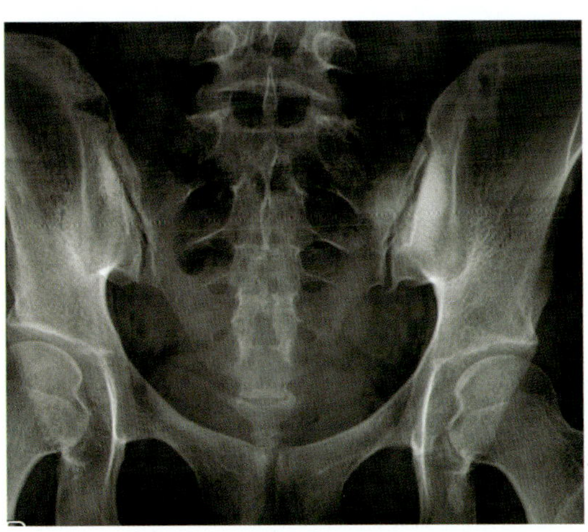

그림 6-143 천골 전후방향 엑스선영상

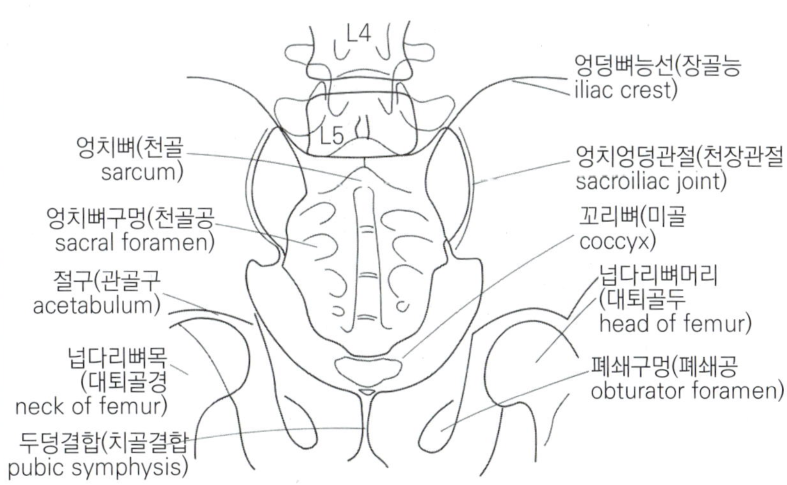

그림 6-144 천골 전후방향 엑스선영상해부도

2) 천골 측방향 촬영 (sacrum lateral projection)

촬영목적 : 엉치뼈, 허리엉치관절(요천관절 L-S joint) 등 병변의 유무를 관찰한다.

촬영자세 : 환자는 옆으로 누운자세로 한다. 환자를 옆으로 누운자세로 하여 머리를 베개로 받친다. 그리고 IR면에 엉치뼈의 장축이 평행되게 한 다음 엉치뼈 뒤 촉지점에서 앞쪽으로 5cm 지점을 중앙이 되게 한다. 엉덩관절과 무릎을 구부리고 무릎 사이에 고정용구를 놓아 골반의 회전을 방지한다.
자세를 고정하여 촬영하는 동안 호흡은 날숨(호기) 후 멈춘 상태에서 엑스선 조사를 한다. 조사면은 최소범위로 정확하게 한다.

중 심 선 : 엉치뼈 윗쪽 중앙을 향해 IR면에 대해 수직으로 입사한다.

촬영 point : 엉치뼈 전체가 적정한 농도로 선명하게 나타나야 한다. 조사면은 엉치뼈를 중심으로 가능한 좁혀서 촬영 한다. 조사면 내에 피사체가 없는 부분에서 생기는 할레이션 포그(halation fog)에 의한 대조도(contrast) 저하를 방지하기 위해 등쪽에 납판을 놓고 촬영한다.

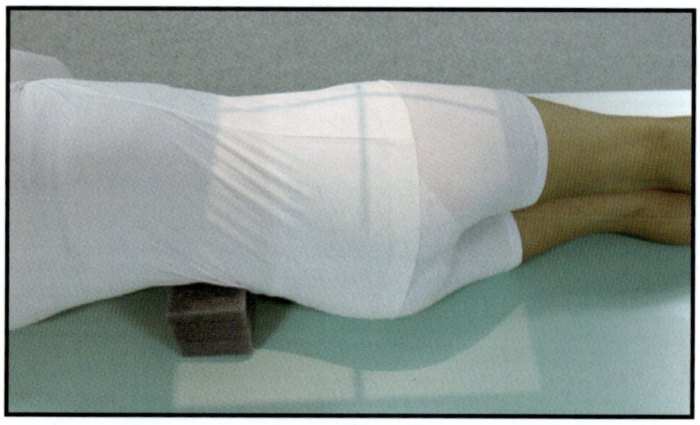

그림 6-145 천골 측방향 촬영자세

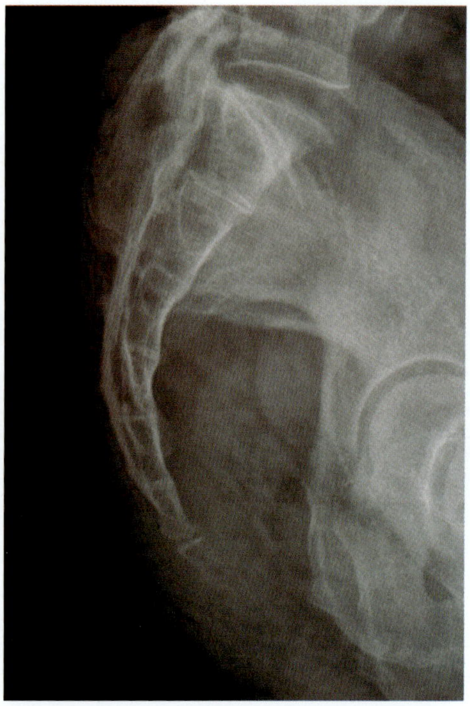

그림 6-146 천골 측방향 엑스선영상

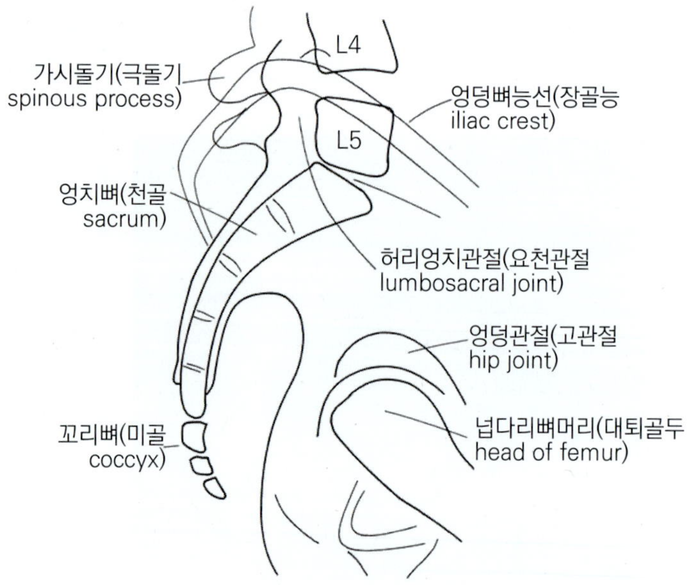

그림 6-147 천골 측방향 엑스선영상해부도

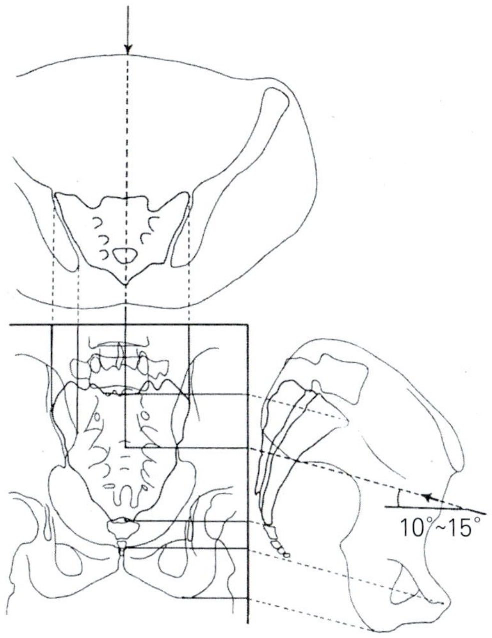

· 천골 정면 촬영상의 해부학적 관계

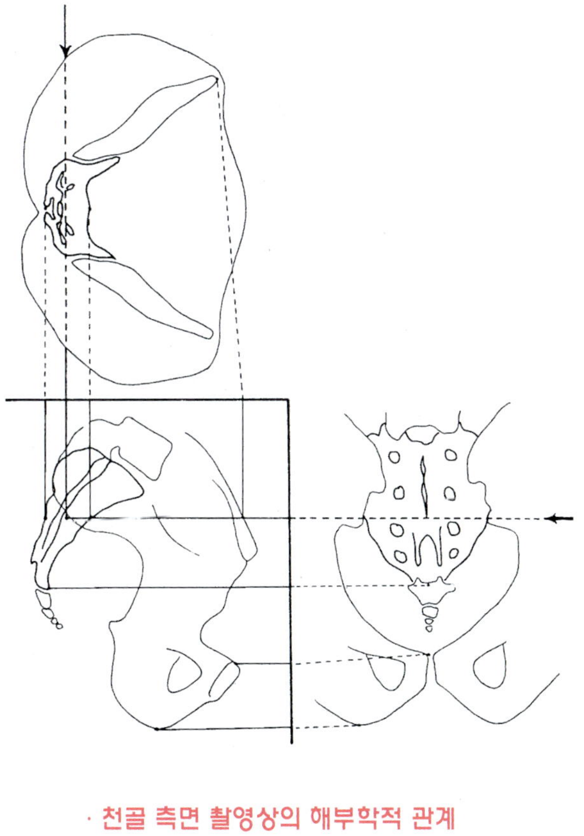

· 천골 측면 촬영상의 해부학적 관계

병리학 예 17. 엉치뼈골절 (fracture of sacrum)

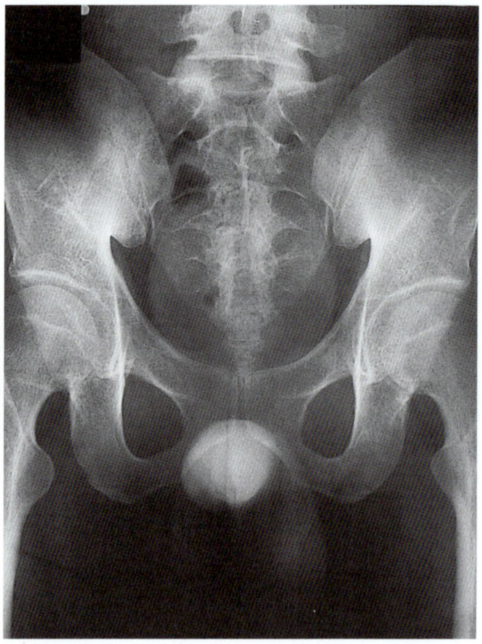

그림 6-148

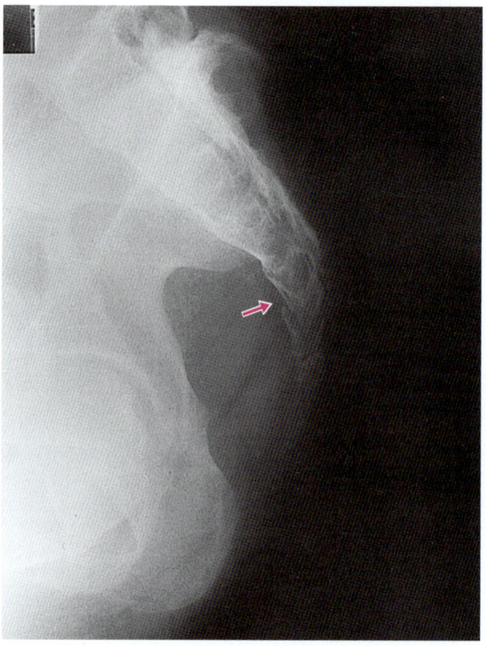

그림 6-149

그림 6-148 **엉치뼈 정면영상** (골절선은 불분명하다).
그림 6-149 **엉치뼈 측면영상** (엉치뼈에 골절[→]이 보인다).

◆ 진단 및 경과 ◆

엑스선 영상소견으로 엉치뼈골절로 진단되었으며 통증에 의한 불면 때문에 진통소염제를 처방하고 경과 관찰하였다.

◆ 촬영 및 진단 방법 ◆

Sacrum AP와 lateral 등

◆ 영상관찰 및 특징 ◆

엉치뼈 정면상에서 골절선은 엉치뼈와 겹침으로 불분명하게 관찰되며 측면영상에서 골절선이 선명하게 나타났다. 엉치뼈는 성인이 되면서 엉치뼈 5개가 융합된 것을 알 수 있다. 엉덩뼈와 엉치엉덩관절이 있고 엉치뼈 말단, 엉치뼈끝에 꼬리뼈가 연결된다.

엉치뼈의 윗면은 제5허리뼈로 이어진다. 엉치뼈골절은 뒤쪽 또는 옆에서 강한 외력을 받아 일어나는 경우가 많고 그 중에서도 엉덩방아를 찧을 때 일어나는 엉치뼈끝의 골절이 많다.

엑스선 정면상에서는 골절선이 장관가스상과 겹치는 일도 있어 진단이 곤란하지만 측면상에서는 가스 등에 의한 artifact가 없어 선명하게 나타낼 수 있다. 그러나 움직임에 의한 영상저하가 생기기 때문에 주의해야 한다.

6. 꼬리뼈 (미골 coccyx)

1) 미골 전후방향 촬영 (coccyx AP projection)

촬영목적 : 외상성 질환에 의한 꼬리뼈(미골)의 구조, 골절 등의 병변 유무를 관찰한다.

촬영자세 : 환자는 바로누운자세나 엎드린자세로 한다. 바로누운자세일 경우 머리를 베개로 받친다. 그리고 골반을 바르게 하여 다리를 쭉 펴게 한 다음 무릎 밑에 고정용구를 받쳐 편안한 자세가 되도록 조정한다.

또한 정중시상면을 IR면의 중심선과 일치 되도록 한다. 팔은 몸 옆에 놓거나 양쪽 팔꿈치를 구부려 손을 가슴 위에 놓는다. 자세를 고정하여 촬영하는 동안 호흡은 날숨(호기) 후 멈춘 상태에서 엑스선 조사를 한다. 조사면을 최소범위로 좁혀 촬영한다.

중 심 선 : 양쪽 위앞엉덩뼈가시(상전장골극 ASIS) 중간 지점과 두덩결합(치골결합)의 사이 중앙점을 향해 발쪽으로 10°로 입사한다. 엎드린자세에서는 꼬리뼈가 만져지는 지점(촉지점)을 향해 머리쪽으로 10°로 입사한다.

촬영 point : 꼬리뼈와 두덩뼈(치골)가 겹치지 않도록 하고 엉치뼈끝(천골첨)과 꼬리뼈의 정면상이 선명하게 나타나야 한다. 골반내의 분변, 가스 등에 의한 장애 음영상을 가능한 한 제거하기 위해 촬영 직전에 배뇨, 배변하는 것이 바람직하다.

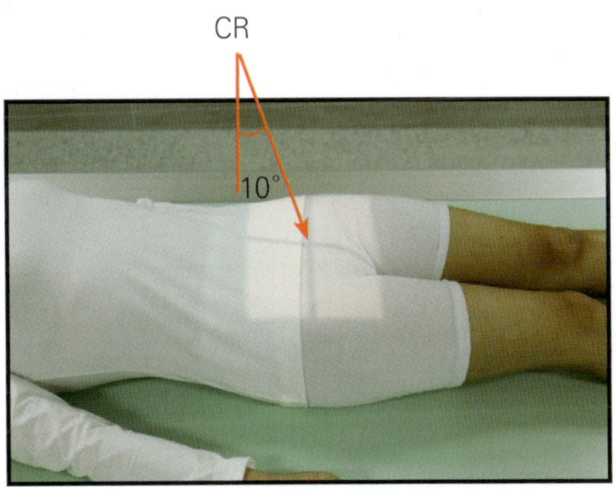

그림 6-150 미골 전후방향 촬영자세

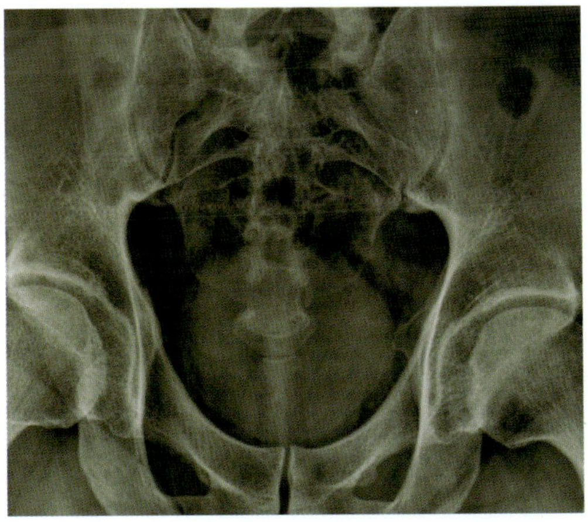

그림 6-151 미골 전후방향 엑스선영상

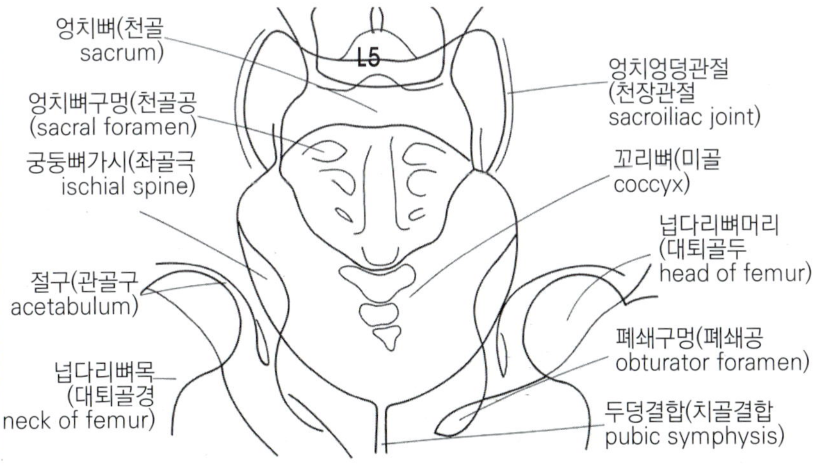

그림 6-152 미골 전후방향 엑스선영상해부도

2) 미골 측방향 촬영 (coccyx lateral projection)

촬영목적 : 외상성 질환에 의한 꼬리뼈(미골)의 구조, 골절 등의 병변 유무를 관찰한다.

촬영자세 : 환자는 옆으로 누운자세로 한다. 옆으로 누운자세일 경우 머리를 베개로 받친다. 그리고 IR면에 꼬리뼈의 장축이 평행되게 한 다음 꼬리뼈 뒤 촉지점에서 앞쪽으로 약 5 cm 지점을 중앙에 놓이게 한다. 또한 엉덩관절과 무릎을 구부리고 무릎 사이에 고정용구를 놓아 골반의 회전을 방지한다.

자세를 고정하고 촬영하는 동안 호흡은 날숨(호기) 후 멈춘 상태에서 엑스선 조사를 한다. 조사면을 최소범위로 좁혀 촬영한다.

중 심 선 : 꼬리뼈 촉지점을 향해 IR면에 대해 수직으로 입사한다.

촬영 point : 엉치뼈 관절강에서 꼬리뼈끝까지 선명하게 나타나야 한다.

※ 조사면은 꼬리뼈를 중심으로 가능한 좁혀서 촬영한다. 조사면 내에 피사체가 없는 부분에서 생기는 할레이션 포그(halation fog)에 의한 대조도(contrast) 저하를 방지하기 위해 등쪽에 납판을 놓고 촬영한다.

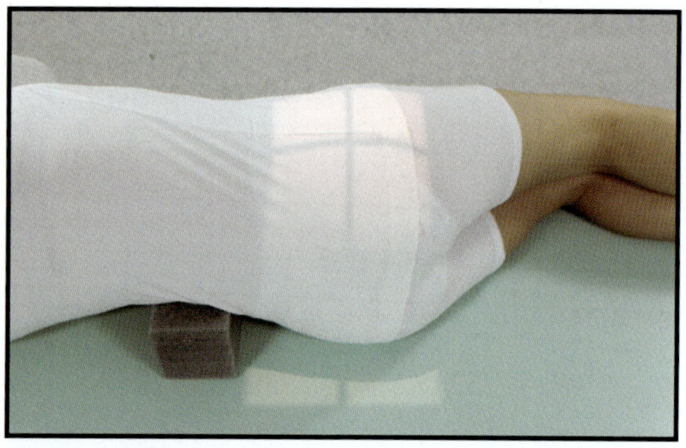

그림 6-153 미골 측방향 촬영자세

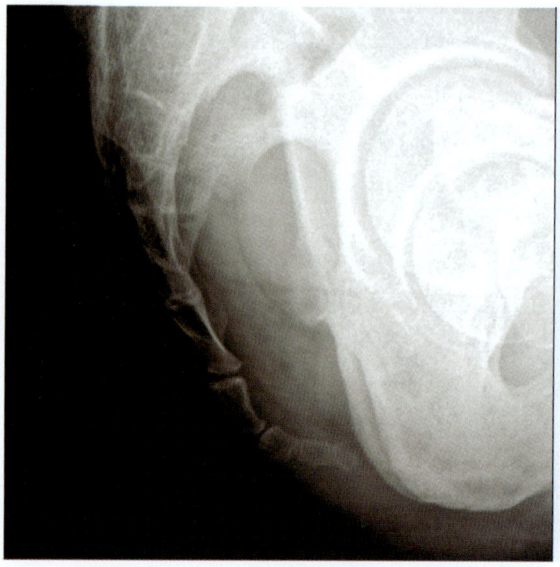

그림 6-154 미골 측방향 엑스선영상

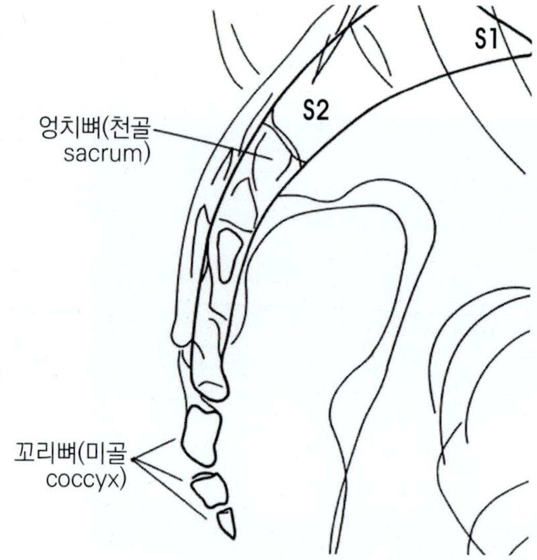

그림 6-155 미골 측방향 엑스선영상 해부도

7. 엉치엉덩관절 (천장관절 sacroiliac joint)

1) 천장관절 후전사방향 촬영 (sacroiliac joint PA oblique projection) RAO, LAO 자세

촬영목적 : 외상성 질환에 의한 골절, 탈구, 골반 불안정증 등의 병변 유무를 관찰한다.

촬영자세 : 환자는 반쯤 엎드린자세로 한다. 환자는 엎드린자세에서 검사 반대쪽을 약 25°~30° 들어 올리고, 검사쪽 팔은 등 뒤에 놓고 반대쪽 팔과 무릎을 구부려 편안한 자세가 되게 조정한다. 검사쪽 위앞엉덩뼈가시(상전장골극 ASIS)에서 2.5 cm 안쪽을 지나는 시상면을 IR면 중심선에 일치되도록 한 다음 위앞엉덩뼈가시가 중앙이 되게 조정한다. 각도기를 사용하여 회전정도를 확인한다. 자세를 고정하여 촬영하는 동안 호흡은 멈춘 상태에서 엑스선 조사를 한다. 조사면은 최소범위로 좁혀 촬영한다.

중 심 선 : 검사쪽 위앞엉덩뼈가시(상전장골극 anterior superior iliac spine, ASIS)를 향해 IR면에 수직으로 입사한다. 또는 제5허리뼈에서 약 4 cm 아래를 지나는 수평면을 향해 발쪽으로 20~25°로 입사한다.

촬영 point : RAO와 LAO 자세는 IR면에서 가까운쪽 엉치엉덩관절과 인접한 구조를 잘 볼 수 있다. 엉치뼈모서리와 엉덩뼈모서리가 분리되고 관절틈새가 선명하게 나타나야 한다. 여성에 있어서는 골반의 형태에 따라 엑스선 입사 각도를 다르게 할 경우도 있다. 이 부위의 염증성 질환으로는 엉치엉덩관절염, 결핵성 엉치엉덩관절염, 변형성 엉치엉덩관절증 등이 있다. 엉치엉덩관절염일 때 엑스선상의 특징으로는 엉치엉덩관절의 침식상, 관절열극의 확대 또는 협소화, 골경화 등이 있다. 결핵성 천장관절염의 경우는 관절모서리가 불선명하고 골파괴상, 부골음영이 보이며 관절열극의 확대를 인정하는 일이 많다. 또 변형성 엉치엉덩관절증에서는 관절열극이 좁아져 보이며 골경화로 보는 일도 많다. 이러한 염증성 질환을 촬영목적으로 할 때는 비교하기 위해 양쪽을 촬영한다.

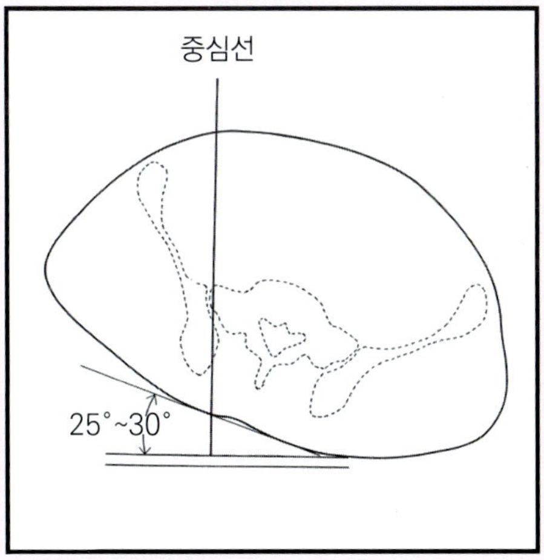

그림 6-156 천장관절 전후사방향 촬영자세 해부도

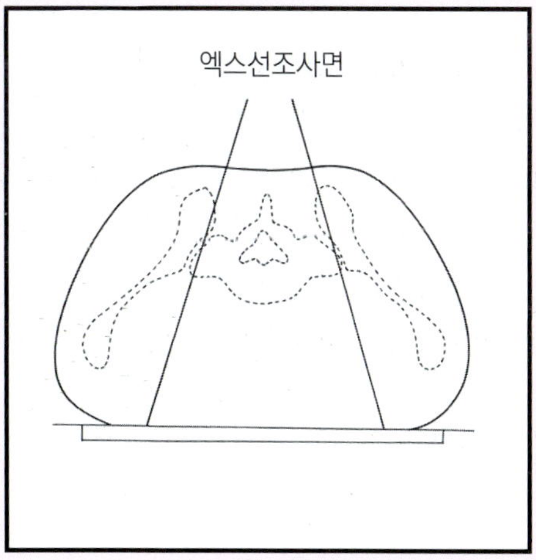

그림 6-157 천장관절 후전방향 촬영자세 해부도

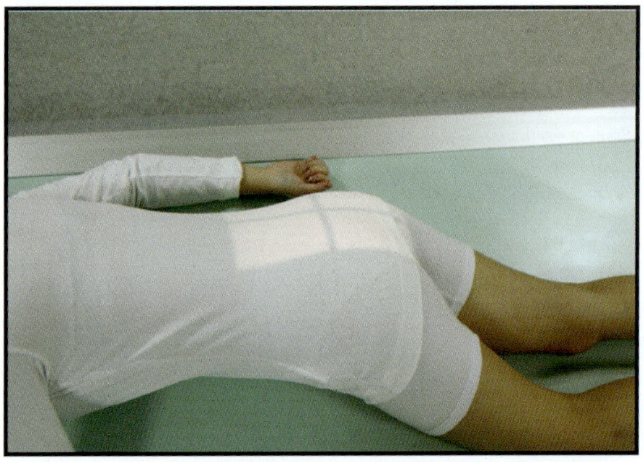

그림 6-158 천장관절 후전사방향 촬영자세(RAO)

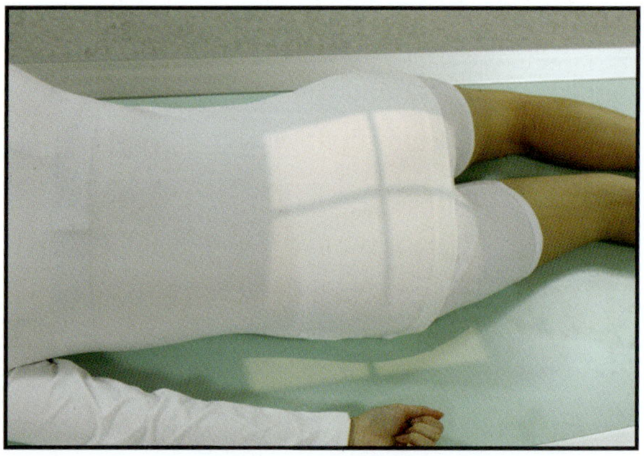

그림 6-159 천장관절 후전사방향 촬영자세(LAO)

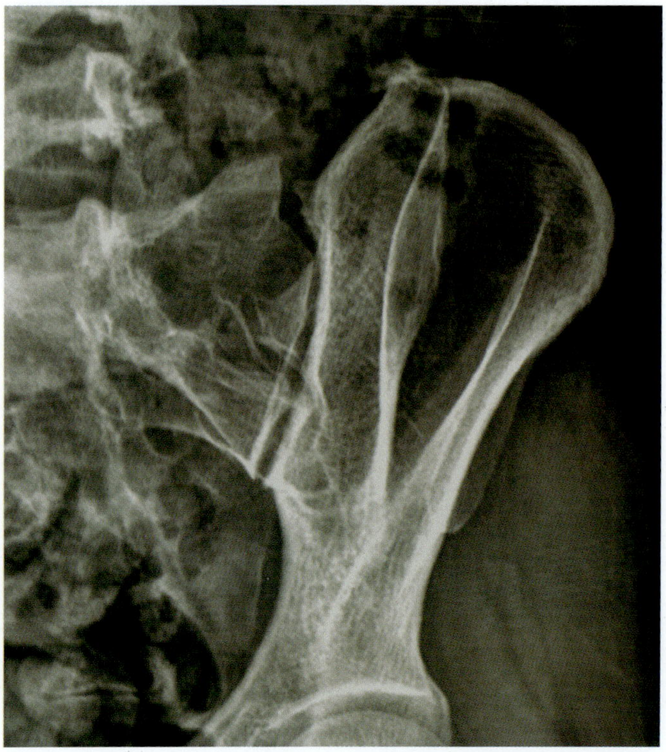

그림 6-160 천장관절 후전사방향 엑스선영상(RAO)

2) 천장관절 전후사방향 촬영 (sacroiliac joint AP oblique projection) RPO, LPO 자세

촬영목적 : 외상성 질환에 의한 골절, 탈구, 골반 불안정증 등의 병변 유무를 관찰한다.

촬영자세 : 환자는 반쯤누운자세로 한다. 환자가 누운자세에서 머리를 베개로 받친다. 검사하고자 하는 쪽을 약 25°~30° 들어 올려 어깨와 몸쪽 넙다리에 고정용구를 받쳐 고정한다. 검사쪽 위앞엉덩뼈가시(상전장골극 ASIS)에서 2.5 cm 안쪽을 지나는 시상면을 IR면의 중심선에 일치되게 한 다음 위앞엉덩뼈가시가 중앙이 되게 조정한다. 그리고 팔은 편안한 자세로 내려놓고 무릎을 약간 구부려 고정용구를 받쳐 엉덩이 높이가 되도록 한다. 각도기를 사용하여 회전정도를 확인한다. 자세를 고정하여 촬영하는 동안 호흡은 멈춘 상태에서 엑스선 조사를 한다. 조사면을 최소범위로 좁혀 촬영한다.

중 심 선 : 검사쪽 위앞엉덩뼈가시(상전장골극 anterior superior iliac spine, ASIS)를 향해 IR면에 수직으로 입사한다. 또는 위앞엉덩뼈가시 아래 4 cm 점을 향해 머리쪽으로 20~25°로 입사한다.

촬영 point : RPO와 LPO 자세는 IR면에서 먼쪽 엉치엉덩관절과 인접한 구조를 잘 볼 수 있다. 또한 엉치뼈모서리와 엉덩뼈모서리가 분리되고 관절틈새가 선명하게 나타나야 한다. 비교하기 위해 양쪽을 촬영한다.

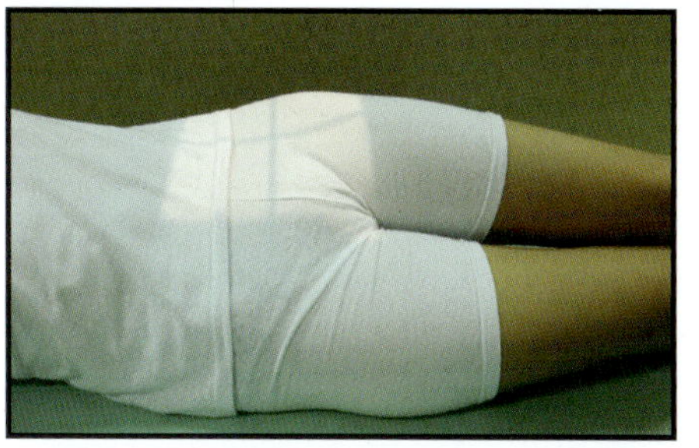

그림 6-161 천장관절 전후사방향 촬영자세(RPO)

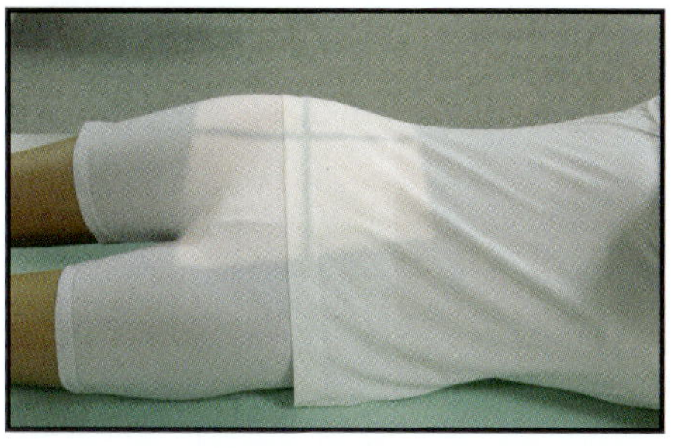

그림 6-162 천장관절 전후사방향 촬영자세(LPO)

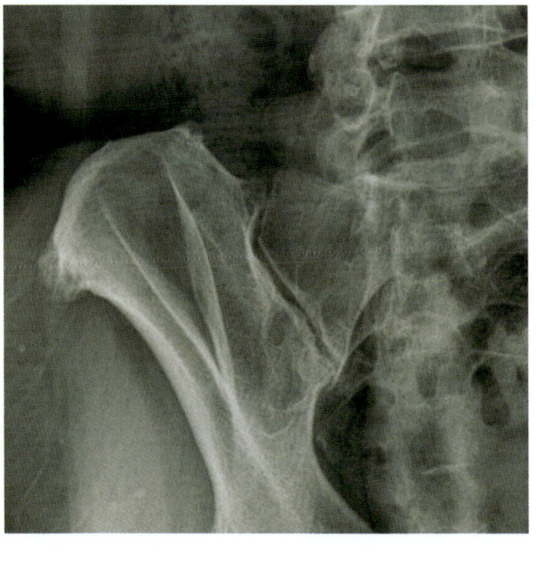

그림 6-163 천장관절 전후사방향 엑스선영상(LPO)

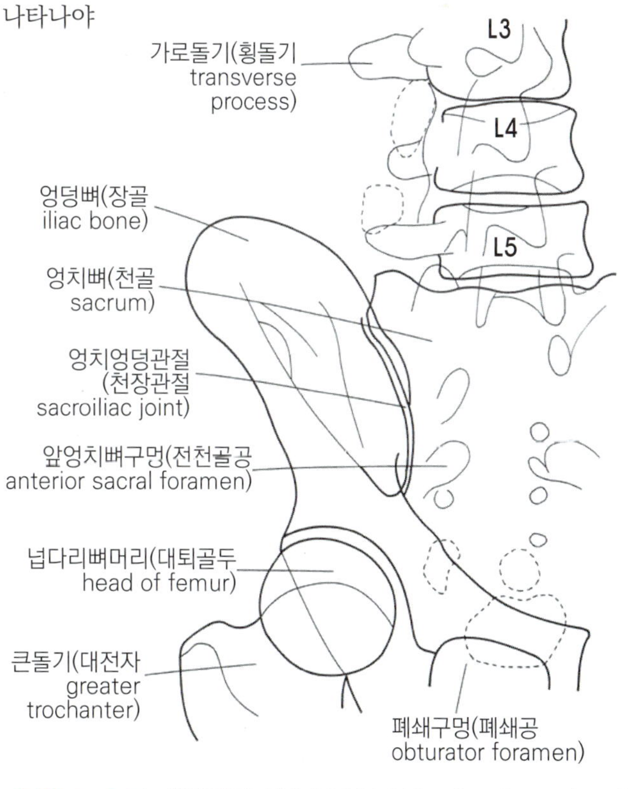

그림 6-164 천장관절 전후사방향 엑스선영상해부도(LPO)

3) 척추측만검사 (scoliosis series) Ferguson법

촬영목적 : 정면촬영의 등뼈(흉추)와 허리뼈(요추)에서 자연적인 굽이(만곡)와 교정굽이(보정만곡)을 관찰하고 기형 굽이(만곡)를 비교하기 위하여 촬영한다.

촬영자세 : 환자를 수직격자 장치 앞에 전후 또는 후전자세로 앉은 자세나 선자세로 한다. 똑바로 앉거나 또는 서게 하고 엉덩뼈능선(장골능)에서 아래쪽으로 약 2.5 cm가 포함되도록 IR면의 높이를 맞춘다. 환자의 정중시상면과 IR면 중심선을 일치시켜 척주굽이(척추만곡)를 확인한다. 팔은 양쪽에 편안히 내려놓고 가능한 한 몸통이나 골반이 회전되지 않은 바른 자세가 되어야 한다. 엑스선을 두 번 촬영하는데

첫 번째 촬영에서는 자연 상태로 앉거나 선 자세로 위치하여 척주굽이(척추만곡)를 검사한다. IR면 중앙에 정중면이 오도록 맞춰 척주굽이를 확인한다. 양쪽 팔은 복부 옆에서 자연스럽게 떼어 놓는다.

두 번째 촬영에서는 만곡의 볼록한 쪽 엉덩이나 발아래에 고정용구를 받쳐 대략 7~10 cm 정도를 들어 올려 높여 준다. Ferguson은 이 자세를 유지하기 위해서는 환자의 노력으로 발이나 엉덩이의 한쪽을 충분히 높혀야 한다고 했다. 환자는 자세를 지지하지 않아야 하고 압박대는 사용하지 않는다. 자세를 고정하여 촬영하는 동안 호흡은 멈춘 상태에서 엑스선 조사를 한다.

중 심 선 : IR면 중앙점을 향해 수평으로 입사한다.

촬영 point : IR을 사용할 경우에는 14×34″의 cassette를 사용하면 한번 촬영으로 전체를 볼 수 있고 CR, DR로 촬영할 때에는 환자는 절대로 움직이지 않은 상태에서 2회 또는 3회 촬영 후 프로그램을 이용하여 영상을 합성 한다. 생식선 차폐와 여성 환자의 경우 유방차폐는 필수적이고 관심 부위를 가리지 않게 왼쪽, 오른쪽 표시와 "Erect" 표시를 넣는다.

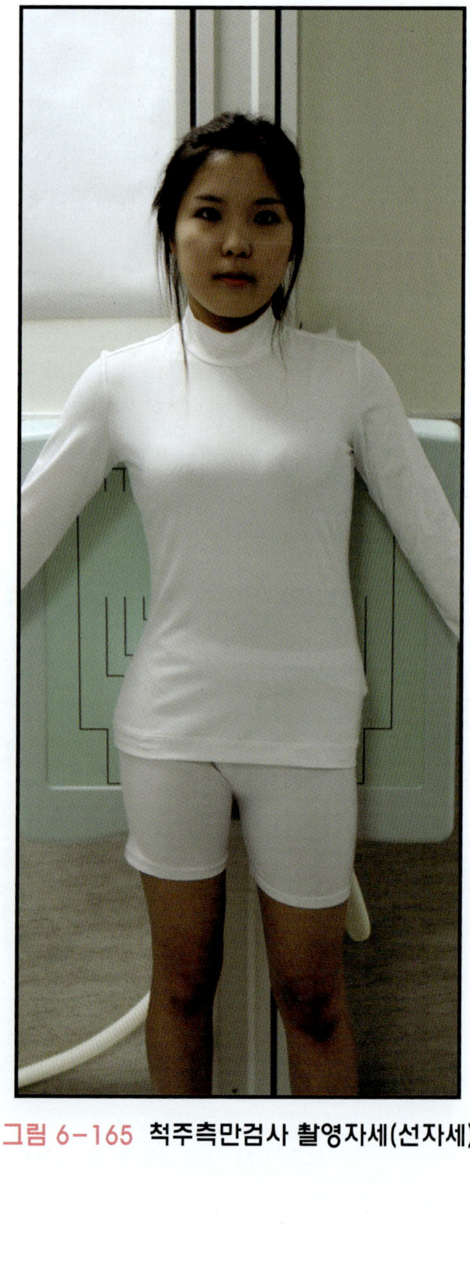

그림 6-165 척주측만검사 촬영자세(선자세)

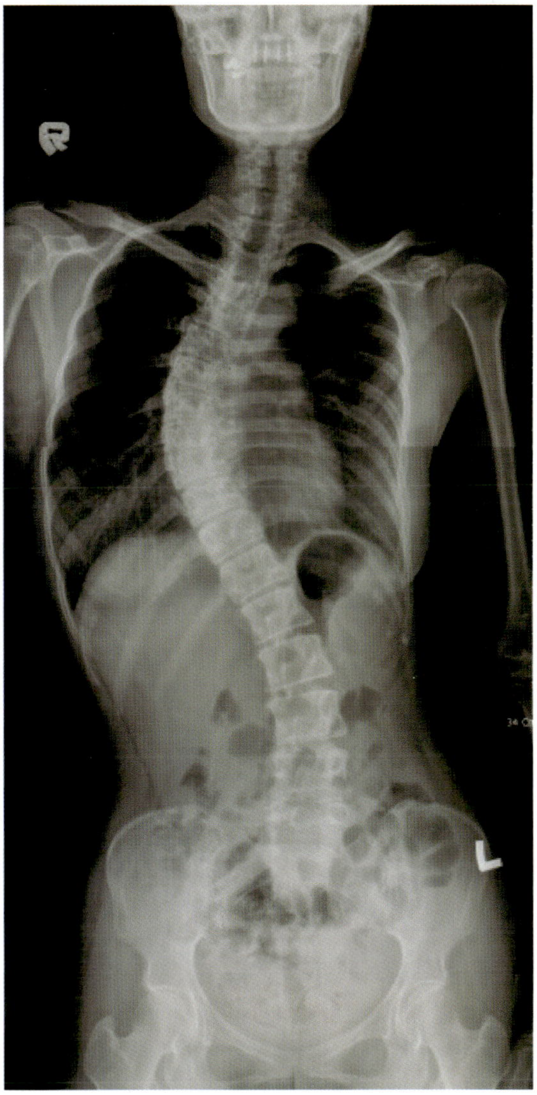

그림 6-166 척주측만검사 엑스선영상

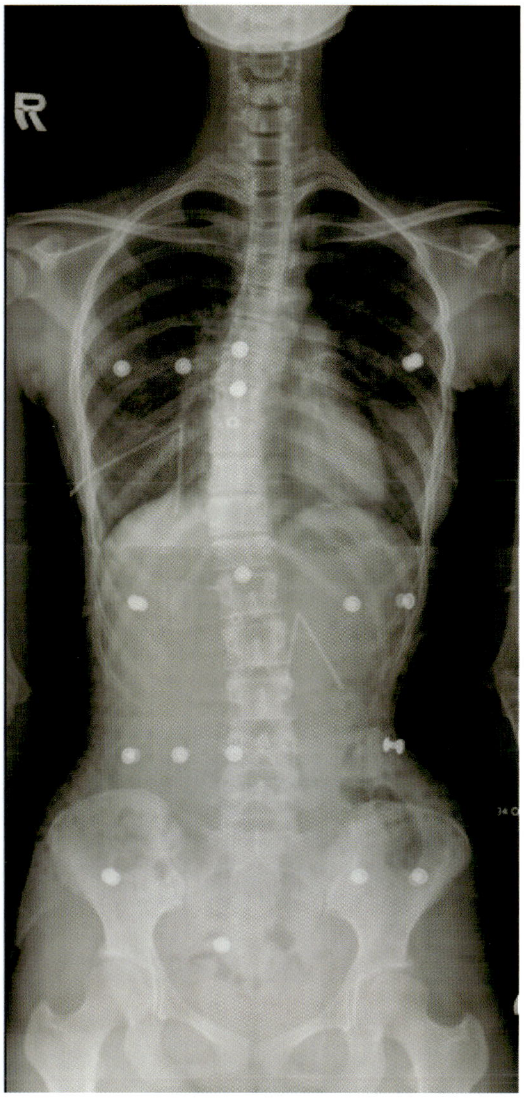

그림 6-167 척주측만검사 엑스선영상(보조기착용후)

4) 척주융합검사 (spinal fusion series) 좌우 굴곡위 전후방향 촬영 (bending AP projection)

촬영목적 : 등뼈(흉추)와 허리뼈(요추)의 전후자세촬영상을 얻어 초기 척주측만의 왼쪽과 오른쪽의 불균등한 굴곡에 의한 구조적 변화의 진단, 탈출된 척추사이원반(추간원판)의 위치, 척주의 왼쪽과 오른쪽의 기능을 관찰한다.

촬영자세 : 환자는 바로누운자세나 선자세로 한다. 바로누운자세로 촬영할 때는 정중시상면을 IR면 중앙선과 일치시키고 IR면의 아래쪽 면이 엉덩뼈능선(장골능 iliac crest) 2.5 cm 아래에 오도록 한다. 가능한 골반이 회전되지 않도록 하고 골반을 지렛점으로 하여 가능한 많이 왼쪽과 오른쪽으로 척추를 구부린다. 이때 상체와 다리를 적절히 위치하여 척주를 최대한 가쪽으로 구부린다. 몸을 왼쪽과 오른쪽으로 동일하게 강제로 구부리기 위해 몸을 구부리는 쪽 다리를 반대쪽 다리 위에 교차해서 올려놓는다. 한 손은 허리 측면에 기대어 놓고 다른 한 손은 충분히 가쪽으로 뻗어 촬영대 모서리를 잡고 구부리는 쪽의 발뒤꿈치가 촬영대의 가장자리에 놓이게 양쪽넙다리(대퇴부)를 가쪽으로 옮겨 놓는다. 자세를 고정하여 촬영하는 동안 호흡은 멈춘 상태에서 엑스선 조사를 한다.

중 심 선 : IR면의 중앙을 향해 수직으로 입사한다.

촬영 point : 골반은 회전되지 않은 상태에서 척주융합부가 영상의 중앙에 위치되어야 하고 몸쪽 등뼈와 먼쪽 허리뼈가 선명하게 나타나야 한다. 등뼈와 허리뼈는 최대한 왼쪽과 오른쪽의 바깥쪽으로 구부린 2장의 촬영상이 있어야 한다. 구부려지는 쪽의 방향표시가 정확해야 하며 진단 가치가 있는 농도를 갖춘 영상이 되어야 한다.

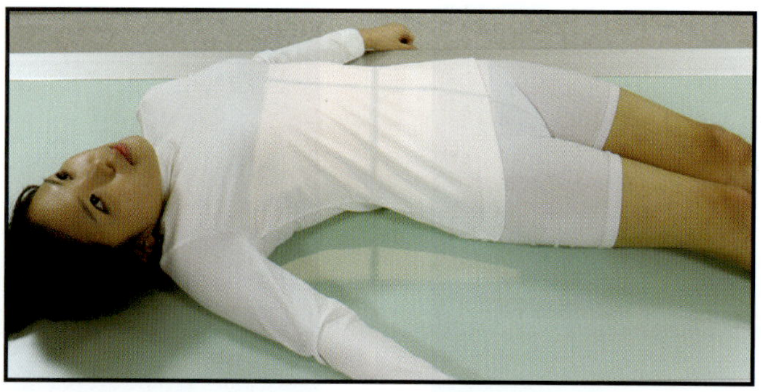

그림 6-170 척주융합검사(우측 굴곡위 전후방향 촬영자세, 누운자세)

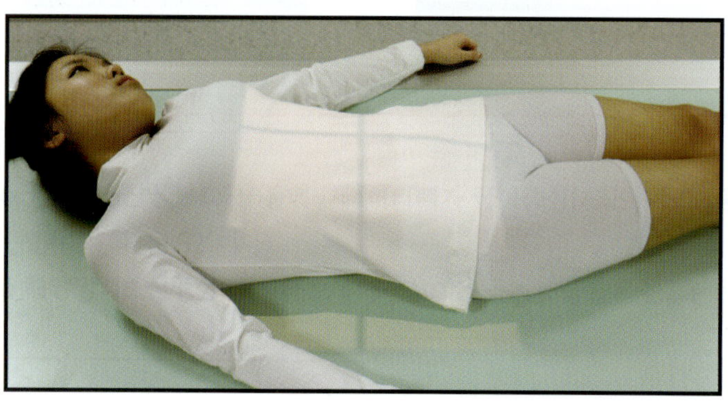

그림 6-171 척주융합검사(좌측 굴곡위 전후방향 촬영자세, 누운자세)

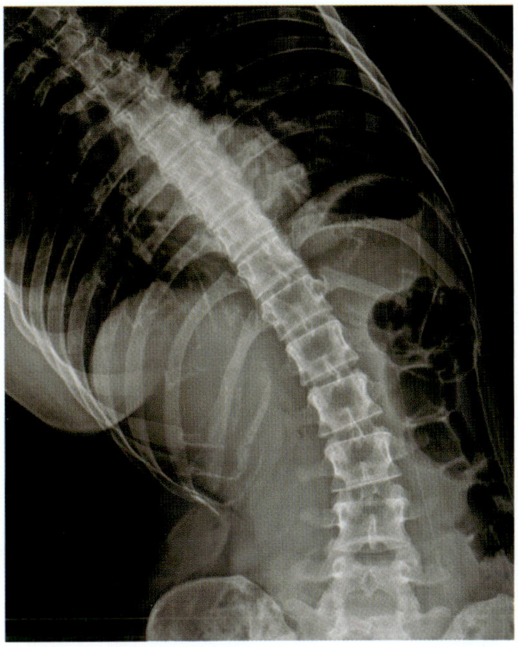

그림 6-172 우측 굴곡위 전후방향 엑스선영상

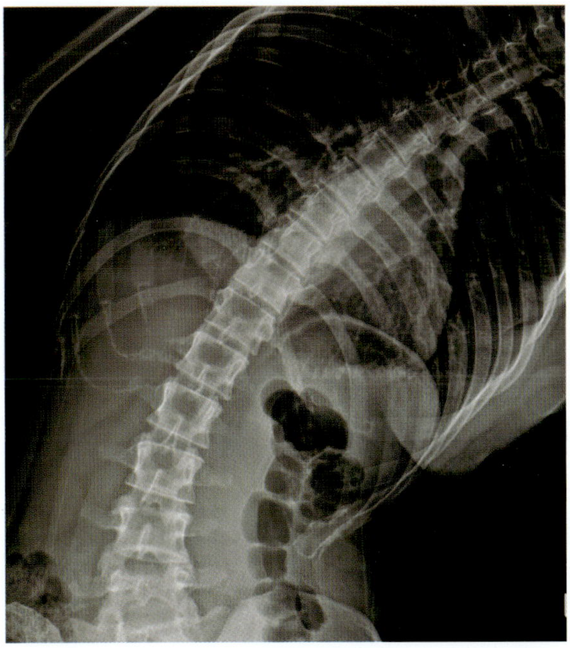

그림 6-173 좌측 굴곡위 전후방향 엑스선영상

5) 척주융합검사 (spinal fusion series) 전굴, 후굴위 측방향 촬영 (lateral projection in flexion and extension)

촬영목적 : 척주의 융합된 부위의 운동성과 탈출된 척추원반(추간판)의 위치를 관찰하기 위하여 촬영한다.

촬영자세 : 환자는 옆으로 누운자세나 선자세로 한다. 옆으로 누운자세로 촬영하기 위해서 머리를 베개로 받친다. IR면에 척주의 장축이 평행되게 한 자세에서 굽히며(전굴위) 골반을 중심으로 하여 양쪽 넙다리를 최대한 위로 끌어당기고 머리와 몸을 앞쪽으로 숙인다.

젖힘자세(후굴위)는 골반을 중심으로 하여 몸통과 넙다리를 쭉 펴고 무릎 사이에 고정용구를 놓아 골반의 회전을 방지한다. 머리와 가슴을 펴고 뒤쪽으로 하여 젖힘자세가 되도록 한다. 자세를 고정하여 촬영하는 동안 호흡은 멈춘 상태에서 엑스선 조사를 한다.

중 심 선 : 엉덩뼈능선(장골능)에서 위로 3~4 cm지점을 향해 IR면에 수직으로 입사한다.

촬영 point : 척추가 중복되어 나타났을 때에도 움직임의 정도를 나타내기에 적절한 농도이어야 한다. 환자의 움직임을 방지하기 위해 골반에 압박대를 사용하여 자세를 고정한다.

※ 굽힘(전굴 hyperflexion)자세는 정상적인 환자의 위아래허리뼈 종판은 거의 평행이 되며 전방 척추사이구멍이 찌그러지고 후방 척추사이구멍은 확대된 상태이므로 불안정해진다.

일반적으로 분리증은 전방분리증이 많고 굽힘에 의해 분리정도가 증가하며 젖힘(후굴 hyperextention)자세에 의해 감소하는 것이 일반적이다. 또한 변성분리증의 경우에는 굽힘·젖힘자세에서 분리정도가 변하지 않은 경우가 많다.

전방분리증의 예

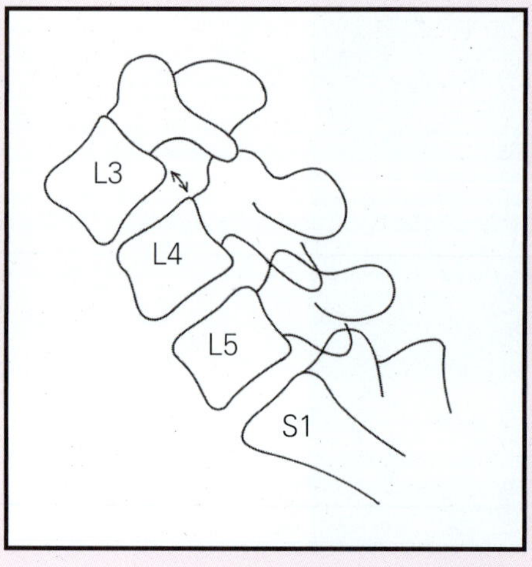

그림 6-174 요추 전굴위 엑스선영상해부도

허리뼈분리증 및 Meyerding 분류법

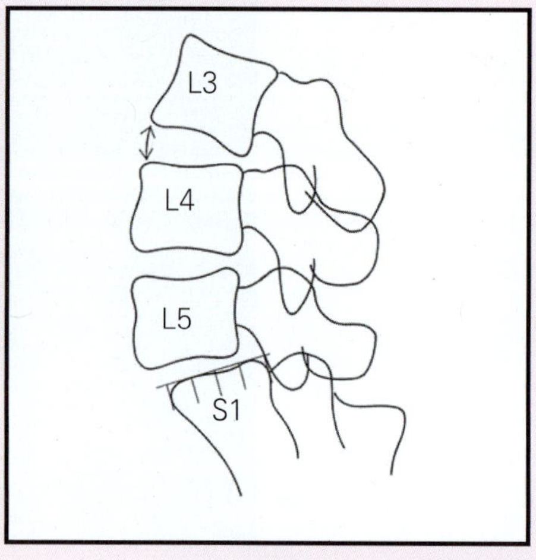

그림 6-175 요추 후굴위 엑스선영상해부도

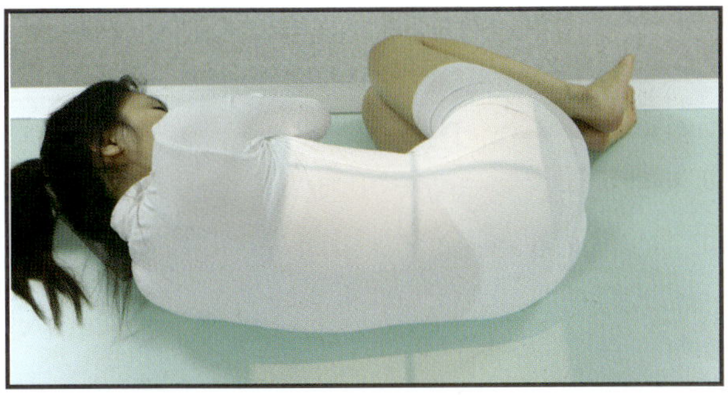

그림 6-176 척주관절 전굴위 측방향 촬영자세

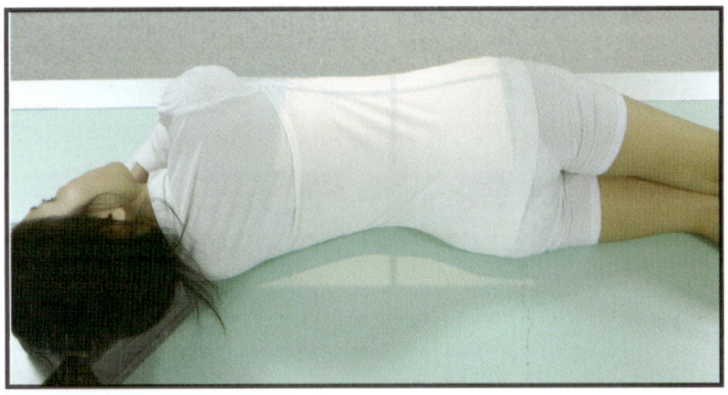

그림 6-177 척주관절 후굴위 측방향 촬영자세

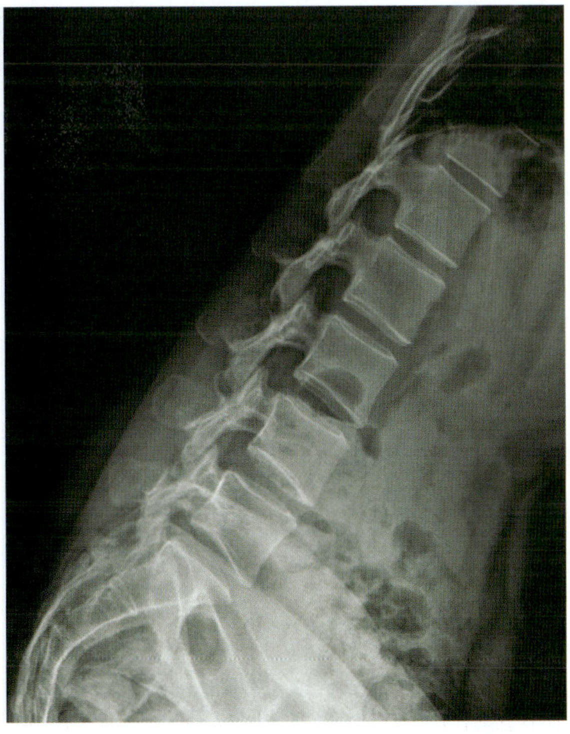

그림 6-178 척주관절 전굴위 측방향 엑스선영상
(L-spine hyperflexion)

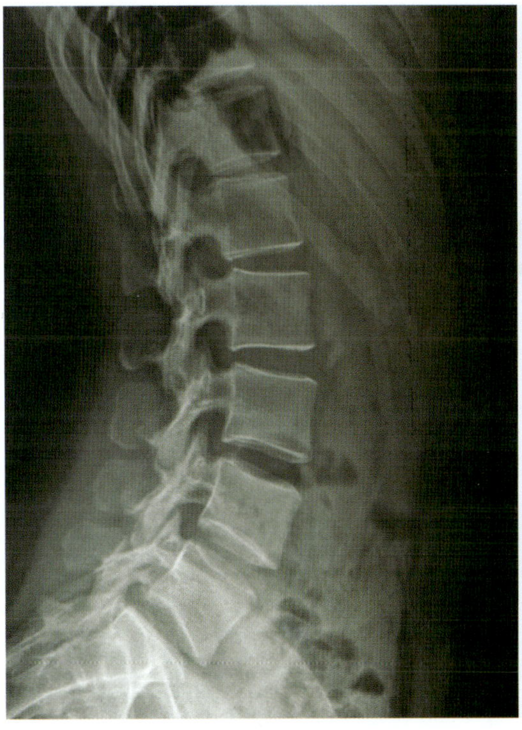

그림 6-179 척주관절 후굴위 측방향 엑스선영상
(L-spine hyperextension)

8. 골반(pelvis) 및 엉덩관절(고관절 hip joint)

1) 골반 및 고관절 전후방향 촬영 (pelvis and hip joint AP projection)

촬영목적 : 볼기뼈(관골), 엉치뼈(천골), 꼬리뼈(미골), 넙다리뼈머리, 넙다리뼈목, 큰돌기(대전자) 등 외상성 질환에 의한 골절, 탈구의 병변 유무를 관찰한다.

촬영자세 : 환자는 바로누운자세로 한다. 바로누운자세로 촬영할 때는 머리를 베개로 받친다. 정중시상면이 IR면의 중심선과 일치되게 한 다음 양쪽 위앞엉덩뼈가시(상전장골극, ASIS) 중간 지점과 두덩결합(치골결합)과 사이 중앙점을 IR면 중앙에 놓이도록 한다. 골반은 회전되지 않도록 하여 양 다리를 펴고 양 발꿈치를 중심선에서 각각 약 10~15 cm 정도 같은 간격으로 벌려 첫째 발가락이 중심축에서 서로 맞닿게 한다. 이와 같이 다리와 발을 안쪽으로 15~20° 돌리면 넙다리뼈목 장축이 IR면에 평행하게 된다. 자세를 고정하여 촬영하는 동안 호흡은 멈춘 상태에서 엑스선 조사를 한다.

중 심 선 : 양쪽 위앞엉덩뼈가시(상전장골극 ASIS) 중간 지점과 두덩결합(치골결합) 사이 중앙점을 향해 IR면에 대해 수직으로 입사한다.

촬영 point : 양쪽의 엉덩뼈(장골), 엉치엉덩관절(천장관절), 폐쇄구멍(폐쇄공), 큰돌기(대전자), 궁둥뼈(좌골) 및 두덩뼈(치골) 등은 대칭으로 나타나야 한다.

엉덩뼈능선(장골능)이 해부학적으로 과농도가 되기 쉬우므로 조사면 내에서 피사체가 없는 부분에서의 변이(variation)를 피하고 높은 대조도의 영상을 얻도록 힘쓰는 것이 바람직하다. 조사면은 엉덩뼈능선에서 궁둥뼈아래(좌골하연)를 포함하는 크기로 한다. 그리고 왼쪽, 오른쪽 표시를 한다. 넙다리뼈목의 바깥돌림(외회전 external rotation)을 방지하기 위해 발을 안쪽으로 15~20° 돌리지만, 넙다리뼈목이나 엉덩관절의 골절과 탈구가 의심되는 환자는 안쪽돌림(내회전 internal rotation)을 하지 않고 그대로 두고 촬영한다.

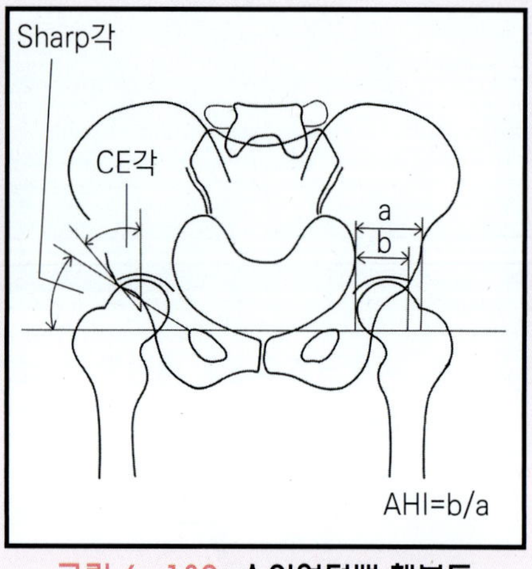

그림 6-180 소아엉덩뼈 해부도

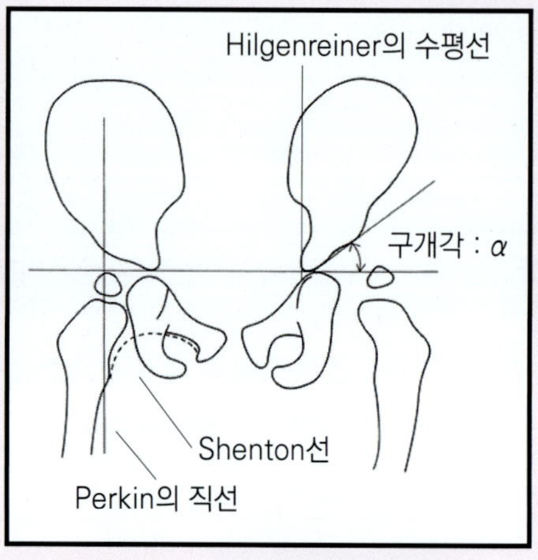

그림 6-181 소아엉덩뼈 해부도

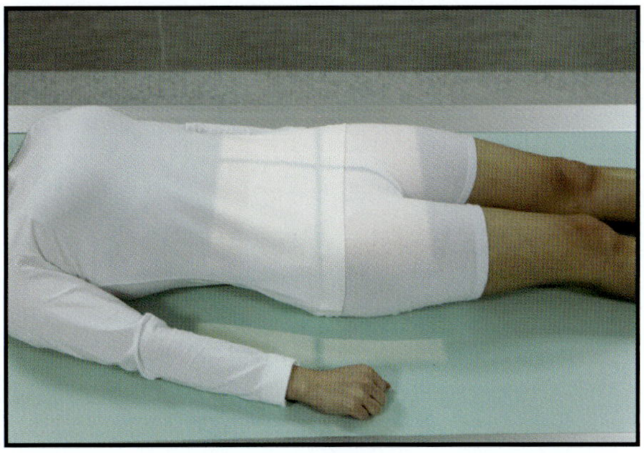

그림 6-182 **골반 및 고관절 전후방향 촬영자세**

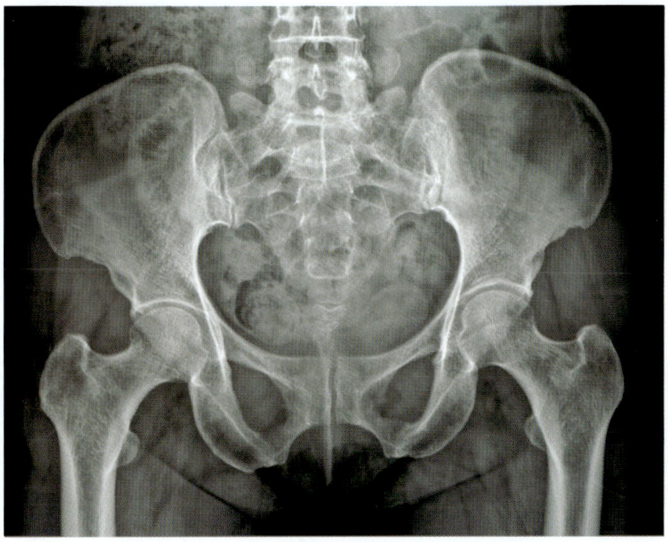

그림 6-183 **골반전후방향 엑스선영상**

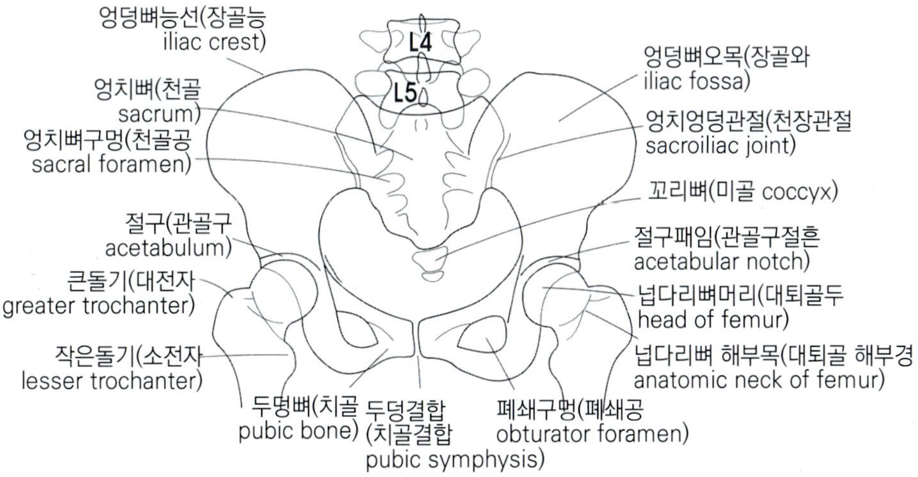

그림 6-184 **골반 전후방향 엑스선영상해부도**

6

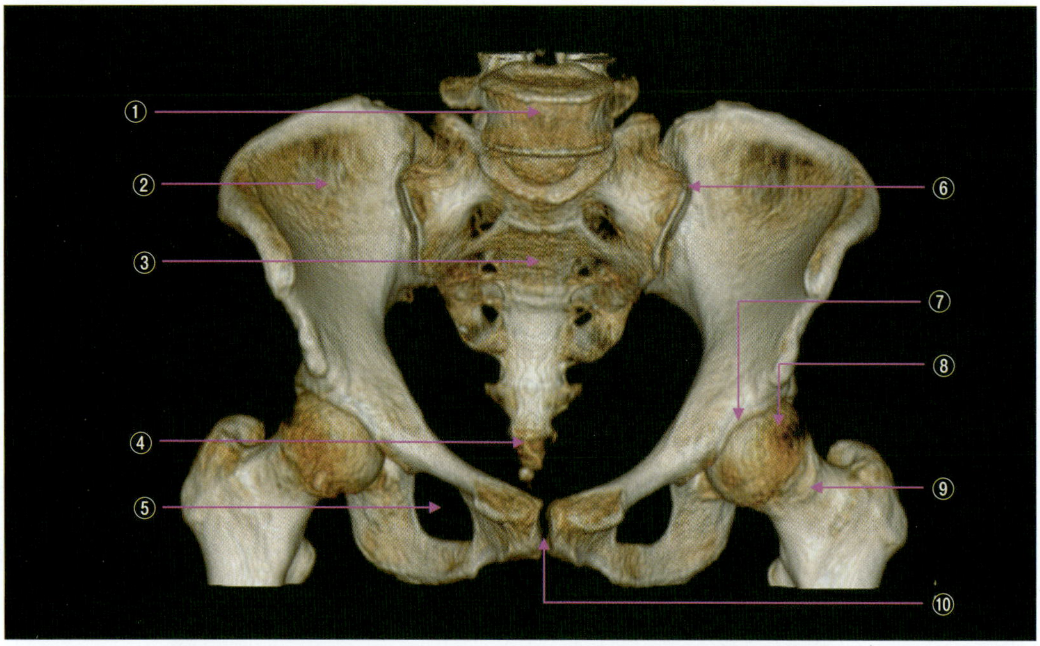

그림 6-185 골반 전후방향 자세(pelvic AP position) 3D 영상

① 제5 허리뼈(L5)
② 엉덩뼈오목(iliac fossa)
③ 엉치뼈(sacrum)
④ 꼬리뼈(coccyx)
⑤ 폐쇄구멍(obturator foramen)
⑥ 엉치엉덩관절(sacroiliac joint)
⑦ 절구(acetabulum)
⑧ 넙다리뼈머리(femural head)
⑨ 넙다리뼈 해부목(anatomical neck of femur)
⑩ 두덩뼈결합(pubic symphysis)

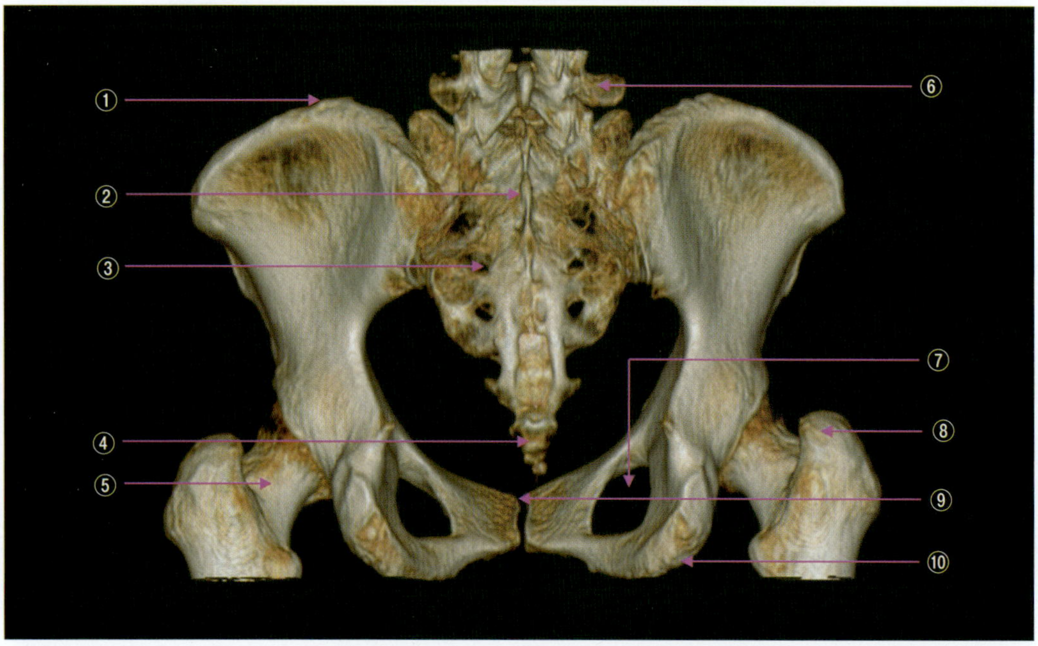

그림 6-186 골반 후전방향 자세(pelvic PA position) 3D 영상

① 엉덩뼈능선(iliac crest)
② 중간엉치뼈능선(medial sacral crest)
③ 엉치뼈구멍(sacral foramen)
④ 꼬리뼈(coccyx)
⑤ 넙다리뼈 해부목(anatomical neck of femur)
⑥ 제5 허리뼈 가로돌기(transverse process of L5)
⑦ 폐쇄구멍(obturator foramen)
⑧ 큰돌기(greater trochanter)
⑨ 두덩뼈결합(pubic symphysis)
⑩ 궁둥뼈거친면(ischial tuberosity)

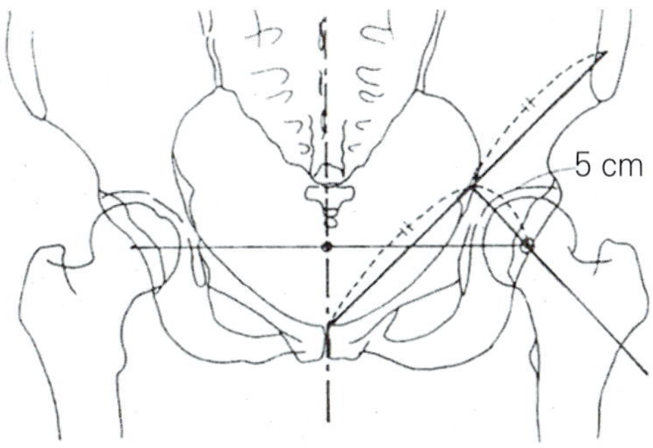

· 엉덩관절 정면상에서 중심선 선정의 두 가지 방법

① 양쪽 엉덩관절 촬영일 때
양 넙다리뼈머리 중심을 맺는 선과 정중선의 교차점에 입사한다.
(이 부분을 두덩결합 윗모서리에서 위로 2~3 cm에 해당된다.)

② 한쪽 엉덩관절 촬영일 때
위앞엉덩뼈가시(상전장골극 ASIS)과 두덩뼈결합윗모서리를 연결한 중앙에서 수직 가쪽아래 5 cm점에 입사한다.

골반 정면 촬영상의 해부학적 관계

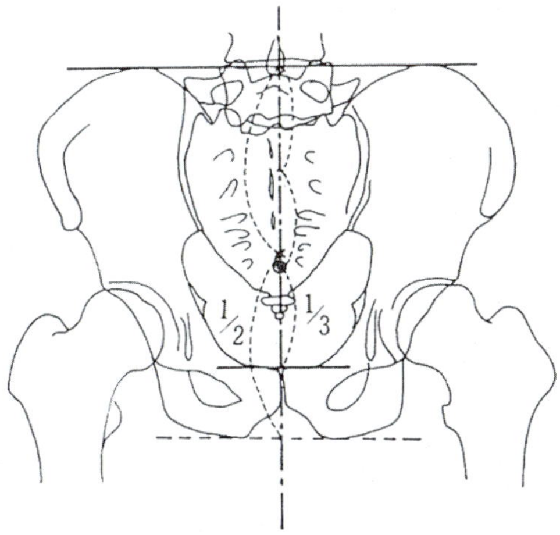

엑스선상의 평가기준

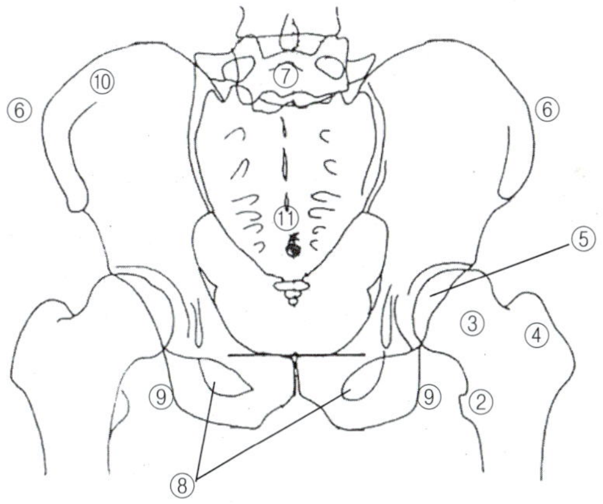

① 넙다리뼈 몸쪽을 포함해 골반 전체가 포함되었는가?
② 작은돌기가 보인다면 넙다리뼈의 안쪽모서리에 나타났는가?
③ 넙다리뼈목은 바깥굽음이 없게 펴서 나타났는가?
④ 큰돌기가 완전하게 나타났는가?
⑤ 넙다리뼈머리가 아래 놓여 있는 엉덩뼈오목를 통하여 잘 나타났는가?
⑥ 양쪽 엉덩뼈와 IR 측면간 거리가 일정한가?
⑦ 아래쪽 척추와 중앙선이 수직으로 놓여 있는가?
⑧ 양쪽 폐쇄구멍은 대칭적인가?
⑨ 궁둥뼈가지가 양 으로 균등히 나타났는가?
⑩ 양쪽 엉덩뼈날개(장골익 iliacala)는 대칭적인가?
⑪ 꼬리뼈와 엉치뼈가 두덩결합과 일렬로 배열되었는가?

6

병리학 예 19. 변형성 고관절증 (osteoarthritis of hip)

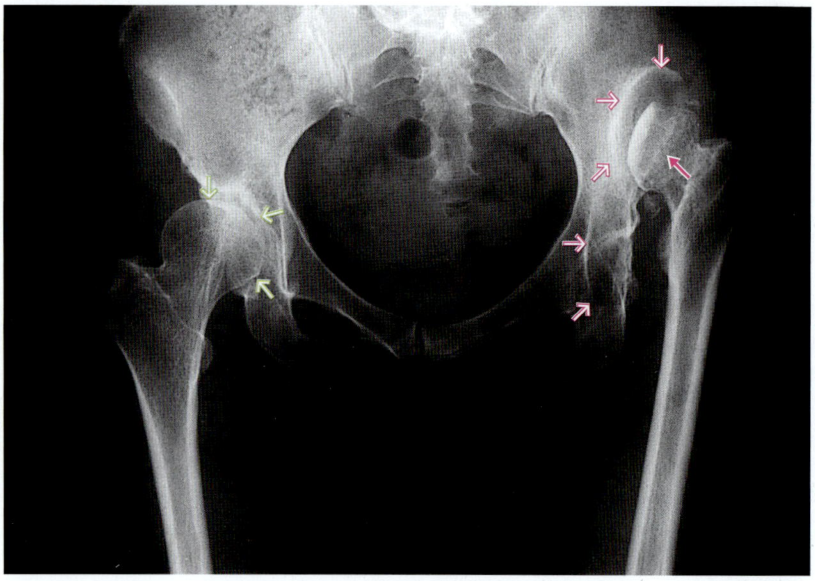

그림 6-187

그림 6-187 **고관절 정면 엑스선영상** (왼쪽 넙다리뼈머리는 엉덩관절 위쪽으로 탈구[→]하여 변형되어 거짓관절을 형성하고 있다[⇒]. 오른쪽 엉덩관절은 관절면의 부적합, 절구의 뼈경화를 보인다[⇒]).

◆ 진단 및 경과 ◆

영상소견에서 왼쪽 엉덩관절은 말기, 오른쪽 엉덩관절은 진행기의 변형성 엉덩관절증으로 진단하였다.

◆ 촬영 및 진단방법 ◆

hip joint A-P, Pelvis A-P 등

◆ 영상관찰 목적 ◆

· 변형성 관절증은 관절에 만성의 외형성 변화 및 증식성 변화가 동시에 일어나고 관절의 형태가 변화되는 질환이다.
· 중년이후 노화현상에 더하여 역학적 stress가 가해져 발병되는 1차변형성 관절증과 관절의 외상, 형태이상, 대사이상으로 생기는 2차변형성 관절증이 있다.
· 무릎관절, 엉덩관절, 팔꿈치관절 등에서 관찰할 수 있다.
· 관절이 굳어지고 운동통, 관절가동영역 제한, 관절의 종창 등의 증상을 보인다.
· 엑스선 영상에서는 골극형성, 관절열극의 협소화 또는 소실, 관절연골 아래의 경화, 낭포형성 등이 관찰된다.
· 본 증례는 엉덩관절의 동통, 보행, 가동영역에 대한 호소가 없어서 주된 호소 원인 질환이 다양하므로 피검자의 상태를 잘 관찰 후 촬영 하여야 한다.
· 엑스선상에서 왼쪽 엉덩관절은 말기, 오른쪽 엉덩관절은 진행기의 변형성 엉덩관절증이다.
· IR상단에 앞위가시엉덩뼈끝(ASIS)을 일치시켜 넙다리뼈몸통을 포함하도록 한다.

병리학 예 20. 고관절탈구 (dislocation of hip joint)

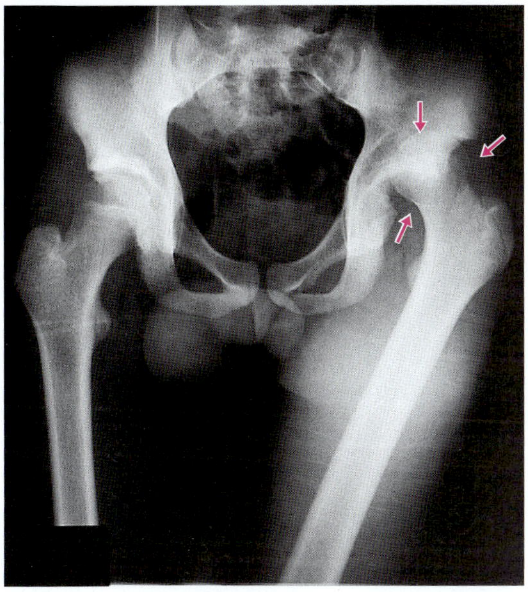

그림 6-188

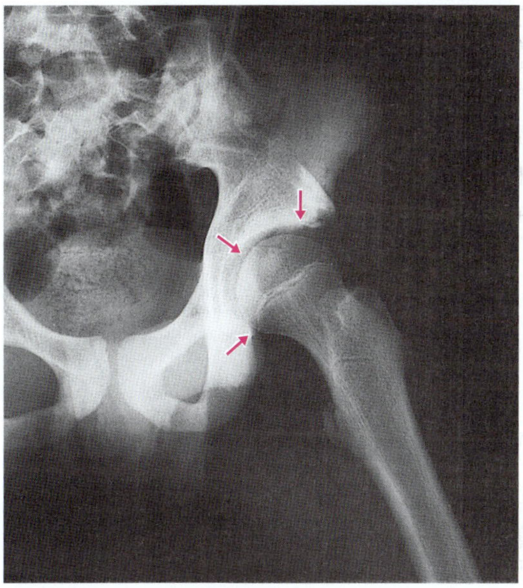

그림 6-189

그림 6-188 **고관절 정면 엑스선영상** (왼쪽넙다리뼈머리의 뒤 윗부분으로의 어긋남을 볼 수 있다[→]).
그림 6-189 **고관절 정면 엑스선영상(정복 후)** (왼쪽넙다리뼈머리가 정상의 위치로 정복되고 있다[→]).

◆ 진단 및 경과 ◆

영상소견에서 후방형 엉덩관절탈구로 진단하고 도수정복술로서 정복을 하였다. 정복 후 엑스선촬영을 하고 정복 부위를 확인하고 고정하였다.

◆ 촬영 및 진단방법 ◆

Hip joint A-P, pelvis A-P 등

◆ 영상관찰 목적 ◆

· 엉덩관절탈구는 선천성 엉덩관절탈구 및 후천성 엉덩관절탈구로 분류한다.
· 후천성 엉덩관절탈구는 외상성 엉덩관절탈구와 병적 엉덩관절탈구로 분류한다.
· 외상성 엉덩관절탈구는 전방탈구(1/3)와 후방탈구(2/3)로 분류한다.
· 엑스선촬영 때 엉덩관절이 신전되지 않고 다리의 정지가 곤란하므로 고전압으로 단시간 촬영을 한다.
· 본 증례의 경우 골절은 인지되지 않았으나 합병증 유무 확인이 필요하다.

병리학 예 21. 절구 골절 (fracture of acetabulum)

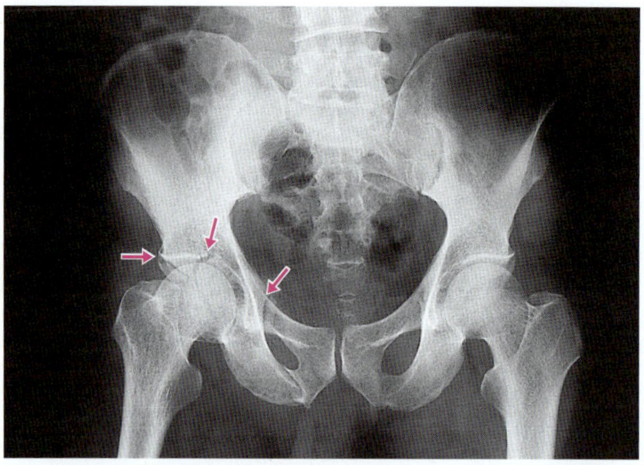

그림 6-190

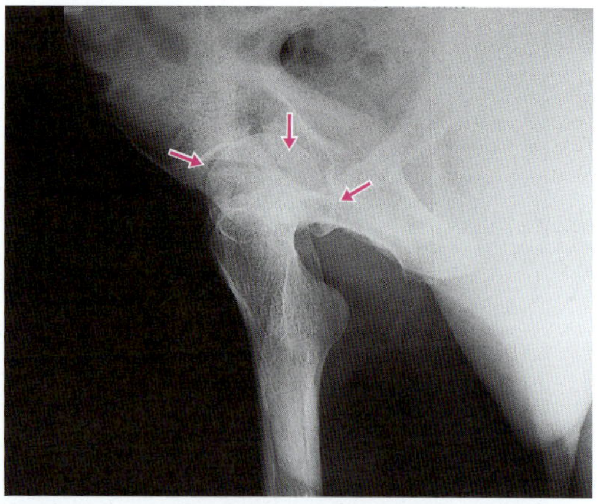

그림 6-191

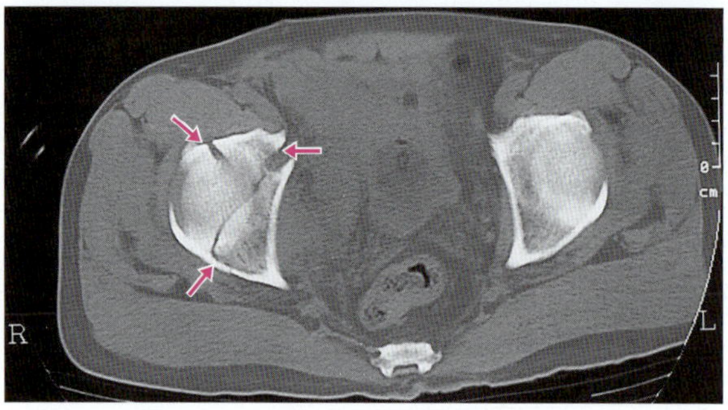

그림 6-192

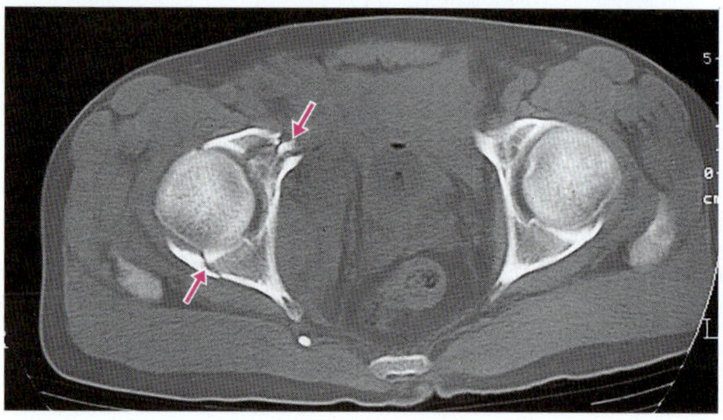

그림 6-193

그림 6-190 **골반 정면엑스선영상** (오른쪽골반 절구바닥과 두덩뼈, 궁둥뼈에 골절선[→]이 보인다).
그림 6-191 **고관절 라우엔슈타인 엑스선영상** (우절구 바닥에 골절선[→]이 보인다).
그림 6-192 **골반 CT영상** (절구바닥에 골절선[→]이 보인다).
그림 6-193 **골반 CT영상** (볼기뼈에 골절선[→]이 보인다).

◆ 진단 및 경과 ◆

엑스선 영상소견으로 절구바닥 골절과 두덩뼈, 궁둥뼈 골절로 진단하였다. 입원하여 침대 위에서 안정을 취하고 지속적으로 견인치료하였다.

◆ 촬영 및 진단 방법 ◆

Pelvis AP, hip lateral, CT 촬영 등

◆ 영상관찰 및 특징 ◆

골반정면상에서 절구바닥, 두덩뼈, 궁둥뼈에 골절선이 보인다. 오른쪽 엉덩관절 사방향상에서 절구바닥에 골절선이 보인다. 골반 CT영상에서 절구바닥에 골절선이 관찰된다.

절구바닥 골절이 심한 경우에는 엉덩관절 중심성 탈구를 수반한다. 골반골절의 대부분이 어긋남을 정복할 필요가 없지만 이 골절만은 요로계와 장관의 손상 등의 내장기관으로의 합병증이 많기 때문에 초기에 정복(reduction)을 필요로 한다.

절구바닥 골절의 특징적 소견은 직접외력이 작용하여 발생하기 때문에 두덩뼈, 궁둥뼈 등 인접한 뼈도 골절되는 경우가 많다. 절구골절을 의심하는 경우에는 골반정면, 사방향, CT영상이 유용하며 엉덩관절 중심성 탈구를 수반하는 일이 많기 때문에 확인할 필요가 있다.

병리학 예 22. 다발성 골수종 (multiple myeloma)

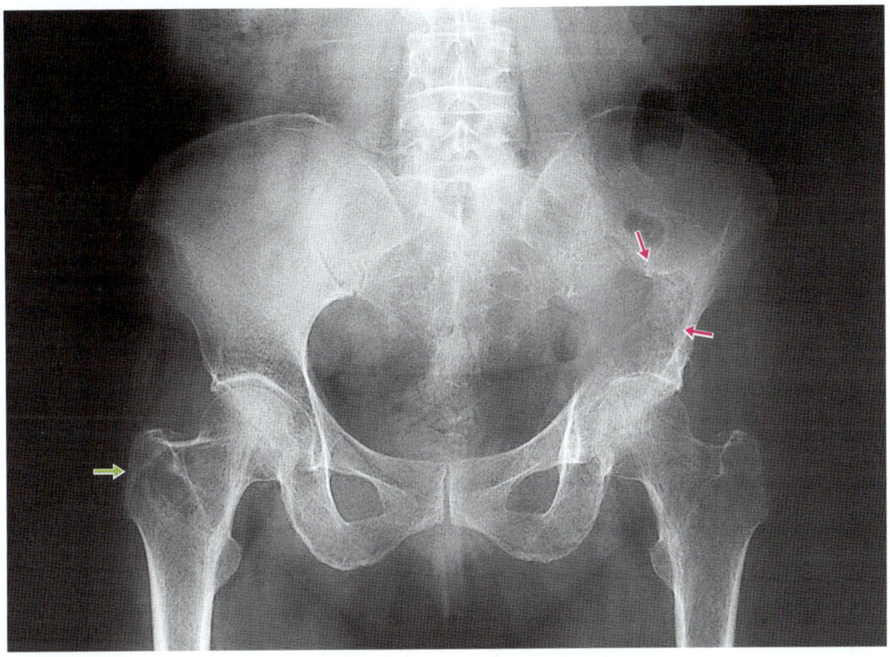

그림 6-194

그림 6-194 **골반 정면엑스선영상** (좌측 엉덩뼈 아래쪽에 광범위한 골융해[→]가 보인다, 오른쪽 넙다리뼈 큰돌기에도 음영[→]이 보인다).

◆ 진단 및 경과 ◆

엑스선 영상소견에서 다발성 골수종으로 진단하였으며 왼쪽 엉덩관절통이 심하고 선자세가 곤란하기 때문에 동통경감을 위해서 방사선치료를 하였다.

◆ 촬영 및 진단 방법 ◆

Pelvis AP, CT촬영, MRI촬영 등

◆ 영상관찰 및 특징 ◆

골반정면상에서 좌측 엉덩뼈 아래쪽에 광범위한 골융해가 보이고 오른쪽 큰 돌기에도 음영결손이 보인다.

골수종이라는 것은 형질세포와 닮은 골수종세포가 종양성으로 증식하는 질환이다. 증후는 주로 골수에서 증식하지만 15%는 척수외종양 형성을 초래하며 골변화는 90%가 골엑스선상에 이상이 나타난다.

종양화한 형질세포가 골수에서 결절성으로 증식했을 때는 때리고 빠지는 상(punched out)으로 불리는 용골성 변화를 나타내고 미만성증식일 때는 골다공증과 비슷한 엑스선상을 나타낸다. 호발부위는 머리뼈, 갈비뼈, 척추, 골반 순으로 많다.

6

2) 골반 측방향 촬영 (pelvis lateral projection)

촬영목적 : 골반, 허리엉치관절(요천관절), 엉치뼈, 꼬리뼈, 몸쪽 넙다리뼈 등의 병변 유무를 관찰한다.

촬영자세 : 환자는 옆으로 누운자세나 선자세로 한다. 옆으로 누운자세로 촬영할 때에는 머리를 베개로 받친다. 넙다리를 완전히 펴고 가슴우리(흉곽) 아래쪽 밑에 방사선 투과성 물질인 고정용구를 놓아 척주가 평행이 되도록 자세를 지지하고 정중이마면(정중관상면)이 IR면의 중심선과 일치되게 한다. 양쪽 무릎 사이에 고정용구를 놓아 골반의 회전을 방지하고 골반의 위 앞엉덩뼈가시가 같은 수직선상에 놓이도록 하고 넙다리뼈 큰돌기 위 연부조직 함몰부가 IR면의 중앙에 놓이도록 자세를 조정한다. 그리고 자세를 고정하여 촬영하는 동안 호흡은 멈춘 상태에서 엑스선 조사를 한다.

중 심 선 : 넙다리뼈 큰돌기 위 연부조직 함몰부를 향해 IR면에 대해 수직으로 입사한다.

촬영 point : 허리엉치부(요천부), 엉치뼈, 꼬리뼈, 겹쳐진 볼기뼈(관골)가 넙다리뼈 몸쪽의 측방향으로 나타나야 한다.

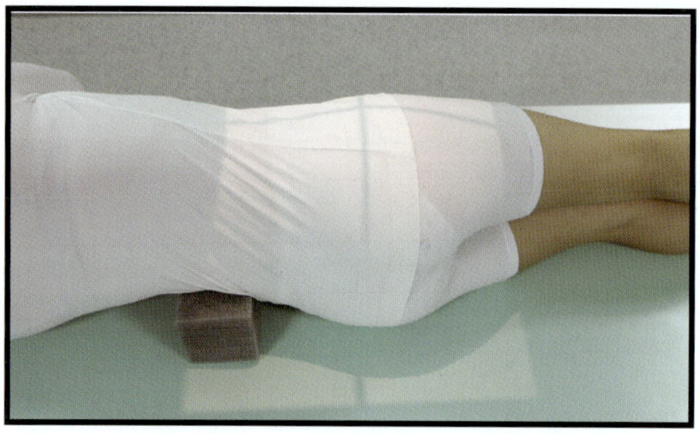

그림 6-195 **골반 측방향 촬영자세**

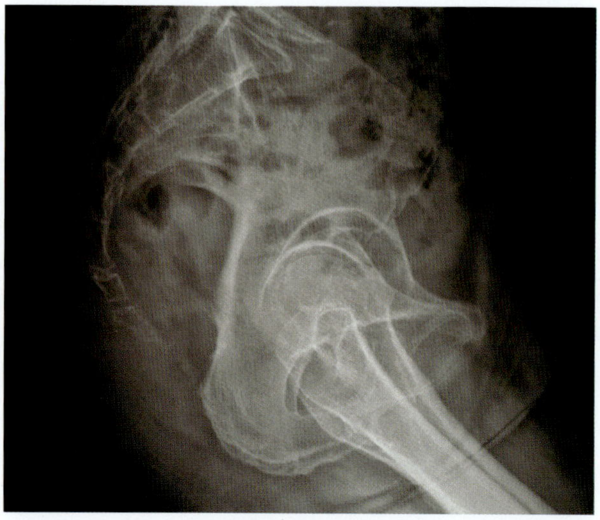

그림 6-196 **골반 측방향 엑스선영상**

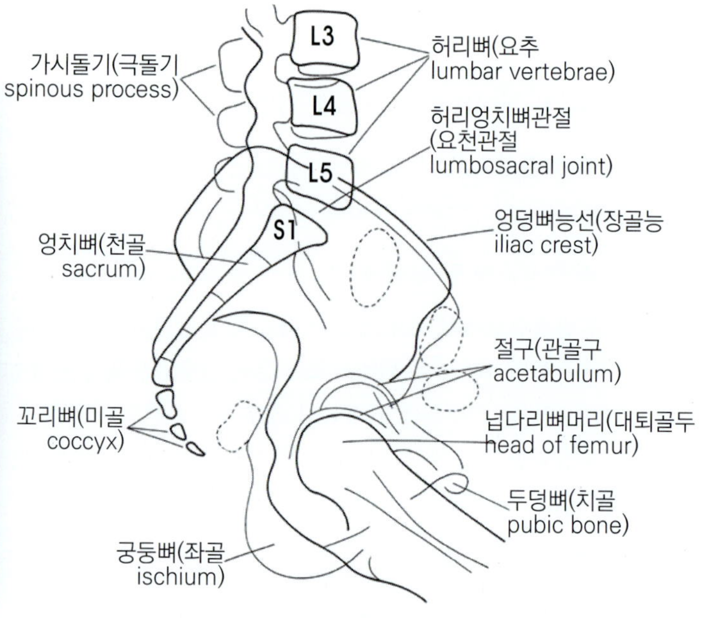

그림 6-197 **골반 측방향 엑스선영상해부도**

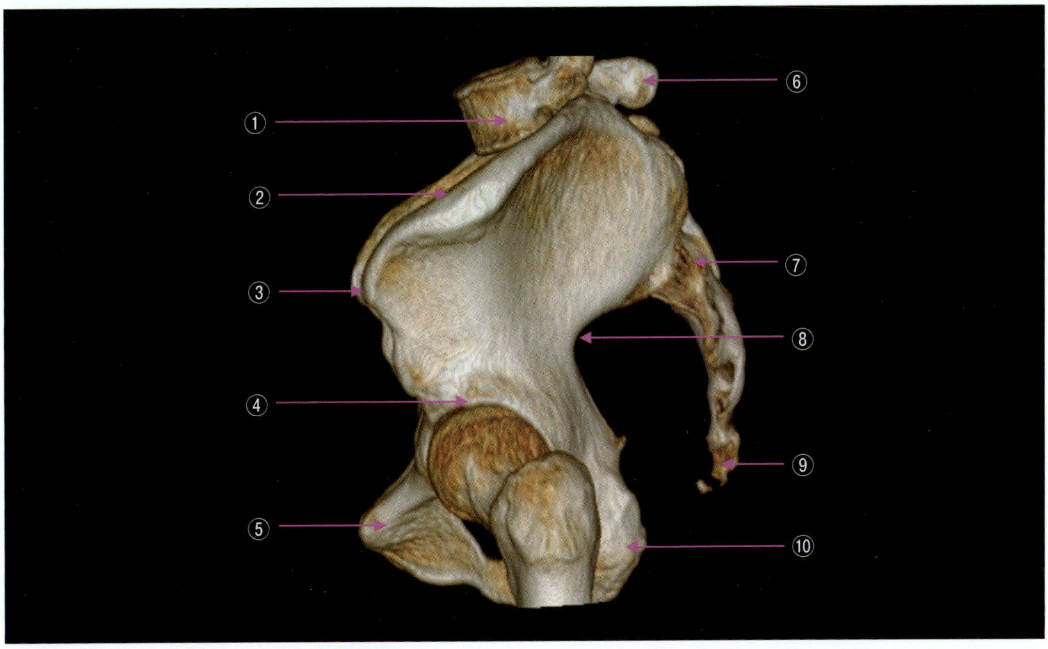

그림 6-198 **골반 측방향 자세(pelvic lateral position) 3D 영상**

① 제5 허리뼈(L5)
② 엉덩뼈능선(iliac crest)
③ 위앞엉덩뼈가시(anterior superior iliac spine)
④ 절구(acetabulum)
⑤ 두덩뼈(pubic bone)
⑥ 제5 허리뼈 가시돌기(spinous process of L5)
⑦ 엉치뼈(sacrum)
⑧ 큰궁둥뼈패임(greater sciatic notch)
⑨ 꼬리뼈(coccyx)
⑩ 궁둥뼈(ischium)

3) 골반 전후사방향 촬영 (pelvis AP oblique projection) RPO, LPO 자세

촬영목적 : 넙다리뼈 몸쪽, 엉덩뼈(장골), 궁둥뼈(좌골), 두덩뼈(치골) 등의 병변 유무를 관찰한다.

촬영자세 : 환자는 반쯤누운자세로 한다. 먼저 환자는 바로누운자세로 하여 머리를 베개로 받친다. 골반의 검사 반대쪽을 45° 들어 올린 사방향 자세로 한 다음 무릎을 굽혀서 자세를 고정 하거나 어깨와 넙다리부에 고정용구를 받쳐 안정된 자세가 되게 한다. 골반과 척주의 장축이 IR면의 중심선에 일치되게 하고 양쪽 위앞엉덩뼈가시(상전장골극 ASIS) 중간 지점과 두덩결합(치골결합)과 사이 중앙점을 중심이 되게 조정한다. 그리고 자세를 고정하여 촬영하는 동안 호흡은 멈춘 상태에서 엑스선 조사를 한다.

중 심 선 : 양쪽 위앞엉덩뼈가시(상전장골극 ASIS) 중간 지점과 두덩결합(치골결합)과 사이 중앙을 향해 IR면에 대해 수직으로 입사한다.

촬영 point : 검사쪽 엉덩뼈오목(장골와)은 거의 정면상으로 나타나게 되고 골의 밀도가 선명하게 나타난다. 엉덩관절(고관절), 궁둥뼈와 엉덩뼈 부위는 흡수율차가 많으므로 적정 촬영조건 범위에서 나타내야 한다.

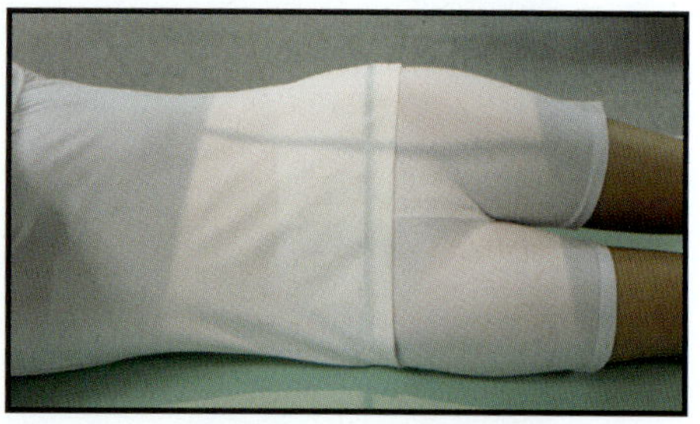

그림 6-199 골반 전후사방향 촬영자세(RPO)

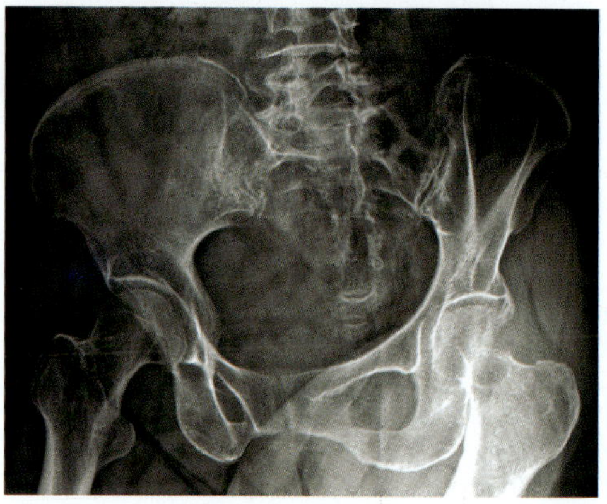

그림 6-200 골반 전후사방향 엑스선영상(RPO)

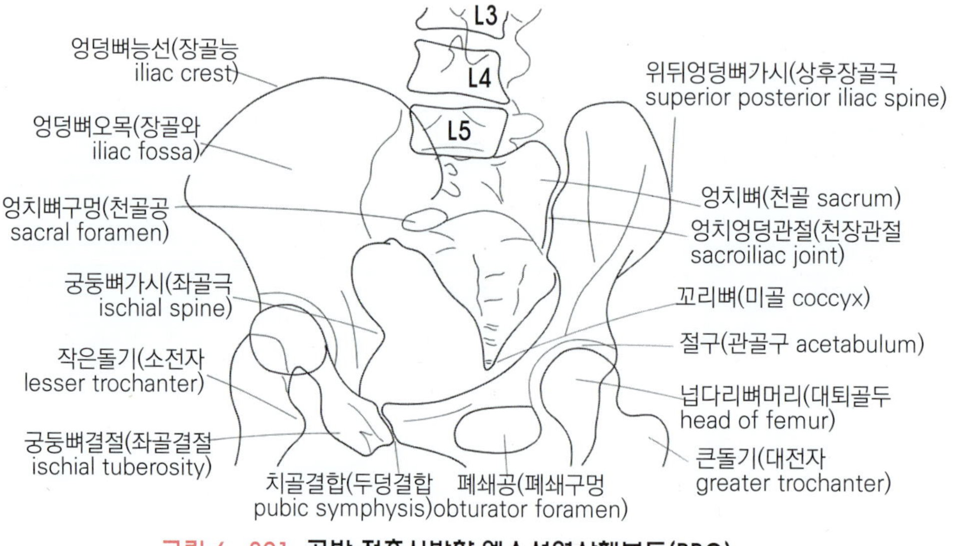

그림 6-201 골반 전후사방향 엑스선영상해부도(RPO)

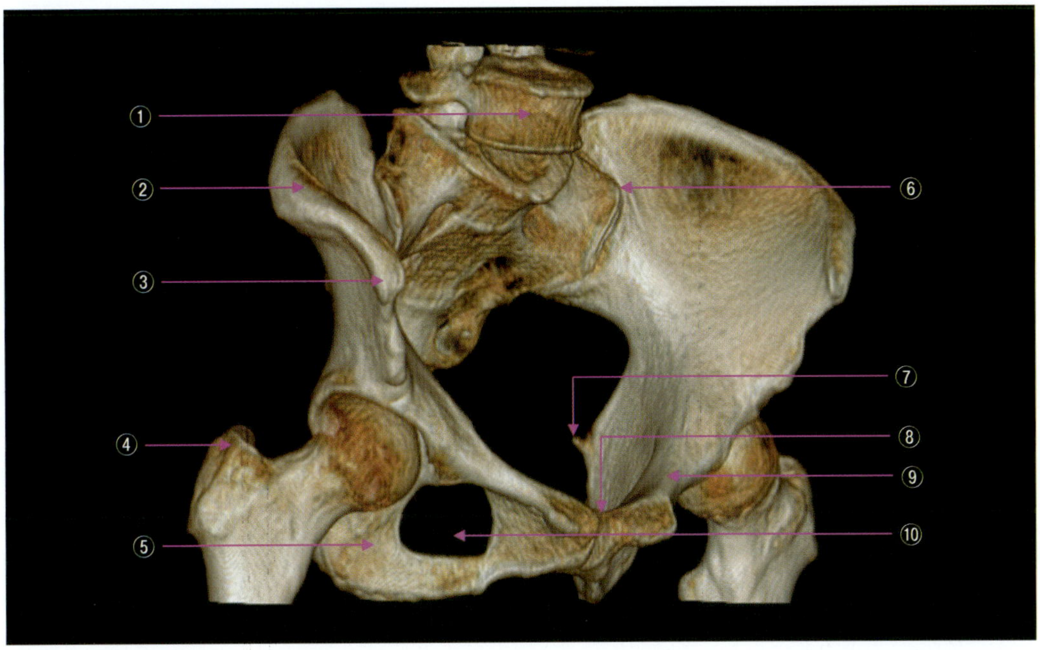

그림 6-202 골반 전후사방향 자세(pelvic AP oblique position : LPO) 3D 영상

① 제5 허리뼈(L5)
② 엉덩뼈능선(iliac crest)
③ 위앞엉덩뼈가시(anterior superior iliac spine)
④ 큰돌기(greater trochanter)
⑤ 궁둥뼈(ischium)
⑥ 엉치엉덩관절(sacroiliac joint)
⑦ 궁둥뼈가시(ischial spine)
⑧ 두덩뼈결합(pubic symphysis)
⑨ 두덩뼈(pubic bone)
⑩ 폐쇄구멍(obturator foramen)

4) 골반 축방향 촬영 (pelvis and hip joint axial projection) Chassard-Lapine법

촬영목적 : 골반계측검사(pelvimetry)에서 골반강의 가로직경(횡경 transvers diameter)을 측정할 목적으로 이 방법을 고안했으며 넙다리뼈머리(대퇴골두)와 볼기뼈절구(관골구)의 관계를 관찰한다.

촬영자세 : 환자는 촬영대의 끝이나 옆에 앉은자세로 한다. 먼저 환자는 촬영대의 끝에 앉은자세에서 정중시상면과 IR면의 중심선을 일치시킨다. 발아래 받침대를 놓아 발을 지지하고 몸을 앞쪽으로 기울게 하여 자세를 일정하게 유지되도록 양손으로 발목을 잡게 한다. 골반의 수직축이 앞쪽으로 약 45° 경사지게 한다. 이 자세는 두덩결합(치골결합)이 촬영대에 밀착될 때까지 몸을 앞으로 구부린 자세이다. 자세를 고정하여 촬영하는 동안 호흡은 멈춘 상태에서 엑스선 조사를 한다.

중 심 선 : 큰돌기(대전자) 높이의 허리엉치부(요천부)를 통해 수직으로 입사한다. 몸의 굽힘자세가 제한될 때는 중심선을 앞쪽으로 향하도록 하여 두덩결합의 이마면(관상면)에 수직으로 입사한다.

촬영 point : 골반계측검사에서 골반강의 가로직경(횡경)을 측정 넙다리뼈머리와 엉덩뼈오목의 관계, 바륨주장 조영촬영에서 잘 나타나지 않는 곧창자(직장) 및 S상 결장을 관찰하기 위하여 촬영한다. 골반의 축방향 촬영상으로 골반내의 불투과성 구조(opacified structure)가 나타나야 한다. 엑스선 조사조건은 넙다리뼈머리와 엉덩뼈오목을 잘 나타나게 설정하고 몸쪽 넙다리뼈(대퇴골)와 골반전체가 포함되어야 한다. 골반이 회전되지 않아야 하며 양쪽 큰돌기가 엉치뼈(천골)에서부터 같은 거리에서 나타나야 된다.

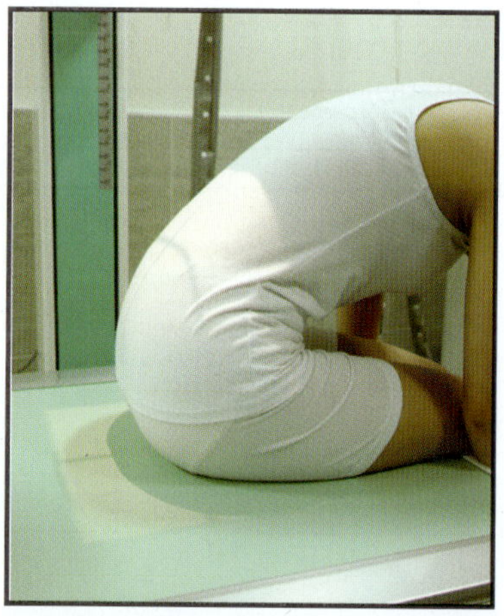

그림 6-203 골반 축방향 촬영자세(Chassard-Lapine)

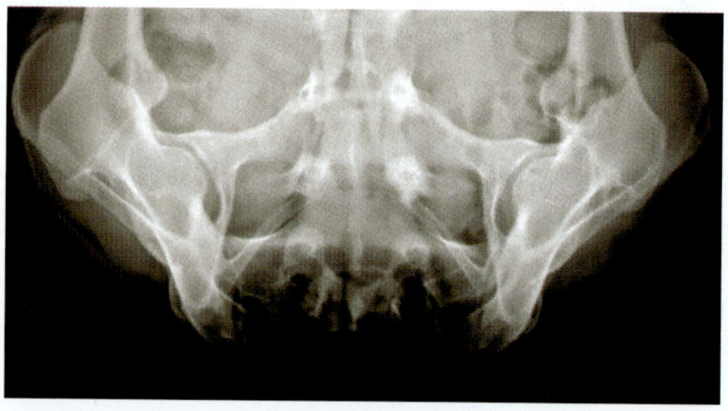

그림 6-204 골반 축방향 엑스선영상

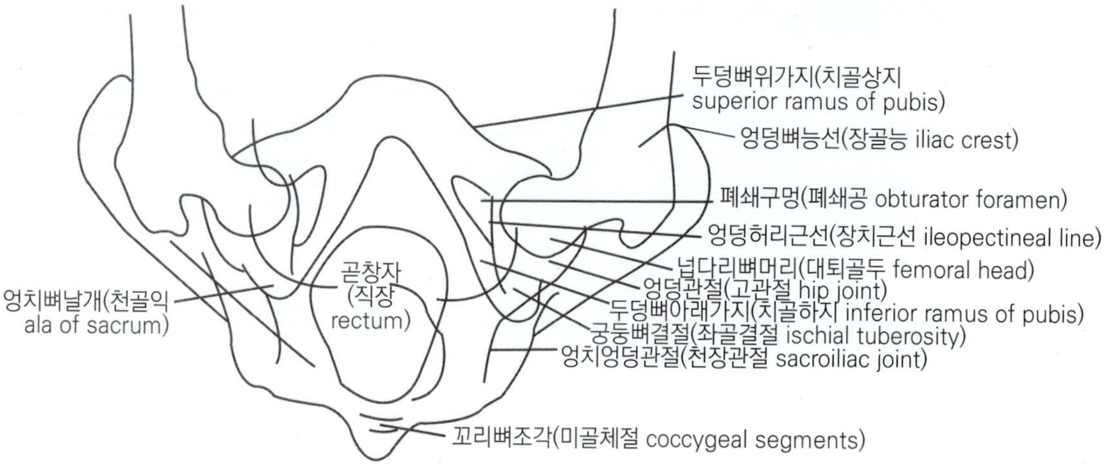

그림 6-205 골반 축방향 엑스선영상해부도

5) 고관절 축방향 촬영 (hip joint axial projection) modified Cleaves법 (frog-leg position)

촬영목적 : 양쪽에 엉덩관절(고관절), 넙다리뼈머리, 넙다리뼈목(대퇴경), 큰돌기 등의 병변의 유무를 관찰한다.

촬영자세 : 환자는 바로누운자세로 한다. 바로누운자세로 촬영할 때에는 누운 후 머리를 베개로 받친다. 정중시상면이 IR면의 중심선과 일치되게 한 다음 두덩결합(치골결합) 위 2.5 cm 지점이 중앙에 놓이도록 한다. 양 어깨는 같은 수평면에 놓이도록 하고 팔을 굽혀 가슴 위에 손을 놓는다. 골반은 회전되지 않도록 하고, 무릎과 엉덩관절을 굽혀서 양 발을 위쪽으로 끌어 당긴다. 이때 양쪽 넙다리를 가쪽으로 벌려(외전) 양쪽 발바닥이 IR면 중심선에서 서로 마주 닿게 한다. 그리고 양쪽 넙다리뼈목 장축이 IR면에 평행으로 놓이게 넙다리를 수직면에서 40°가 되게 가쪽으로 벌린다. 자세를 고정하여 촬영하는 동안 호흡은 멈춘 상태에서 엑스선 조사를 한다.

중 심 선 : 두덩결합(치골결합) 위 2.5 cm 지점을 향해 IR면에 대해 수직으로 입사한다.

촬영 point : 이 촬영법을 개구리 다리자세(frog-leg position)라고도 한다. 양쪽을 비교하기 위해 한 장 IR에 양쪽 넙다리뼈머리, 넙다리뼈목, 큰돌기, 작은돌기가 나타나야 한다. 골반이 대칭적으로 나타나고 회전되지 않아야 한다. 엉덩관절의 골절이나 탈구가 있는 환자는 시행하지 않는다.

※ 이 촬영은 비외상성 엉덩관절이나 선천적인 엉덩관절, 탈구로 알려진 엉덩관절의 발달이상을 진단하는데 유용하다. 또한 젊은 환자의 주기적인 추적검사를 위해 촬영되는 경우가 많다. 생식선차폐는 남여 모두에게 중요하다.

고유 Cleaves법은 위와 같은 자세에서 중심엑스선을 머리 으로 두덩결합위 2.5 cm 지점을 향해 40°로 향해 입사한다.

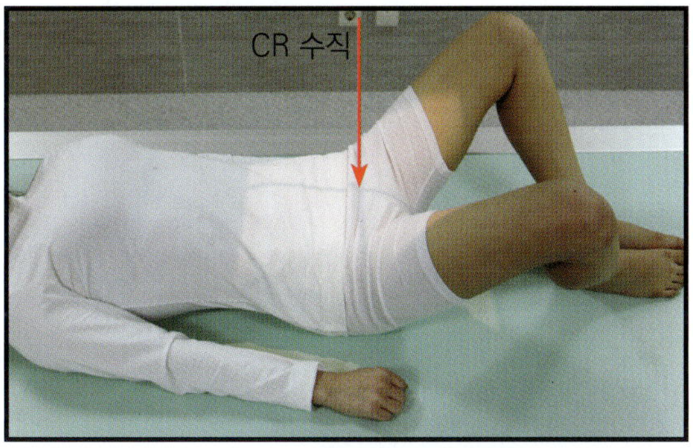

그림 6-206 고관절 축방향 촬영자세 (frog-leg position, modified Cleaves method)

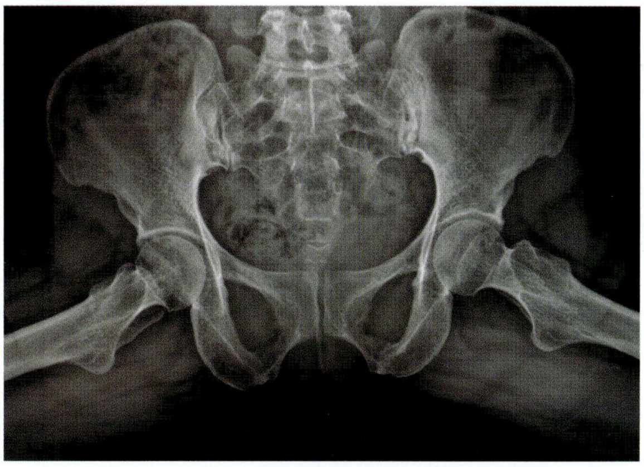

그림 6-207 고관절 축방향 엑스선영상 (modified Cleaves method)

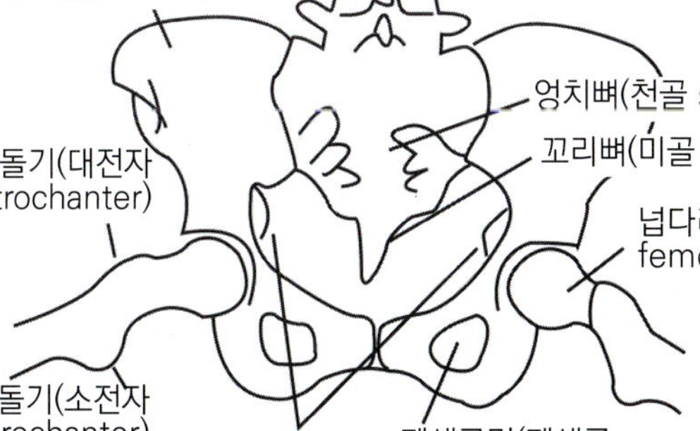

그림 6-208 고관절 축방향 엑스선영상해부도 (modified Cleaves method)

6

병리학 예 23. Perthes'병 (Perthes' disease)

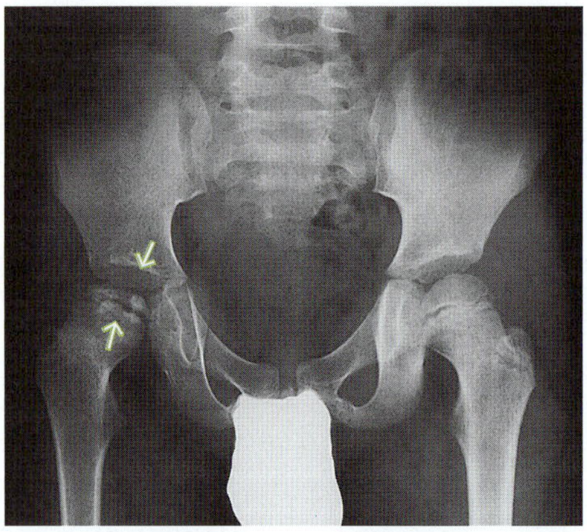

그림 6-209

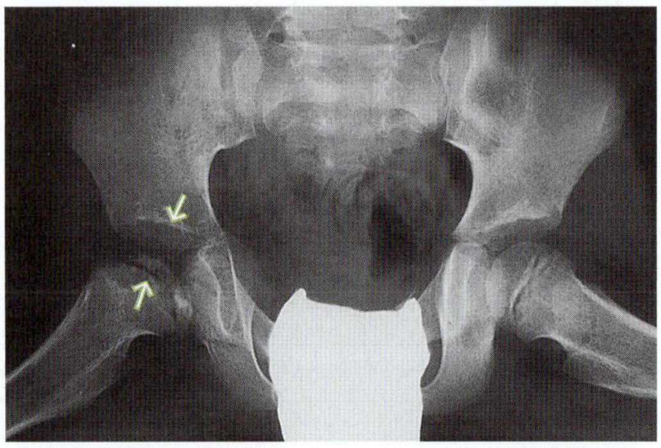

그림 6-210

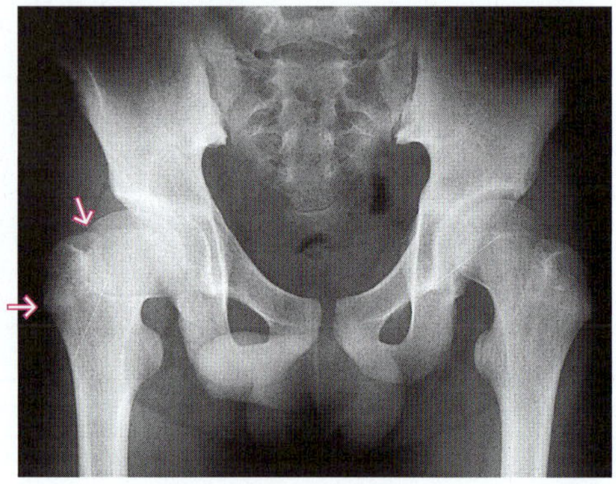

그림 6-211

그림 6-209 **고관절 정면 엑스선영상(6세)** (오른쪽 넙다리뼈머리는 바깥으로 치우치게되고 표면은 변형되어 편평해 보인다[⇒]).

그림 6-210 **고관절 엎드린 자세 정면 엑스선영상(엎드린 자세, 6세)** (연골 바로 아래의 뼈조직에 선(line)상음영을 볼 수 있다[⇒]).

그림 6-211 **고관절 정면 엑스선영상(18세)** (뼈머리가 편평하고 큰돌기 위쪽에서 목부분의 단축을 보인다[⇒]).

◆ 진단 및 경과 ◆

영상소견에서 Perthes'병으로 진단하였다.

◆ 촬영 및 진단방법 ◆

Hip joint A-P, P-A, pelvis A-P 등

◆ 영상관찰 목적 ◆

- Perthes'병(편평고 coxa plana)은 소아 어린이(특히 남자)의 넙다리뼈머리에서 보이는 골단증이다.
- 원인은 넙다리뼈머리 영양동맥의 혈액흐름 장애에 의한 괴사이다.
- 파행걸음이 주된 징후로 발견되고 동통은 가볍고 운동 때 통증이 주로 엉덩관절이나 다리에서부터 무릎뼈에 걸쳐 나타난다.
- 본 증례는 넙다리뼈머리의 가벼운 가쪽어긋남으로 뼈머리 중앙의 커다란 변형이 보인다.
- 커다란 변형으로 뼈머리의 편평화, 큰돌기위쪽변형, 넙다리뼈목의 단축이 관찰된다.

6) 한쪽 고관절 전후방향 촬영 (unilateral hip joint AP projection)

촬영목적 : 절구(관골구 acetabulum), 넙다리뼈머리(대퇴골두), 넙다리뼈목(대퇴골경), 큰돌기(대전자)를 관찰한다.

촬영자세 : 환자는 바로누운자세로 한다. 바로누운자세에서 머리를 베개로 받친다. 검사쪽 위앞엉덩뼈가시(ASIS)에서 안쪽으로 5 cm 지나는 시상면을 IR면의 중심선과 일치되게 하고, 위앞엉덩뼈가시(ASIS)와 두덩결합의 중간점에서 수직으로 가쪽 아래 5 cm 지점을 IR면의 중앙에 놓이도록 한다. 그리고 양 어깨는 같은 수평면에 놓이도록 하고, 팔을 굽혀 가슴 위에 손을 놓는다. 골반은 회전되지 않도록 한 다음 다리를 펴서 발을 15~20° 안쪽으로 돌린다. 자세를 고정하여 촬영하는 동안 호흡은 멈춘 상태에서 엑스선 조사를 한다. 조사면은 최소범위로 축소하고, 생식선 차폐가 필요하며 부분적으로 가리게 한다.

중 심 선 : 위앞엉덩뼈가시(ASIS)와 두덩결합의 중간점에서 수직으로 가쪽 아래 5 cm 지점을 향해 IR면에 대해 수직으로 입사한다.

촬영 point : 넙다리뼈머리, 넙다리뼈목, 큰돌기, 작은돌기, 넙다리뼈몸통(대퇴골체)의 몸쪽 ⅓이 전후방향 촬영상으로 나타나야 한다. 진단상의 필요에 따라 양쪽 엉덩관절을 촬영하여 비교 관찰하거나 또는 검사쪽만 제한하여 촬영한다.

엉덩뼈(장골)의 결합부위와 두덩결합(치골결합)에 대한 두덩뼈(치골)가 포함되어야 하며 정형외과적 교정장치(orthopedic appliance)가 포함되어야 한다.

6

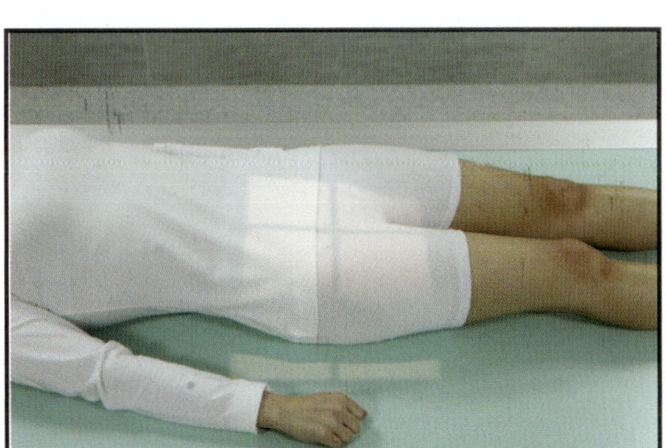

그림 6-212 한쪽 고관절 전후방향 촬영자세

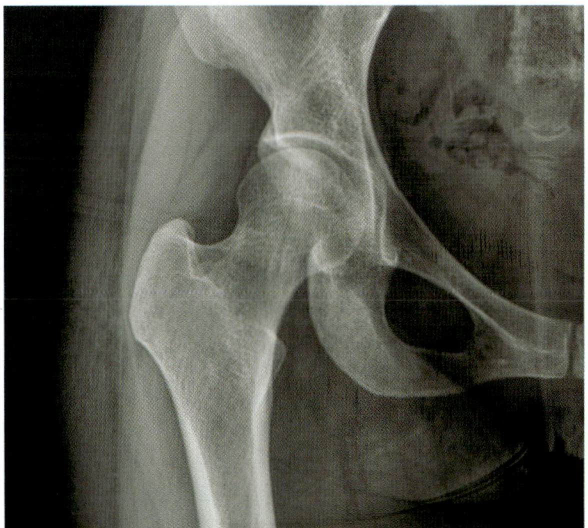

그림 6-213 한쪽 고관절 전후방향 엑스선영상

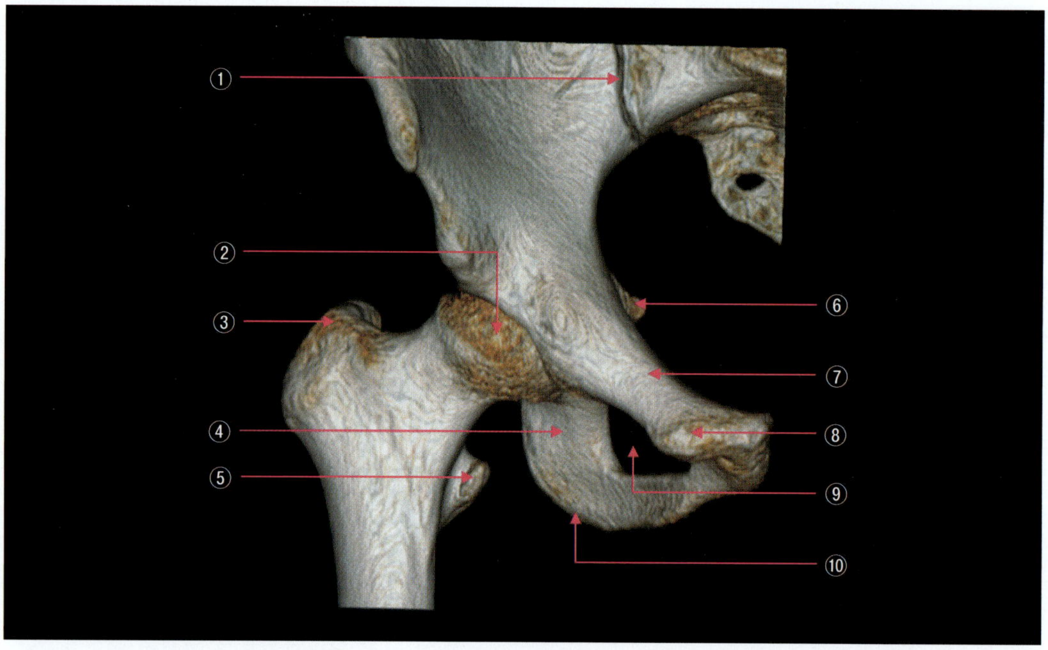

그림 6-214 고관절 전후방향 자세(hip joint AP position) 3D 영상

① 엉치엉덩관절(sacroiliac joint)
② 넙다리뼈머리(femoral head)
③ 큰돌기(greater trochanter)
④ 궁둥뼈(ischium)
⑤ 작은돌기(lesser trochanter)
⑥ 궁둥뼈가시(ischial spine)
⑦ 두덩뼈(pubic bone)
⑧ 두덩결절(pubic tubercle)
⑨ 폐쇄구멍(obturator foramen)
⑩ 궁둥뼈거친면(ischial tuberosity)

병리학 예 24. 넙다리뼈돌기밑 분쇄골절 (subtrochanteric comminuted fracture of femur)

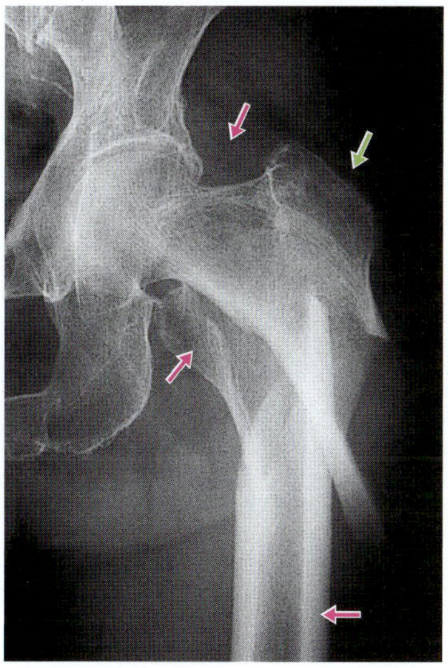

그림 6-215

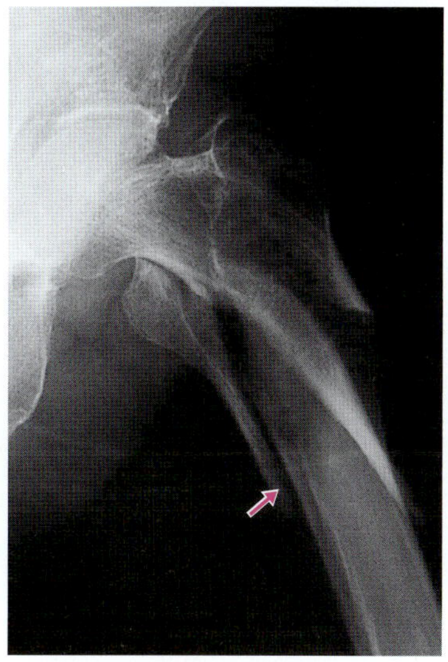

그림 6-216

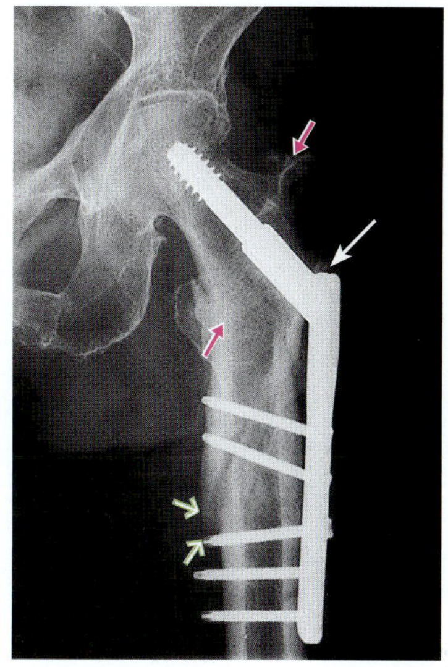

그림 6-217

그림 3-215 고관절 정면 엑스선영상 (돌기(전자) 밑의 골절을 볼 수 있으며[→], 뼈조각은 크게 3개로 나눠있고 중심 뼈조각은 벌어져 있다[→]).

그림 3-216 Lauenstein법 엑스선영상 (넙다리뼈돌기밑의 분쇄골절을 확인할 수 있고 말초 뼈조각의 어긋남이 확실하다[→]).

그림 3-217 고관절 정면 엑스선영상(수술 후) (정복술 이후 넙다리뼈는 정상위치로 돌아오고 있으며[→], 약간 골화되어 있는 것 같이 관찰된다[⇒]).

◆ 진단 및 경과 ◆

영상소견에서 돌기(전자) 밑의 분쇄골절로 진단되어 직접 4 kg 견인 시험 후 CHS(compression hip screw)에 의한 골접합술을 시행하였다.

◆ 촬영 및 진단방법 ◆

Hip joint A-P, Lauenstein법 등

◆ 영상관찰 목적 ◆

· 돌기밑 골절이란 골절부위가 작은돌기 밑에 있는 것을 말한다.
· 원인은 고령에 의한 넘어짐, 자동차 사고 등의 외상, 병적골절이다. 넘어지거나 사고로 인한 골절에서는 골절선이 비스듬하고 병적골절의 경우는 수평으로 되며 작은돌기부 단독으로 부러져 떨어져 나간다.
· 이 골절은 불안정 골절로서 다른 넙다리뼈 골절과는 구분된다.
· 본 증례는 큰돌기부위는 유지되고 작은돌기부위에 골절을 인지하는 돌기밑 분쇄골절이다.

병리학 예 25. 대퇴골두괴사 (necrosis of the head of femur)

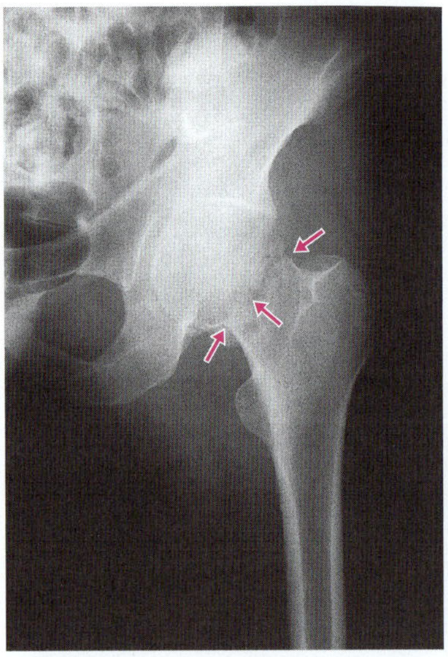

그림 6-218

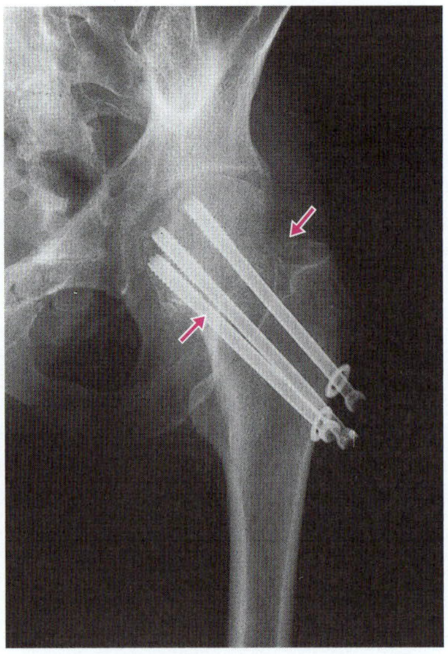

그림 6-219

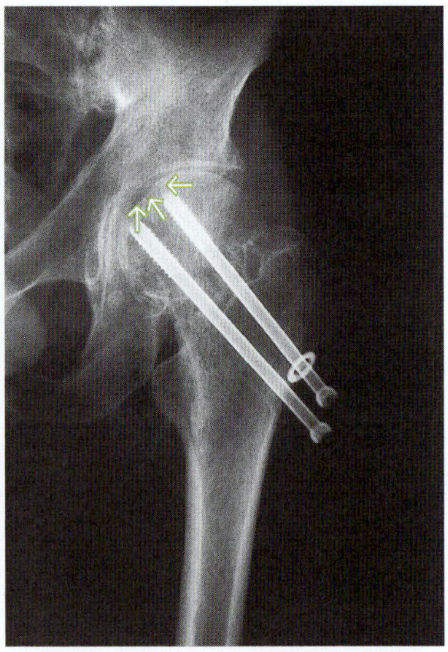

그림 6-220

그림 6-218 고관절 정면 엑스선영상 (넙다리뼈에 가로골절을 명확히 볼 수 있다[→]).

그림 6-219 고관절 정면 엑스선영상(수술 후) (3개의 screw로서 뼈접합술을 시행하여 골절부위가 고정되어 있다[→]).

그림 6-220 고관절 정면 엑스선영상(screw제거술) (1개의 screw를 뽑아낸 후 넙다리뼈머리에 약간의 괴사가 보인다[⇒]).

◆ 진단 및 경과 ◆

영상소견에서 넙다리뼈부에 골절이 인지되어 골접합을 시행하였다.

◆ 촬영 및 진단방법 ◆

Hip joint A-P, 접합술촬영(screw포함) 등

◆ 영상관찰 목적 ◆

- 뼈괴사는 혈관폐색, 혈관장애, 혈관단열 등에 따른 혈류차단이 원인이다.
- 넙다리뼈목 골절에 속발하는 하는 것이 많으며 뼈조각의 변위가 큰 경우에 대부분 발생빈도가 높다.
- 조직학적으로 조혈세포는 혈류차단 6시간, 골세포, 골아세포, 파골세포는 6~48시간에서, 지방세포는 2~5일에서 사멸되므로 임상에서 영상진단으로는 관찰할 수 없다.
- 엑스선소견으로서는 관절면 바로 아래의 초승달 모양의 투과상, 반점상의 경화성, 뼈머리변형, 날개모서리(변연)부의 뼈경화 등에서 초기에는 관절열극이 유지되어지는 특징이 있어 괴사 후 수개월 이상 경과하지 않으면 영상에서 변화를 얻기는 어렵다.
- 본 증례는 넙다리뼈머리부의 골절 후에 일으킨 허혈성의 뼈머리 괴사이다. 부상 때 촬영은 심한 통증이 따르기 때문에 무리한 자세를 피하고 큰 IR를 사용한다.

7) 고관절 측방향 촬영 (hip joint lateral projection) Lauenstein법, Hickey법

촬영목적 : 절구(관골구), 넙다리뼈머리(대퇴골두), 넙다리뼈목(대퇴경)의 측면상과 돌기부위(trochanteric area)를 관찰한다.

촬영자세 : 환자는 반쯤 바로누운자세로 한다. 환자는 반쯤 바로누운자세로 하고 머리를 베개로 받친다. 검사쪽 위앞엉덩뼈가시(ASIS)에서 안쪽으로 5 cm 지나는 시상면을 IR면의 중심선과 일치되게 한 다음 위앞엉덩뼈가시(ASIS)와 두덩결합의 중간점에서 수직으로 가쪽 아래 5 cm 지점을 IR면의 중앙에 놓이도록 한다. 그리고 검사쪽 무릎을 구부려 넙다리가 직각이 될 때까지 위쪽으로 끌어올린 후 촬영대에 밀착 시킨다. 한편 검사 반대쪽 골반을 들어주고 넙다리는 편 상태에서 골반 높이로 조정하여 고정용구 위에 올려놓아 지지한다. 또한 검사반대쪽의 무릎을 굽혀서 다리(하퇴부)로 지지할 수도 있다. 자세를 고정하여 촬영하는 동안 호흡은 멈춘 상태에서 엑스선 조사를 한다. 조사면을 최소범위로 축소하고, 생식선 보호를 위해 부분적으로 가린다.

중 심 선 : 위앞엉덩뼈가시(ASIS)와 두덩결합의 중간점에서 수직으로 가쪽 아래 5 cm 지점을 향해 입사한다. Lauenstein법은 수직으로 입사하고 Hickey법은 머리쪽으로 20~25°로 입사한다.

촬영 point : 절구, 넙다리뼈(대퇴골)의 몸쪽, 절구와 넙다리뼈머리와의 관계가 잘 나타나야 한다. 이때 반대쪽 엉덩뼈 부위의 영상과 겹쳐지지 않게 자세에 주의하여야 한다. 상처나 골절편의 변위 위험성 때문에 이 자세는 외상환자, 완치되지 않은 골절 환자, 파괴성 질환이 있는 환자에게는 시행하지 않는다.

6

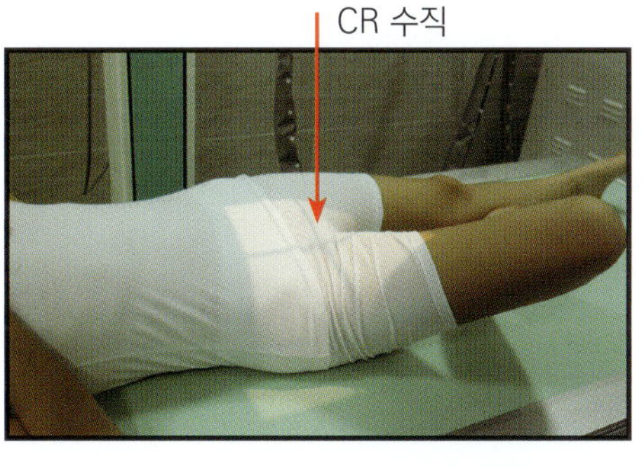

그림 6-221 고관절 측방향 촬영자세(Lauenstein법)

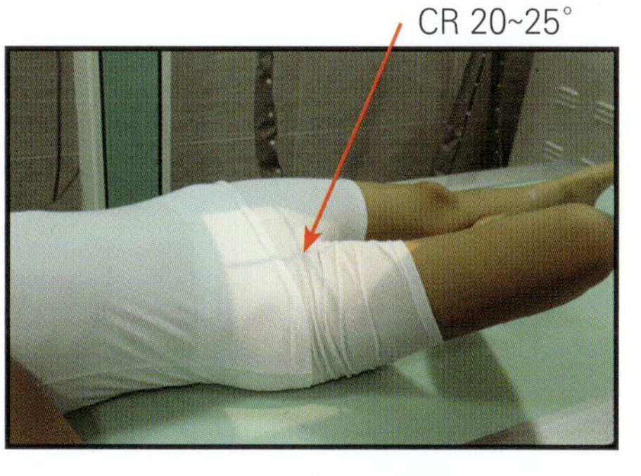

그림 6-222 고관절 측방향 촬영자세(Hickey법)

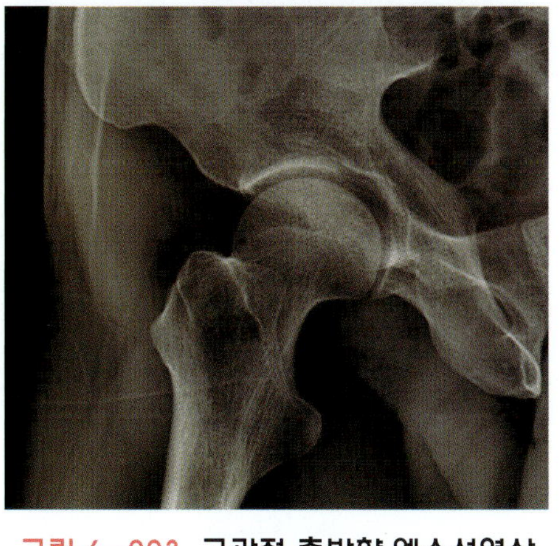

그림 6-223 고관절 측방향 엑스선영상(Lauenstein법)

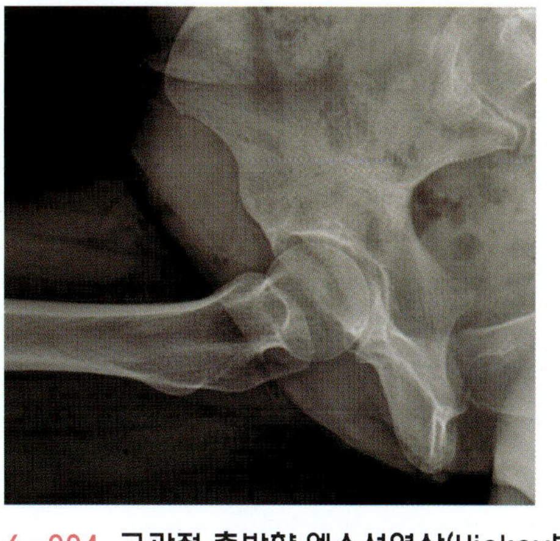

그림 6-224 고관절 측방향 엑스선영상(Hickey법)

8) 고관절 축측방향 촬영 (hip joint axiolateral projection) Lorenz법 (Danelius-Miller변법)

촬영목적 : 절구(관골구), 넙다리뼈머리, 넙다리뼈목의 측면상과 돌기부위(trochanteric area)를 관찰한다.

촬영자세 : 환자는 바로누운자세로 한다. 검사쪽 다리를 펴고 발을 15~20° 안쪽으로 돌린다. 골절이나 완치가 안된 경우에는 환자의 주치의가 자세를 조정하도록 한다. 검사쪽 엉덩뼈 능선 높이 바로 위에 IR면의 한쪽 면을 닿도록 하여 수직이 되게 하고 또한 넙다리뼈 목과 평행이 될 때까지 몸에서 멀리 떨어지게 조정한다. 격자를 사용하여 IR면 앞에 밀착시켜 놓는다. 검사반대쪽 넙다리는 검사쪽 넙다리와의 겹침을 방지하기 위해 엉덩관절(고관절)과 무릎관절(슬관절)을 직각으로 구부려 적정한 높이로 지지할 수 있게 고정용구 위에 발을 놓는다. 자세를 고정하여 촬영하는 동안 호흡은 멈춘 상태에서 엑스선 조사를 한다.

중 심 선 : 검사쪽 넙다리뼈 목(대퇴골경부)을 향해 IR면에 수평으로 입사한다.
(넙다리뼈 목의 장축은 위앞엉덩뼈가시 끝(상전장골극, ASIS)과 두덩뼈결합 윗모서리를 연결한 중앙 점에서 수직으로 가쪽 아래 6 cm 지점)

촬영 point : 엉덩관절, 넙다리뼈머리, 넙다리뼈목, 큰돌기, 작은돌기가 잘 나타나야 한다. 넙다리뼈목이 큰돌기(대전자)와 겹치지 않고 가능한 한 넓은 부분이 나타나야 한다.
이 촬영법은 피사체가 두꺼운 근육조직, 절구(관골구), 넙다리뼈목 부위 등이 엑스선 흡수가 높은 조직으로 구성되어져 있기 때문에 매우 고출력(관전압 90 kV 이상에서, 대전류, 장시간 촬영)이 필요하게 된다. 장시간 촬영에 의한 움직임을 방지하기 위해 호흡을 정지하여 촬영한다. 격자의 기울어짐에 의한 cut off가 나오지 않도록 격자를 중심선에 직각으로 유지하는 것이 중요하다.

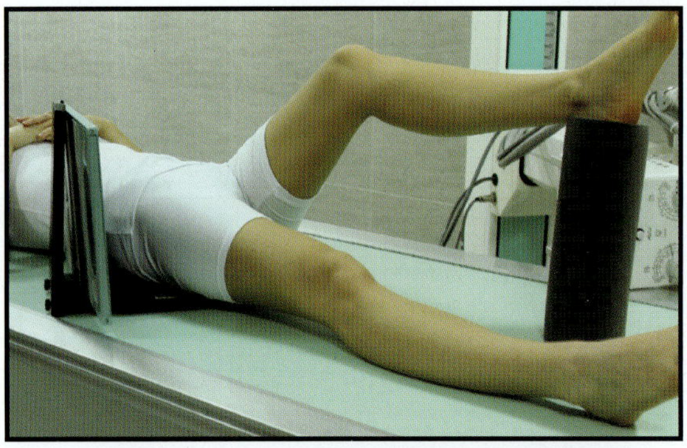

그림 6-225 고관절 축측방향 촬영자세 (Lorenz법)

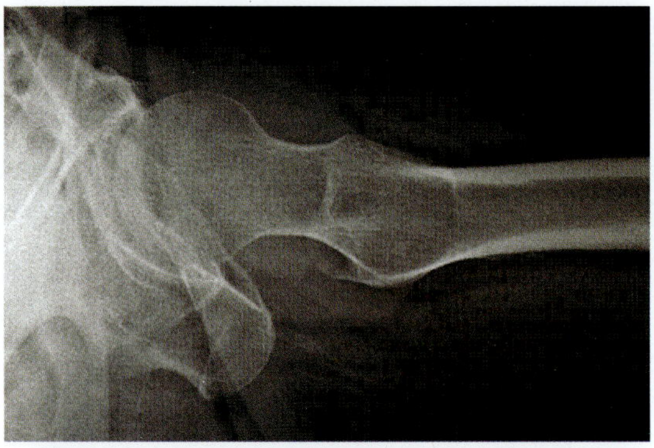

그림 6-226 고관절 축측방향 엑스선영상 (Lorenz법)

9) 관골구 후전사방향 촬영 (acetabulum PA oblique projection) Teufel법

촬영목적 : 넙다리뼈머리오목(대퇴골두와 fovea capitis)을 포함한 넙다리뼈머리(대퇴골두)와 절구(관골구)를 관찰한다.

촬영자세 : 환자는 반쯤 엎드린자세로 한다. 환자는 엎드린자세로 하여 검사 반대쪽을 약 38° 들어 올려 검사쪽 팔은 등 뒤에 놓고 반대쪽 팔과 무릎을 구부려 편안한 자세가 되게 조정한다. 몸을 일직선이 되게 놓고 검사쪽의 엉덩관절 앞을 중앙선에 일치시킨다. 자세를 고정하여 촬영하는 동안 호흡은 멈춘 상태에서 엑스선 조사를 한다.

중 심 선 : 정중시상면에서 검사쪽으로 약 5 cm 가쪽을 지나는 면과 꼬리뼈(미골)의 말단 높이에서 머리쪽으로 12°로 절구를 통해 입사한다.

촬영 point : 절구가 영상의 중앙에 나타나고 넙다리뼈머리와 절구가 엉덩관절을 포함하는 위쪽 관절면 윤곽과 함께 선명하게 나타나야 한다.

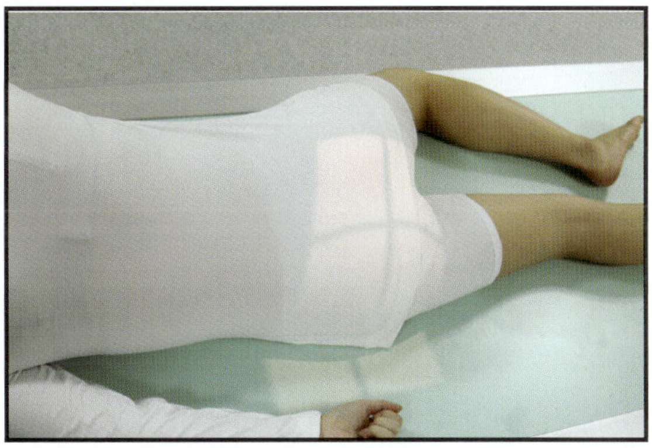

그림 6-227 관골구 후전사방향 촬영자세(Teufel법)

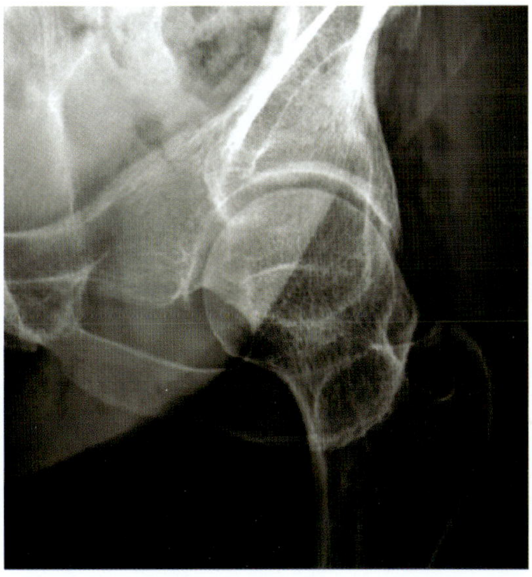

그림 6-228 관골구 후전사방향 엑스선영상(Teufel법)

10) 관골 전면 후전방향 촬영 (anterior pelvic bone PA projection)

촬영목적 : 두덩뼈(치골)와 궁둥뼈(좌골)의 후전방향상과 폐쇄구멍(폐쇄공)을 관찰한다.

촬영자세 : 환자는 엎드린자세로 한다. 환자는 엎드린자세에서 정중시상면이 IR면의 중심선과 일치되게 한 다음 두덩결합의 중심점을 IR면의 중심선에 놓는다. 환자의 머리는 편하게 놓고 양 팔을 구부려 어깨의 양 옆에 손을 내려 놓는다. 양쪽 다리도 쭉 편다. 자세를 고정하여 촬영하는 동안 호흡은 멈춘 상태에서 엑스선 조사를 한다. 조사면을 최소범위로 좁혀 촬영한다.

중 심 선 : 두덩결합의 중앙을 향해 IR면에 대해 수직으로 입사한다.

촬영 point : 두덩뼈와 궁둥뼈의 후전방향 촬영상으로 나타나고 폐쇄구멍과 두덩뼈결합이 포함되도록 한다. 두덩뼈와 궁둥뼈가 IR면의 중앙부근에 나타나야 하고 양측 엉덩관절(고관절)이 포함되어야 한다.

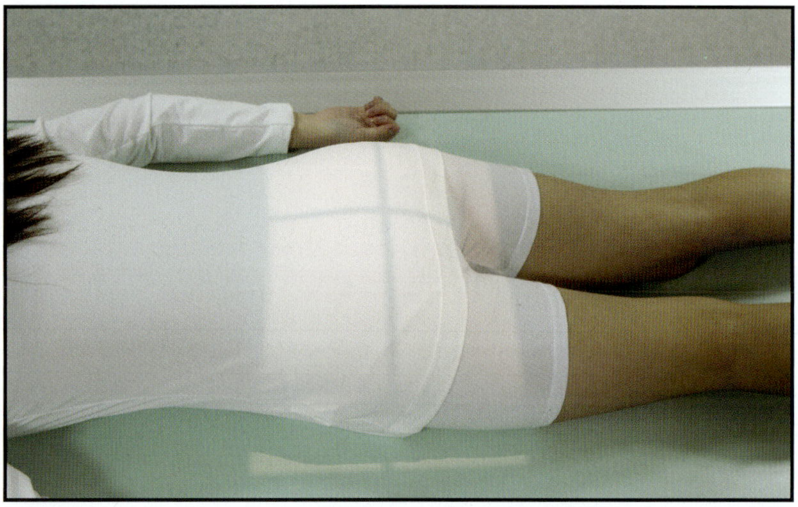

그림 6-229 관골 전면 후전방향 촬영자세

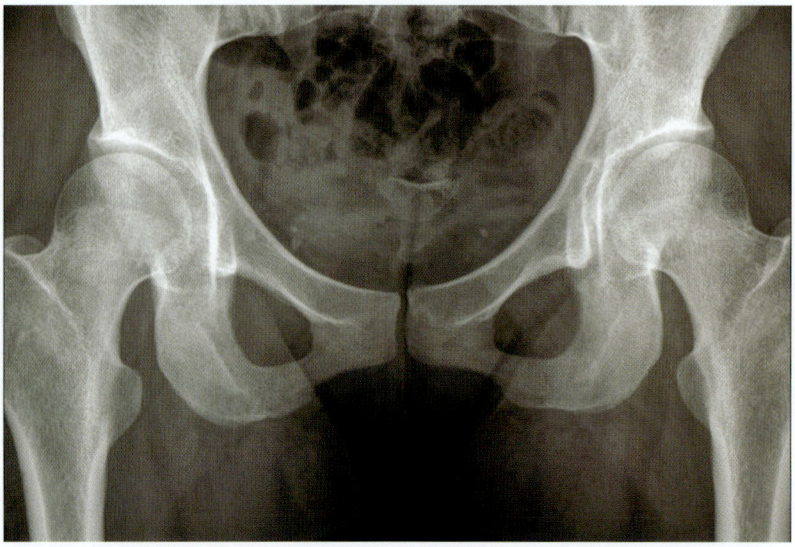

그림 6-230 관골 전면 후전방향 엑스선영상

11) 관골 전면 전후축방향 촬영 (anterior pelvic bone AP axial projection) Taylor법

촬영목적 : 두덩뼈(치골)와 궁둥뼈(좌골)가 확대되어 나타나는 것을 관찰할 수 있다.

촬영자세 : 환자는 바로누운자세로 한다. 환자는 바로누운자세에서 머리를 베개로 받친다. 정중시상면이 IR면의 중심선과 일치되게 한 다음 두덩결합(치골결합)이 IR면의 중앙에 놓이도록 한다. 골반은 회전되지 않도록 하여 양 다리를 펴고, 팔은 몸통옆에 내려 놓는다. 자세를 고정하여 촬영하는 동안 호흡은 멈춘 상태에서 엑스선 조사를 한다. 조사면을 최소범위로 축소시켜 촬영한다.

중 심 선 : 두덩결합(pubic symphysis) 위가장자리에서 먼쪽으로 5 cm 지점을 향해 남성은 머리쪽으로 25°(20~35°)로 입사하고, 여성은 머리쪽으로 약 40°(30~45°)로 입사한다.

촬영 point : 양쪽 폐쇄구멍이 대칭으로 나타나야 하며 두덩뼈와 궁둥뼈가지(좌골지)의 하상방향 촬영상이 겹침 없이 나타나야 한다. 두덩뼈와 볼기뼈(관골)가 엉치뼈(천골), 꼬리뼈(미골) 음영위에 중복되어 확대된 영상이 나타나고 양쪽 측면에 있는 넙다리뼈머리(대퇴골두)와 볼기뼈절구(관골구) 측면까지 나타나야 한다. 골반이 회전되지 않고, 적절한 엑스선 노출조건으로 두덩뼈나 궁둥뼈가 과다노출되지 않은 상태에서 골반 구조위에 연부조직이 선명하게 나타나야 한다.

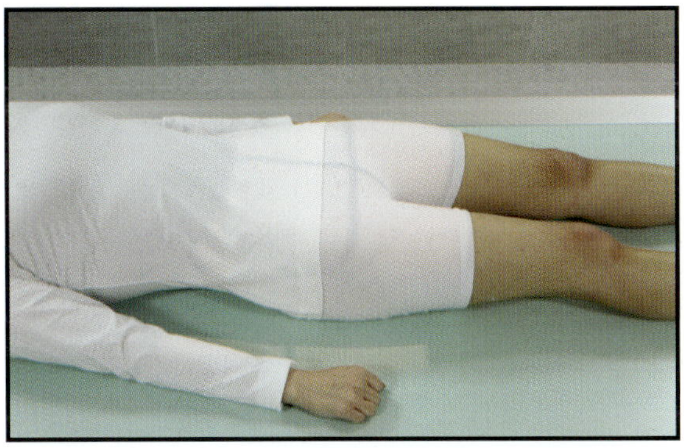

그림 6-231 관골 전면 전후축방향 촬영자세

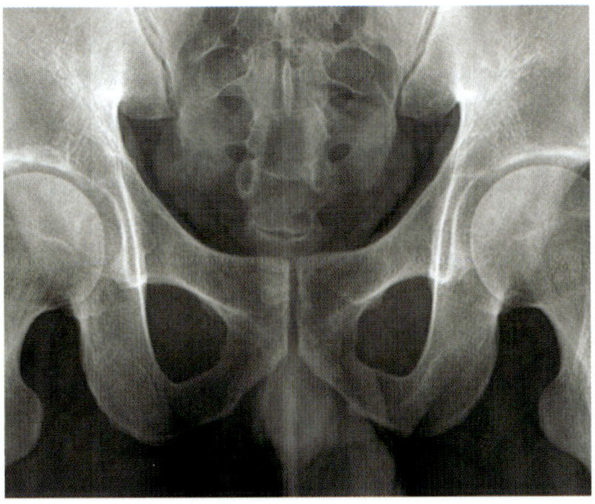

그림 6-232 관골 전면 전후축방향 엑스선영상 (Taylor법 - 남성)

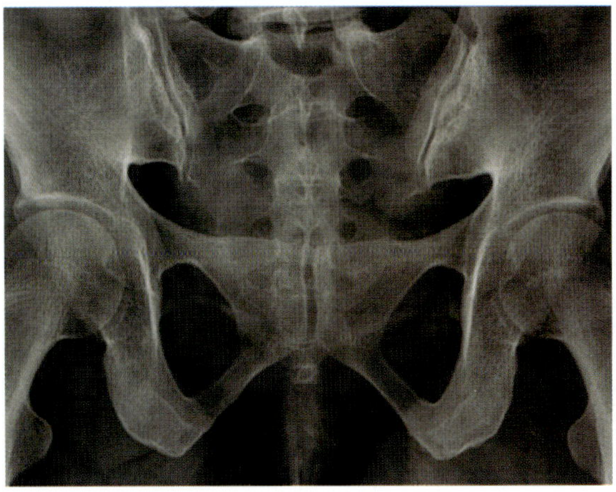

그림 6-233 관골 전면 전후축방향 엑스선영상 (Taylor법 - 여성)

6

13) 장골 전후, 후전사방향 촬영 (ilium AP, PA oblique projection) RPO와 LPO, RAO와 LAO

촬영목적 : 엉덩뼈날개(장골익)와 궁둥패임(좌골절흔 isciatic notch)과 넙다리뼈(대퇴골) 몸쪽끝과 엉덩뼈(장골)를 관찰한다.

촬영자세 : 환자는 바로누운자세나 엎드린자세로 한다. 바로누운자세로 촬영하려면 머리를 베개로 받친다. 검사쪽 엉덩관절이 지나는 시상면과 IR 중심선을 일치되게 한 다음 위앞엉덩뼈가시에서 안쪽으로 5 cm와 아래쪽으로 5 cm 지점을 IR면의 중앙에 놓는다. 그리고 검사쪽 엉덩뼈날개의 넓은 면이 IR면에 평행이 되도록 검사 반대쪽을 약 40° 들어 올린다. 들려진 어깨와 엉덩이, 무릎 밑에 고정용구를 받쳐 지지한다.

엎드린 자세에서 검사쪽 엉덩관절이 지나는 시상면과 IR 중심선을 일치시키고 위앞엉덩뼈가시에서 안쪽으로 5 cm와 아래쪽으로 5 cm 지점을 중앙이 되도록 한다. 검사쪽 엉덩뼈가 IR면에 수직이 되도록 검사 반대쪽을 약 40° 들어 올려 검사쪽 팔은 등 뒤에 놓고 반대쪽 팔과 무릎을 구부려 편안한 자세가 되게 조정한다. 각도기를 사용하여 회전정도를 확인한다. 자세를 고정하여 촬영하는 동안 호흡은 멈춘 상태에서 엑스선 조사를 한다. 조사면을 최소범위로 축소한 후 촬영한다.

중 심 선 : 위앞엉덩뼈가시에서 안쪽으로 5 cm와 아래쪽으로 5 cm 지점을 향해 IR면에 대해 수직으로 입사한다.

촬영 point : RAO, LAO 촬영은 엉덩뼈날개와 궁둥뼈 패임이 선명하게 나타나고 절구(관골구)의 반측면상이 나타나야 한다. RPO, LPO 촬영은 넙다리뼈의 몸쪽과 엉덩뼈의 사방향 촬영상이 나타나야 한다. 엉덩뼈 전체가 포함 되어야 하며 엉덩관절(고관절), 넙다리뼈 몸쪽, 엉치엉덩관절(천장관절)이 포함되어 나타나야 한다. 엉덩뼈날개의 넓은 면이 회전없이 나타나야 하고 엉덩뼈가 반측면상으로 나타나야 한다.

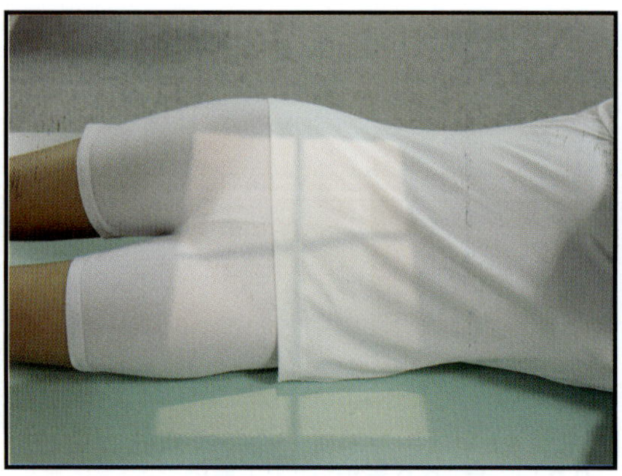

그림 6-240 장골 전후사방향 촬영(LPO법)

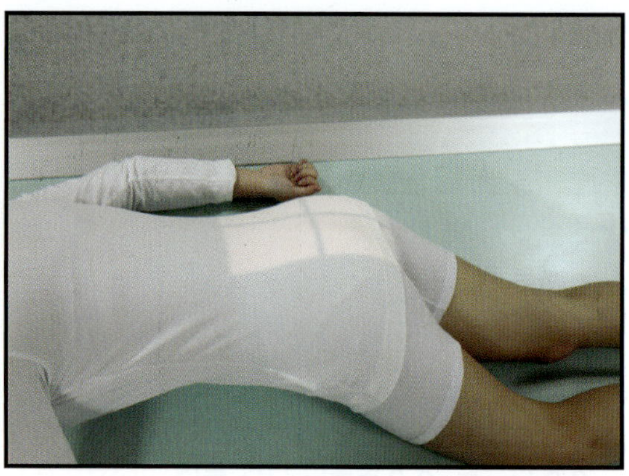

그림 6-241 장골 후전사방향 촬영(RAO법)

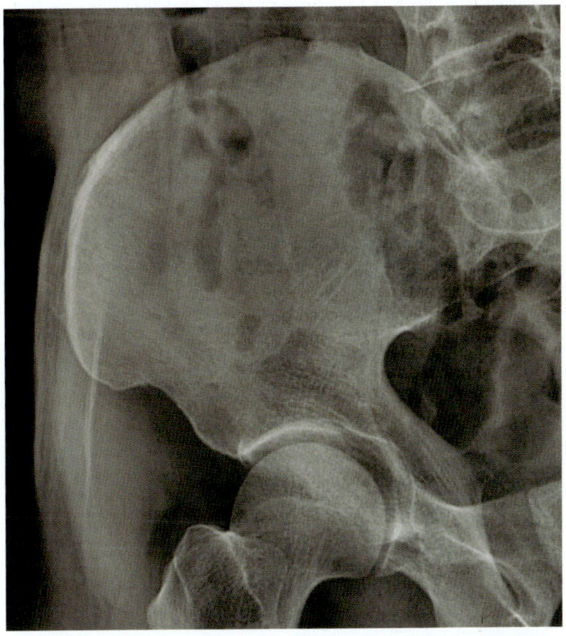

그림 6-242 장골 전후사방향 엑스선영상(RPO)

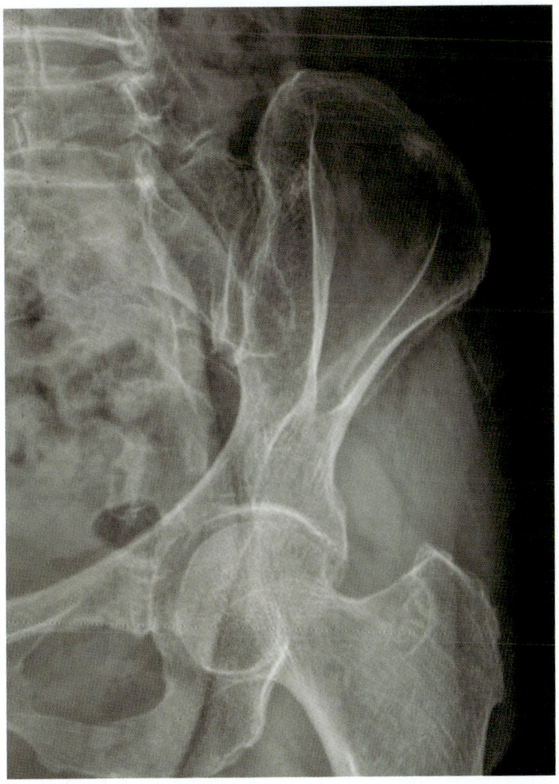

그림 6-243 장골 후전사방향 엑스선영상(LAO)

병리학 예 27. 장골(엉덩뼈) 골절(fracture of ilium)

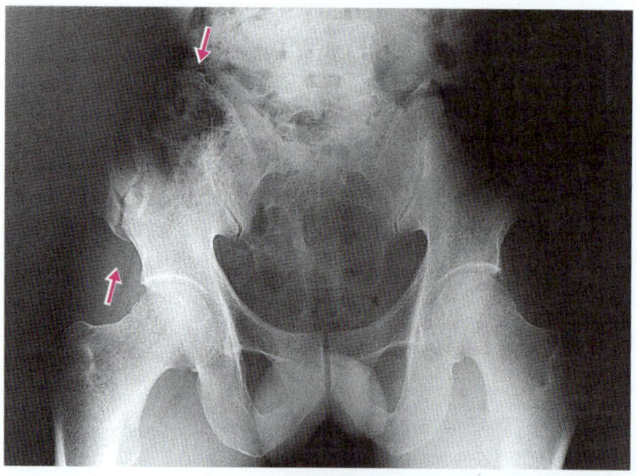

그림 6-244

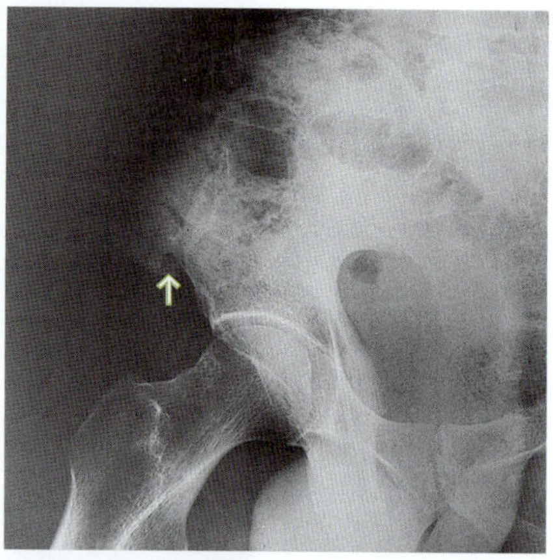

그림 6-245

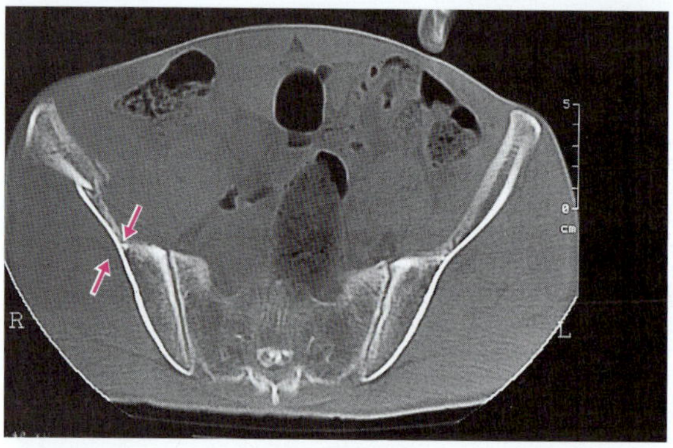

그림 6-246

그림 6-244 **장골 정면엑스선영상** (우측 엉덩뼈날개에 골절[→]이 있다).
그림 6-245 **장골 사위엑스선영상** (날뼈가 외측으로 어긋나 있는 것을 관찰[⇒]할 수 있다).
그림 6-246 **골반 CT영상** (오른쪽 엉덩뼈 날개에 골절[→]이 있다).

◆ 진단 및 경과 ◆

엑스선영상 소견에서 오른쪽 엉덩뼈날개 골절로 진단하고 안정가료를 목적으로 입원치료 하였다.

◆ 촬영 및 진단 방법 ◆

Pelvis AP, ilium oblique, CT촬영 등

◆ 영상관찰 및 특징 ◆

골반 정면상에서는 오른쪽 엉덩뼈에 엉덩뼈능에서 위앞엉덩뼈가시에 걸친 골절이 관찰된다. 골반 사방향 촬영상에서 날뼈가 가쪽으로 어긋나 있는 것이 관찰된다. CT영상에서 오른쪽 엉덩뼈날개에 골절이 있고 날뼈가 가쪽으로 어긋나 있는 것을 확인할 수 있다.

엉덩뼈날개 단독의 골절은 박리골절(sprain fracture)과 직접 외부힘에 의한 골절이 있다. 그 중에서 절구(관골구) 위에 걸쳐 골절되는 것을 듀베르네 골절(Duverney fracture)이라 한다.

14) 골반 전후축방향 촬영 (pelvis AP axial projection) inlet view, outlet view

촬영목적 : Inlet view에서는 외상성 질환에 의한 볼기뼈(관골), 두덩뼈(치골), 궁둥뼈(좌골) 등의 병변의 유무를 관찰하고 outlet view에서는 궁둥뼈, 두덩뼈로 형성되어 있는 폐쇄구멍에 관계된 질환을 관찰한다.

촬영자세 : 환자는 바로누운자세로 한다. 환자는 바로누운자세로 하고 머리를 베개로 받친다. 정중시상면이 IR면의 중심선과 일치되도록 한 다음 양쪽 위앞엉덩뼈가시(상전장골극, ASIS) 중간 지점과 두덩결합(치골결합) 사이 중앙점을 IR면의 중앙에 놓이도록 한다. 골반은 회전되지 않도록 하기 위해서 양 다리를 펴고 양 발꿈치를 중심선에서 각각 약 10~15 cm 정도 같은 간격으로 벌려 첫째 발가락이 중심축에서 서로 맞닿게 한다. 이와 같이 다리와 발을 안쪽으로 15~20° 돌리면 넙다리뼈목 장축이 IR면에 평행하게 된다. 자세를 고정하여 촬영하는 동안 호흡은 멈춘 상태에서 엑스선 조사를 한다.

중 심 선 : 골반의 중앙을 향해, inlet view은 발쪽으로 30°로 입사하고, outlet view은 머리쪽으로 30°로 입사한다.

촬영 point : 두 촬영법 모두 엉덩뼈, 두덩뼈, 궁둥뼈 등이 좌우대칭으로 나타나야 한다. inlet view에서는 엉덩관절(고관절), 궁둥뼈와 엉덩뼈 부위가 농도 차이가 있으므로 적정촬영조건 범위에서 나타나야 한다. Outlet view에서는 엉치엉덩관절(천장관절), 엉치뼈(천골), 넙다리뼈(대퇴골) 목부위까지 잘 나타나야 한다.

여성에 있어서는 골반의 형태에 따라 inlet view에서는 입사각도를 작게, outlet view에서는 크게 하는 경우도 있다.

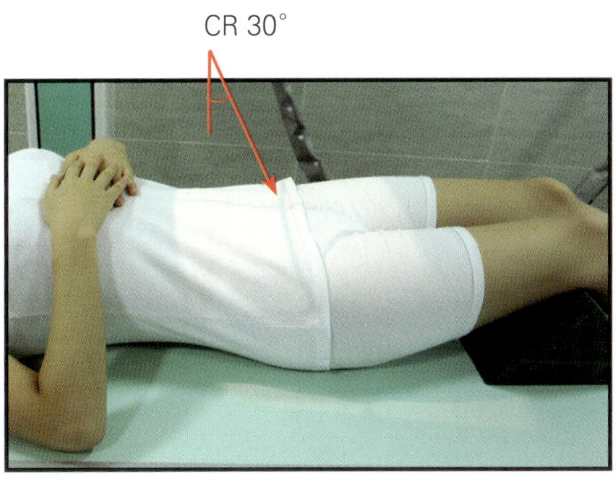

그림 6-247 골반 전후축방향 촬영(inlet view)

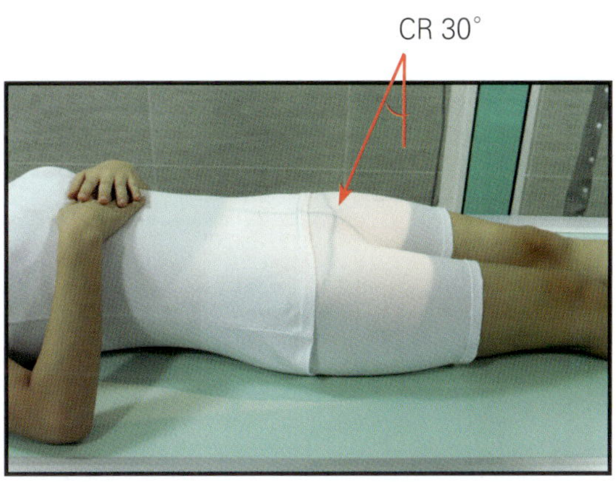

그림 6-248 골반 전후축방향 촬영(outlet view)

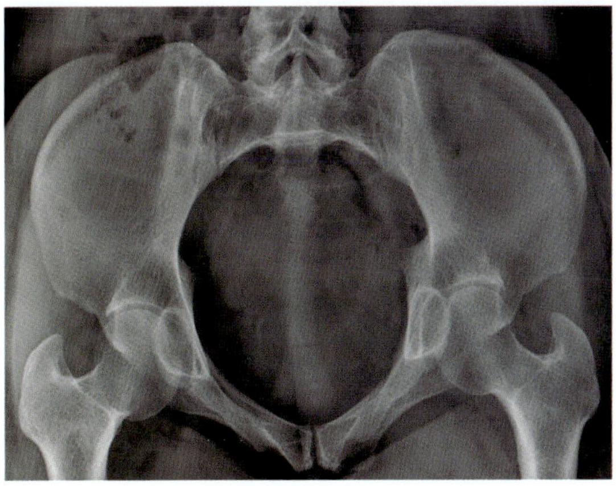

그림 6-249 inlet view 엑스선영상

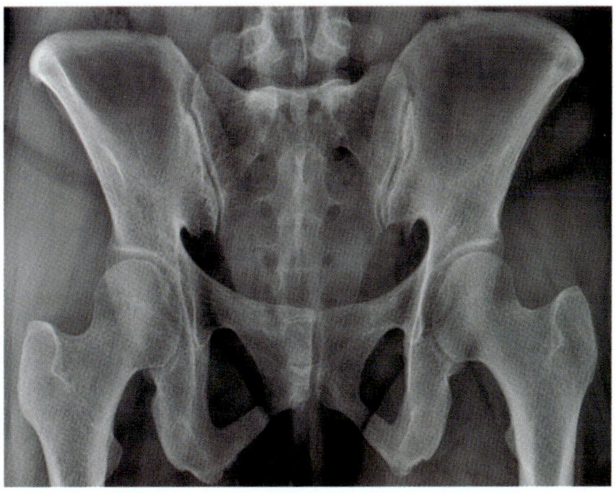

그림 6-250 outlet view 엑스선영상

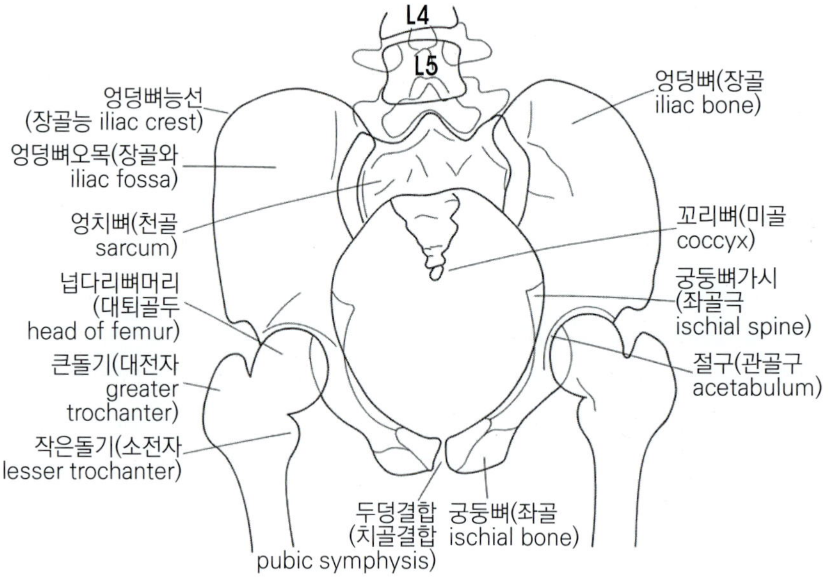

그림 6-251 inlet view 엑스선영상해부도

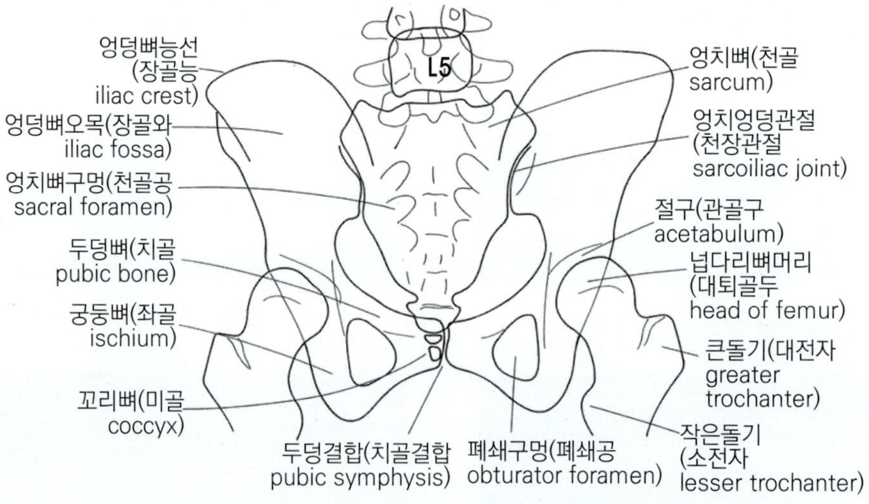

그림 6-252 outlet view 엑스선영상해부도

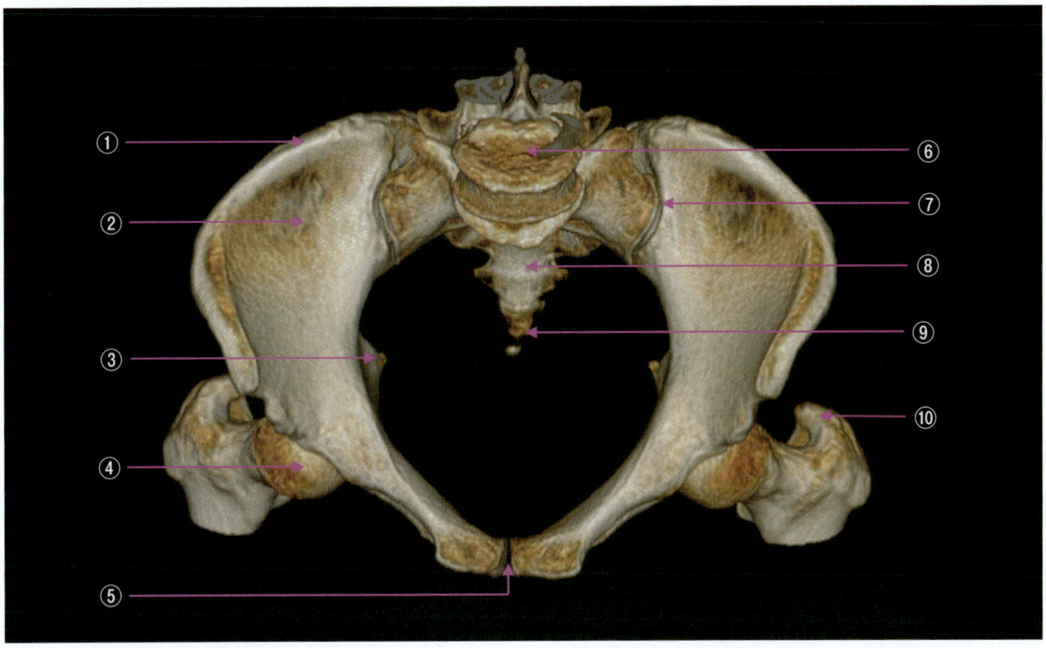

그림 6-253 골반 전후축방향 자세(pelvic AP oblique position : inlet) 3D 영상

① 엉덩뼈능선(iliac crest)
② 엉치뼈오목(iliac fossa)
③ 궁둥뼈가시(ischial spine)
④ 넙다리뼈머리(femoral head)
⑤ 두덩뼈결합(pubic symphysis)
⑥ 제5 허리뼈 몸통(vertebral body of L5)
⑦ 엉치엉덩관절(sacroiliac joint)
⑧ 엉덩뼈(sacrum)
⑨ 꼬리뼈(coccyx)
⑩ 큰돌기(greater trochanter)

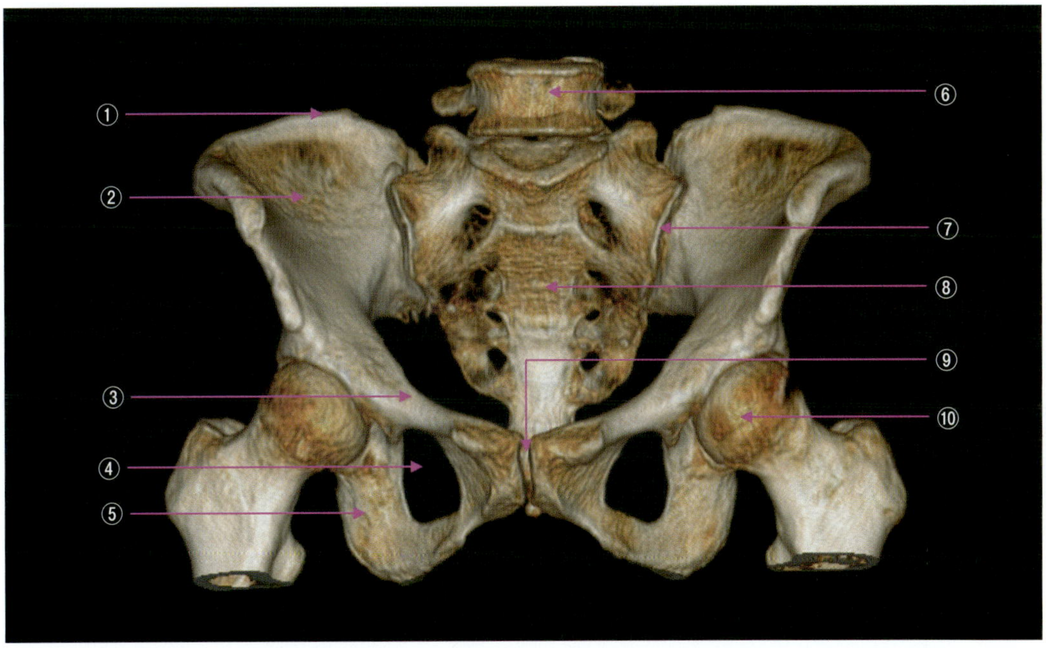

그림 6-254 골반 전후축방향 자세(pelvic AP axial position : outlet) 3D 영상

① 엉덩뼈능선(iliac crest)
② 엉치뼈오목(iliac fossa)
③ 두덩뼈(pubic bone)
④ 폐쇄구멍(obturator foramen)
⑤ 궁둥뼈(ischium)
⑥ 제5 허리뼈 몸통(vertebral body of L5)
⑦ 엉치엉덩관절(sacroiliac joint)
⑧ 엉덩뼈(sacrum)
⑨ 두덩뼈결합(pubic symphysis)
⑩ 넙다리뼈머리(femoral head)

병리학 예 28. 궁둥뼈(좌골) 골절 (fracture of ischium)

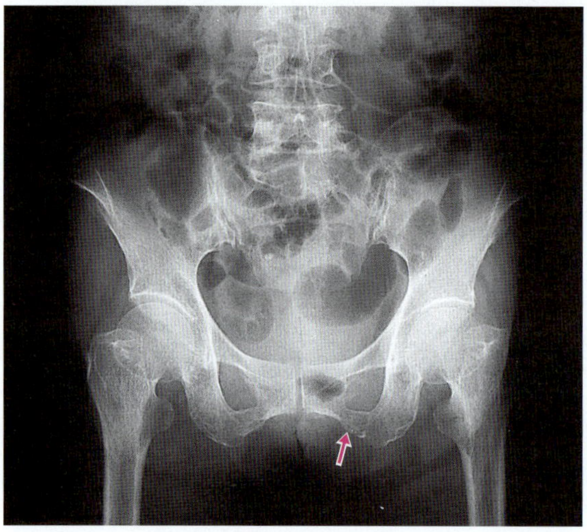

그림 6-255

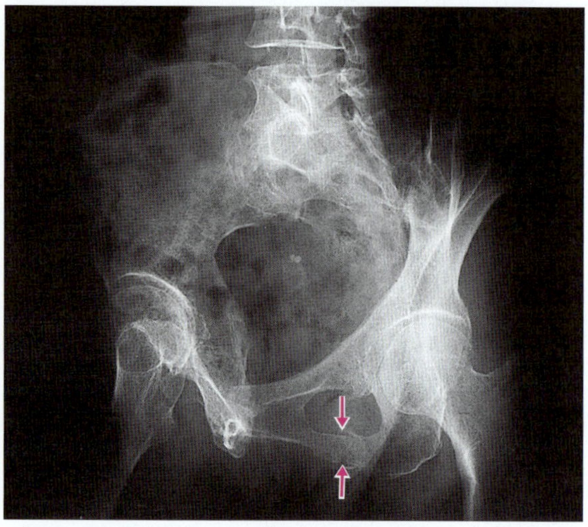

그림 6-256

그림 6-255 **골반 정면엑스선영상** (좌측 궁둥뼈에 골절선[→]이 보인다).
그림 6-256 **골반 LAO자세 엑스선영상** (좌측 궁둥뼈의 골절선 및 상하방향으로 어긋나[→] 있다).

◆ 진단 및 경과 ◆

엑스선 영상소견에서 궁둥뼈 골절로 진단되어 2주 동안 입원하여 안정가료 처방한 사례이다.

◆ 촬영 및 진단 방법 ◆

Pelvis AP, pelvis oblique, CT촬영, MRI촬영 등

◆ 영상관찰 및 특징 ◆

골반정면상에서 좌측 궁둥뼈에 골절선이 보인다. 골반 LAO자세 영상에서 좌측 궁둥뼈의 골절 및 상하방향으로 어긋나 있다. 두덩뼈, 궁둥뼈, 엉치뼈 또는 엉치엉덩관절의 골절을 Malgaigne fracture라고 한다. 궁둥뼈, 꼬리뼈, 두덩뼈 등은 통증을 호소하는 장소가 비슷하므로 골반-엉덩관절이 충분히 포함되도록 골반축방향(inlet, outlet)을 필요로 한다. 또한 골절부위를 확인한 후 부위에 맞는 촬영을 추가로 시행하는 것이 필요하다.

Chapter 7

가슴·배(*Chest·Abdomen*)

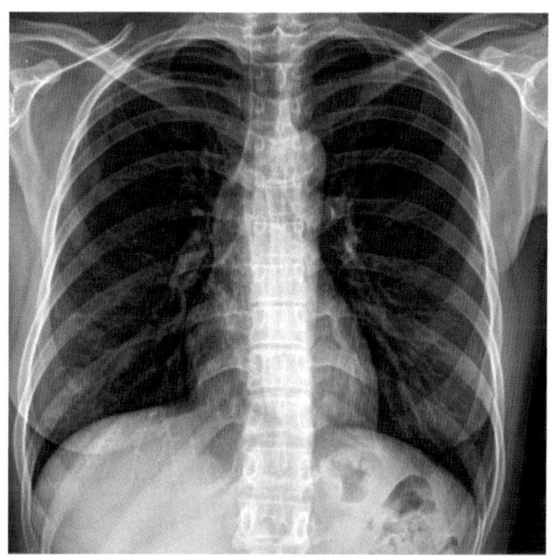

1. 해부

1) 가슴 (흉부 chest)

가슴은 가슴우리(흉곽)를 제외하면 허파, 심장과 큰혈관을 포함하는 가슴세로칸 및 유방으로 구성되어 있다. 허파, 심장, 큰혈관 및 가슴세로칸에 대한 엑스선영상을 판독하기 위해 알아두어야 할 해부학을 가로막, 림프절을 포함해 서술한다.

1. 허파(폐 lung)

허파는 주기관지에서 오른허파(우폐)와 왼허파(좌폐)로 나뉜다. 주기관지가 나뉘어져 허파엽(폐엽)기관지가 되고 오른쪽에서는 위엽(상엽)기관지와 중간기관지로 나뉘어지고, 중간기관지는 중간엽(중엽)기관지와 아래엽(하엽)기관지로 나뉘며, 왼쪽에서는 위엽기관지와 아래엽기관지로 나뉜다. 이 때문에 오른허파는 위엽, 중간엽, 아래엽의 3엽으로 나뉘고 왼허파에서는 위엽과 아래엽으로 나뉜다(그림 7-1).

또 오른허파의 위엽과 아래엽 및 중엽과 아래엽 사이를 큰엽틈새(대엽간구 major fissure)라 하고 위엽과 중엽 사이를 작은엽틈새(소엽간구 minor fissure)라고 한다. 좌우의 허파는 허파엽기관지가 갈라진 구역기관지에 의해 나뉘어진다. 이 허파의 영역을 허파구역(pulmonary segment)이라고 하는데 오른허파에서는 위엽이 3구역, 중엽이 2구역, 아래엽이 5구역, 왼허파에서는 위엽, 아래엽 모두를 4구역으로 나뉜다(그림 7-2).

허파구역은 S(segment), 구역기관지는 B(segment bronchus), 구역허파동맥은 A(segmental pulmonary artery), 구역허파정맥은 V(segmental pulmonary vein)라고 하며, 각각의 머리글자를 대문자로 나타내 머리부터의 분기순으로 1에서 10까지의 번호로 나타낸다. 구역의 다음 단위인 밑구역(아구역 subsegment)은 머리부터 다리쪽으로, 가쪽부터 안쪽으로 순서대로 a, b, c의 부호가 붙여진다(표 7-1).

2. 허파동맥(폐동맥 pulmonary artery)·허파정맥(폐정맥 pulmonary vein)

오른심실에서 나온 허파동맥줄기는 좌우의 허파동맥줄기로 나뉜다. 오른허파동맥줄기는 왼허파동맥줄기보다 두껍고 길게 기관분기부의 아래면에 접해 오른쪽으로 향하며 가슴세로칸에서 허파혈관으로 들어온다. 왼허파동맥줄기는 허파동맥줄기에서 나뉘어지면 후상방을 향해 뻗어 왼주기관지를 지난다. 허파동맥은 기관지와 거의 평행으로 지나고 공통의 소생결합조직으로 둘러싸여 있다. 허파정맥은 세엽줄기나 소엽줄기를 뻗어 서로 합류하여 구역정맥, 허파엽정

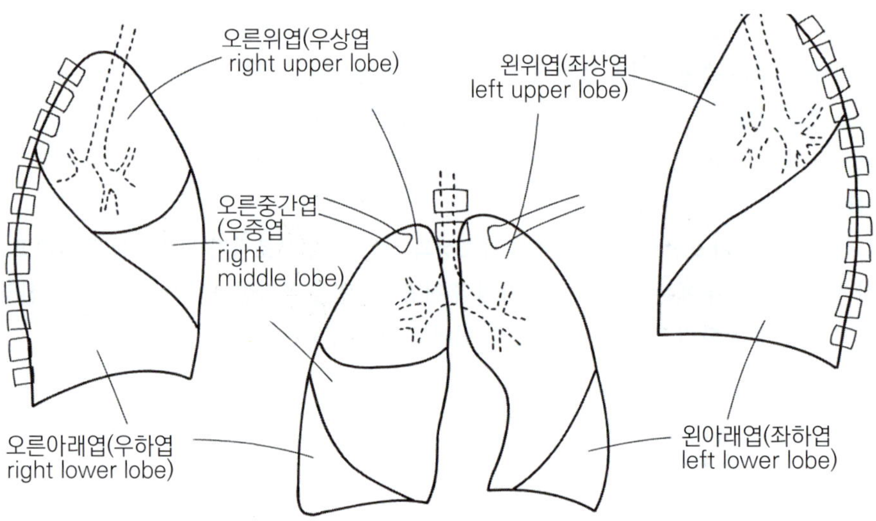

그림 7-1 허파모식도

맥이 되어 상하폐정맥을 지나 왼심방으로 들어간다. 그러나 허파정맥은 심장음영 안에서 왼심방으로 들어가기 때문에 가슴엑스선 영상에서 허파정맥음영을 보는 것은 허파동맥보다 용이하지 못하다.

3. 가슴세로칸(종격 mediastinum)

가슴세로칸은 가슴안(흉강)을 좌우로 나누고 있는 격벽으로 이 안에 기관, 심장, 대동맥 등 여러가지 조직과 장기를 싸고 있으며 각각의 부위에서 폭이 다르다. 가슴세로칸은 상, 전, 중, 후부의 4구역으로 나뉜다. 위가슴세로칸은 복장뼈자루(흉골병)아래와 제4등뼈사이를 연결하는 선보다 위에 있는 구역이고 앞가슴세로칸은 심장앞모서리와 복장뼈(흉골) 사이의 구역, 뒤가슴세로칸은 심장뒷모서리 등뼈(흉추) 사이의 구역, 가운데가슴세로칸은 각각의 가슴세로칸과 가로막으로 둘러싸인 구역이다.

4. 심장(heart)

심장은 각 부분의 밀도 차이가 없기 때문에 어떤 방향에서 촬영해도 엑스선상에서는 구별없이 한 덩어리로 밖에 나타나지 않기 때문에 여기에서는 심장의 해부가 아니라 가슴 엑스선영상에 나타나는 심음영에 대해 서술하기로 한다. 정면상의 심음영은 오른모서리가 2궁, 왼쪽모서리가 4궁으로 구성되고 우제1궁이 팔머리동맥, 오름대정맥의 음영, 우제2궁이 우심방의 음영, 좌제1궁이 빗장뼈밑동맥, 대동맥궁의 음영, 제2궁이 허파동맥유출로의 음영, 제3궁이 왼심방귀의 음영, 제4궁이 왼심실의 음영이다(그림 7-3). 또 측면상에서는(그림 7-4) 왼심실이 잘 나타나고 RAO자세에서는(그림 7-5) 왼심실 및 왼심방이, LAO자세에서는(그림 7-6) 우심방, 우심실, 왼심방, 왼심실, 대동맥이 잘 나타나게 된다.

5. 림프절(lymph node)

림프절이 커진 경우에는 가슴세로칸에서도 큰 음영으로 나타나게 된다. 림프절이 커지는 장소는 기관지의 주행에 따라 호발부위가 정해져 있으며 그에 따라 기관, 기관옆림프절, 기관지림프절, 기관지분기부림프절 등을 구별하고 있다. 림프절은 일반적으로 동맥계와는 함께 뻗어있지 않고 동맥계의 한쪽에 있으며 허파뿌리에는 없는 것이 보통이다.

6. 가로막(횡격막 diaphragm)

가로막은 가슴와 배를 사이에 두고 있는 근육힘줄성의 격벽이다. 가로막의 시작점인 칼돌기, 일곱째에서 열두번째 갈비뼈, 첫째에서 셋째 허리뼈까지 판상의 힘줄(건 tendon)중심을 형성하여 머리를 향해 볼록한 원 모양을 이룬다. 가로막은 복장뼈(흉골), 갈비뼈(늑골) 및 허리뼈(요추)의 3부위로 나뉘어진다. 갈비뼈와 복장뼈 사이의 근육질이 결핍된 부분을 Morgagni 공이라 부르고 갈비뼈와 허리뼈 사이의 근육질이 결핍된 부분을 Bochdalek공이라 부른다. 이 외에 식도, 혈관 등을 관통하는 식도열공, 대동맥열공, 하대정맥열공이 있다. 또 가로막 높이는 통상 오른쪽이 왼쪽에 비해 1/2에서 첫째 갈비뼈 정도 높은 것이 많고 숨을 들이내실 때 앞쪽 다섯째 갈비뼈에서 일곱째 갈비뼈 높이의 위치에 있을 때가 많다.

7

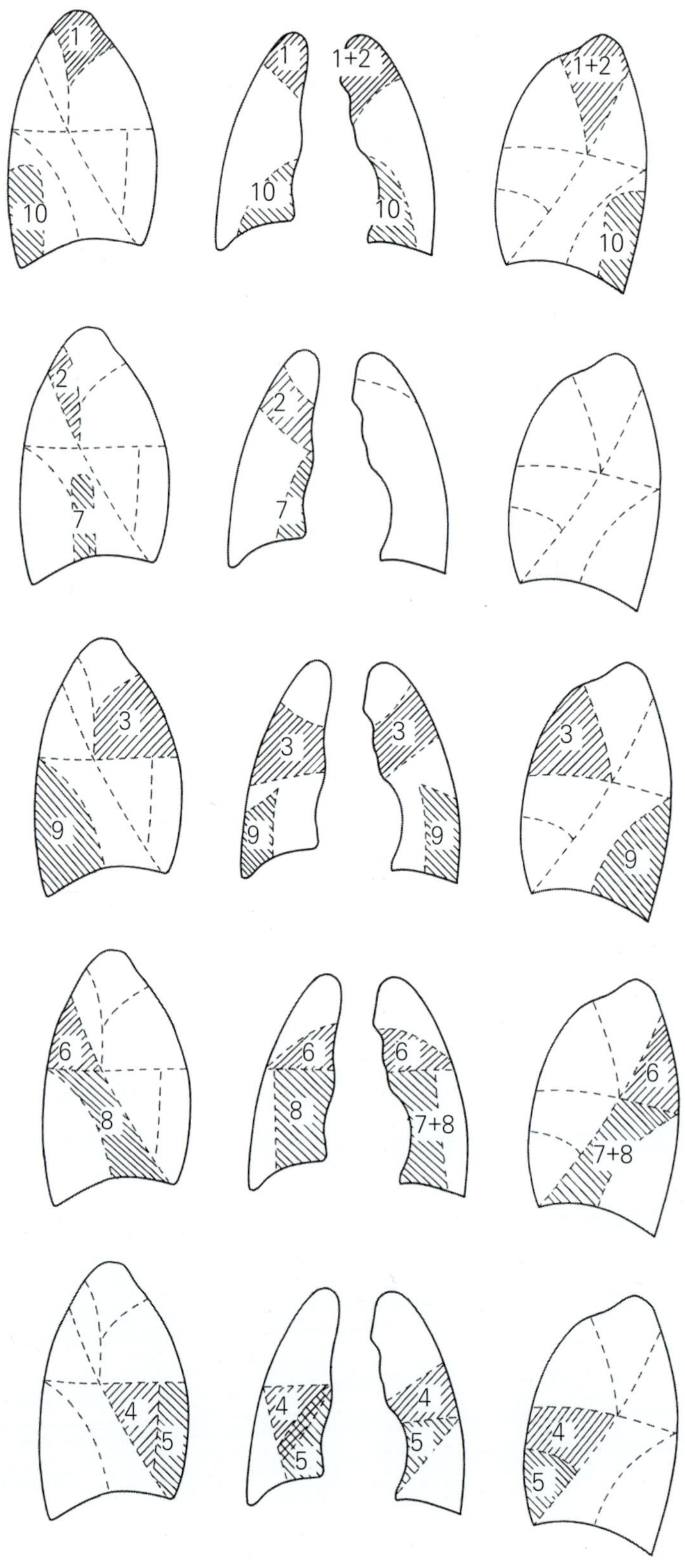

그림 7-2 **허파구역모식도**

표 7-1 허파구역 S(구역기관지 B)의 명칭

오른허파

엽	구역		기호
위엽	꼭대기구역S^1	apical segment	
	고유허파첨꼭대기구역		S^1a
	앞(허파꼭대기아래)구역		S^1b
	뒤구역S^2	posterior segment	
	뒤(허파꼭대기아래)구역		S^2a
	수평(위엽)구역		S^2b
	앞구역S^3	anterior segment	
	가 (앞위엽)구역		S^3a
	안 (앞위엽)구역		S^3b
중엽	가쪽구역S^4	lateral segment	
	가쪽구역		S^4a
	안쪽구역		S^4b
	안쪽구역S^5	medial segment	
	가쪽구역		S^5a
	안쪽구역		S^5b
아래엽	위구역S^6	superior segment	
	위구역		S^6a
	가쪽구역		S^6b
	안쪽구역		S^6c
	위구역밑S※	subsuperior segment	
	안 바닥구역S^7	medial basal segment	
	뒤구역		S^7a
	앞구역		S^7b
	앞바닥구역S^8	anterior basal segment	
	가쪽구역		S^8a
	바닥구역		S^8b
	가 바닥구역S^9	lateral basal segment	
	가쪽구역		S^9a
	바닥구역		S^9b
	뒤바닥구역S^{10}	posterior basal segment	
	뒤구역		$S^{10}a$
	가쪽구역		$S^{10}b$
	안쪽구역		$S^{10}c$

왼허파

엽	구역		기호
위엽	위부분	superior division	
	꼭대기뒤구역S^{1+2}	apicoposterior segment	
	허파꼭대기구역		$S^{1+2}a$
	뒤(허파꼭대기아래)		$S^{1+2}b$
	수평(위엽)		$S^{1+2}c$
	앞구역S^3	anterior segment	
	가쪽(앞위엽)구역		S^3a
	안쪽(앞위엽)구역		S^3b
	위(앞위엽)구역		S^3c
	혀부분	lingular division	
	위혀구역S^4	superior segment	
	가쪽구역		S^4a
	앞구역		S^4b
	아래혀구역S^5	inferior segment	
	위구역		S^5a
	아래구역		S^5b
아래엽	위구역S6	superior segment	
	위구역		S^6a
	가쪽구역		S6b
	안쪽구역		S^6c
	아래구역S※	subsuperior segment	
	안 바닥구역S^7	medial basal segment	
	뒤구역		S^7a
	전구		S^7b
	앞바닥구역S^8	anterior basal segment	
	가쪽구역		S^8a
	바닥구역		S^8b
	가 바닥구역S^9	lateral basal segment	
	가쪽구역		S^9a
	바닥구역		S^9b
	뒤바닥구역S^{10}	posterior basal segment	
	뒤구역		$S^{10}a$
	가쪽구역		$S^{10}b$
	안쪽구역		$S^{10}c$

※ 구역기관지 B의 명명은 허파구역 S에 대응한다. 예를 들면 B′a는 S′a이다.

7

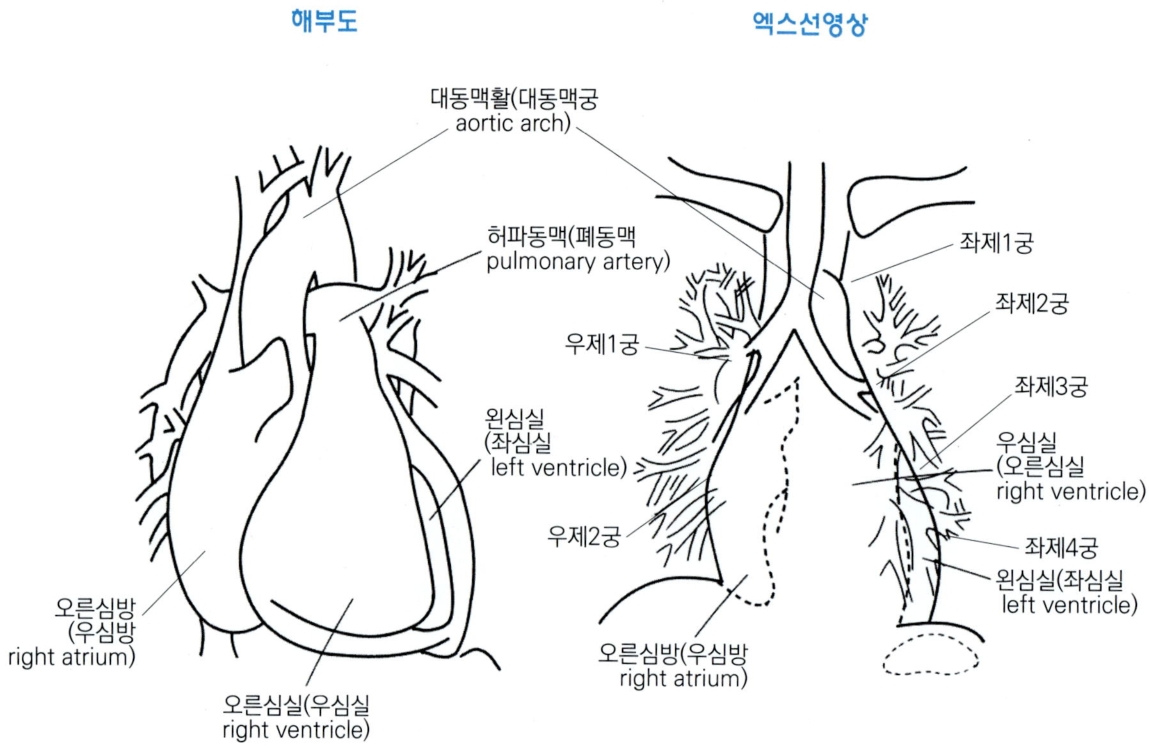

그림 7-3 가슴정면 해부도

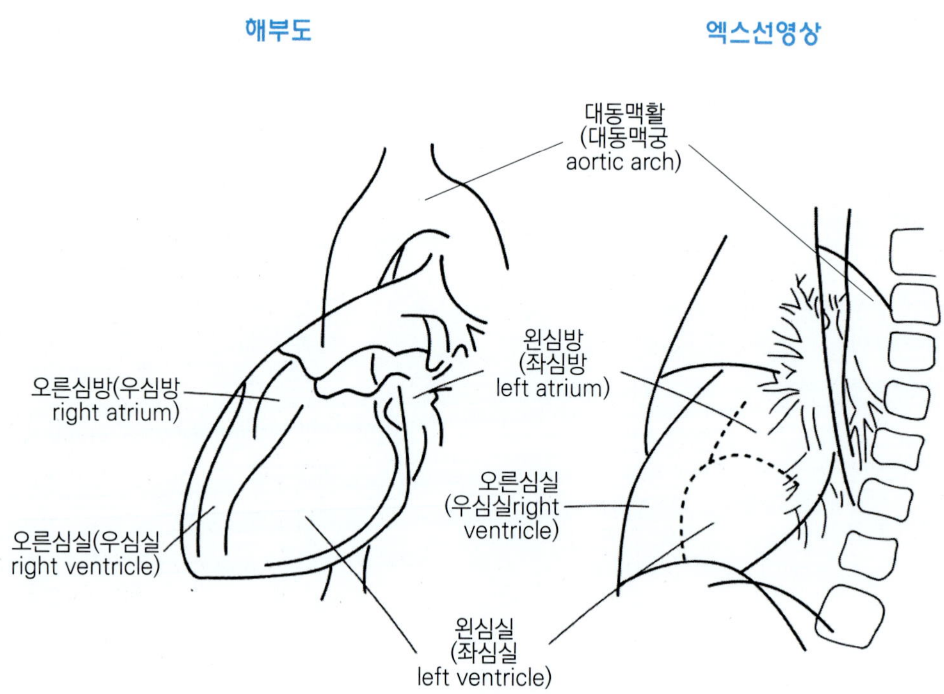

그림 7-4 가슴측면 해부도

해부도 / 엑스선영상

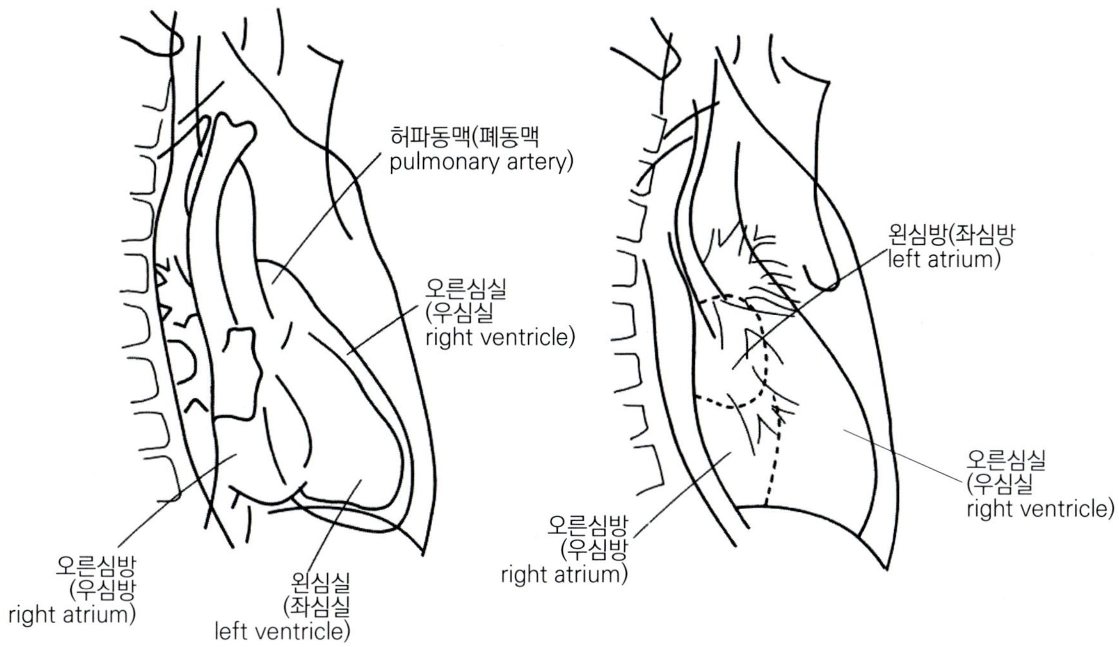

그림 7-5 가슴 RAO 영상해부도

해부도 / 엑스선영상

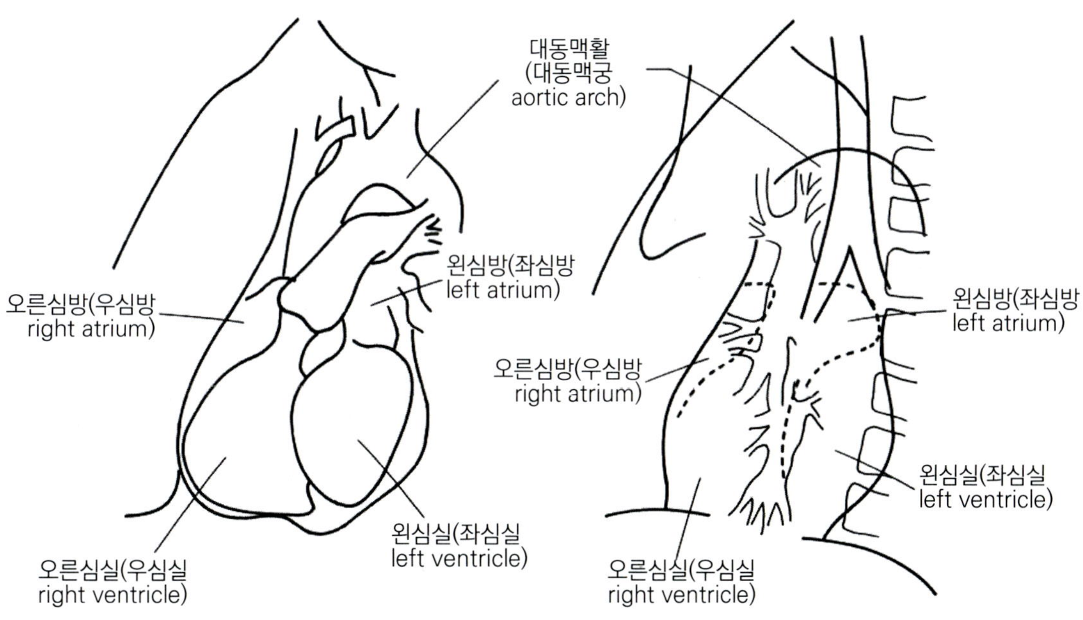

그림 7-6 가슴 LAO 영상해부도

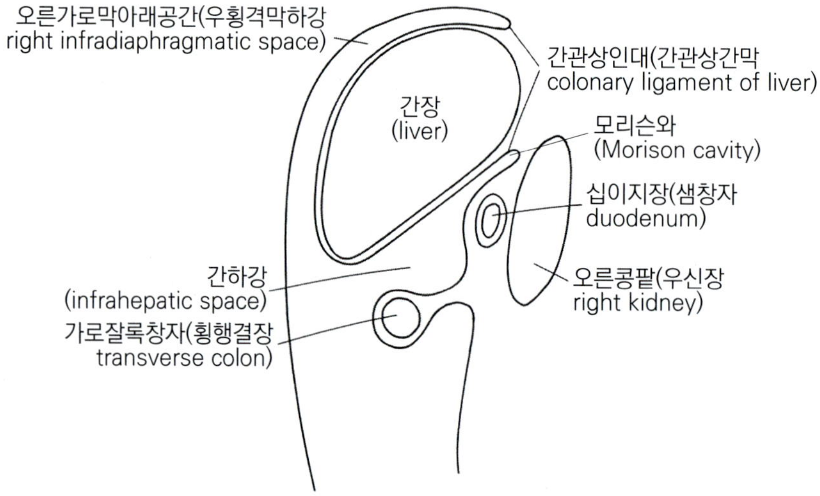

그림 7-9 **오른가로막 · 간장하강시상면해부도**

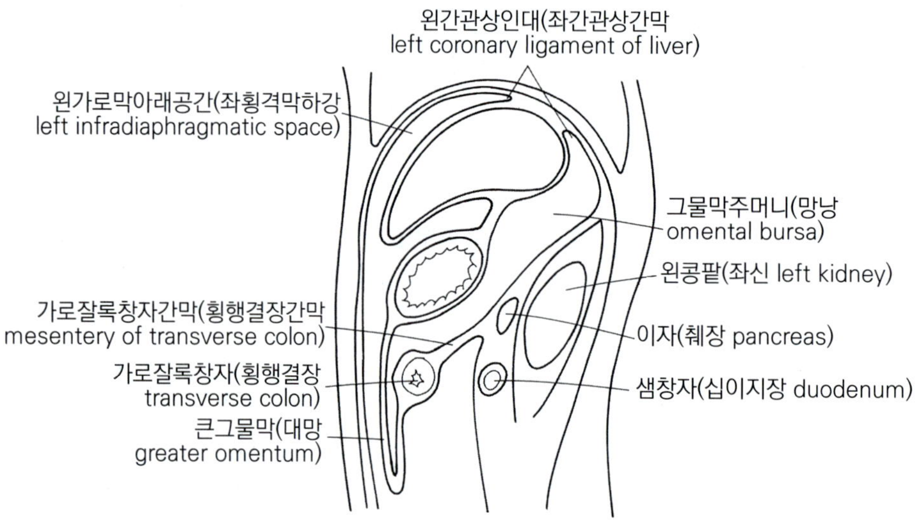

그림 7-10 **망낭시상면해부도**

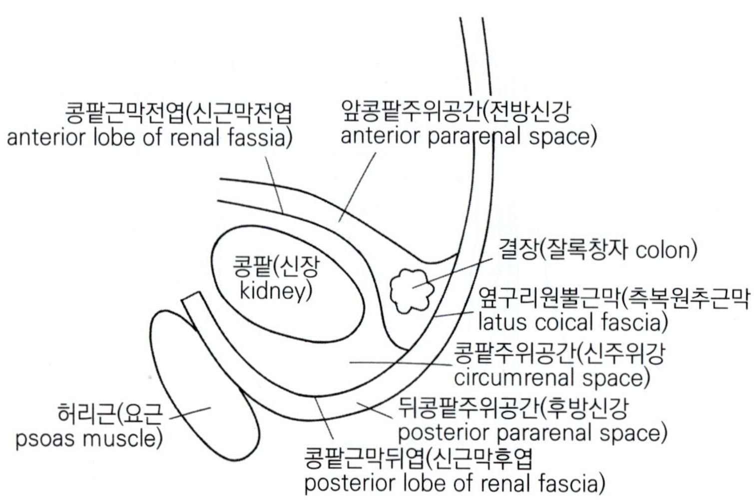

그림 7-11 **후복막해부도**

2. 가슴 (흉부 Chest)

1) 흉부 후전방향 촬영 (chest PA projection)

촬영목적 : 가슴우리 안쪽에는 공기가 충만된 기관, 양쪽 폐, 가로막, 심장과 대동맥활 등의 장기와 갑상샘(thyroid gland)과 가슴샘(흉선 thymus gland) 등의 정면상이 관찰된다. 폐렴이나 폐종양이나 허파혈관음영(vascular markings) 및 기관지나무(기관지문리 bronchial tree) 등의 병변 유무를 관찰한다.

촬영자세 : 환자는 선자세나 앉은자세로 한다. 선자세로 촬영하려면 수직격자장치 앞에 후전방향으로 하여 체중을 양발에 균등하게 한 상태에서 턱을 격자장치 위에 올려놓게 하고 앞가슴을 밀착시켜 정중시상면을 IR면 중심선과 일치시킨다. 어깨뼈를 가슴우리 가쪽으로 이동시키기 위해 양쪽 손등을 엉덩부위(둔부)에 올려놓고 팔꿈치를 앞쪽으로 당겨 놓는다. 이때 어깨는 힘을 뺀 상태에서 양쪽 어깨를 충분히 내려 수직격자장치에 밀착켜 같은 수평면상에 놓이도록 한다. 크거나 아래로 처진 유방을 가진 여성환자는 자세를 조정할 때 유방의 불투명한 음영이 허파의 아래쪽에 겹치는 것을 방지하기 위해 유방을 가쪽 또는 위쪽으로 옮겨 놓도록 협조를 구한다. 자세를 고정하여 촬영하는 동안 호흡은 깊은들숨(심흡기) 후 멈춘 상태에서 엑스선 조사를 한다.

중 심 선 : 제6등뼈(제6흉추)를 향해 IR면에 대해 수평으로 입사한다. 입사점은 양쪽 겨드랑이를 연결한 중간지점이다.

촬영 point : 이 촬영법을 일반적으로 가슴정면촬영이라고 불린다. 허파전체가 선명하게 나타나야 하고 심장과 허파가 겹쳐지는 부분에서도 허파혈관상(bronchovascular shadow)을 추구할 수 있으며 심장과 척추 등의 가슴세로칸(종격동 mediastinum)이 저농도로 촬영되어야 한다.

※양쪽 빗장뼈(쇄골)음영을 몸통아래로 충분히 내리고 허파꼭대기를 가능한 한 넓게 나타낼 목적으로 어깨를 내리는 자세로 하고 어깨뼈(견갑골)의 음영을 허파에서 제외할 목적으로 윗팔을 몸통 앞으로 밀어내는 것이 기본적인 촬영자세이다. 촬영 시에는 최대한 들숨 후에 숨을 멈춘 상태로 촬영한다. 이것은 폐포에 공기를 넣고 주변의 허파혈관과의 사이에 피사체 대조도가 큰 영상을 얻을 목적으로 행한다. 그러나 지나친 심호흡은 가슴안압(흉강내압)의 항진 때문에 정상적인 생리적 상태를 벗어나거나 불안정한 자세가 되어 가슴영상이 불선명해지거나 IR면에서 허파가 가쪽으로 빠지는 일도 있으므로 주의를 해야 한다. 가슴속의 심장, 대혈관은 항상 박동하고 있기 때문에 움직임에 의한 불선예도를 방지하고 선명한 영상을 얻기위해 1/20초 이하의 단시간촬영으로 한다. 초점- 영상면사이거리(SID)는 심음영의 왜곡과 확대를 피하기 위해 180~200 cm 이내가 바람직하다.

심장흉곽비(CTR, cardiothoracic ratio)는 50% 이하가 정상이지만, 이동형 장치를 이용한 바로누운자세 촬영에서는 60%이하가 정상이라고 되어 있다. CTR 산출방법은 그림에 나타나 있고 Mr은 정중선에서 심우연에 이르는 최대길이, Ml은 정중선에서 심좌연에 이르는 최대길이, Trl은 오른가로막(우횡격막)의 정점 높이에서의 양측가슴의 갈비뼈(늑골)내연간의 거리이다. 환자에게 타박상이 없는 한 첫 번째 호흡시기보다는 두 번째 호흡시기에 폐는 더 팽창된다. 공기가슴증(기흉 pneumothorax), 이물질(foreign body), 가로막의 고정(fixation of diaphragm)과 같은 상태에서는 들숨(흡기) 때와 날숨(호기) 때에 두 번 엑스선촬영을 한다.

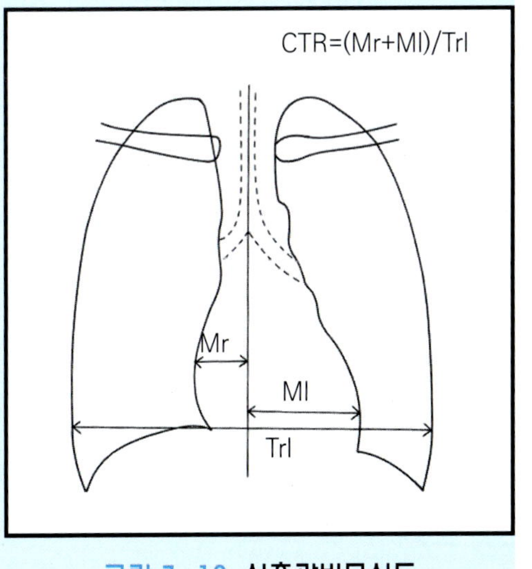

그림 7-12 심흉곽비모식도

7

선예도를 유지하기 위해서 소초점 엑스선을 사용하며 허파혈관음영이 갈비뼈음영 등에 방해받지 않고 허파 말초부분까지 촬영할 수 있고 심음영과 허파음영의 농도차를 적게 하기 위해 고관전압촬영이 바람직하다. 고관전압촬영은 피폭선량을 감소시키고 기관지분기부, 심음영 등의 가슴 세로칸(종격동) 음영의 묘사에 월등하다.

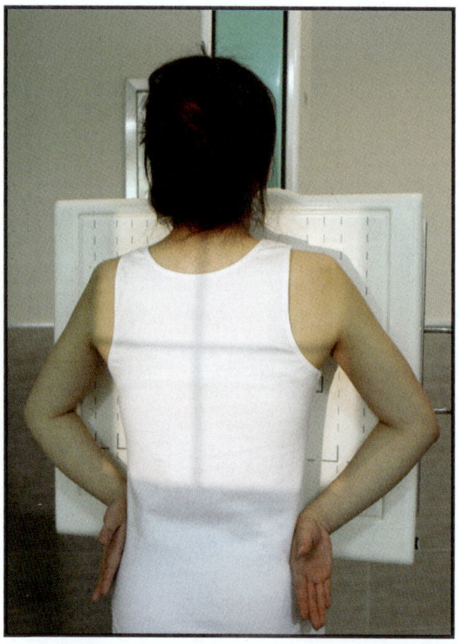

그림 7-13 흉부 후전방향 촬영자세

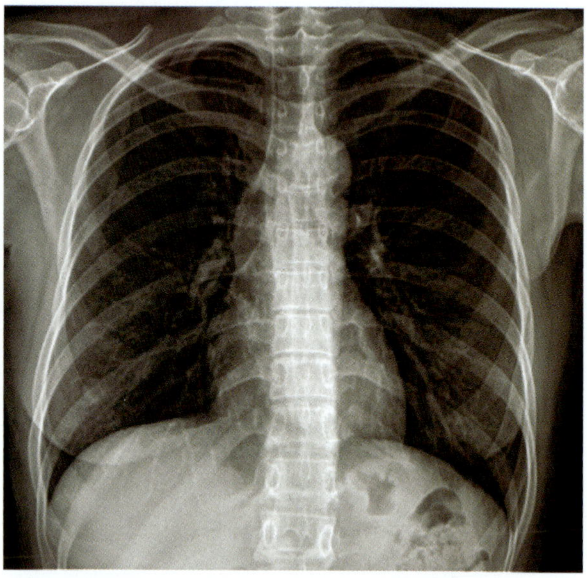

그림 7-14 흉부 후전방향 엑스선영상

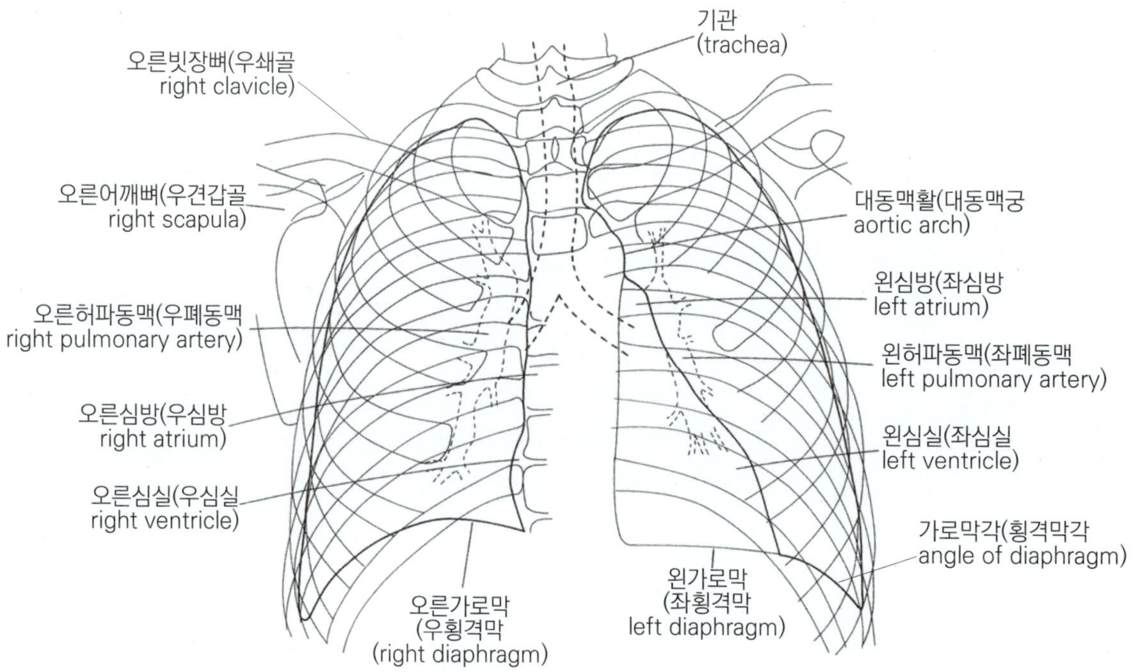

그림 7-15 흉부 후전방향 해부도

· 엑스선상의 평가기준 (흉부 후전방향 촬영)

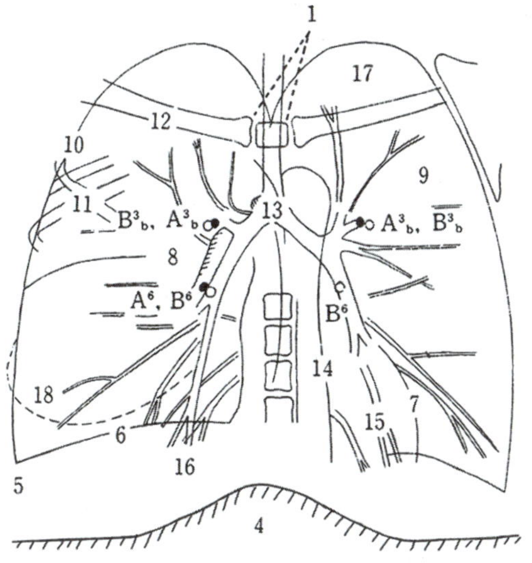

① 바른 후전자세로 촬영되었는가?
② **허파꼭대기**(폐첨)가 넓게 나왔는가?
③ 어깨뼈는 가능한 허파구역 밖으로 제거되어 있는가?
④ 생식선을 방어하고 촬영하였는가?
⑤ 갈비가로각(늑횡각)의 주행이 추구되는가?
⑥ 호흡 때문에 흐리게 촬영되지는 않았는가?
⑦ 심장 음영 가쪽모서리는 선명한가?
⑧ 허파혈관음영은 한 덩어리로 되지 않고 판독하기 쉬운가?
⑨ 허파구역은 너무 고농도가 아닌가?
⑩ 가슴막 바로 아래까지 필요한 농도, 대조도를 유지하고 있는가?
⑪ 옆가슴의 겹쳐보이는 이중뼈부위의 농도는 적정한가?
⑫ **빗장뼈**(쇄골) 음영을 통해서 혈관을 판독할 수 있는가?
⑬ 기관·주기관지의 투과상은 보이는가?
⑭ 좌하행대동맥선은 보이는가? 기타의 가슴세로칸구조선은 보이는가?
⑮ 심장 음영에 포개어지는 혈관은 보이는가?
⑯ 가로막아래의 굵은 혈관은 보이는가?
⑰ 허파꼭대기의 농도는 적정한가?
⑱ 여성 유방에 포개어지는 부분의 농도는 적정한가?
⑲ 오른심실 제2궁과 가로막의 교차상이 잘 나타나고 있는가?

*** 가슴영상 평가의 지표**

(1) 허파구역의 미세구조가 잘 나타날 것

① 말초혈관까지 선명할 것
가슴막 아래까지 농도가 적절할 것
가슴우리(골성흉곽)와 허파경계가 뚜렷할 것
② 허파혈관음영을 분리해석하기 쉬울 것
③ 빗장뼈나 갈비뼈 음영이 너무 강하지 말 것

(2) 진단영역이 넓을 것

① 심장과 가로막으로 겹쳐진 허파혈관이 보일 것
② 기관과 좌우기관지의 내강이 투과상으로 보일 것
③ 가슴세로칸 구조의 주행이 보일 것
하행대동맥의 좌측 가장자리가 보일 것
④ **척추뼈몸통**(추체)의 윤곽이 분리되어 보일 것

7

2) 고관전압 촬영(high voltage projection)

[흉부촬영의 중요 Check 항목]

1. 고관전압 촬영

투과력이 강한 엑스선(고관전압)이 조사되므로 허파구역과 가슴세로칸(종격)의 엑스선량의 차이가 작아진다. 이 때문에 진단영역이 확대되므로 무기폐 경화증 또는 두꺼운 병변을 잘 볼 수 있다. 고관전압 촬영에서 산란선을 방지하기 위해 부가필터를 사용한다(부가필터: Cu+Al filter 사용).

장점으로는

① 뼈음영은 약해지나 빗장뼈(쇄골)나 갈비뼈(늑골)에 겹친 연부조직을 볼 수 있다.
② 소초점, 단시간 촬영이 가능하다.
③ 피폭선량을 경감할 수 있다.
④ 기술적 오류로 인한 재촬영을 감소할 수 있다.
⑤ 진단영역이 확대된다.

단점으로는

① 작은 석회화 음영이 잘 안 보인다. 갈비뼈 등 골성 가슴우리(흉곽)병변을 발견하기 어렵다.
② 대조도 저하를 막기 위해 높은 격자나 Groedel technic을 적용한다.
③ 대조도가 낮아 아주 적은 음영을 나타내는 데는 적당하지 않다.
④ 산란선이 많이 발생한다.

2. 호흡

(1) 들어마시는 호흡

가로막근(횡격막근)이 수축할 때 가로막이 편평하고 낮아진다. 이 때문에 가슴우리(흉곽)는 세로 방향으로 길어진다. 외늑간근이 수축하면 갈비뼈가 올라가고 가슴우리는 전후좌우로 커진다. 가슴우리가 부풀면 허파도 부푼다.

(2) 심흡기 촬영의 특징

① 허파꽈리함기량이 증가하면 허파실질의 평균밀도는 작아지고 허파혈관과 병소와의 영상대조도가 높다. 심장 등의 가슴 세로칸(종격동) 장기나 가로막과 허파와의 경계가 뚜렷해진다. 허파 안에 엑스선감약을 가져오는 병변이 있으면 경계선이 없어져 검출하기가 쉽다.
② 허파가 잘 팽창하여 확장함으로써 중복된 구조는 분리하기 쉬워진다. 동맥·정맥이나 기관지가 잘 나타나 해석하기 쉽다. 이것은 중·아래엽 특히 S7~S10의 허파아래구역에서 현저하다.
③ 가로막은 아래로 눌려서 평편해지는 예가 많다. 정면영상에서 가로막아래에 포개지는 허파는 병변을 지나치기 쉽지만 복식 깊은들숨을 이 맹점을 최소한으로 줄여 준다.
④ 들숨이 불충분한 영상은 일반적으로 대조도가 나쁘고 아래엽폐바닥이 잘 확장되지 않기 때문에 병변을 오인하거나 지나치기 쉽다. 촬영에 있어서는 복식 깊은 들숨을 하고 아래엽폐바닥을 충분히 팽창·신전시키는 것이 중요하다.

* Silhouette Sign

좌우의 허파는 가슴세로칸(종격동)에서 심장과 대혈관이 겹쳐져 있다. 특히 왼중간엽과 허파혀(폐설)는 내측에서 폭넓게 심장과 접하고 있다. 여기에 엑스선 흡수가 커지는 병변이 있으면 이에 접하는 심장의 가장자리는 보기 어렵게 된다. 이 현상을 알게 된 것은 1930년대로 실루엣 사인(silhouette sign)이라고 부르며 B. Felson에 의해 영상해석에 적극 활용되었다.

B. Felson에 의하면 가슴 단순영상에서 심장이나 대동맥의 주변에서는 이에 접하는 허파 내에 풍부한 공기가 없다면 실루엣 사인은 생기지 않는다는 것이다. 물론 유사한 현상은 신체의 다른 부위에서도 생긴다. 복부 단순영상에서 뒤복막 영역에서의 복수의 저류는 허리엉덩갈비근선(요장늑근선)의 불명확 또는 소실을 가져온다. 이 경우는 여기에 일정한 두께의 지방층이 있다는 것이 전제조건이므로 이 지방층이 허파 내의 공기에 해당하는 역할을 하고 있다.

(3) 가벼운 들숨(평정호흡시의 흡기) 촬영

진폐증 등의 초기에 산재성 소립상 결절이 드문드문 존재하고 있을 때는 깊은 들숨보다 가벼운 들숨 쪽이 조기검출이 가능하다. 가벼운 들숨에서는 폐의 용적이 작기 때문에 필름상의 각 위치에서의 결절의 중복두께가 커지기 때문이다. 기타 기도의 불완전 폐쇄 등에 의한 경도의 부분적인 함기불량도 가벼운 들숨 쪽이 발견되기 쉽다.

(4) 들숨·날숨의 비교촬영

때로는 날숨촬영도 많은 정보를 준다. 날숨는 특별한 경우를 제외하고는 힘주지 말고 천천히 시간을 들여 촬영하는 것이 좋은 결과를 얻는다. 공기가슴증, 이물질, 가로막의 탈선상태 등을 관찰하고자 할 때는 흡기와 호기 시에 두번 촬영하여 비교관찰하면 진단에 도움이 된다.

3. 공기가슴증(기흉 Pneumothorax)

공기가슴증(기흉)은 허파의 낭포(bulla or bleb)가 파열되어 생기는 특발성 기흉이 많다. 기타 결핵이나 진폐 등에 병발(속발성 공기가슴증)하는 일도 있다. 이들은 모두 장측가슴막의 천공에 의해 공기가 가슴안으로 유출되고 그 때문에 허파는 압박되어 수축한다.

가벼운 공기가슴증(기흉)에서는 허파와 가슴안을 경계하는 가슴막선이 날숨촬영에 의해서만 보여지는 일이 있다. 이 경우는 가슴막선이 허파꼭대기(폐첨) 외측의 갈비뼈음영에 겹치는 일이 많으므로 농도부족이 되지 않도록 유의한다.

3) 흉부 측방향 촬영 (chest lateral projection)

촬영목적 : 허파, 심장, 대동맥, 가로막 및 엽사이틈새(엽간열 interlobar fissures), 허파구역(폐야)을 구분하거나 허파병소의 위치를 결정하기 위한 병변의 유무를 관찰한다.

촬영자세 : 환자는 선자세로 한다. 환자는 수직격자장치 앞에 왼쪽을 밀착시킨(환자의 증상 부위에 따라 세운다. 오른쪽에 증상이 있으면 오른쪽을 밀착시킨 측면자세로 한다) 측면자세로 세우고 정중이마면(관상면 coronal plane)이 IR 중심과 일치시킨 다음 여섯째 등뼈가 중앙이 되도록 조정한다(양쪽 어깨 위 4 cm 정도에 IR면의 위쪽 가장자리가 놓이도록 한다).

바른 측면자세는 먼저 양발 앞쪽을 같은 수직선상에 놓고 정면을 응시할 때 정중이마면과 IR 중심을 일치시킨 자세이다. 환자는 바로 선자세에서 양쪽 팔을 위쪽으로 들어 올려 손을 맞잡게 하고 턱을 약간 들어 자세를 조정한다. 자세를 고정하여 촬영하는 동안 호흡은 깊은들숨(심흡기) 후 멈춘 상태에서 엑스선 조사를 한다.

중 심 선 : 여섯번째 등뼈를 향해 IR면에 대해 수평으로 입사한다.

촬영 point : 허파전체가 선명하게 나타나고 왼·오른쪽의 기관분기부와 겹쳐져 허파혈관상(bronchovascular shadow)을 추구할 수 있고 또 왼·오른쪽의 가로막(횡격막)이 선명하게 촬영되어야 한다.

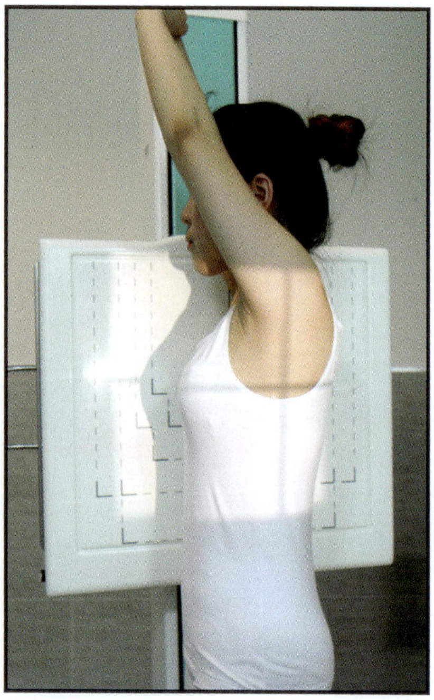

그림 7-16 흉부 측방향 촬영자세

※ 전후방향과 측방향 촬영은 가슴검사의 기본촬영이지만, 측방향 촬영에서는 검사쪽이 명확하지 않을 때는 심음영의 확대를 방지하기 위해 왼쪽을 IR면에 밀착하여 촬영한다. 만약 후전방향상에서 확실하지 않던 병변도 측방향상에서는 등쪽가슴벽(흉벽)에 있는 병변인지 엽간에 위치하는 병변인지를 감별할 수 있을 때도 있다. 또 소량의 흉수잔류도 가장 낮은 위치에 있는 등쪽 가로막각의 둔화로 나타난다.

가슴측면 두께는 인체에서 가장 두꺼운 곳이기 때문에 초점 영상면사이거리(SID)는 180 cm 이상으로 해서 심음영의 왜곡과 확대를 방지하고 왼·오른쪽 갈비뼈가 절선상의 겹침으로써 나타날 수 있으므로 허파위쪽 흉벽연부조직의 영향이 적은 고관전압촬영이 바람직하다. 조사면은 허파를 충분히 포함하는 범위로 하고 또 시설에 따라 손잡이 등이 없을 경우에는 양팔을 들어 올리고 머리위에서 손을 맞잡도록 하여 자세를 확실하게 유지하도록 한다.

만약, 환자가 수직격자장치 쪽으로 기울어졌을 때에는 모든 가슴우리안 해부구조의 현저한 왜곡이 상에 나타나고 앞쪽으로 굽혀지면 가슴우리안 해부구조의 왜곡된 윤곽이 나타난다.

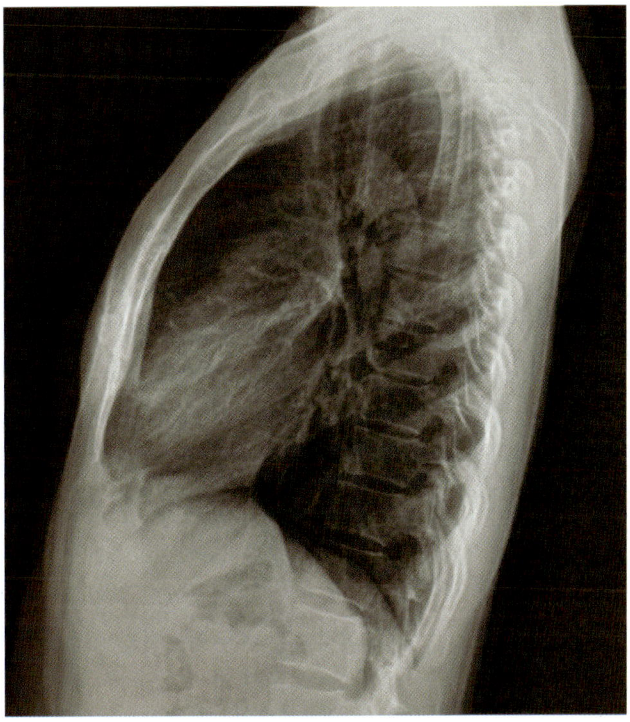

7-17 흉부 측방향 엑스선영상

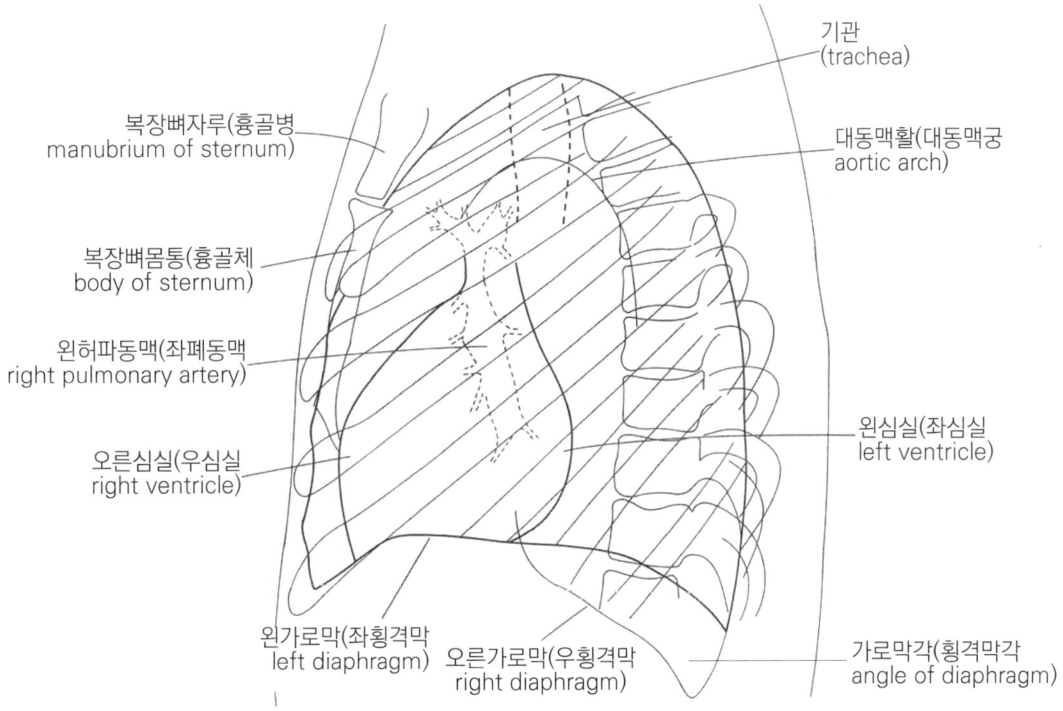

그림 7-18 흉부 측방향 해부도

7

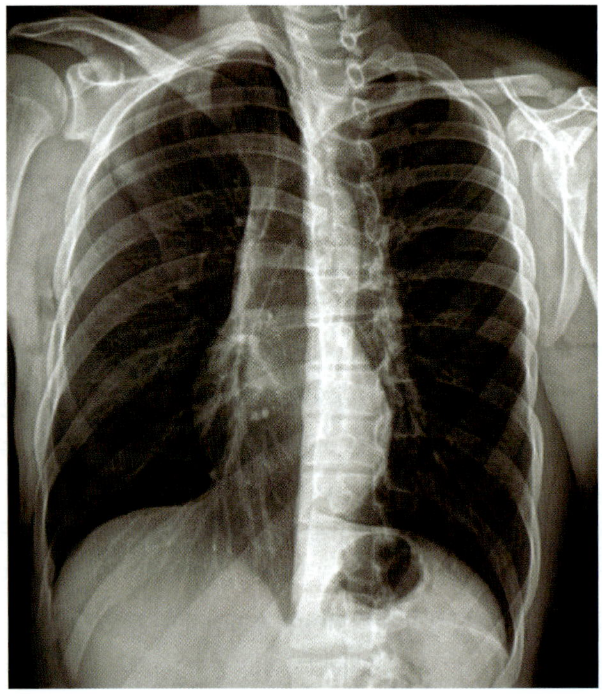

그림 7-21 흉부 후전사방향 엑스선영상(LAO)

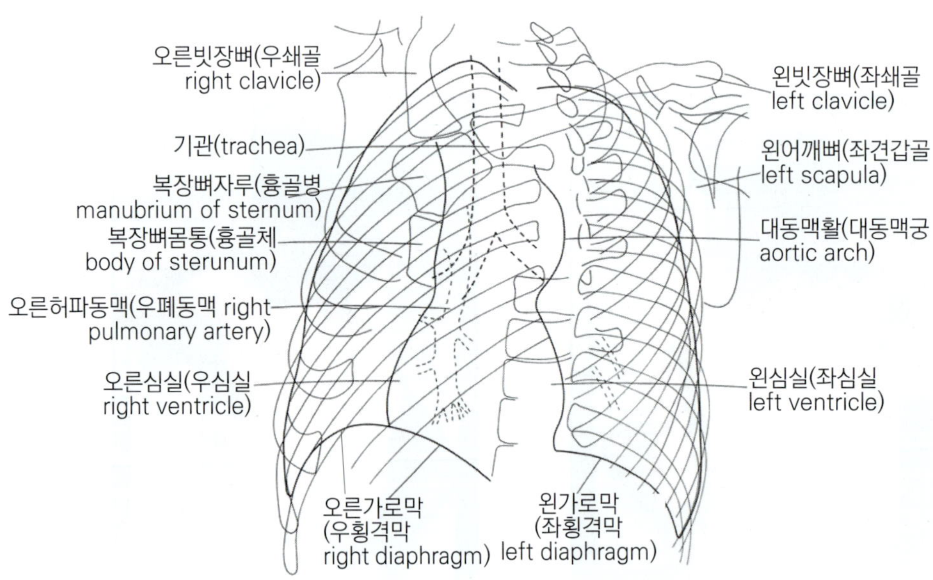

그림 7-22 흉부 LAO자세 해부도

5) 흉부 전후사방향 촬영 (chest AP oblique projection) RPO, LPO 자세

촬영목적 : 대동맥활(대동맥궁), 심장, 오른쪽 허파, 왼쪽 허파, 기관, 가슴우리 등 병변의 유무를 관찰한다.

촬영자세 : 환자는 선자세로 한다. 환자는 수직격자장치 앞에 전후방향으로 하여 체중을 양발에 균등하게 한 상태로 유지한다.

RPO자세는 환자의 오른쪽 등을 격자장치에 밀착시키고 왼쪽을 45° 회전시킨다. 이때 왼쪽 팔은 아래로하여 엉덩부위(둔부)에 손등을 놓고, 오른쪽 팔은 위쪽으로 들어 머리위에 올려놓는다.

LPO자세는 환자의 왼쪽 등을 격자장치에 밀착시키고 오른쪽을 45° 회전시킨다. 이때 오른쪽 팔은 아래로하여 엉덩부위(둔부)에 손등을 놓고, 왼쪽 팔은 위쪽으로 들어 머리위에 올려놓는다. 정확한 사방향 자세를 하기 위해서는 머리에서부터 발끝까지 45°로 돌리고 정중시상면이 수직이 되도록 자세를 잡아야한다. 여섯 번째 등뼈가 IR면의 중앙에 놓이도록 조정한다. 자세를 고정하여 촬영하는 동안 호흡은 깊은들숨(심흡기) 후 멈춘 상태에서 엑스선 조사를 한다.

중 심 선 : 여섯 번째 등뼈를 향해 IR면에 대해 수평으로 입사한다.

촬영 point : RAO와 LPO 자세는 왼쪽 허파가 일차적인 관찰대상이며, LAO와 RPO 자세는 오른쪽 허파가 일차적인 관찰대상으로 촬영이 이루어지고 있다.

허파구역(폐야) 전체가 선명하게 나타나 심장과 허파의 겹친 부분에서도 허파혈관상(bronchovascular shadow)을 관찰할 수 있고 가슴세로칸(종격동)내에 선명하게 나타나야 한다.

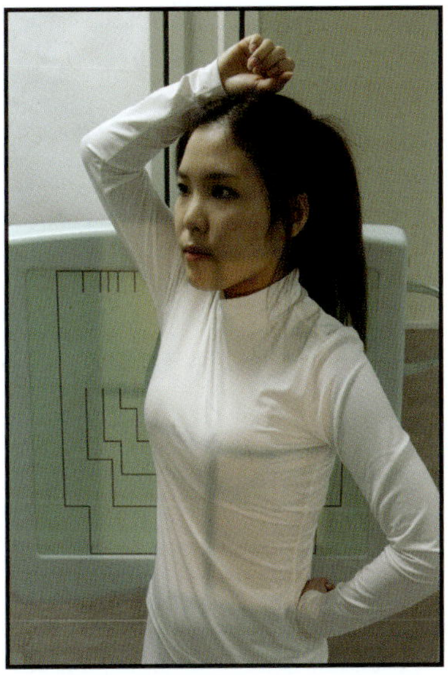

그림 7-23 흉부 전후사방향 촬영자세 (RPO)

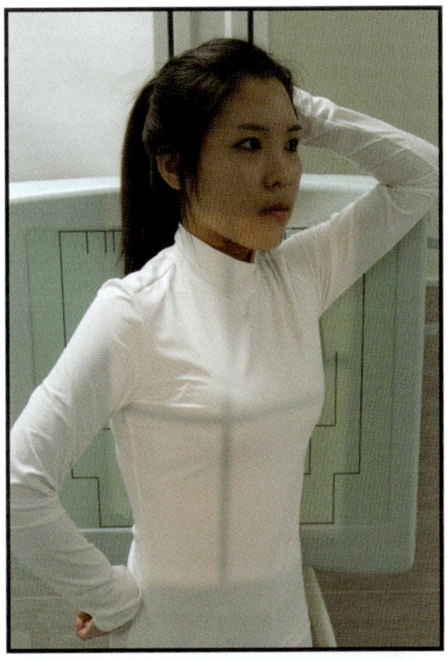

그림 7-24 흉부 전후사방향 촬영자세 (LPO)

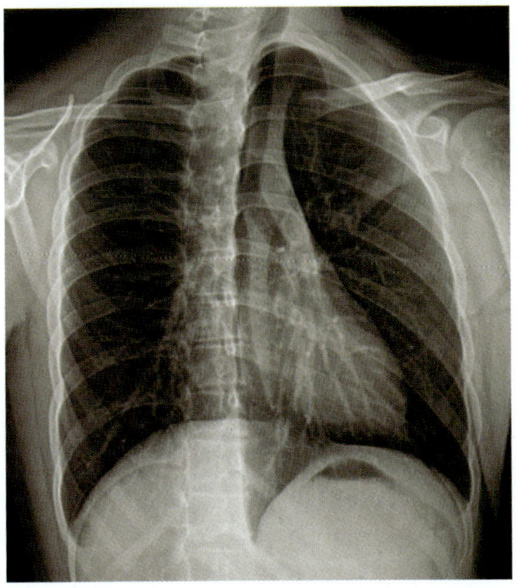

그림 7-25 흉부 전후사방향 엑스선영상(LPO)

7

6) 흉부 전후방향 촬영 (chest AP projection)(누운자세)

촬영목적 : 흉부 전후방향 촬영은 환자가 선자세나 앉은자세가 불가능할 때 시행하며 허파병소(lung lesions)의 검사에 있어서 보충적인 촬영으로 이루어지고 있다.

촬영자세 : 환자는 바로누운자세로 한다. 환자는 침대위에 바로누운자세에서 IR을 등 뒤쪽에 놓고 정중시상면과 IR면의 중심선을 일치시킨다. IR면 윗쪽 가장자리가 양쪽 어깨의 위 약 5 cm에 놓이도록 조정한다. 만약 가능하다면 양쪽 팔꿈치를 구부리고 어깨뼈를 가슴 가쪽으로 이동시키기 위해 양쪽 손등을 엉덩부위(둔부)에 올려놓고 팔꿈치를 앞쪽으로 당겨 놓는다. 자세를 고정하여 촬영하는 동안 호흡은 깊은들숨(심흡기) 후 멈춘 상태에서 엑스선 조사를 한다.

중 심 선 : 여섯번째 등뼈(제6흉추)를 향해 IR면에 대해 수직으로 입사한다.

촬영 point : 가슴우리(흉곽) 안쪽 장기는 후전방향 촬영상과 다소 비슷한 영상이 나타난다. 그러나 심장과 대혈관이 확대상으로 나타나고 양쪽 허파는 가로막 음영이 확대 때문에 작게 나타난다. 어깨뼈 음영이 많이 겹치고 양쪽 빗장뼈 음영도 크게 나타나며 양쪽 갈비뼈도 보다 수평에 가까운 상으로 나타난다.

<전후방향 촬영과 후전방향 촬영상의 비교>

구 분	전후방향 촬영	후전방향 촬영
심장의 확대	크다	작다
어깨뼈와 허파의 중복	크다	작다
빗장뼈와 허파꼭대기의 중복	크다	작다
가로막의 높이	높다 (누운 자세에서)	낮다 (선자세에서)
허파의 크기	좁다	넓다

유아는 바로누운자세로 양손을 들어올려 머리를 고정시킨 상태로 촬영할 수 있다. 이렇게 하면 가슴세로칸폭이 넓어지고 가로막이 위로 올라가는 경향이 있다.

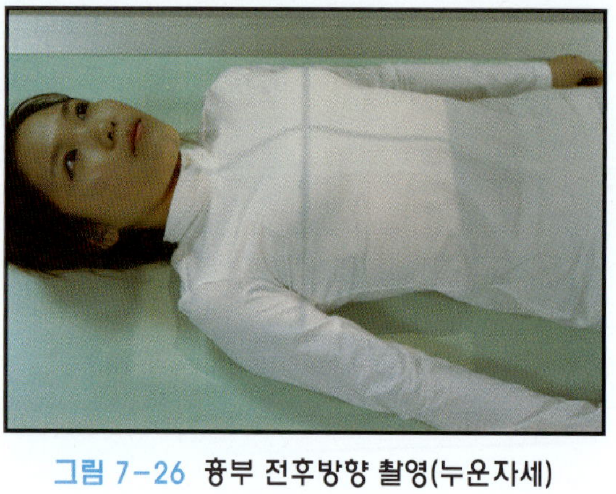

그림 7-26 흉부 전후방향 촬영(누운자세)

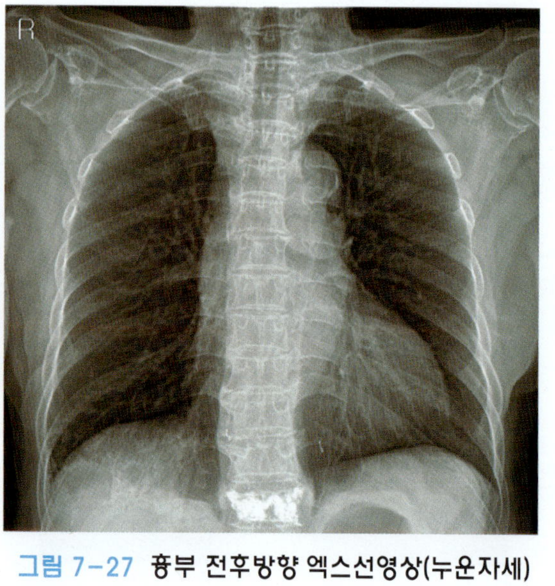

그림 7-27 흉부 전후방향 엑스선영상(누운자세)

7) 폐첨 척주전만 촬영 (apical lordotic projection) Lindblom법

촬영목적 : 빗장뼈(쇄골)와 겹쳐지지 않은 허파꼭대기의 염증 및 종양 등 병변의 유무를 관찰한다.

촬영자세 : 환자는 선자세로 한다. 환자는 수직격자장치에서 한 발자국 앞에(약 30 cm) 전후방향으로 세운다. 발은 움직이지 않은 상태에서 어깨와 등을 뒤로 기울려 수직격자장치에 기대게 하고 정중시상면을 IR면의 중심선과 일치시킨다. 그리고 IR면 윗쪽 가장자리가 양쪽 어깨의 위 약 4 cm에 놓이도록 조정한다. 또한 양쪽 손등은 엉덩부위에 올려 놓고 양쪽 어깨를 앞쪽으로 당겨 놓는다. 자세를 고정하여 촬영하는 동안 호흡은 깊은 들숨(심흡기) 후 멈춘 상태에서 엑스선 조사를 한다. 이 자세를 척주전만자세(lordotic position)라고도 한다.

중 심 선 : 복장뼈(흉골) 중앙을 향해 IR면에 대해 수평으로 입사한다.

촬영 point : 이 촬영법을 폐첨촬영(apicography)이라고도 부른다. 빗장뼈가 허파꼭대기 윗쪽에 위치하고 위쪽 허파가 넓게 촬영되어야 한다. 촬영자세에서 상체와 IR면이 이루는 각이 30°이하일 경우는 중심선을 머리방향으로 기울여 촬영한다.

양쪽 허파꼭대기(폐첨부)와 오른쪽 허파의 중엽과 왼쪽 허파의 설상부, 양쪽 하엽의 상하엽구를 관찰할 수 있고 엽간삼출액(interlobar effusion)과 같은 병리학적 상태를 검사하기 위해 촬영한다.

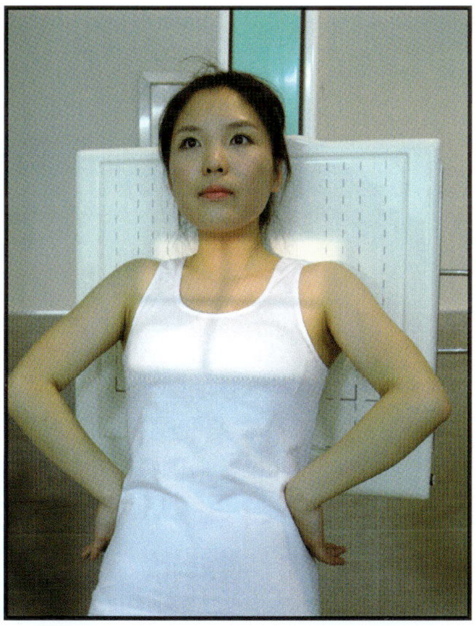

그림 7-28 폐첨 척주전만 촬영자세 (Lindblom법)

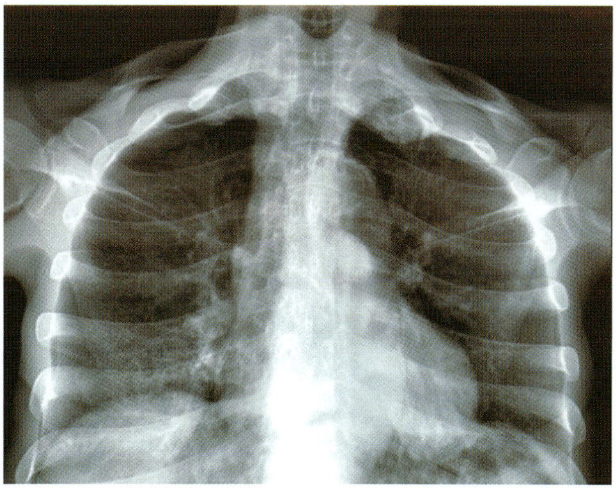

그림 7-29 폐첨 척주전만 엑스선영상

7

· 엑스선상의 평가기준

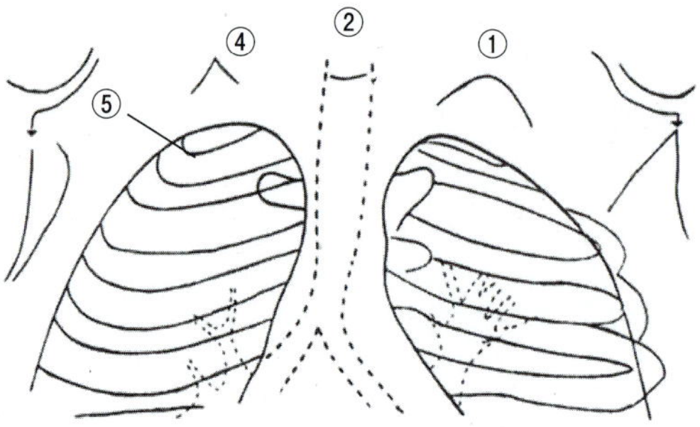

① 양측 빗장뼈는 허파꼭대기 상단에 위치하고 있는가?
② 양측 빗장뼈의 복장뼈끝은 척주로부터 같은 거리에 놓여 있는가?
③ 양측 허파 전체가 포함되도록 촬영되었는가?
④ 양측 빗장뼈는 안쪽끝이 첫째, 둘째 갈비뼈와 겹친 상태로 수평에 가깝게 촬영되었는가?
⑤ 양측 갈비뼈는 앞쪽과 뒷쪽이 약간 겹친 상태로 왜곡되어 나타났는가?

〈흉부질환의 분류〉

[기관지·허파의 질환]
기도의 질환 ——— 기관지염, 기관지확장증
허파감염증 ——— 폐결핵증, 폐렴
면역관련 질환 ——— 교원병, 과민성 폐렴
종양 ——— 폐암, 양성종양
직업성 및 화학적·물리적 원인에 의한 질환
——— 진폐증, 파라코트(paraguat)폐증
폐순환장애 ——— 폐수종, 폐경색
원인불명의 폐질환 ——— 사르코이드증(sarcoidosis)
미만성 간질성 폐렴
외부요인 ——— 외상, 방사선 폐렴
[가슴세로칸질환] ——— 가슴세로칸종양, 가슴세로칸염
[가슴막질환] ——— 공기가슴증(기흉), 가슴막염, 가슴막중피종
[가슴우리질환] ——— 형태이상, 뼈의 기형, 염증성
또는 계통성 질환
[가로막질환] ——— 가로막 헤르니아

8) 흉부 측와위 수평방향 촬영 (chest lateral decubitus projection)

촬영목적 : 가슴막(흉막 pleura) 공간에서 수면상(air-fluid level), 소량의 가슴막삼출액(흉수), 세로칸염(종격동농종), 가슴고름집(농흉), 공기가슴증(기흉 pneumothorax) 등의 병변을 관찰한다.

촬영자세 : 환자는 검사쪽 또는 반대쪽을 아래로 하여 옆으로 누운자세로 한다. 증례에 따라서 가슴우리안에 있는 소량의 수액(fluid)은 검사쪽을 아래로 옆으로 누운자세일 때, 소량의 공기는 반대쪽을 아래로 옆으로 누운 자세일 때 잘 나타난다.

방사선 투과성 물질인 받침대(두께 5~6 cm 정도)를 촬영대 위에 놓는다. 환자는 옆으로 누운자세에서 받침대 위에 몸통이 놓이도록 하고 양쪽 팔은 머리 위로 올려 바른 측면자세가 되게 한다. 환자의 뒷면에 IR면을 밀착시키고 IR면 윗쪽 가장자리가 양쪽 어깨의 위 약 5 cm에 놓이도록 조정한다. 자세를 고정하여 촬영하는 동안 호흡은 깊은들숨(심흡기) 후 멈춘 상태에서 엑스선 조사를 한다.

중 심 선 : 여섯 번째 등뼈를 향해 IR면에 대해 수평으로 입사한다.

촬영 point : 허파 전체가 선명하게 촬영되어야 하고, 가슴막삼출액(흉수) 및 공기가슴증(기흉)의 관찰을 목적으로 할 때는 그 경계면이 선명해야 한다. 초점-영상면간거리(SID)는 180~200 cm로 한다. 격자를 사용한 촬영에서는 중심선이 수직으로 입사하도록 보조기구를 사용하여 격자가 경사지지 않도록 주의한다.

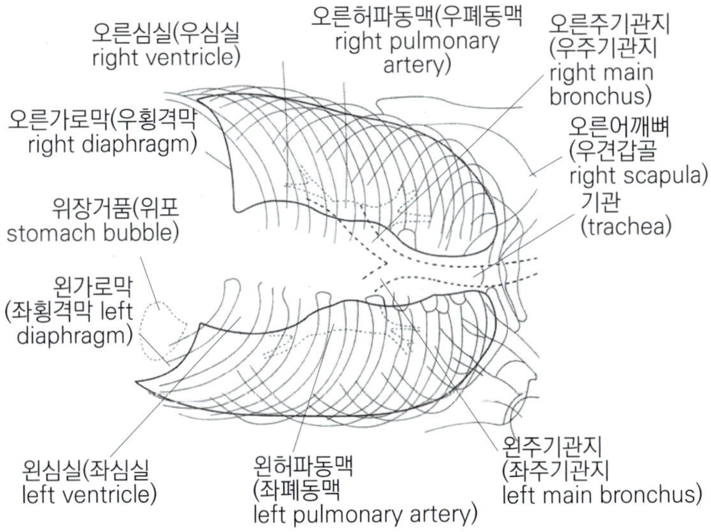

그림 7-30 흉부 좌측와위 수평방향 해부도

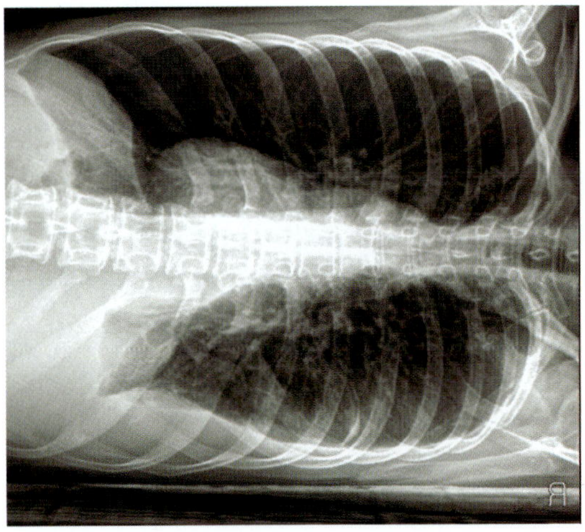

그림 7-31 흉부 좌측와위 수평방향 엑스선영상

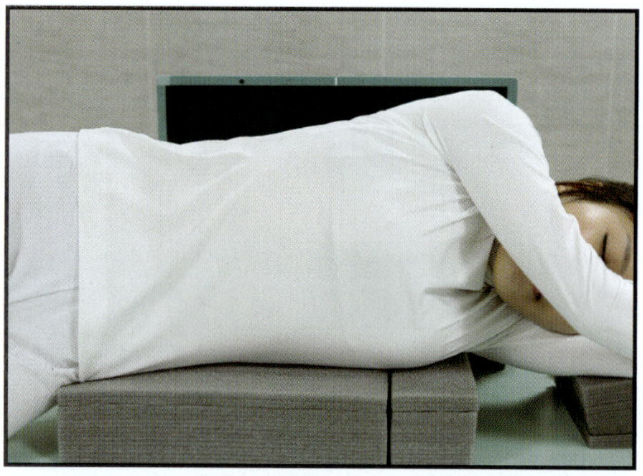

그림 7-32 흉부 좌측와위 수평방향 촬영자세

〈흉부 측와위 수평방향 촬영의 특징〉

① 질환이 있는 쪽을 아래로 한 옆으로누운자세(측와위)에서는 이물에 의한 기도폐색이 의심되는 경우와 가슴막삼출액(흉수)에 의해 숨겨져 있던 허파의 이상을 찾아낼 수 있다.
② 종양 내용물의 유동성(액성인지의 여부)을 확인할 수 있다.
③ 공동의 경계나 액저류에 의한 거울면형성(경면형성) 변화를 확인할 수 있다.
④ 허파누룩곰팡이균증(aspergillus)일 때 공동 내의 진균의 이동에 의한 증상임을 확인할 수 있다.
⑤ 질환이 있는 쪽을 위로 하여 가벼운 공기가슴증(기흉)이 의심되는 경우에 자유공기(free air)의 존재를 확인할 수 있다.

병리학 예 1. 미만성 범세기관지염 (diffuse panbronchiolitis)

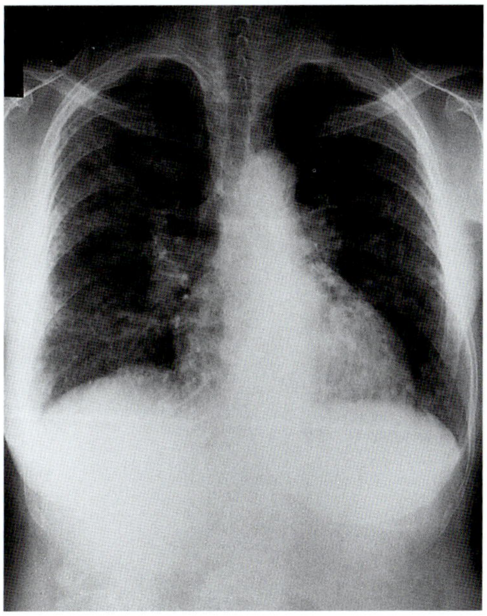

그림 7-33

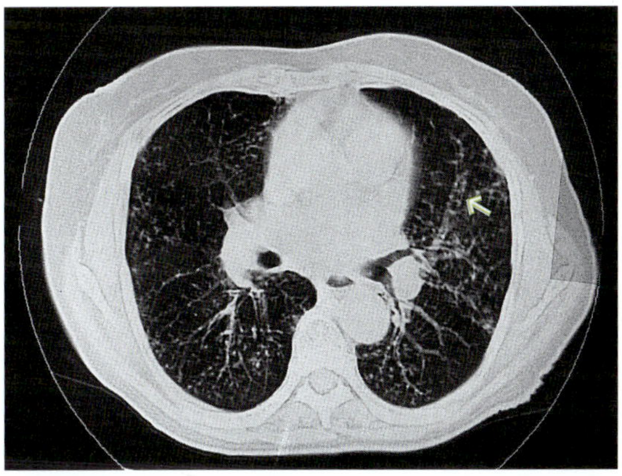

그림 7-34

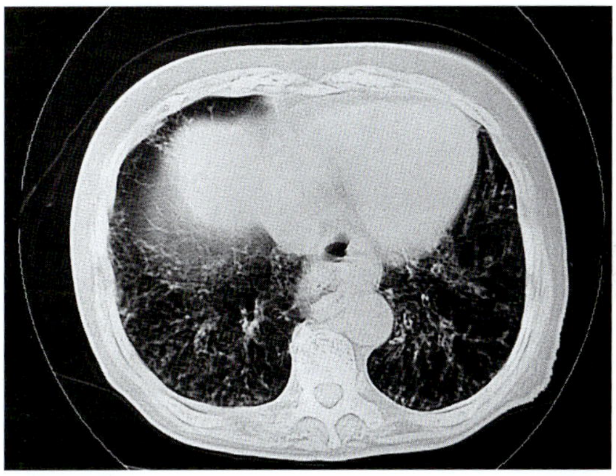

그림 7-35

그림 7-33 **흉부 정면 엑스선영상** (중간아래허파(중하 허파)를 중심으로 광범위하게 분포하는 미세 입자상 영상이 보인다).

그림 7-34 **흉부 CT영상(허파조건)** (양 허파 전체에 미세 입자상 영상이 산재하고 세기관지벽의 염증성 비후가 보인다[⇒]).

그림 7-35 **흉부 CT영상(허파조건)** (양 허파 전체에 미세 입자상 영상과 세기관지 확장이 보인다).

◆ 진단 및 경과 ◆

양쪽 허파에 광범위하게 확산된 그물영상이 보였기 때문에 기관지염이라고 진단하고 화학요법으로 회복시켰다.

◆ 촬영 및 진단 방법 ◆

Chest PA, chest CT 등

◆ 영상관찰 및 특징 ◆

엑스선 영상의 소견 포인트로서는

(1) 소엽내분기상 음영에 연속하여 소엽중심성입자 음영이 보인다.
(2) 세기관지 확장으로 인한 세기관지 벽의 비후가 철길모양(train track)으로 보이고 점액이 고여 막대모양으로 보인다.
(3) 진행되면 중추측의 기관지 확장도 일어난다.
(4) 말초허파의 낮은흡수역이 나타난다.
(5) 중간엽(중엽)에 무기폐가 출현하는 경우가 많다.

병리학 예 2. 간질성 폐렴 (interstitial pneumonia)

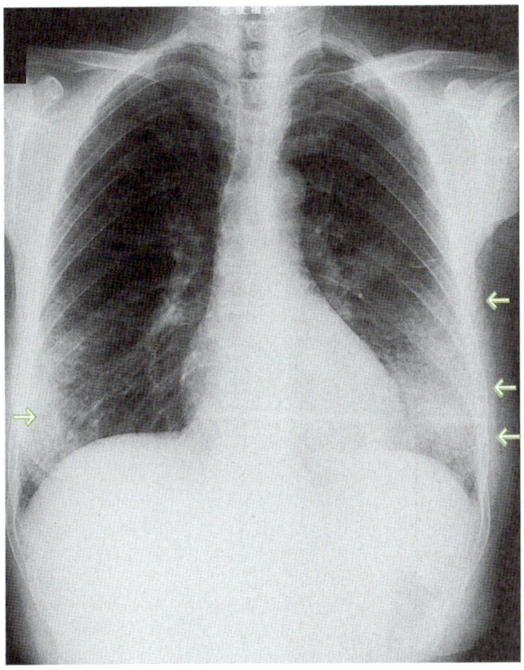

그림 7-36

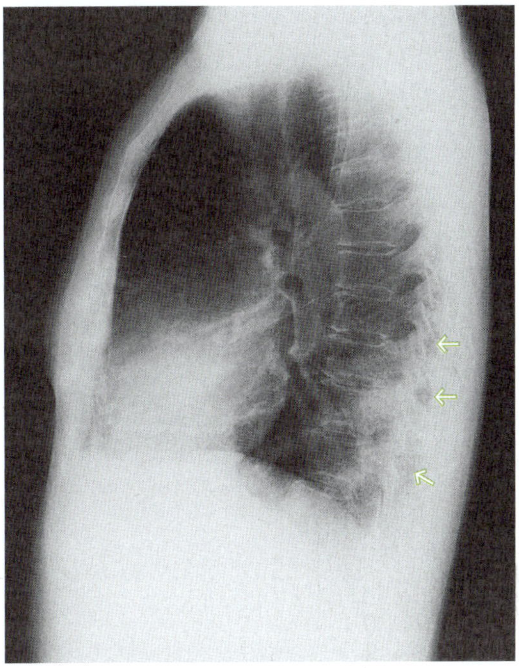

그림 7-37

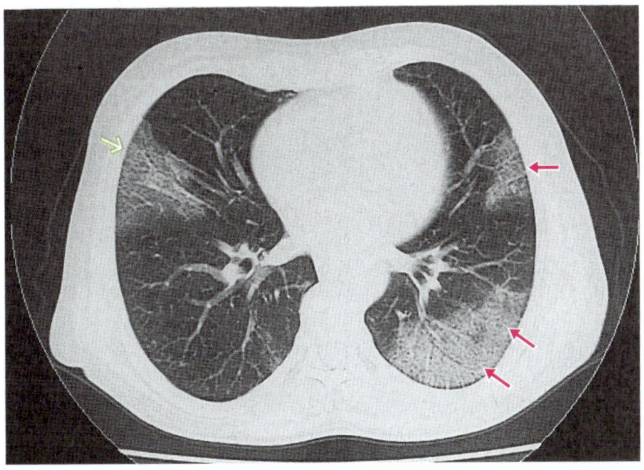

그림 7-38

그림 7-36 흉부 정면 엑스선영상 (불투명 유리상, 일부 입상의 음영이 양허파에 강하게 보이는 폐렴의 영상이 보인다[⇒]).

그림 7-37 흉부 측방향 엑스선영상 (등 (S^6부근)에 불투명유리상음영, 입상음영이 보인다[⇒]).

그림 7-38 흉부 CT영상(허파조건) (불투명 유리상의 음영이 양측에 분포되어 있다[⇒]. 또 왼엽바닥(좌엽저부)에 전형적인 축적(결합)이 보인다[→]).

◆ 진단 및 경과 ◆

간질성 폐렴이라고 진단되었으며 본인의 희망에 의해 외래 통원 치료

◆ 촬영 및 진단 방법 ◆

Chest PA & lat, chest CT 등

◆ 영상관찰 및 특징 ◆

본 증례는 관전압이 낮은 경우나 가슴벽(흉벽)의 질환으로 가슴벽의 두께가 증가한 경우에는 간질성 음영과 혼동되는 경우가 있기 때문에 주의가 필요하다. 또 허파의 섬유화에서는 청진기상의 작은 물방울 소리는 진단의 감도가 높다. 간질성 폐렴의 경우 말초허파의 미세구조를 나타낼 수 있는 CT검사가 유용하다. 또 기관지 내시경에 의한 경기관지 폐생검(transbronchial lung biopsy, TBLB)과 기관지 허파꽈리세척(폐포세정 bronchoalveolar lavage, BAL)은 진단에 불가결한 것이라고 해도 된다.

본 증례는 불투명 유리상 음영, 입상음영 등의 전형적인 간질성 폐렴의 영상소견을 나타내고 있다.

병리학 예 3. 허파꽈리성 단백증 (pulmonary alveolar proteinousis)

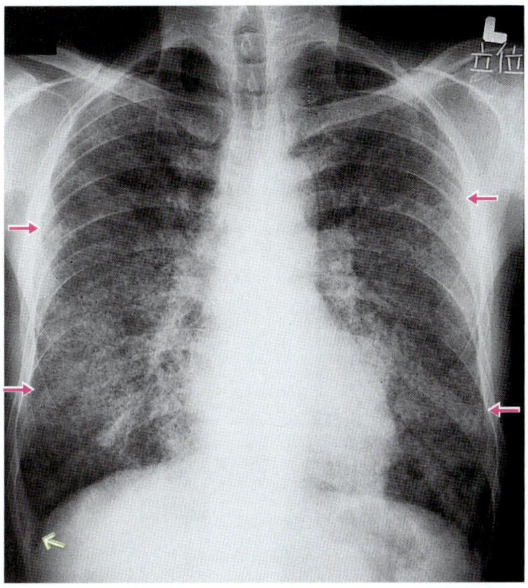

그림 7-39

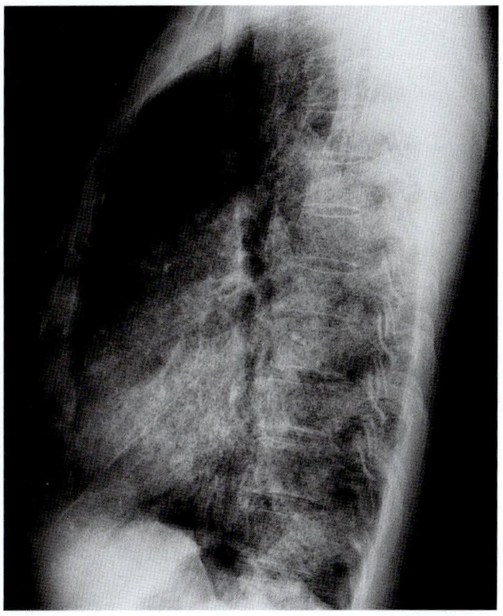

그림 7-40

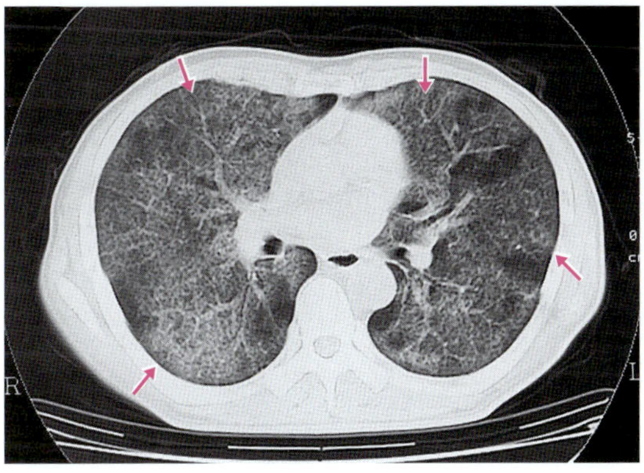

그림 7-41

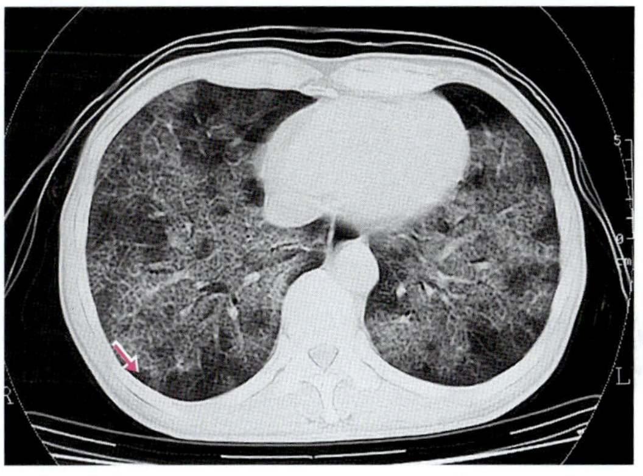

그림 7-42

그림 7-39 **흉부 정면 엑스선영상** (양 허파의 거의 전체에 침윤성 음영이 보인다[→]. 다만 **갈비뼈가로막**(늑횡격막동) 부근의 침윤영상은 확실하지 않다[⇒]).

그림 7-40 **흉부 측방향 엑스선영상** (정면영상과 동일하게 침윤성 음영이 보인다).

그림 7-41 **흉부 CT영상** (양 허파 폐구역에 관계없이 확산으로 불투명유리상의 음영이 퍼져있다[→]).

그림 7-42 **흉부 CT영상** (간질성의 망상 및 소엽 간격벽의 비후가 보인다[→]).

◆ 진단 및 경과 ◆

영상소견에서 간질성 폐렴을 의심하고 기관지경으로 기관지 허파꽈리세척(폐포세정 bronchoalveolar lavage, BAL)을 실시하여 백탁액을 채취하고 허파생검에 의한 병리조직진단에서 PAS(periodic acidschiff)양성을 나타내고 있어 폐포성 단백증이라고 진단

◆ 촬영 및 진단 방법 ◆

Chest PA & lat, chest CT 등

◆ 영상관찰 및 특징 ◆

가슴정면엑스선 영상에서는 양측성으로 광범위하게 확산된 비교적 엷은 폐포성 침윤영상이 허파문(폐문)에서 중간 아래허파(중하 허파)로 퍼지는 나비모양(접형상)을 나타내는 경우가 많고 air bronchogram을 수반하는 경우도 있다. 때로는 한쪽 폐에만 나타나는 경우도 있다. 이 때문에 엑스선촬영에서는 정면, 측면의 2방향 촬영이 실시되고 허파 전체가 빠짐없이 선명하게 나타나야 한다.

CT 영상에서는 비구역성으로 퍼지는 불투명 유리상의 허파 농도의 상승, 반점상의 음영이 보이고 분포는 여러 가지이지만 가슴막(흉막) 아래 분포는 적다. 또 농도 상승부분에 소엽간격벽이나 작은혈관의 비후가 보이는 경우도 있다.

병리학 예 4. 폐결핵 (pulmonary tuberculosis)

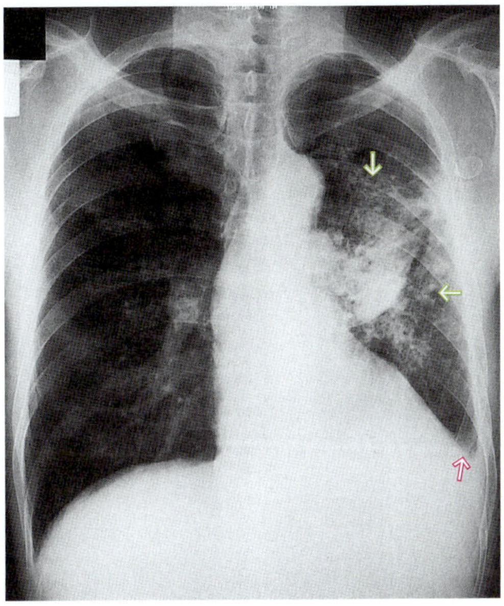

그림 7-43

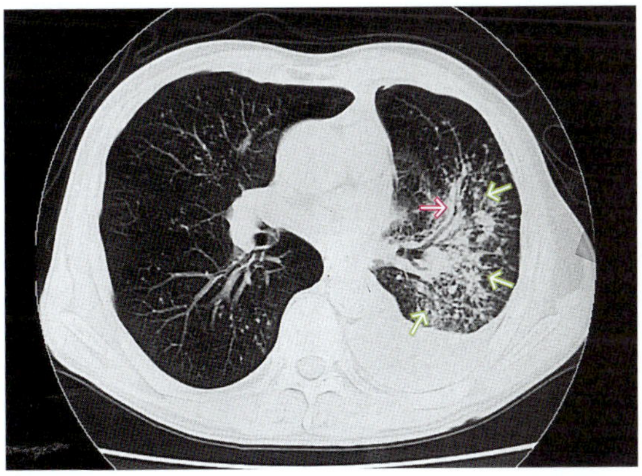

그림 7-44

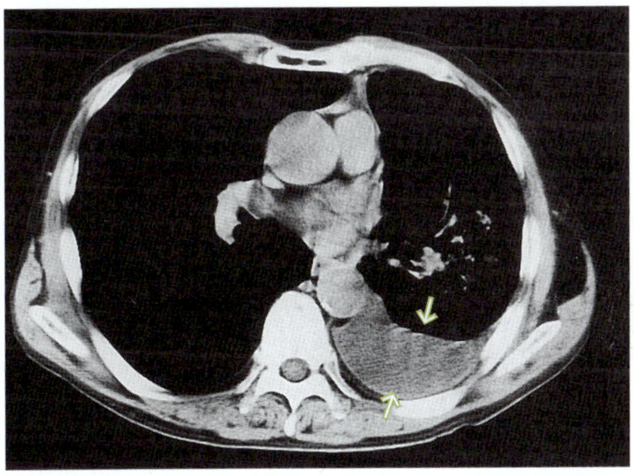

그림 7-45

그림 7-43 흉부 정면 엑스선영상 (왼중간 허파에 air bronchogram을 수반하는 경화음영이 보인다[⇒]. 또 왼가로막(좌가로막동)의 둔화가 보인다[⇒]).

그림 7-44 흉부 CT영상(허파조건) (왼허파 S^6를 중심으로 유합 경향을 나타내는 작은결절상과, 입상음영이 보이고[⇒], 일부에 air bronchogram을 수반한다[⇒]).

그림 7-45 흉부 CT영상(세로칸조건) (왼가슴공간 안 에 내부가 균일한 미세한 저흡수 부분이 보인다[⇒]).

◆ 진단 및 경과 ◆

영상소견으로부터 폐렴 및 폐결핵을 의심하고 경기관지 폐생검(transbronchial lung biopsy, TBLB)을 시행하여 병리조직 진단결과, 폐결핵으로 진단되었다. 항결핵제를 투여한 후 경화상과 가슴막 삼출액가 감소하여 경과관찰하였다.

◆ 촬영 및 진단 방법 ◆

Chest PA & lat, chest CT 등

◆ 영상관찰 및 특징 ◆

결핵균의 감염에 의한 호흡기질환은 유사이래부터 오랜 기간에 걸쳐 가장 많은 사망원인이 되어 왔지만 최근에는 영상진단(특히 엑스선집단검진)에 의한 조기발견과 스트렙토마이신(streptomycin)을 비롯한 화학요법제 등의 발전으로 급속하게 사망율을 감소시키고 있다.

엑스선영상의 특징으로서는 가장자리에 부정확한 경화상이 보인다. 병변은 위엽(상엽)에 많지만 좌우의 차는 없고 때로는 전부가 경화상이 되기도 한다. 감염부터 약 6주 정도 후에는 건락괴사가 병변의 중앙에 생기고 이 부분은 치료과정에서 섬유화되어 석화화된다. 소속 림프절 종창은 결기관 림프절과 허파문(폐문)림프절에 보이기 쉽고 한쪽에만 나타나는 경우가 많다. 또 폐병소에서 직접 병변이 파급되며 림프관을 통하여 가슴막(흉막)이나 심장막(심막)에 감염이 파급되면 각각의 공간(carity)에 액체가 저류된다. 또 등척추(흉추)에 림프를 통하여 감염이 파급되면 척추 우식증이 된다.

본 증례는 가슴정면상에서 폐결핵의 특징인 폐 가장자리에 부정확한 경화음영이 보이고 결핵성 가슴막염에 의해 가슴막 삼출액이 저류되었다고 생각된다.

병리학 예 5. 공기가슴증(기흉) (pneumothorax)

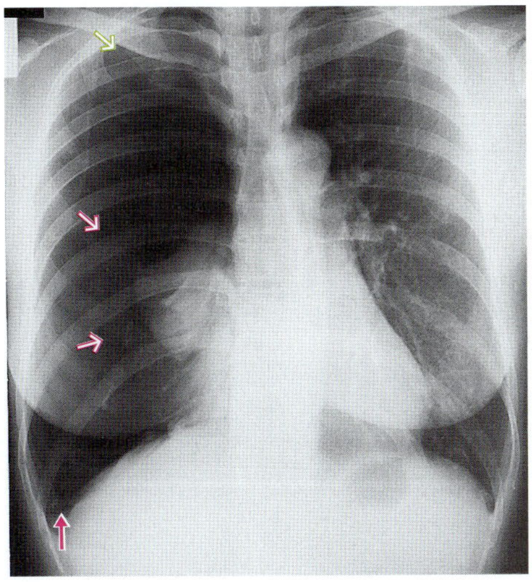

그림 7-46

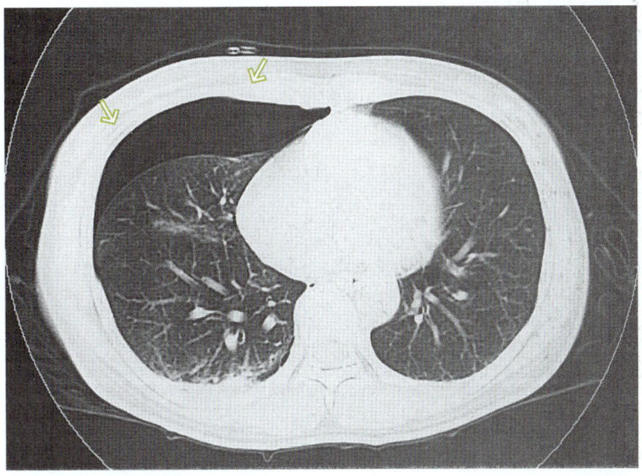

그림 7-47

그림 7-46 **흉부 정면 엑스선영상** (오른허파의 혈관음영은 소실되고[⇒] 폐말단부의 투과성 항진과 허파문부가 축소되어[⇒] 한덩어리로 된 오른허파와 오른가로막각의 둔화가 보인다[→]).

그림 7-47 **흉부 CT영상(허파조건)** (계속 공기를 빼냈지만 오른가슴막강에 혈관, 기관음영이 보이지 않는 저흡수역이 보인다[⇒]).

◆ 진단 및 경과 ◆

영상소견으로부터 기흉이라고 진단되었다. 계속 공기를 빼냈지만 개선되지 않기 때문에 흉강경하 낭포절제술을 시행하였다. 물집(낭포)절제 후 공기가슴증의 증대 경향이 보이지 않아 경과 관찰하였다.

◆ 촬영 및 진단 방법 ◆

Chest PA, chest lateral decubitus, chest CT 등

◆ 영상관찰 및 특징 ◆

엑스선진단은 가벼운 또는 중등도의 것에서는 폐말초부의 투과성 항진과 폐혈관 구조의 결여, 허탈 폐부의 투과성 감소, 가슴막(흉막)강내의 공기와 폐실질 내의 공기에 의해 그 경계부의 폐가슴막이 허파문(폐문)부를 중심으로 하는 둥근 선상음영을 기준으로 한다.

본 증례의 경우 증상을 비롯하여 가슴 정면 엑스선영상에서 분명한 오른허파의 혈관음영의 소실과 오른허파의 투과성 항진에 의해 공기가슴증의 특징적인 소견이 시사되어 있다. 공기가슴증이 확실하지 않을 때에는 바로선자세에서 날숨시에 촬영하면, 가슴막강 내의 공기량은 변하지 않고 폐의 용적만 감소하여 공기가슴증부분이 강조된다. 또 허파꼭대기의 공기는 갈비뼈(늑골)이나 빗장뼈(쇄골)과 겹쳐져 잘 보이지 않지만 허파꼭대기(폐첨)촬영이나 검사측을 위로 향한 측와위 정면촬영을 하면 잘 보인다.

7

병리학 예 6. 폐공기증(폐기종) (pulmonary emphysema)

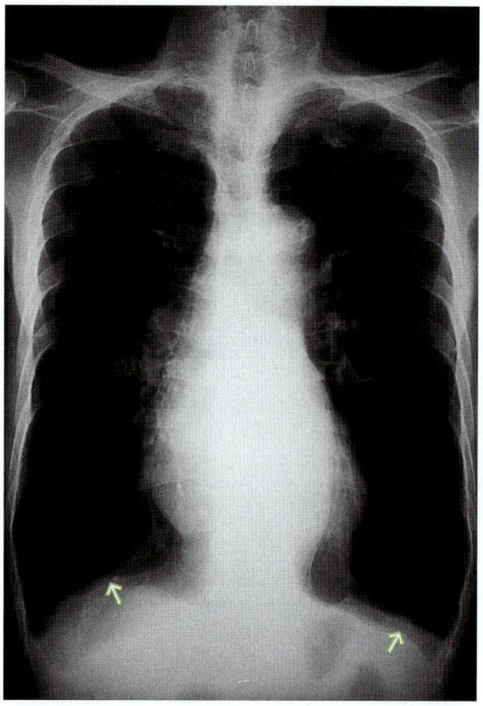

그림 7-48

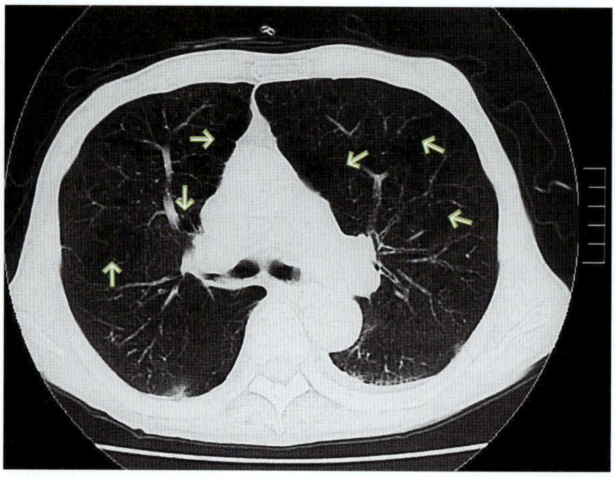

그림 7-49

그림 7-48 **흉부 정면 엑스선영상** (양쪽 허파에 엑스선 투과성의 증강때문에 혈관음영은 분명치 않다. 폐의 길이는 증대되어 있고 가로막이 밑으로 내려간 음영이 보인다[⇒]).

그림 7-49 **흉부 CT영상(허파조건)** (양쪽 허파 전체에 5~10 mm 크기의 저흡수역이 다수 존재한다[⇒]).

◆ 진단 및 경과 ◆

영상소견으로부터 폐공기증(폐기종)이라고 진단되어 기관지 확장제를 복용시키고 경과관찰하였다.

◆ 촬영 및 진단 방법 ◆

Chest PA, chest lateral decubitus, chest CT 등

◆ 영상관찰 및 특징 ◆

폐공기증의 전형적인 엑스선상은 (1) 엑스선 투과상의 증강, (2) 폐혈관의 음영 특히 말초부에서 혈관음영을 찾을 수 없게 될 때와 반대로 혈관음영이 오히려 증강되어 있을 때, (3) 공기집(낭포형성 bulla)을 들 수 있다. 그러나 이러한 전형적인 엑스선상을 나타내는 폐공기증은 이미 중등도에서 고도로 진행된 것으로 불가역적 상태인 경우가 많다.

본 증을 의심하는 경우에는 허파혈관상(폐문리 bronchovascular shadow)을 관찰할 수 있도록 과농도가 되지 않도록 촬영조건에 주의한다.

본 증례의 경우 엑스선 투과성의 증강이나 혈관음영이 불선명하기 때문에 진행된 폐공기증이라고 생각된다. 또, CT영상에서는 저흡수역이 보인다.

병리학 예 7. 진폐증 (pneumoconiosis)

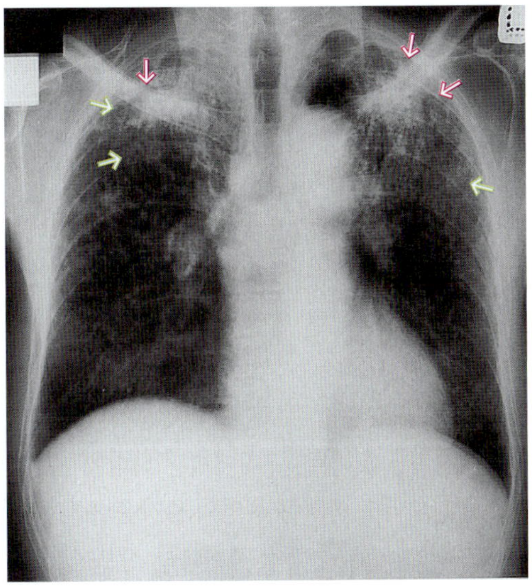

그림 7-50

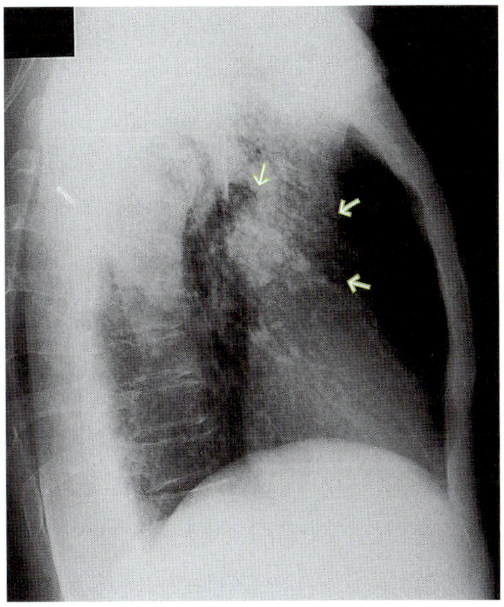

그림 7-51

그림 7-50 **흉부 정면 엑스선영상** (양 위허파를 중심으로 한 크고 작은 여러가지 입자상 음영이 산재되어 있다[⇒]. 일부 입자상 음영은 결절모양으로 관찰된다[⇒])

그림 7-51 **흉부 측방향 엑스선영상** (정면상과 비교되는 선명한 결절음영이 보인다[⇒]).

병리학 예 10. 폐과오종 (hamartoma of lung)

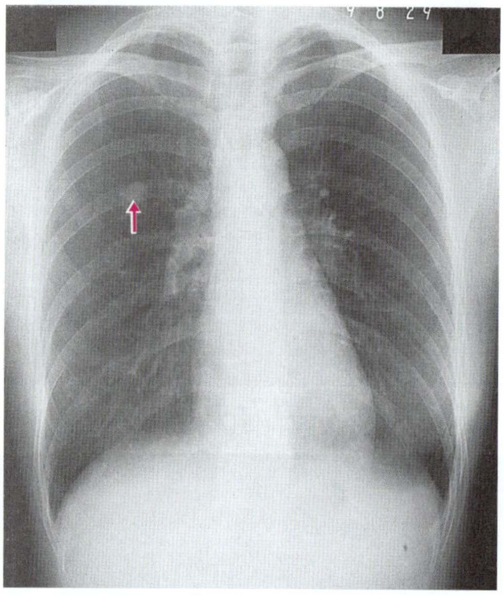

그림 7-60

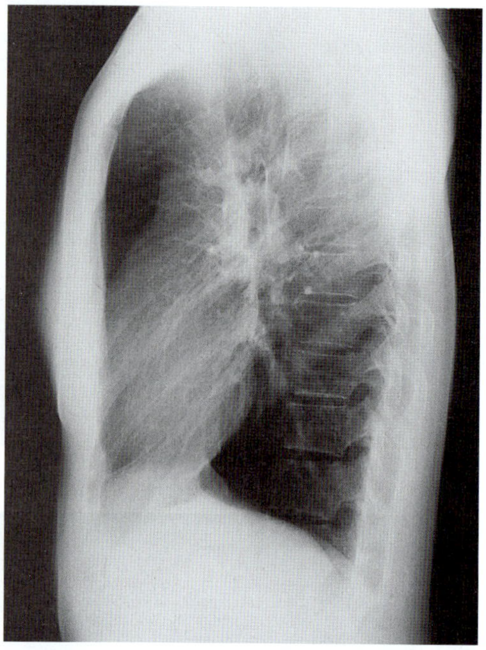

그림 7-61

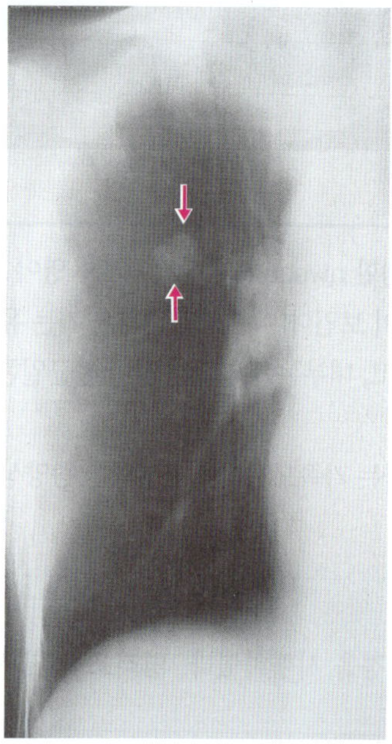

그림 7-62

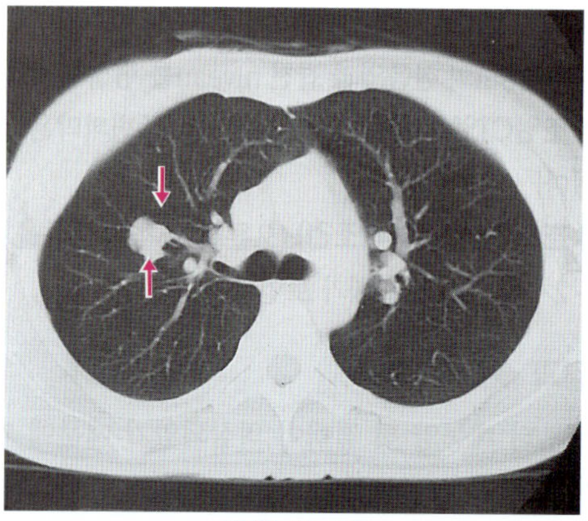

그림 7-63

그림 7-60 **흉부 정면 엑스선영상** (오른아래 허파가쪽모서리에 불선명한 niveau를 형성한 종양음영이 보인다[→]).

그림 7-61 **흉부 정면 엑스선영상** (오른허파S^5a의 심음영과 겹친 niveau를 형성한 종양음영이 보인다[→]. 중간엽의 함기는 유지되고 있다.

그림 7-62 **흉부 CT영상(세로칸조건)** (종양의 주변피막은 조영되고 내부는 조영되지 않아 불균일한 niveau를 형성하고 있다[→]).

그림 7-63 **흉부 CT영상(허파조건)** (오른허파S^5a에 공동을 수반하는 가쪽모서리에 불선명한 종양상이 보이고[→], 주위는 2차성 염증성 변화가 보인다[→]).

◆ 진단 및 경과 ◆

영상소견으로부터 폐종양을 의심하여 폐생검을 시행하였다. 병리조직진단의 결과 폐과오종이었다.

◆ 촬영 및 진단 방법 ◆

Chest PA & lat, chest tomography, chest CT 등

◆영상관찰 및 특징 ◆

영상의 특징으로서 종양 내부에 팝콘상이라고 불리우는 석회화소가 과오종의 중요한 소견이지만 Siegelman 등은 폐과오종 47예 중 12예에서 석회화를 검출할 수 있었고 47예 중 28예에서 결절 내 지방조직을 보였다고 보고하고 있다.

본 증례에 대해서는 각종 영상소견으로부터도 석회화소는 보이지 않았다. 또 가장자리의 일부가 요철로 각이 진 상으로 나타났다.

※ 허파안에 기체와 액체가 만나는 수평면에 평행으로 엑스선을 입사하면 그 수평면이 직선으로 나타나는데 이것을 거울면영상(경면영상), 즉 니보우(niveau)라고 한다.

7

병리학 예 11. 폐선암 (adenocarcinoma of lung)

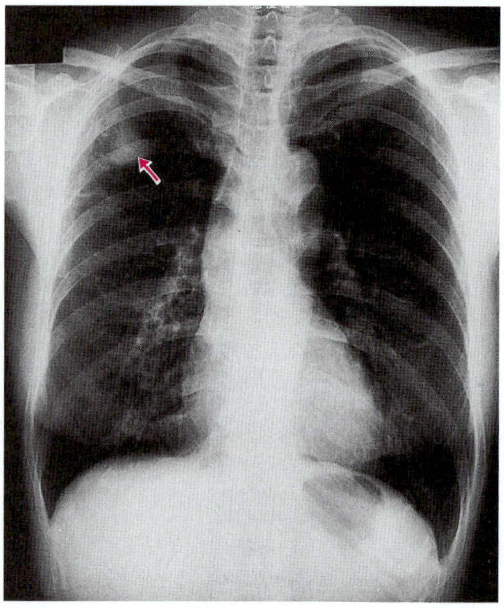

그림 7-64

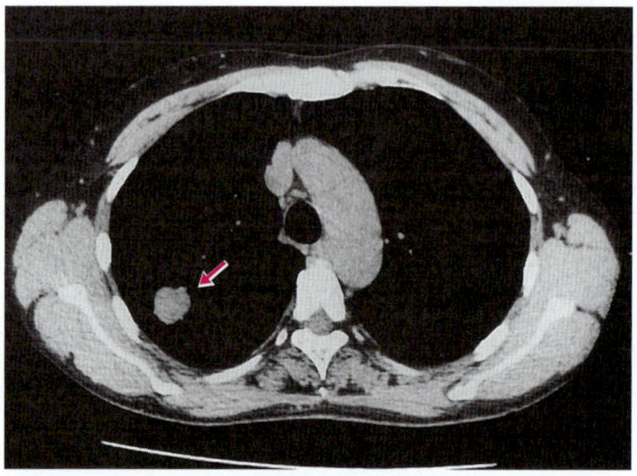

그림 7-65

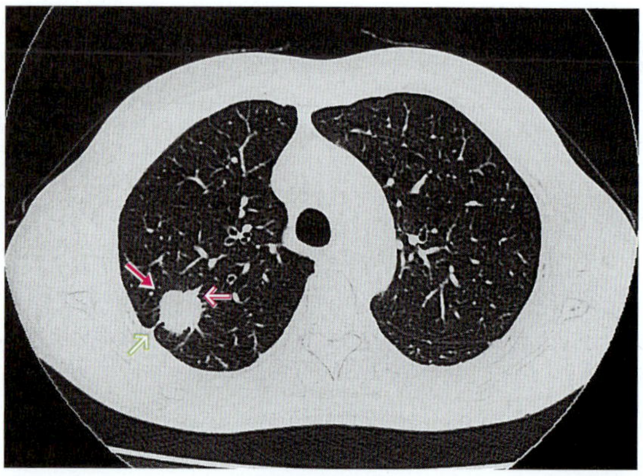

그림 7-66

그림 7-64 흉부 정면 엑스선영상 (오른위 허파 가장자리가 부정확한 엷은 종양음영이 보인다[→]).

그림 7-65 흉부 CT영상(세로칸조건) (오른허파S^2영역에 가장자리가 조금 부정확하고 내부가 균일한 종양상이 보인다[→]).

그림 7-66 흉부 CT영상(허파조건) (오른허파S^2영역에 20 mm 크기의 종양상이 보인다[→]. 가슴막함입상[⇒] 및 스피큘러를 수반한다[⇒]).

◆ 진단 및 경과 ◆

영상소견에서 오른위엽(우상엽)에 종양(약 20 mm 크기)이 보여서 폐암 또는 결핵종을 의심하였다.

◆ 촬영 및 진단 방법 ◆

Chest PA & lat, chest CT 등

◆ 영상관찰 및 특징 ◆

엑스선상의 특징으로서 선암은 일반적으로 가장자리가 부정확한 엷은 음영으로서 나타난다. 가장자리의 바늘모양의 음영(spicula)나 혈관이나 기관지의 말초성 집속, 가슴막감입상 등도 나타난다. 그 때문에 허파혈관상(폐문리 bronchovascular shadow) 말초까지 선명하게 나타나는 조건으로 촬영하는 것이 바람직하다.

본 증례의 경우도 희미한 엷은 종양 음영이며 바늘모양이나나 가슴막함입을 수반하는 전형적인 특징을 나타내었다.

병리학 예 12. 전이성 폐암 (metastatic lung cancer)

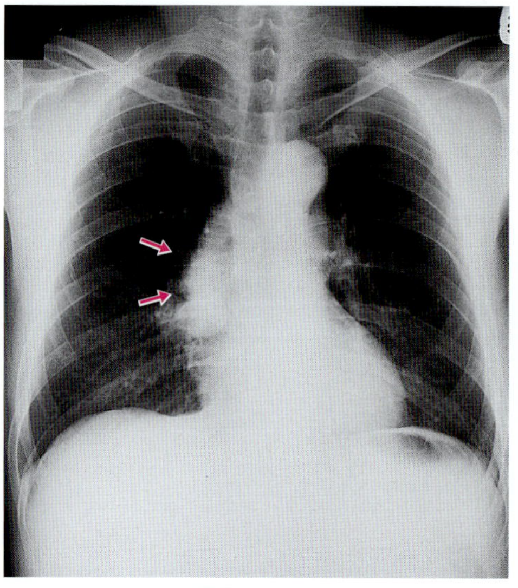

그림 7-67

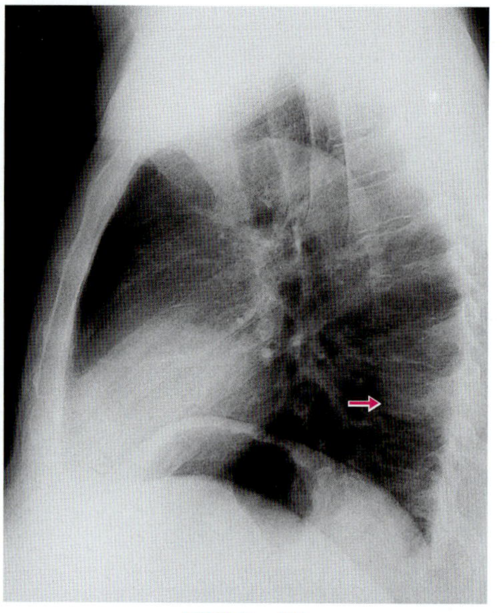

그림 7-68

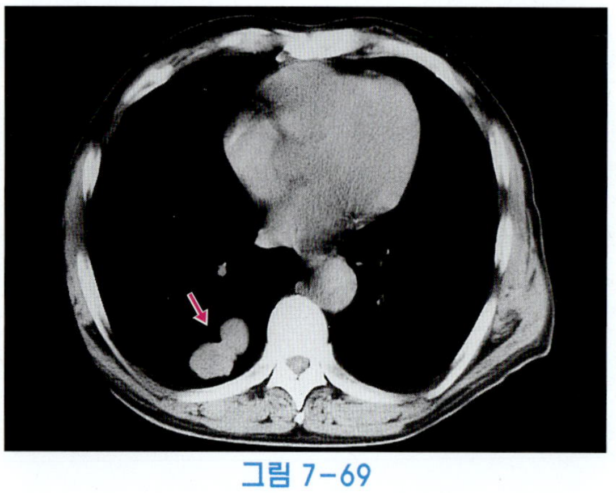

그림 7-69

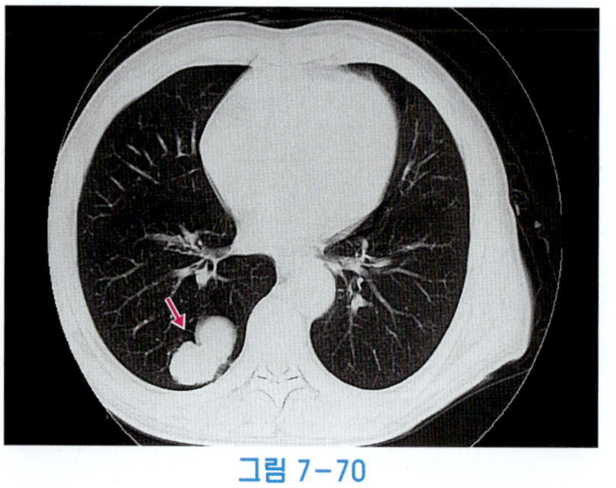

그림 7-70

그림 7-67 흉부 정면 엑스선영상 (오른허파동맥에 겹쳐서 가장자리가 평활하고 원형인 2개의 종양음영이 보인다[→]).

그림 7-68 흉부 측방향 엑스선영상 (오른허파S^6에 가장자리가 평활한 원형의 종양음영이 보인다[→]).

그림 7-69 흉부 CT영상(세로칸조건) (오른허파S^6에 인접한 가장자리가 평활하고 원형인 2개의 종양상이 보인다[→]).

그림 7-70 흉부 CT영상(허파조건) (오른허파S^6에 인접한 가장자리가 평활하고 원형인 2개의 종양상이 보인다[→]).

◆ 진단 및 경과 ◆

영상소견으로부터 콩팥암(신장암)의 전이성 폐암이라고 진단되었다. 복부혈관조영을 시행, 신장암의 치료목적으로 TAE (transcatheter arterial embolization)를 실시하여 화학요법 중이다.

◆ 촬영 및 진단 방법 ◆

Chest PA & lat, chest CT 등

◆ 영상관찰 및 특징 ◆

가슴 엑스선영상은 병변의 screening에 가장 유용하다. 무증상으로 검진에서 우연히 발견되는 전이성 폐종창도 적지 않다.

본 증례의 경우는 신장암에 의한 전이성 폐암이다. 2개의 인접한 종양이 보였지만 산재성으로 다수 보이는 경우도 있다. 또 신장암의 경우는 대결절음영을 나타내기 쉽다.

전이성 폐암은 특이적인 엑스선상을 나타내기 어렵지만 단발 또는 다발성 종양음영, 허파문·세로칸 림프절종대, 간질성음영, 가슴막 삼출액, 무기폐가 엑스선 소견이며 원발성 폐암과의 감별이 곤란한 경우도 많다. 전이성 폐암에서는 다발성으로 출현하는 경우가 많기 때문에 최근에는 가슴 엑스선촬영 다음에는 병소전체를 파악하기 위하여 가슴 CT검사가 기본적인 검사수단으로 되어 있다.

7

병리학 예 13. 가슴막 삼출액(흉수) (pleural effusion)

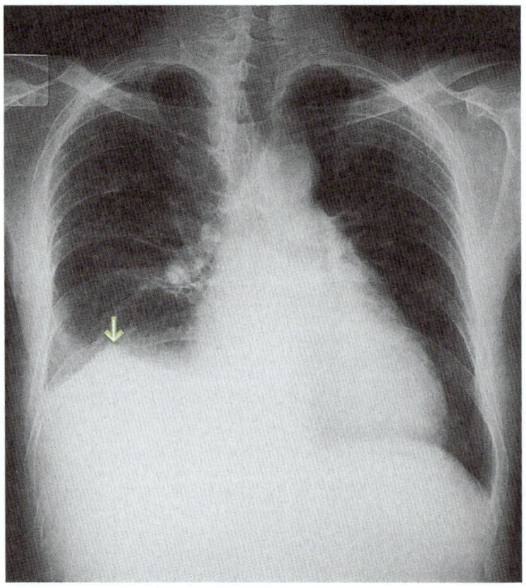

그림 7-71

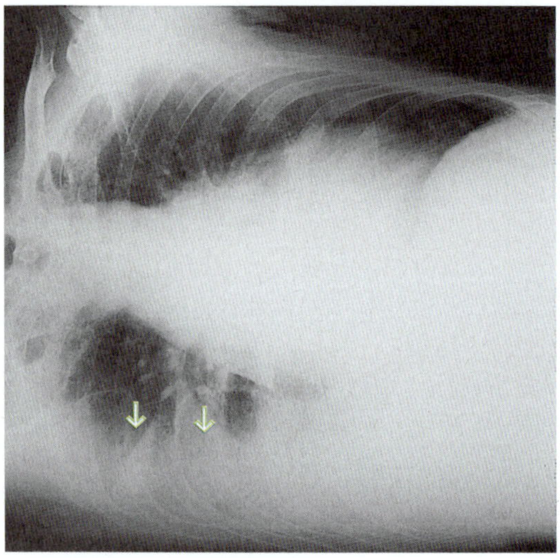

그림 7-72

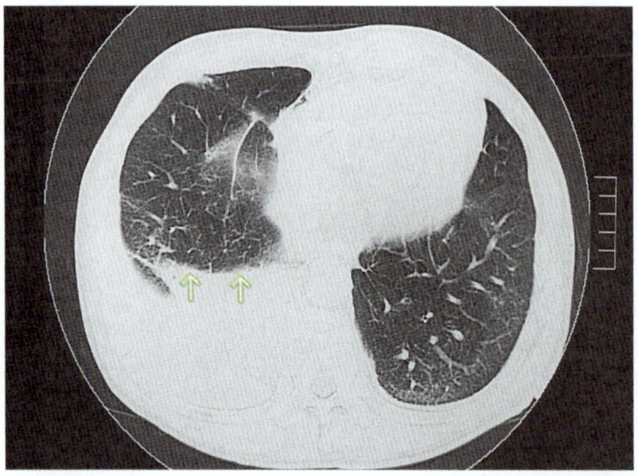

그림 7-73

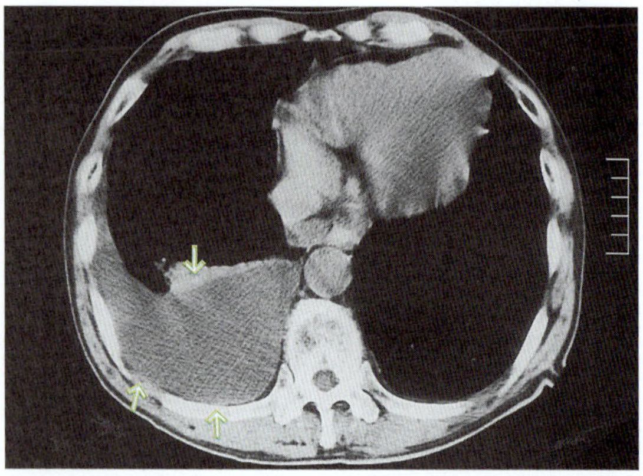

그림 7-74

그림 7-71 **흉부 정면 엑스선영상** (오른허파 아래엽에 저류된 가슴막 삼출액에 의해 오른가로막 음영의 들어올려진 영상(거상)과 직선화가 보인다[⇨]).

그림 7-72 **흉부 오른쪽 옆으로 누운 자세 정면 엑스선영상** (오른허파 가쪽에 가슴막 삼출액의 이동에 의해 생긴 대상(띠상)의 균일한 불투명음영이 보인다[⇨]).

그림 7-73 **흉부 CT영상(허파조건)** (오른허파는 가슴막 삼출액에 의해 심하게 압박되어 있다[⇨]).

그림 7-74 **흉부 CT영상 (세로칸조건)** (오른허파막공간 등에 균일하고 광범위하며 약간 저흡수의 음영이 보인다[⇨]).

◆ 진단 및 경과 ◆

영상소견으로부터 다량의 가슴막 삼출액이 보이기 때문에 가슴막 삼출액천자를 시행하였다. 가슴막 삼출액 세균검사의 결과 결핵균이 보이므로 결핵성 가슴막염이라고 진단되었다.

◆ 촬영 및 진단 방법 ◆

Chest PA, chest lateral of decubitus, chest CT 등

◆ 영상관찰 및 특징 ◆

가슴 정면상에서 가로막이 들어올려져 있는 것 같이 관찰되는 경우 올바른 가슴막 삼출액저류의 진단을 내리기 위해서는 검사측을 아래로 한 정면 측와위 촬영을 하는데 이때 가슴막 삼출액는 아래쪽 가슴막을 따라 대상(띠상)음영으로서 나타난다.

본 증례는 가슴 정면상에서 오른가로막 음영의 직선화와 정면오른쪽 누운자세상(정면우측와위 영상)에서 대상(띠상)음영이 보였기 때문에 가슴막 삼출액의 저류가 보인다.

병리학 예 14. 농흉 (pyothorax)

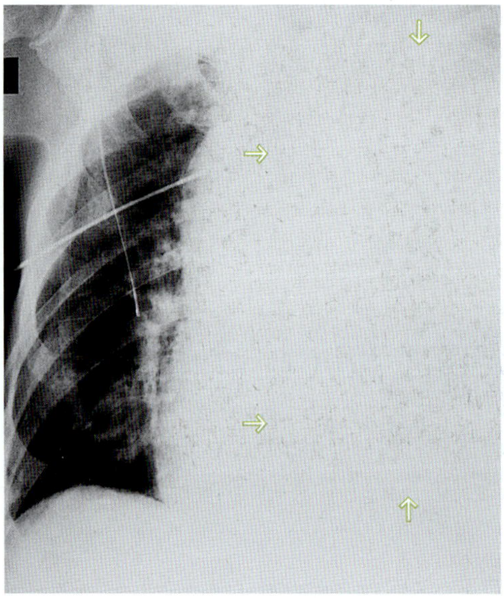
그림 7-75

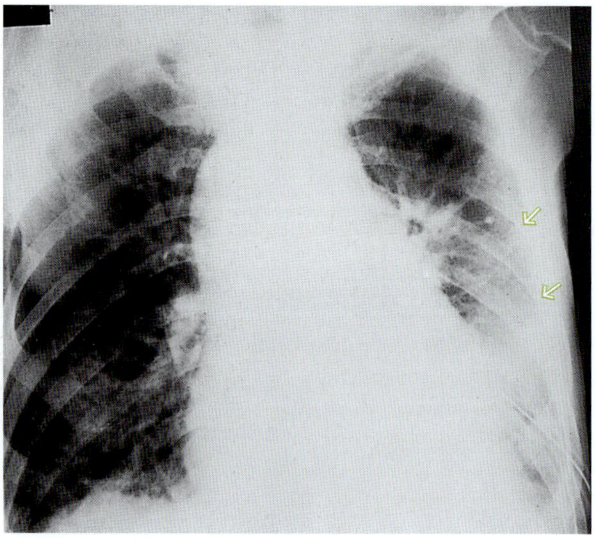
그림 7-76

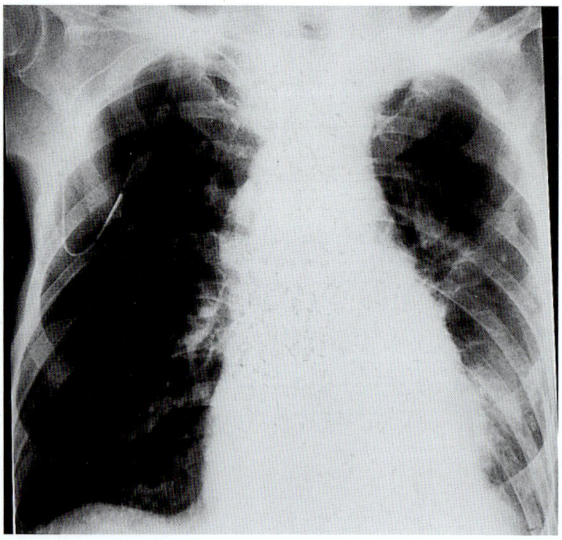
그림 7-77

그림 7-75 **흉부 정면 엑스선영상 (바로누운자세) (Portable촬영)** (왼허파는 전체적으로 공기가 없고, 무기폐의 상태로 되어 있다[⇨]).

그림 7-76 **흉부 정면 엑스선영상 (바로누운자세 trocar 삽입 10일째)** (왼허파 농흉의 개선이 보인다[⇨]).

그림 7-77 **흉부 정면 엑스선영상 (바로누운자세 trocar 제거 3일째)** (큰 문제는 없으며, 왼허파는 전체적으로 부풀음의 개선이 보인다.

◆ 진단 및 경과 ◆

영상소견 및 임상증상으로부터 농흉을 의심하고 시험천자를 시행한 결과 악취의 농즙이 나와 급성 농흉이라고 진단되었다. Trocar-catheter를 삽입하고 배농 및 가슴안(흉강) 세척이 시행되었다.

◆ 촬영 및 진단 방법 ◆

Chest PA, AP, chest lateral of decubitus 등

◆ 영상관찰 및 특징 ◆

가슴 엑스선상에서 급성 농흉은 다른 가슴막염과 동일한 소견이지만 만성 농흉에서는 단순한 가슴막비후 뿐이어서 발견하지 못하는 경우가 있다. 또 무기폐일때는 가슴막 삼출액(흉수)과의 구별을 필요로 한다. 세로칸편위를 보이는 경우는 적다. 오래된 만성 농흉에서는 갈비사이공간(늑간강)의 협소화, 가슴막비후, 석회침착 등이 보인다.

7

병리학 예 15. 폐경색 (pulmonary infarction)

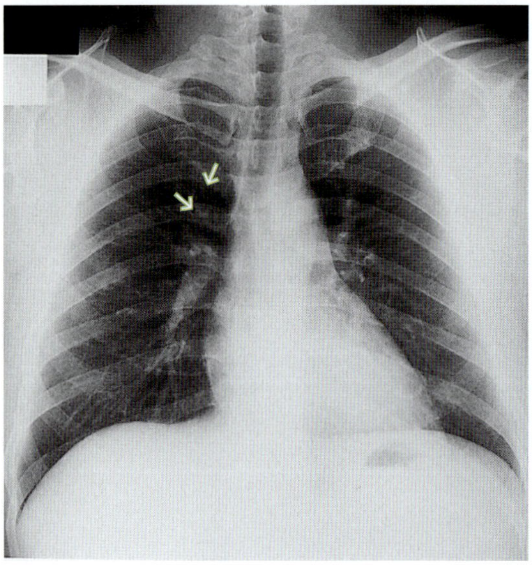

그림 7-78

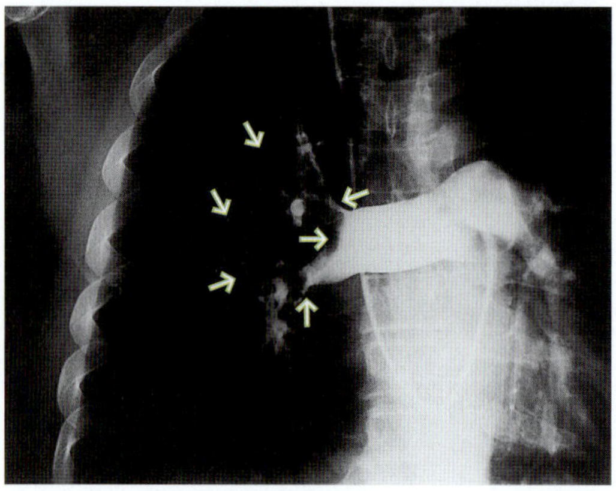

그림 7-79

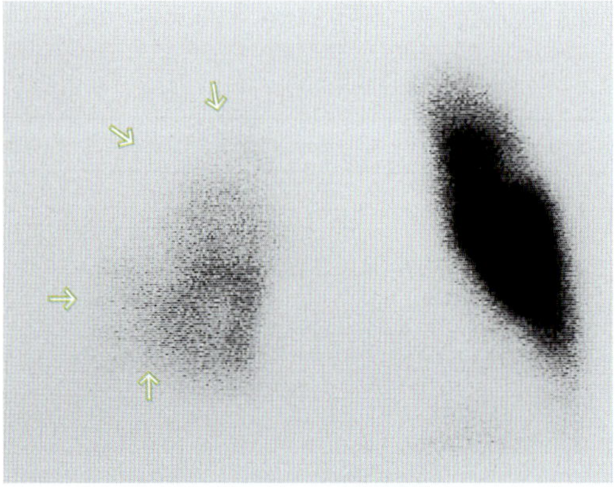

그림 7-80

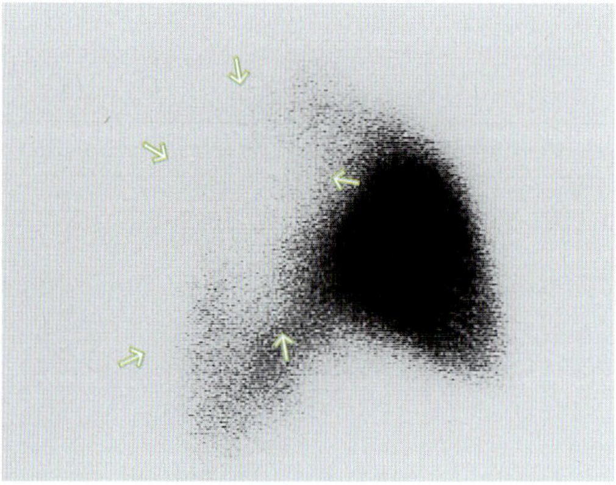

그림 7-81

그림 7-78 **흉부 정면 엑스선영상** (오른허파 혈관음영의 일부 불선명한 음영[⇒]이 보이지만 폐렴 형태의 침윤상은 보이지 않는다.

그림 7-79 **허파동맥조영영상** (오른허파 동맥본줄기에 음영결손이 보이고[⇒] 이로부터 말초 혈관음영의 소실이 보인다.

그림 7-80 **^{99m}Tc-MAA폐혈류 신티그램(정면)** (오른허파에 광범위한 혈류저하가 보인다[⇒]).

그림 7-81 **^{99m}Tc-MAA폐혈류 신티그램(우측면)** (오른허파에 광범위한 혈류저하가 보인다[⇒]).

◆ 진단 및 경과 ◆

영상소견으로부터 오른허파동맥에 혈전을 확인하고 폐경색이라고 진단하였다.

◆ 촬영 및 진단 방법 ◆

Chest PA, AP, chest lateral of decubitus 등

◆ 영상관찰 및 특징 ◆

가슴 엑스선상에서는 혈류저하에 의한 2차적 변화로서 가슴막(흉막), 엽사이(엽간)구, 가로막(횡격막)에 바닥(저부)을 갖는 3각형, 반원상의 음영을 나타낸다. 가로막의 거상이나 아래허파에 허파문(폐문)을 향하여 둥근 이상음영(Hampton's hump)을 나타낸다고 일컬어지고 있지만 이같은 정형적인 것은 드물고 폐렴 형태의 침윤영을 나타내는 경우가 많다.

본 증례도 엑스선 영상에서는 폐혈관 음영의 일부소실을 나타내는 것에 불과하고 확정진단은 폐혈류 신티그램, 폐동맥 조영으로 진단할 수 있는 증례이다.

병리학 예 16. 세로칸(종격)기종 (pneumomediastinum)

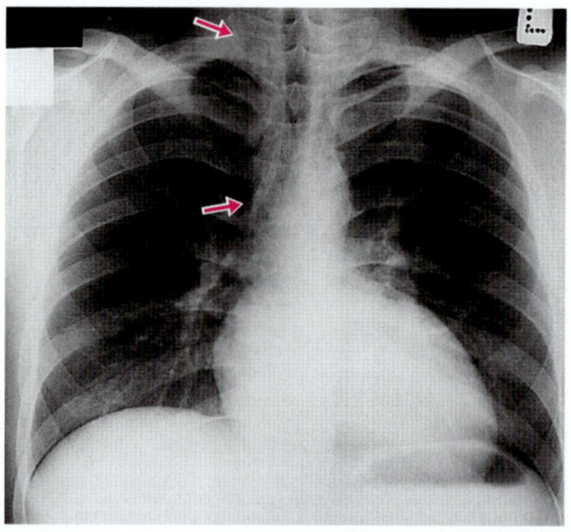

그림 7-82

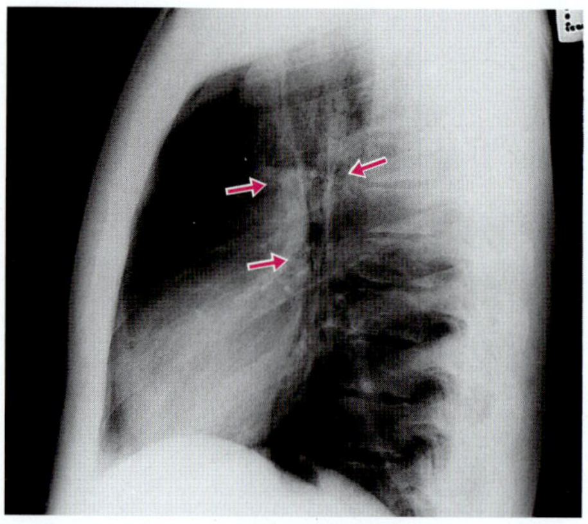

그림 7-83

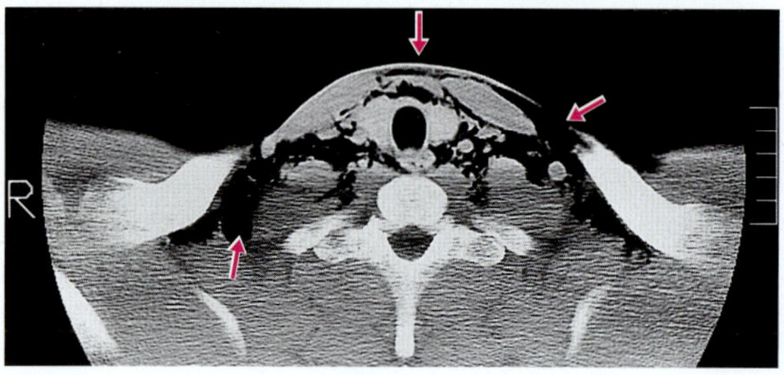

그림 7-84

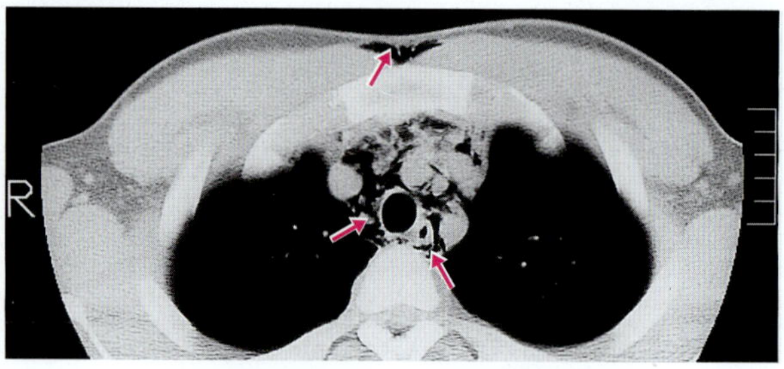

그림 7-85

그림 7-82 **흉부 정면 엑스선영상** (목부터 빗장뼈오목의 피하 및 기관주의에 선상의 공기음영이 보인다[→]).
그림 7-83 **흉부 측방향 엑스선영상** (앞세로칸 및 기관의 전후에 공기층이 보인다[→]).
그림 7-84 **흉부 CT영상** (목부위피하, 혈관, 근층사이에 공기층이 보인다[→]).
그림 7-85 **흉부 CT영상** (대동맥, 기관주위, 앞가슴 피하에 공기층이 보인다[→]).

◆ 진단 및 경과 ◆

영상소견으로부터 세로칸(종격)내 및 피하에 공기의 존재를 확인하고 세로칸기종, 피하기종이라고 진단하였다.

◆ 촬영 및 진단 방법 ◆

Chest PA & lat, chest CT 등

◆ 영상관찰 및 특징 ◆

가슴정면상은 공기에 의해 세로칸쪽의 가슴막(흉막)이 대동맥이나 심음영으로부터 분리된 가는 선상음영으로서 보인다. 이 음영은 위세로칸으로부터 목부위로 신전되어 보인다.

측면상에서는 정면상에서 확실하지 않았던 세로칸 내 공기음영이 선명하게 보인다. 측면상 없이는 세로칸기종의 약 50%를 진단하지 못하고 놓친다는 보고도 있어 주의를 요한다. 본 증례도 가슴 측면상에 의해 정면상에서 확실하지 않았던 세로칸내 공기의 음영을 선명하게 나타낼 수 있었던 증례이다.

병리학 예 17. 식도열공헤르니아 (esophageal hiatal hernia)

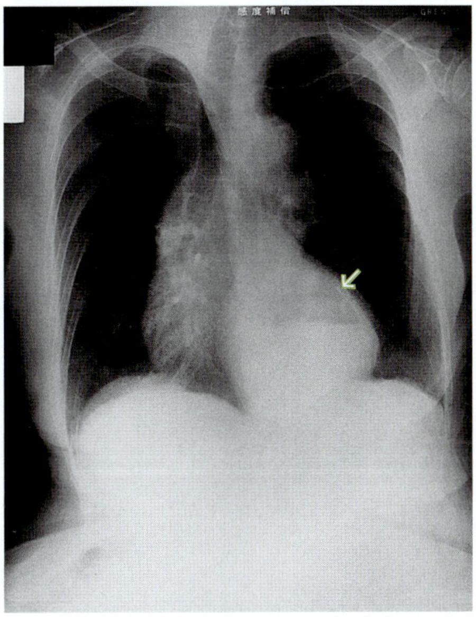

그림 7-86

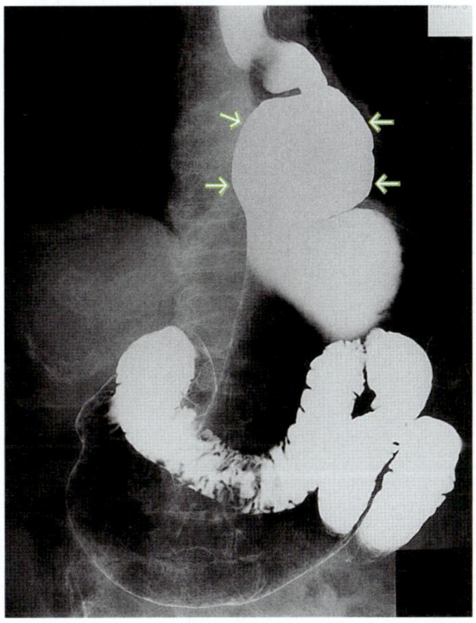

그림 7-87

그림 7-86 흉부 정면 엑스선영상 (심음영에 겹치는 거울면상(niveau)의 종양음영이 보인다[⇒]).
그림 7-87 상부 소화관조영상(2중조영상) (가로막의 식도열공을 통해 흉강내로 탈출한 위가 보인다[⇒]).

◆ 진단 및 경과 ◆

영상소견으로부터 심음영과 겹치는 정면상을 나타낸 종양이 보이고 또한 빈혈을 보였기 때문에 상부 소화관 조영을 시행한 바 식도열공 헤르니아로 진단되었다.

◆ 촬영 및 진단 방법 ◆

Chest PA, esophagography(double ontrast) 등

◆ 영상관찰 및 특징 ◆

선자세, 바로누운자세 등의 상부소화관 조영검사가 가장 좋다. I 도가 가장 많고 Ⅲ도는 매우 적다.

I 도 : 식도·위접합부의 편위나 확장, 뱀길궤양(사행궤양 serpiginous ulcer) 나타나게 되는 경도인 것
II 도 : 식도·위접합부의 분명한 편위, 위분문부의 일부탈출이 나타나게 되는 중등도인 것
Ⅲ도 : 위분문부로부터 몸통부 또는 위전체의 탈출이 나타나게 되는 고도인 것

본 증례는 가슴 엑스선영상에서 심음영속에 거울면상을 나타낸 종양음영이 보였다. 또 상부소화관 조영검사에서 가슴안(흉강)으로 탈출한 위가 확인되는 등 식도열공 헤르니아의 특징적인 소견이 보였다.

병리학 예 18. 흉선종 (thymoma)

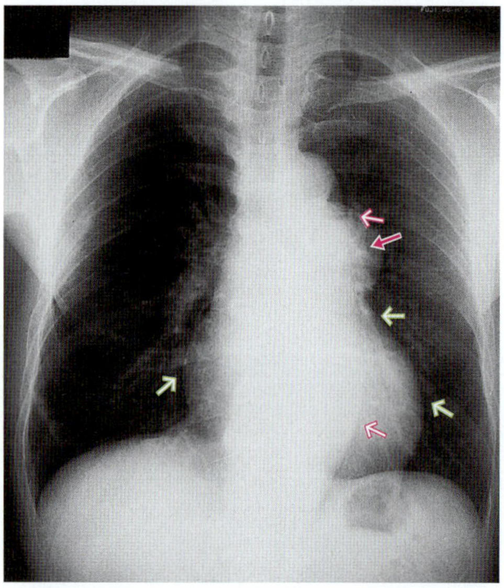

그림 7-88

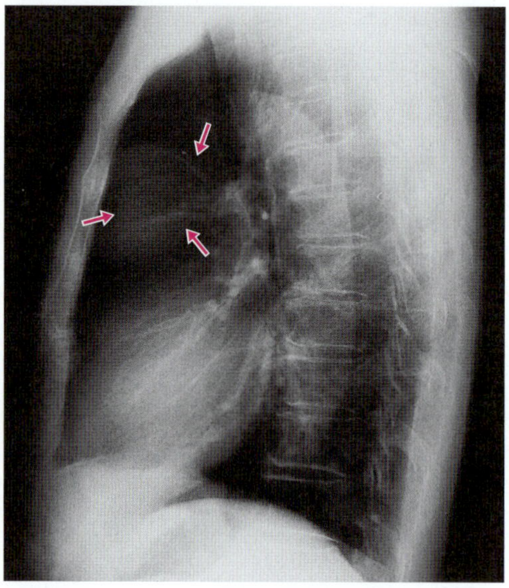

그림 7-89

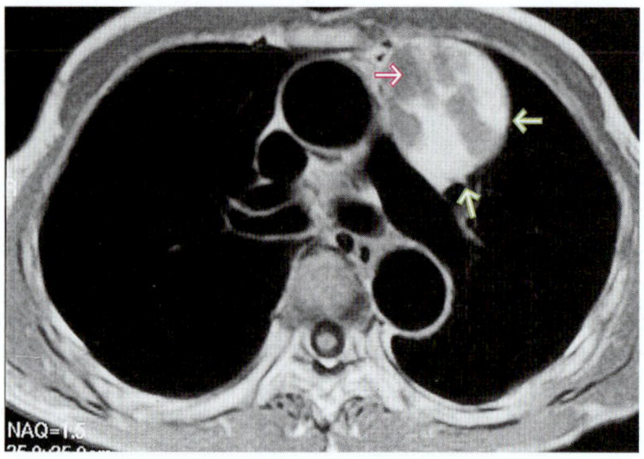

그림 7-90

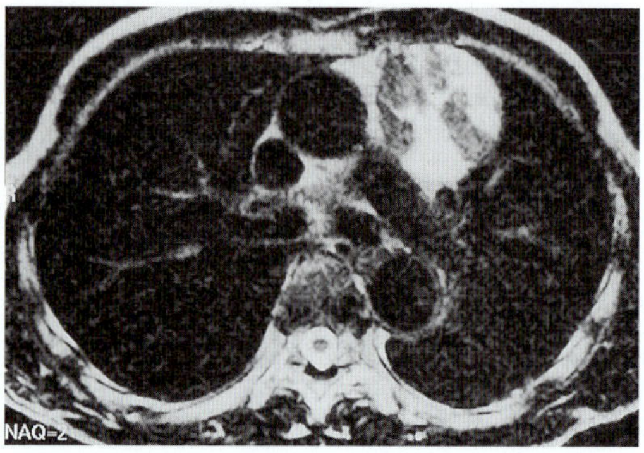

그림 7-91

그림 7-88 흉부 정면 엑스선영상 (왼허파문부 가쪽모서리에 평활한 종양음영이 보인다[→]. 심장모서리는 선명하고 [⇒], 내림대동맥 등에도 이상이 보이지 않는다[⇒]).

그림 7-89 흉부 측방향 엑스선영상 (복장뼈 뒤쪽에 밀착하는 형태로 종양음영이 보인다[→]).

그림 7-90 흉부 MRI영상(T1강조횡단상) (종양상의 내부는 고신호부분[⇒], 저신호부분[⇒]이 혼재하고 있다).

그림 7-91 흉부 MRI영상(T2강조횡단상) (T1강조영상과 거의 동일한 소견을 나타낸다).

◆ **진단 및 경과** ◆

영상소견으로부터 흉선종을 의심하였다. 초음파아래서 생검(biopsy)에 의한 병리조직진단을 한 결과 흉선종이라고 진단되어 수술을 시행하였다. 종양은 탄력이 있으나 연하고 내부는 젤리상의 부분과 실질부분이 혼재하였다.

◆ **촬영 및 진단 방법** ◆

Chest PA & lat, chest MRI(T1&T2) 등

◆ **영상관찰 및 특징** ◆

MRI영상에서는 비특이적이며 T1 강조영상에서 뼈대근(골격근)과 동일한 정도이거나 그보다도 저신호, T2 강조영상에서는 고신호를 나타내는 경우가 많지만 종양내부의 섬유화, 낭포성 변화, 괴사, 출혈에 의해 각종 신호 양상을 나타낸다.

본 증례는 낭포성 변화와 섬유화를 수반하는 종양으로 MRI영상에서 고신호역은 출혈성 또는 점액성 부분이고 저신호역은 충실성분이 존재하고 있었지 않았을까 생각되었다.

본 증의 경우 엑스선촬영에서는 위치와 구조의 파악을 위하여 가슴정면, 측면의 2방향촬영이 실시되고 가슴벽아래 또는 종격앞을 관찰하기 위하여 사방향촬영을 추가하는 경우도 있다.

7

병리학 예 19. 심방중격결손증 (atrial septal defect)

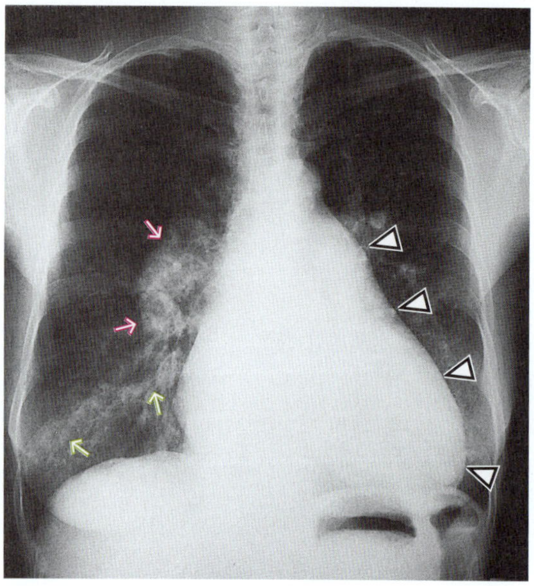

그림 7-92

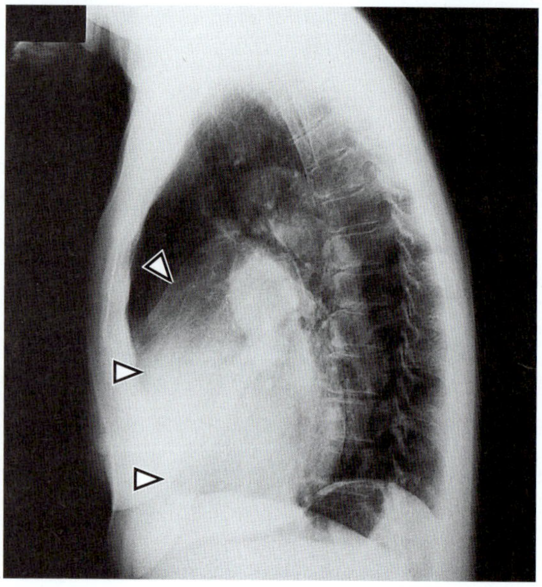

그림 7-93

그림 7-92 흉부 정면 엑스선영상 (왼 아래굽이부위의 확대[Δ]와 허파동맥의 확장[⇒], 허파혈관음영의 증강[⇒]이 보인다).

그림 7-93 흉부 측면 엑스선영상 (심장앞모서리의 확대가 보인다[Δ]).

◆ 진단 및 경과 ◆

영상소견 및 심전도로부터 심방중격 결손증을 의심하고 심장초음파 검사로 오른심방, 오른심실의 확대와 심방중격 결손증에 의한 좌우단락(shunt)이 보였다. 좌우단락량이 적기 때문에 경과관찰을 하기로 하였다.

◆ 촬영 및 진단 방법 ◆

Chest PA & lat, 심장 초음파검사 등

◆ 영상관찰 및 특징 ◆

심전도상 오른심실 비대가 있고 심장초음파검사에서는 오른심방, 오른심실의 확대와 결손공이 나타난다. 폐고혈압이 있고 오른심실의 압박소견이 있는 경우에는 폐혈관저항의 측정을 위하여 심장카테터(cardiac catheterization) 검사가 필요하며 오른심방에서의 왼쪽에서 오른쪽으로의 단락을 증명하면 진단은 확실하다.

가슴 엑스선상에서는 오른심실비대(right ventricular hypertrophy), 허파혈관음영의 증강이 보인다. 오른심실비대에서는 오른심실 부하가 있고 왼심실부하가 없는 심방중격 결손시에는 시계방향으로 회전하기 때문에 정면상 왼쪽모서리의 허파동맥궁과 하궁이 연속적인 곡선으로 되어 팽융한다.

정면상만으로는 왼심실의 비대라고 오진할 염려가 있기 때문에 측면, 양측사방향촬영(both oblique)상을 참고로 할 필요가 있다. 허파혈관음영의 증감에서는 허파혈관저항이 상승하고 있는 경우에는 허파문(폐문)부의 허파동맥만이 확장되고 이것이 말초에 이르러서 급격히 가늘어지며 허파정맥도 가늘어지면서 허파문리는 감소하기 때문에 주의할 필요가 있다.

본 증례는 심장의 확대, 허파혈관음영의 증강과 자각증상이 있었던 전형적인 예이다.

3. 배 (복부 Abdomen)

1) 복부 전후방향 촬영 (abdomen AP projection) supine position

촬영목적 : 염증, 외상, 종양 등에 의한 소화관 내 유리가스, 복수, 복강유리가스의 확인과 간장, 지라(비장) 및 콩팥(신장)의 크기, 형태, 위치의 확인 그리고 돌(결석), 종양음영 등 병변을 관찰한다.

촬영자세 : 환자는 바로누운자세로 한다. 환자는 바로누운자세에서 머리를 베개로 받친다. 정중시상면을 IR면의 중심선과 일치시키고 엉덩뼈능선(장골능 iliac crest) 높이가 중앙이 되도록 한다. 양 어깨를 밀착시켜 같은 수평면에 놓이도록 하며 양 팔은 영상에 겹치지 않도록 몸통 옆에 벌려 놓는다. 무릎 밑에 고정용구를 놓아 편안한 자세가 되도록 한다. 자세를 고정하여 촬영하는 동안 호흡은 날숨(호기) 후 멈춘 상태에서 엑스선 조사를 한다.

중 심 선 : 양쪽 엉덩뼈능선(장골능) 사이 중앙을 향해 IR면에 대해 수직으로 입사한다.

촬영 point : 반드시 두덩결합(치골결합)을 포함하여 배 전체가 촬영되어야 하며 가스상, 엉덩허리근(장요근)이 선명하게 나타나야 한다.

배(복부) 바로누운자세 촬영은 많은 정보량을 가지고 있기 때문에 기본적인 촬영으로 실시하고 있다. 선자세 영상에 비해 배안에 거의 균등하게 분포하고 있는 장기윤곽과 장관가스의 상황을 파악하기 쉽고 종양상과 석회화상, 유리가스상도 쉽게 관찰할 수 있다. 그러나 유리가스상은 단지 소화관 질환에서만 발생하는 것이 아니고 다른 장기질환, 즉 쓸개돌(담석), 이자염(췌장염), 요관돌(요관결석) 등의 2차적 변화에 의한 것도 있으므로 주의해야 한다. 또 복수의 유무관찰에는 옆구리선(trunk stripe)이 나타나야 되고 그 옆구리선의 두께로 복수량의 측정도 가능하지만 마른 환자의 경우 양측 배는 정중시상면에 비해 과농도가 되기 쉽고 측복선 등이 나타나지 않게 되므로 주의를 해야 한다.

조사면은 가로막(횡격막) 윗모서리에서 두덩뼈결합 아래모서리까지를 포함되는 큰 크기의 IR를 사용하여 날숨(호기)에서 촬영한다. 배장기의 이동성, 석회화상과 장기의 위치관계의 관찰에는 들숨(흡기)과 날숨(호기)에서 두 장을 촬영하여 비교하는 경우가 있다.

※ **KUB(kidney, ureter, bladder) :** 이 촬영은 주로 결석 등의 비뇨기과질환을 관찰하기 위한 촬영으로 콩팥, 허리근(psoas muscle), 두덩결합의 음영이 잘 나타나야 한다.

7

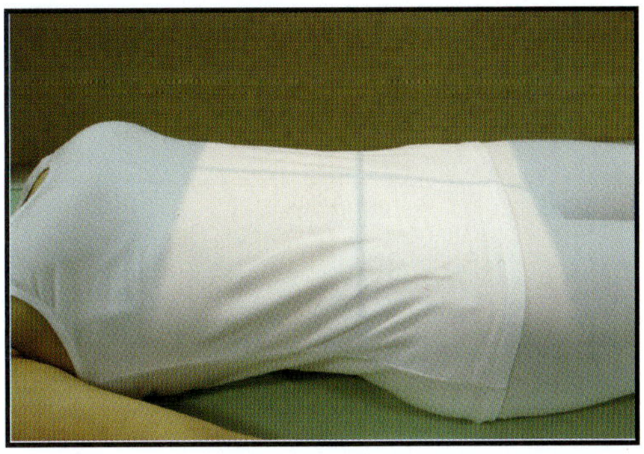

그림 7-94 복부 전후방향 촬영(누운자세)

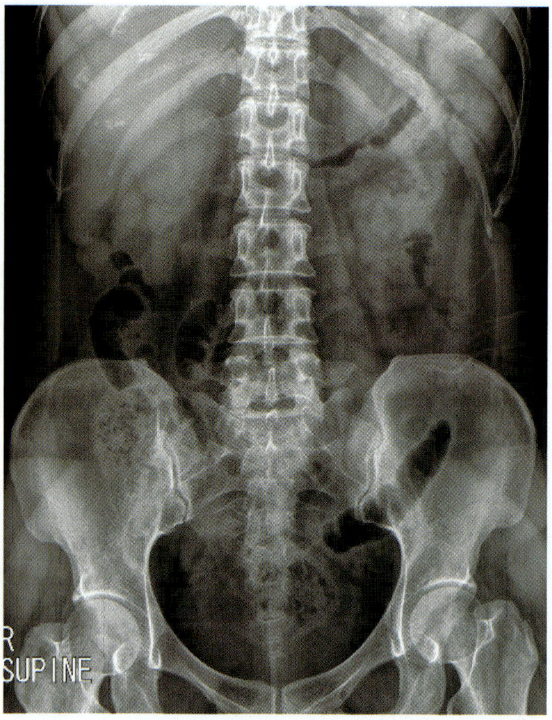

그림 7-95 **복부 전후방향 엑스선영상(누운자세)**

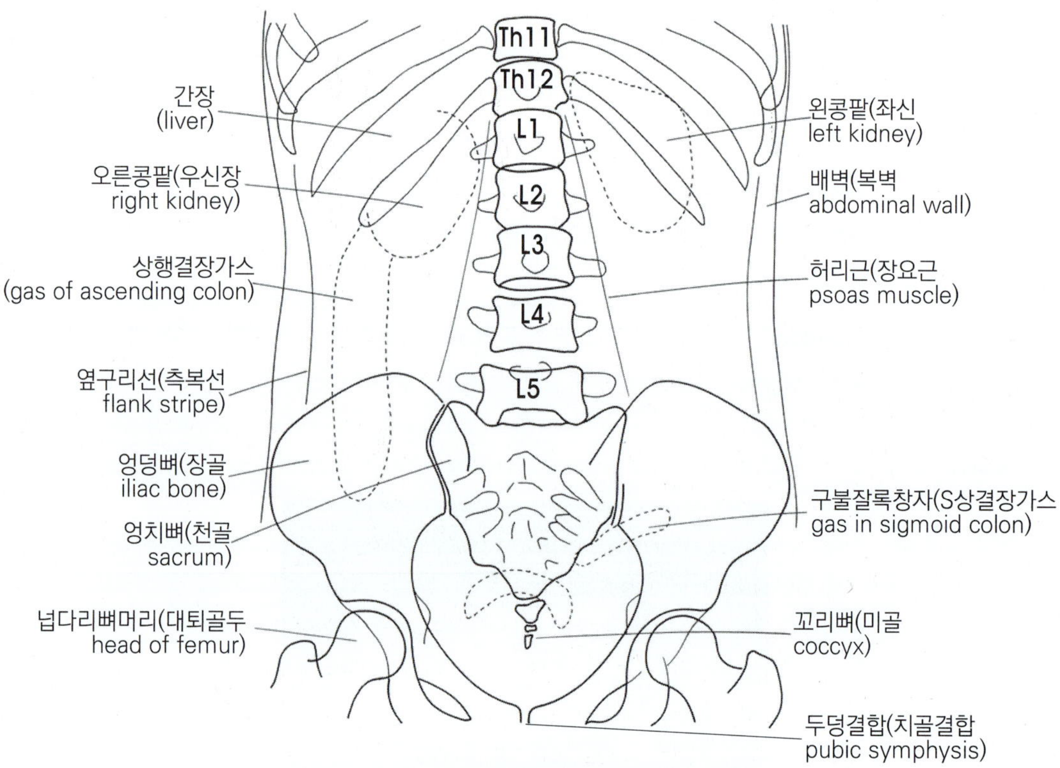

그림 7-96 **복부 전후방향 해부도(누운자세)**

· **엑스선상의 평가기준**

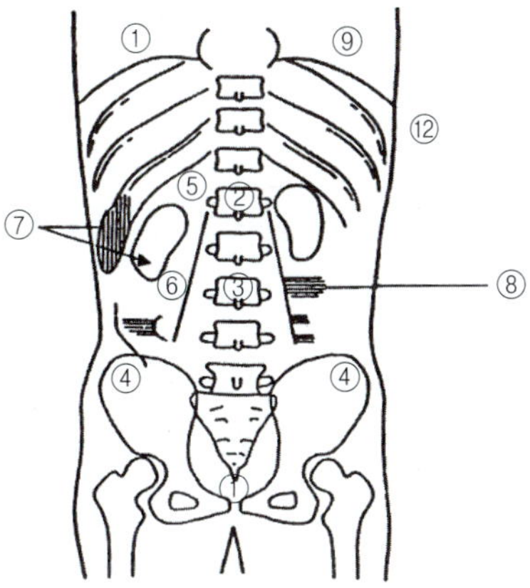

① 상복부에서 두덩뼈결합까지 포함되었는가?
② 척주는 영상의 중앙에 위치해 있는가?
③ 가시돌기(극돌기)는 **허리뼈**(요추)의 중앙에 위치해 있는가?
④ 골반의 궁둥뼈가시(좌골극 ischial spine)은 대칭으로 위치하고 있는가?
⑤ 바깥복벽과 앞복막 지방층이 보이는가?
⑥ 허리근(장요근 psoas muscle)이 관찰되는가?
⑦ 간장, 콩팥의 형태를 식별할 수 있는가?
⑧ 가스음영을 식별할 수 있는가?
⑨ 가로막의 주행을 추구할 수 있는가?
⑩ "좌" 또는 "우"의 표시가 보이고 배영상 밖에 위치하고 있는가?
⑪ "선자세" 또는 "바로누운자세" 표시가 있는가?
⑫ 움직임에 의한 흐림은 없는가?

7

■ 복부(배) 재촬영에 해당되는 사항

① 가로막으로부터 두덩뼈결합까지가 포함되어 있지 않은 경우(단 체격의 문제로 포함되지 않는 경우는 질환에 따라서 다르지만) 바로누운자세에서 두덩뼈결합 상단이, 신자세에서는 가로막(횡격막)이 들어가지 않으면 재촬영의 대상이 된다.

② 다음과 같은 정보가 얻어지지 않는 경우는 재촬영의 대상이 된다.

a. 옆구리, 허리근
b. 콩팥 주위, 간장, 지라 등의 장기윤곽
c. 선자세에서의 gas상의 윤곽
d. 어느 정도의 뼈의 관찰

2) 복부 전후(후전)방향 촬영 (abdomen AP(PA) projection) 선자세(erect position)

촬영목적 : 종양, 염증 및 외상에 의한 복강 내 유리가스(free air), 장관 내의 잔류가스 등 병변의 유무를 관찰한다.

촬영자세 : 환자는 선자세로 한다. 환자는 수직격자장치 앞에 전후방향으로 하고 체중을 양발에 균등하게 나누어 놓는다. 정중시상면이 IR면의 중심선과 일치되게 한 다음 엉덩뼈능선(장공능) 높이에서 위로 5~7.5 cm 지점을 IR면의 중앙에 놓거나 또는 가로막을 충분히 포함시킨 다음 IR면의 중앙을 찾는다. 등쪽을 밀착시켜 어깨가 같은 수평면에 놓이도록 하며, 양 팔은 몸통 옆에 놓는다. 자세를 고정하여 촬영하는 동안 호흡은 날숨(호기) 후 멈춘 상태에서 엑스선 조사를 한다.

중 심 선 : 엉덩뼈능선(장골능) 높이에서 위로 5~7.5 cm 지점을 향해 IR면에 대해 수평으로 입사한다.

촬영 point : 반드시 가로막(횡격막)을 포함하여 배 전체가 촬영되고 옆구리선(측복선), 장관내 가스 등이 선명하게 나타나야 한다.

급성복증(통)에 있어 필수 촬영법이고 장관 내의 잔류가스의 위치, 형태 등에 따라 질환과 부위의 추측이 가능하다. 또 가로막아래(횡격막하)의 복강 내 유리가스가 의심되는 경우는 가스상을 관찰할 수 있도록 고농도의 촬영조건이 되지 않도록 주의한다.

일반적으로 선자세와 누운자세를 두번 촬영하는 일이 많고, 이 경우 선자세부터 촬영하는 것이 바람직하지만, 누운자세를 먼저 촬영한 경우는 선자세로 약 10분 정도 유지하였다가 선자세로 촬영하는 것이 바람직하다. 콩팥(신장)이 주요 관찰대상이 아닌 경우는 후전방향으로 자세를 돌려 촬영하면 생식선 피폭을 줄일 수 있다.

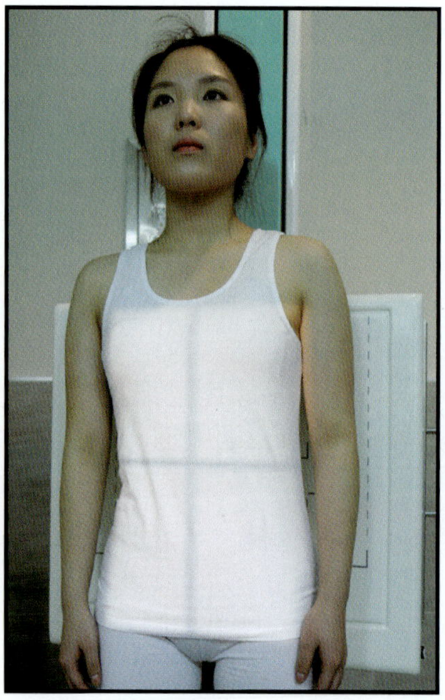

그림 7-97 복부 전후방향 촬영자세 (erect)

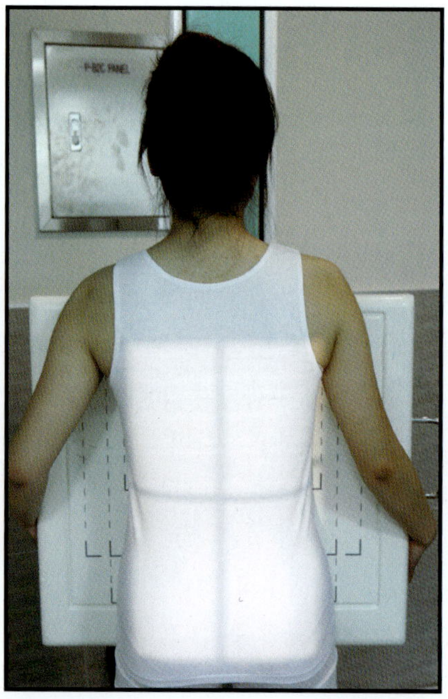

그림 7-98 복부 후전방향 촬영자세 (erect)

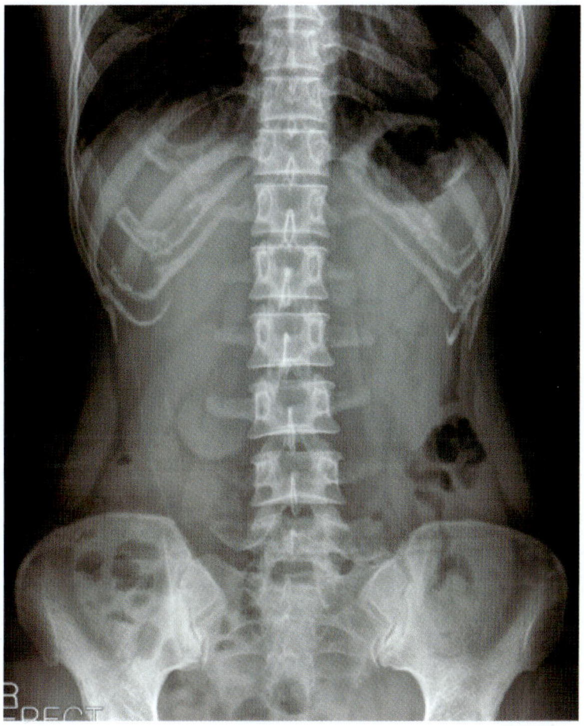

그림 7-99 복부 선자세 후전방향 엑스선영상

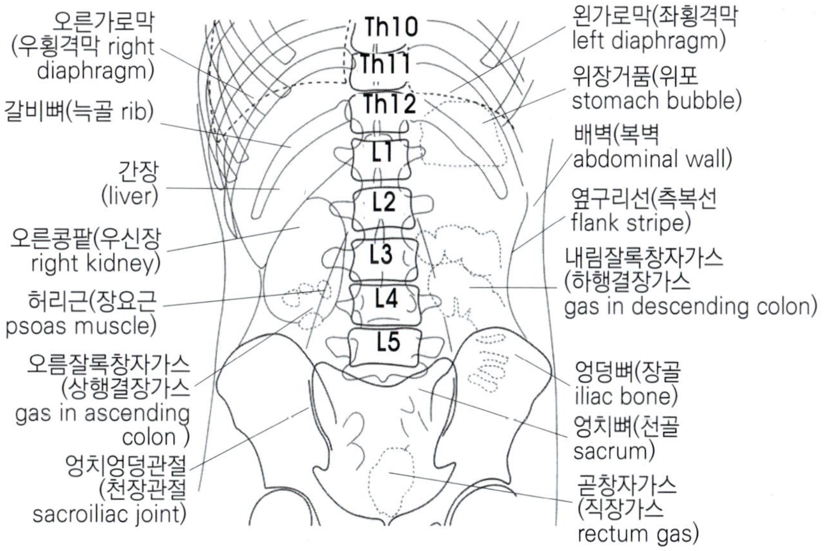

그림 7-100 복부 선자세 후전방향 해부도

3) 복부 측와위 수평방향 촬영 (abdomen lateral decubitus projection)

촬영목적 : 염증, 종양 및 외상에 의한 복강내 유리가스와 장관 내의 잔류가스 수평(niveau)상 등 병변의 유무를 관찰한다.

촬영자세 : 환자는 옆으로 누운자세로 한다. 방사선 투과성 물질인 받침대(두께 5~6 cm 정도)를 촬영대 위에 놓는다. 가능한 환자는 왼쪽을 아래로 하여 옆으로 눕고 머리에 베개를 받친다. 양쪽 팔은 머리 위로 올려 바른 측면자세가 되게 한다. 환자의 뒷면에 IR면을 밀착시키고 엉덩뼈능선 높이가 IR면 중앙에 놓이도록 조정한다. 자세를 고정하여 촬영하는 동안 호흡은 날숨(호기) 후 멈춘 상태에서 엑스선 조사를 한다.

중 심 선 : 양쪽 엉덩뼈능선(장골능) 사이 중앙을 향해 IR면에 대해 수평으로 입사한다.

촬영 point : 복강 내의 가스상 및 장관가스가 선명하게 나타나야 한다. 이 촬영법은 선자세 또는 앉은자세에서의 촬영이 곤란한 환자에게 적응하는 일이 많고 복강 내의 유리가스가 복강 내를 이동하는 약 10분간 옆으로 누운자세를 유지한 후에 촬영하는 것이 바람직하다. 선자세 촬영에서 나타날 수 없는 소량의 복강 내 유리가스상의 관찰에는 왼쪽 옆으로 누운자세가 좋으며 머리쪽이 조금 높은 자세에서의 촬영이 바람직하다.

배(복부) 안에 삼출액과 유리가스가 존재할 때 검사쪽을 위로하여 옆으로 누운자세에서 촬영한다.

왼쪽을 아래로 옆으로 누운자세는 위장의 가스(왼쪽)와 분리시킬 목적이며 대부분 오른쪽 가로막 아래 부분에서 가스가 발생한다.

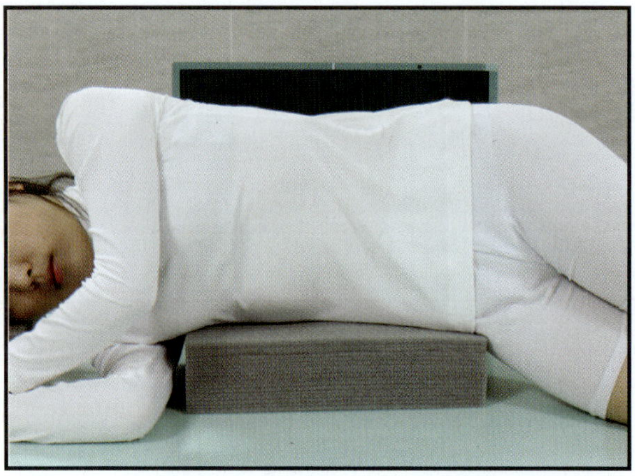

그림 7-101 복부 오른쪽으로 누운 수평방향 촬영자세

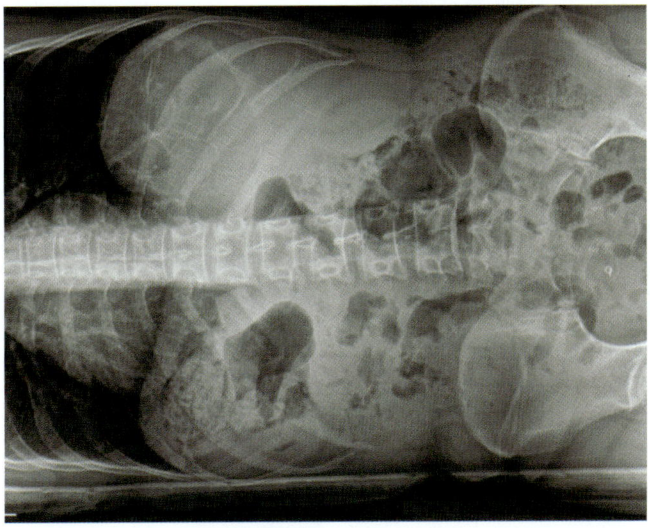

그림 7-102 복부 오른쪽으로 누운 수평방향 엑스선영상

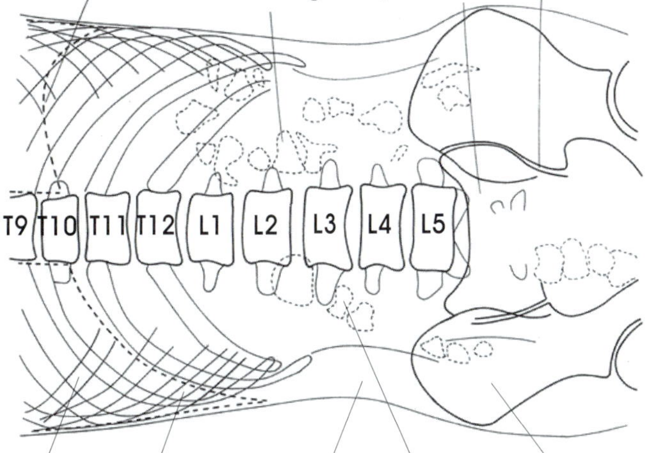

그림 7-103 복부 오른쪽으로 누운 수평방향 해부도

7

병리학 예 20. 해리성 대동맥류 (dissecting aortic aneurysm)

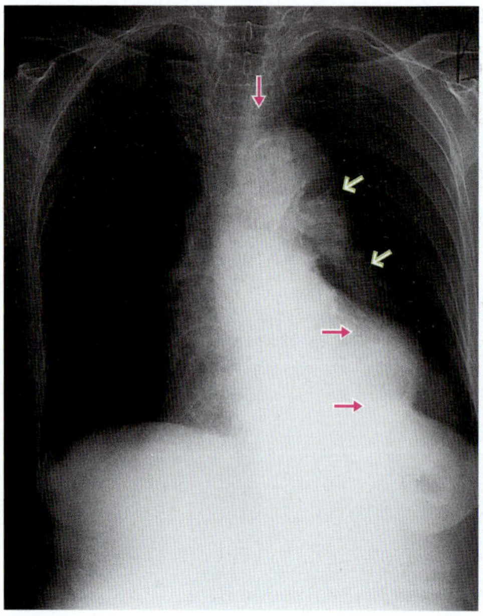

그림 7-104

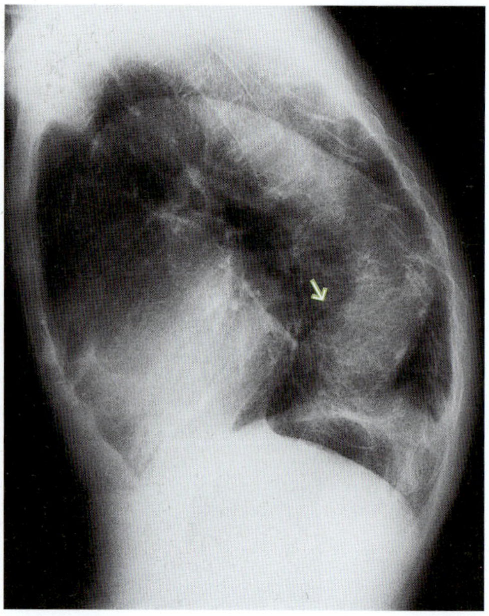

그림 7-105

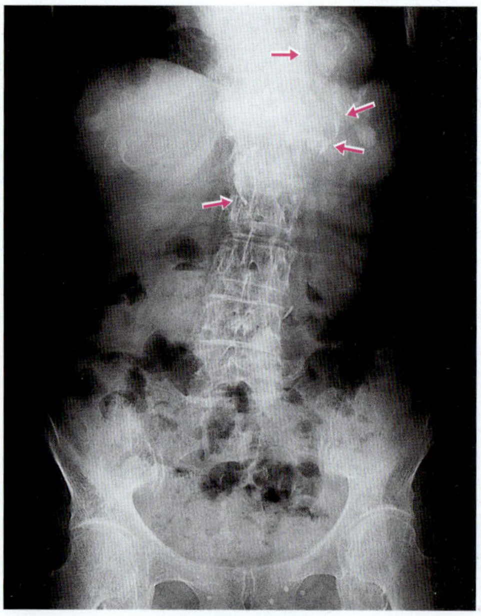

그림 7-106

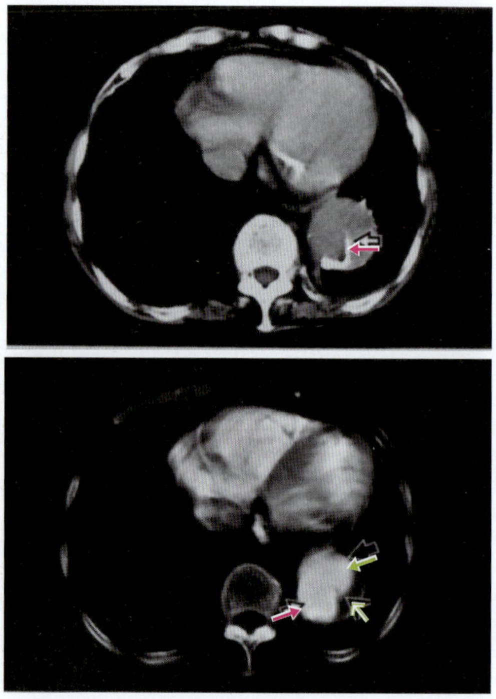

그림 7-107

그림 7-104 **흉부 정면 엑스선영상** (심장음영 왼제2활부분이 대동맥활부에 연속하여 좌측으로 팽융된 음영이 보인다[⇒]. 또한 대동맥벽을 따라 석회화가 보인다[→]).
그림 7-105 **흉부 측방향 엑스선영상** (대동맥은 기울어 주행하고 가슴대동맥아래부에 혈관의 팽융이 보인다[⇒]).
그림 7-106 **배 선자세 정면 엑스선영상** (왼가로막 부근에 가슴로부터 연속하는 석회화음영이 보인다[→]).
그림 7-107 **상단 CT영상** (대동맥벽의 석회화가 혈관 내측을 향하고 있다[→]. **하단 조영CT영상** 안쪽을 향하는 석회화를 경계로 하여 실체의 강과[→] 거짓강[→]이 보인다. 또 거짓강 가쪽에 혈전이 보인다[⇒]).

◆ 진단 및 경과 ◆

영상소견으로부터 흉복부 이행부의 해리성 동맥류라고 진단하고 보존적인 치료

◆ 촬영 및 진단 방법 ◆

Chest PA & lat, abdomen AP, chest CT 등

◆ 영상관찰 및 특징 ◆

가슴 엑스선영상에서는 세로칸(종격), 대동맥음영의 확대나 대동맥 가쪽모서리의 불선명화 및 확대된 대동맥벽의 석회화가 가쪽모서리보다 내측에 존재하는 경우 진성 동맥류가 아니라 해리성 동맥류를 의심한다. 또한 왼가슴막 삼출액(흉수), 폐수종 등이 보인다.

본 증이 의심되는 경우에는 가슴정면 측면의 2방향 촬영이 실시되며 경우에 따라서는 양 사방향촬영과 복부정면촬영이 추가된다. CT검사는 대동맥해리의 진단, 치료, 예후추측을 위한 제일 선택이다. 단순 CT영상에서 대동맥경의 확대, 대동맥벽의 석회화가 내측으로 편위하는 것 같은 소견이 보이면 해리의 가능성이 높고 조영 CT를 시행함으로써 박리내막, 실체의 강과 거짓강을 구별할 수 있게 해준다. 만성기에는 해리강 내에 혈전형성이 보인다.

본 증례에서 해리강은 가슴대동맥 아래로부터 복부대동맥 이행부에 존재하며 Debakey Ⅲa형이라고 생각된다. 조영CT영상에서는 이미 해리강 내에 혈전이 보이므로 진찰(수진)시는 아급성기(subacute period) 또는 만성기였다고 생각된다.

7

병리학 예 21. 교액성 장폐색증 (strangulation ileus)

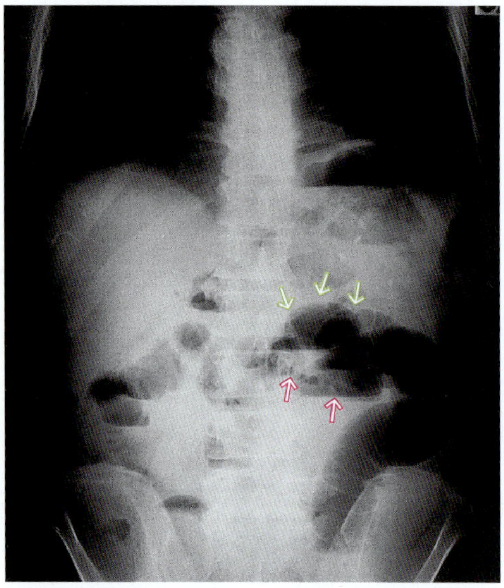

그림 7-108

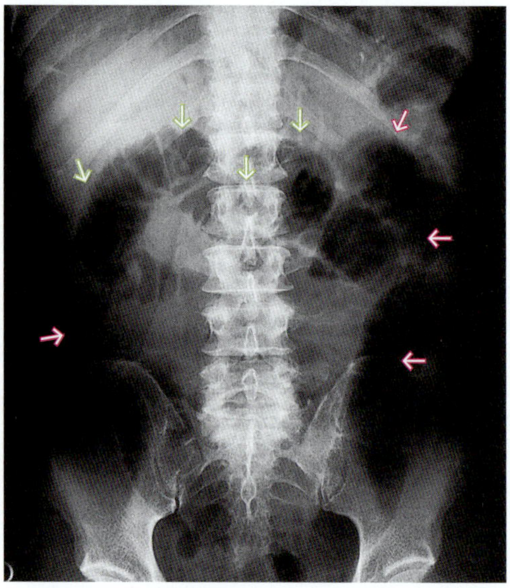

그림 7-109

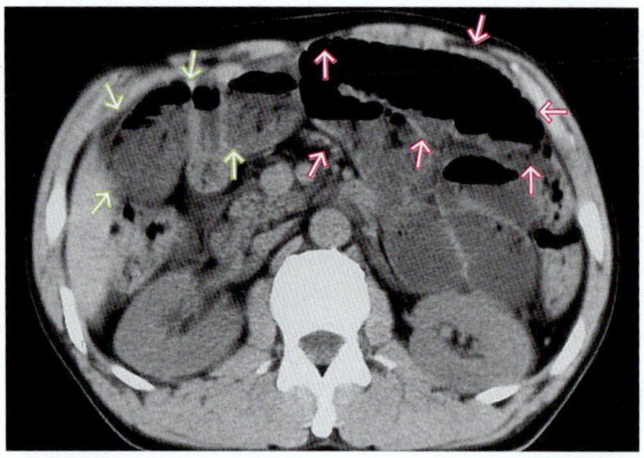

그림 7-110

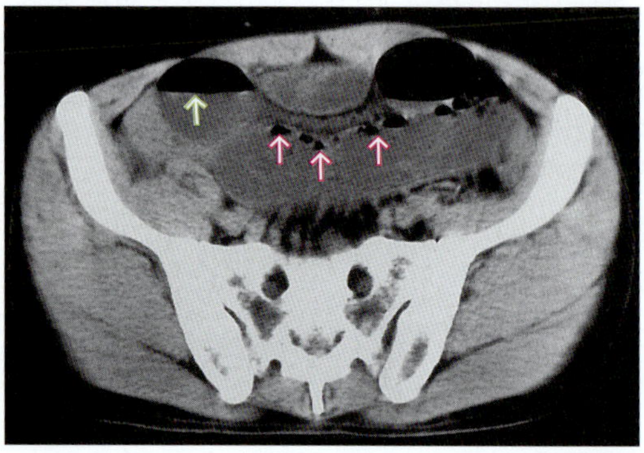

그림 7-111

그림 7-108 배 정면 엑스선영상 (선자세) (높이가 다른 계단상의 돌창자내 가스상[⇒]과 수주상의 기포연결이 보인다[⇒]).

그림 7-109 배 정면 엑스선영상 (바로누운자세) (확장된 kerchring 주름이 나타난 빈창자가스상[⇒]과 돌창자가스상 [⇒]이 보인다).

그림 7-110 배 CT영상 (상복부 레벨) (확장된 돌창자의 가스상[⇒], 장액과 가스로 액면형성을 수반한 빈창자[⇒]가 보인다).

그림 7-111 배 CT영상 (골반강 레벨) (장액과 가스[⇒]로 기체액면상을 수반한 돌창자에 장액의 저류에 의해 kerchring 주름벽 사이에 채워진 작은 기포[⇒]가 돌창자의 내강 가쪽모서리에서 보인다).

◆ 진단 및 경과 ◆

영상소견 및 기왕력으로부터 교액성 일레우스라고 진단되어 개복수술이 시행되었다. 수술소견에서는 복부중앙창자와 왼쪽복벽에 유착이 보였다. 복부장앙창자와 빈창자 사이에 한 개의 rope 모양의 기포 연결(string of beads sign)이 보이고 이에 의해 빈창자는 졸라매어져 있다.

◆ 촬영 및 진단 방법 ◆

Abdomen AP(erect & supine), abdomen lateral decubitus, abdomen CT

◆ 영상관찰 및 특징 ◆

엑스선촬영은 복부정면 선자세 또는 바로누운자세 촬영이 필수이고 곤란한 경우는 정면좌측 옆으로 누운자세 촬영이 실시된다. 본 증례에서는 단계상의 가스상이나 진주목걸이 모양의 기포가 연결되어있는 교액성 일레우스에 특유의 징후를 나타내고 있다.

7

병리학 예 22. 소장 폐쇄공 헤르니아 (obturator hernia of small intestine)

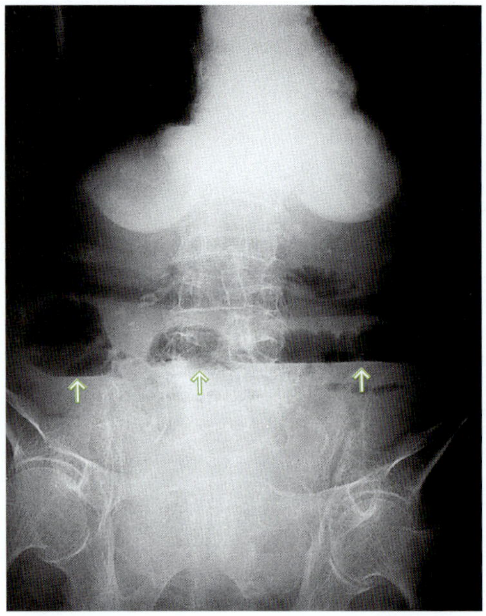

그림 7-112

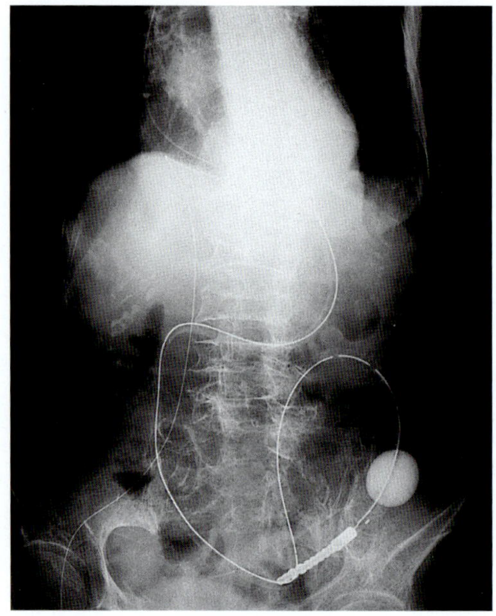

그림 7-113

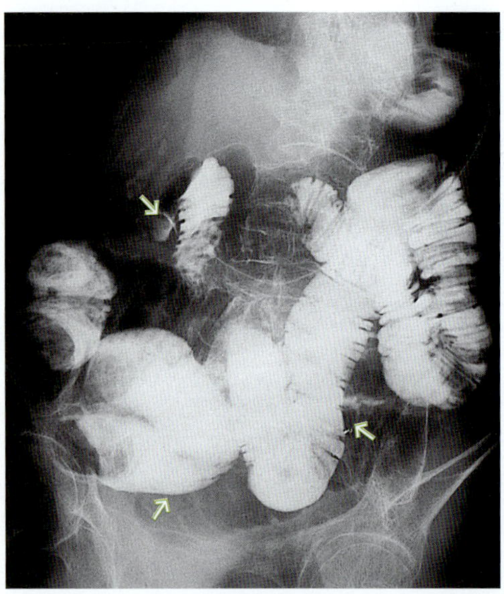

그림 7-114

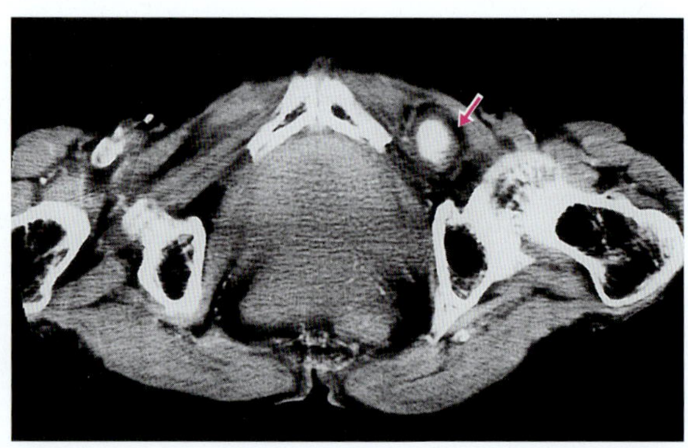

그림 7-115

그림 7-112 **배 정면 엑스선영상 (선자세)** (확장된 작은창자가 티를 만들고 있다[⇒]).

그림 7-113 **배 정면 엑스선영상 (바로누운자세)** (일레우스관 삽입상에서 작은창자가스는 거의 관찰되지 않는다).

그림 7-114 **일레우스관으로부터 소화관 조영엑스선영상** (확장된 작은창자가 보이지만[⇒] 종양폐색부위를 관찰할 수 없다).

그림 7-115 **배 CT영상** (일레우스관으로부터 수용성 소화관 조영제로 조영되어 확장된 작은창자가 오른속폐쇄근과 두덩근의 사이에 보여 폐쇄공 헤르니아로 진단되었다[→]).

◆ 진단 및 경과 ◆

영상소견으로부터 폐쇄공헤르니아에 의한 일레우스라고 진단되어 수술을 시행하였다. 왼폐쇄구멍(좌폐쇄공)으로 탈장된 소장이 보여 폐쇄상태였던 소장을 절제하고 수술을 종료하였다.

◆ 촬영 및 진단 방법 ◆

Abdomen AP(erect & supine), abdomen lateral decubitus, abdomen CT 등

◆ 영상관찰 및 특징 ◆

소장폐색의 경우 확장된 장관내의 공기와 액체저류를 진단하려면 양자 사이에 생기는 거울면상(niveau) 형성을 잡는 것이 중요하다. 이때에는 가능하면 선자세 정면상을 하며 상태가 나빠 선자세가 곤란한 환자에 대해서는 정면 좌측 옆으로 누운자세(decubitus)나 측면 바로누운자세 촬영이 유용하다.

관장조영은 큰창자에서의 폐색, 경구소화관조영은 작은창자위의 폐색에서 유용성이 높다. 그러나 본 증례와 같이 항문측 소장폐색에서는 조영제가 엷어져 버린다는 것과 검사에 너무 시간이 걸리는 등 유용성이 떨어진다.

복부 CT는 본 증례와 같이 탈장된 장관을 감별하기에는 유용하였다. 기계적 장폐색이 의심된 경우에는 복잡성 장폐색을 감별하기 위하여 복부 CT검사를 적극적으로 시행하는 것이 중요하다.

7

병리학 예 23. 장중적증(장중첩증) (invagination of intestines)

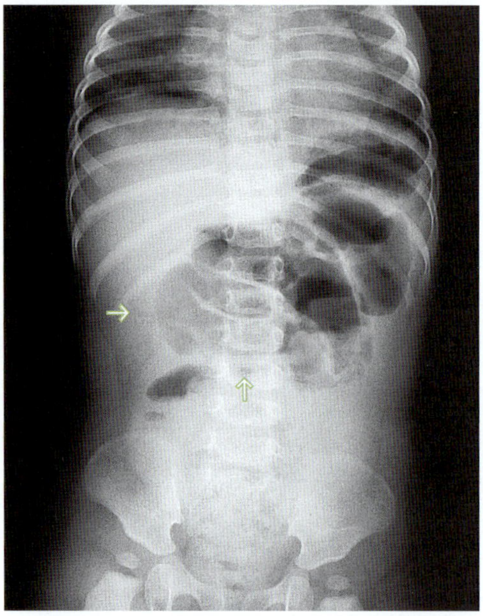

그림 7-116

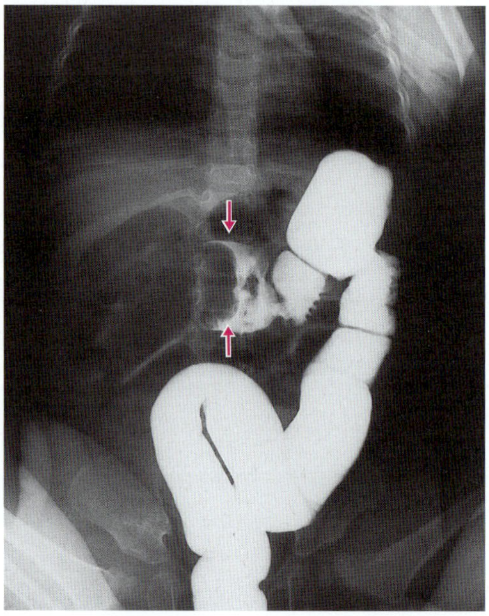

그림 7-117

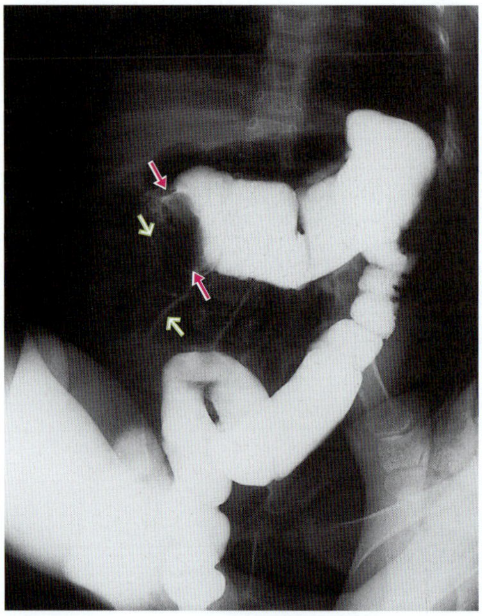

그림 7-118

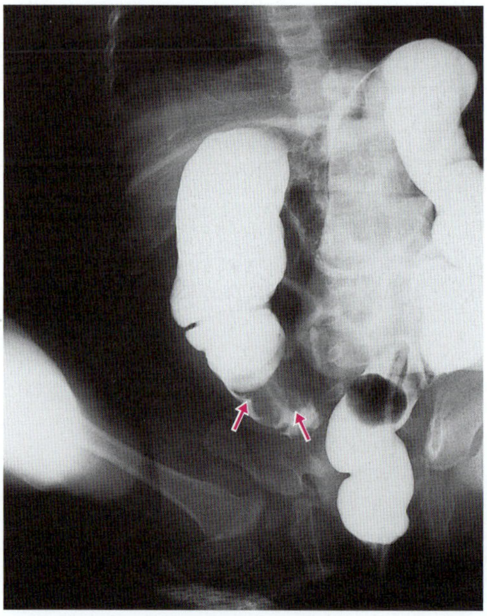

그림 7-119

그림 7-116 **배 엑스선영상 (바로누운자세)** (확장된 작은창자가스상이 배중앙에 보인다[⇨]).

그림 7-117 **관장조영 엑스선영상** (가로주름창자(횡행결장)에 겹침에 의한 "게의 집게" 모양상이 보인다[→]).

그림 7-118 **관장 조영 엑스선영상** ("게의 집게" 모양상의 상부소화관(입구)으로의 전진과[→] "스프링코일모양"이라 불리는 횡행하는 점막주름이 보인다[⇨]).

그림 7-119 **관장조영 엑스선영상** (오름결장까지 정복되었지만 돌막창자에서의 겹침이 보인다[→]).

◆ 진단 및 경과 ◆

영상소견에서 장중적이라고 진단되었으며 정복을 시도할 수도 없어 긴급수술을 시행하였다. 막창자(맹장)에 돌창자(회장)가 겹쳐져 있어 손으로 정복하였다.

◆ 촬영 및 진단 방법 ◆

Abdomen AP(supine & erect), 대장정복술 등

◆ 영상관찰 및 특징 ◆

증상은 복통, 구토, 혈변이 대표적이며 겹친부위를 종양으로 오진하는 경우가 많다. 이상한 가스상으로서 소장가스가 전혀없는 상(gas-less abdomen), 폐색을 나타내는 가스상(stenotic gas pattern), 오른엉덩뼈아래(우장골하)로의 소장가스상의 이동(right iliac gas shadow), 삼출액 때문에 소장가스의 간극이 넓어진 상 등이 있다.

종양음영은 약 ½에서 보이고, 겹친부위의 가스상이 보이는 경우도 있다. 관장 조영상에서의 전형상은 "게의 집게" 모양상이고 또한 조영제가 들어가면 "스프링코일모양"이라 불리는 횡행하는 점막주름이 확인된다. 본 증례에서도 "게의 집게" 모양상이나 "스프링코일모양"이 확인되었다.

관장 조영법에 의한 유의점은 배가 대상이기 때문에 투시를 가능한 짧게 하여 생식선방어를 실시할 필요가 있다.

조영제는 일반적으로 황산바륨(약 20~30%V/W)을 사용하고 고압으로 주입하는 경우가 많다. 그러나 장천공의 우려가 예상되는 경우는 수용성 소화관 조영제(gastrografin 4배 희석)를 사용한다.

7

병리학 예 24. S상결장축염전 (sigmoid colon volvulus)

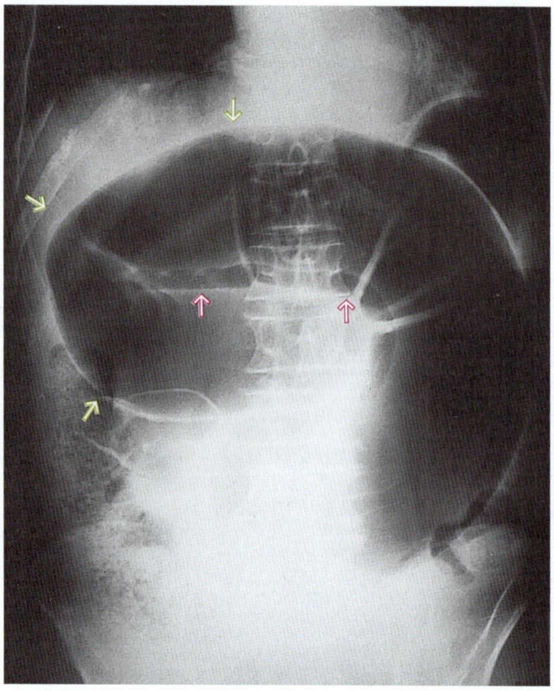

그림 7-120

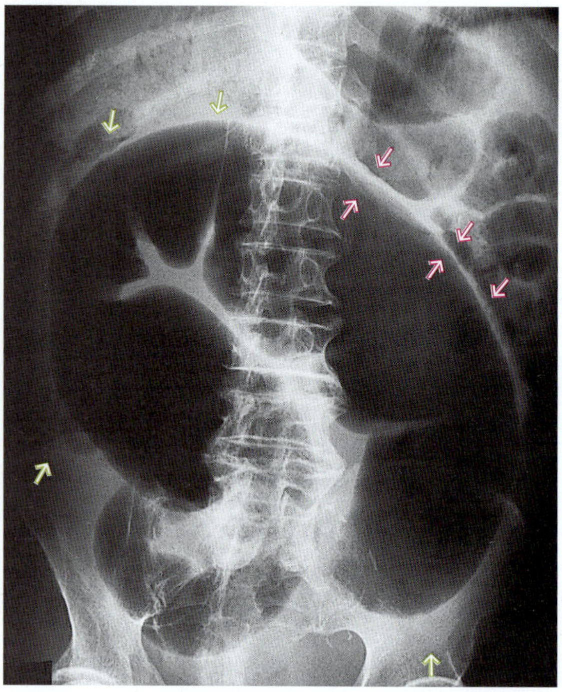

그림 7-121

그림 7-120 **배 정면 엑스선영상 (선자세)** (분명하게 확장되어 팽기(haustra)가 소실된 구불주름창자[⇨]와 액면형성을 수반한 가로주름창자[⇨]가 보인다).

그림 7-121 **배 정면 엑스선영상 (바로누운자세)** (분명하게 확장되어 팽기가 소실된 구불주름창자[⇨]와 두꺼워진 구불주름창자벽의 장관벽[⇨]이 보인다).

◆ 진단 및 경과 ◆

영상소견으로부터 S상결장 축염전이라고 진단되어 큰창자(대장)내시경에 의한 정복술을 시도하였지만 점막면은 적흑색을 나타내고 허혈상태가 강하기 때문에 중지하고 긴급 개복술이 시행되었다.

◆ 촬영 및 진단 방법 ◆

Abdomen AP(supine & erect), 대장정복술 등

◆ 영상관찰 및 특징 ◆

본 증의 영상소견으로서는 분명하게 확장되어 팽기가 소실된 구불주름창자의 벽이 서로 접한 거대 커피원두상 또는 말굽형상의 가스상을 나타낸다. 그 가스상은 골반강으로부터 간장아래능선 또는 가로막 아래(횡격막하)까지 도달하는 상이 특징이다. 급성복증에서는 가스상의 관찰을 하기 위하여 복부정면 선자세·바로누운자세 촬영이 시행되며 정면 선자세 촬영이 곤란한 경우에는 정면 옆으로 누운자세 촬영이 실시된다. 그러나 본 증의 약 1/3은 비특이적인 소견을 나타내며 꼬인 부위에서 오름뿔(상행각)과 내림뿔(하행각)이 불완전 또는 완전하게 중복되면 복부 엑스선영상만으로는 진단이 곤란한 경우도 있다. 이같은 경우에는 관장 조영검사가 유용하며 꼬인 부위에서 점막면은 협착된 것 같이 끝이 가늘어지는 새부리상(bird of prey sign)의 소견을 나타내는 것이 특징이다.

병리학 예 25. 소화관천공(위장) (perforation of digestive tract)

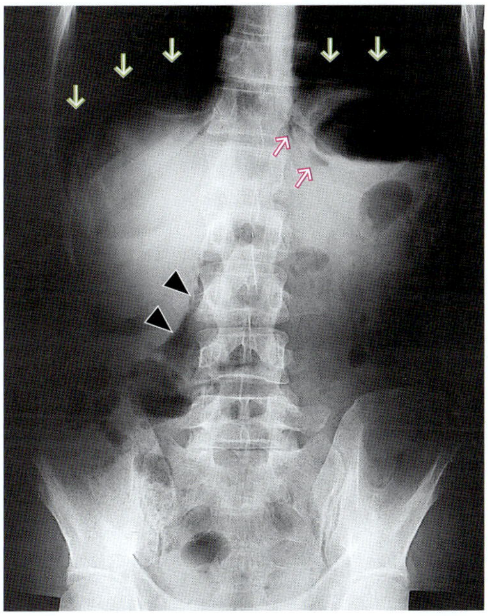

그림 7-122

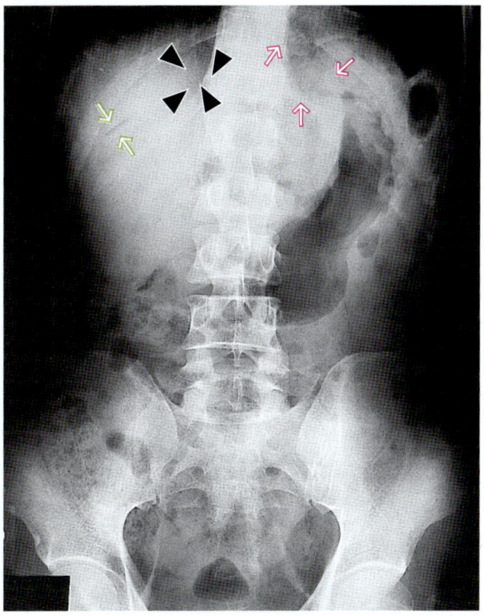

그림 7-123

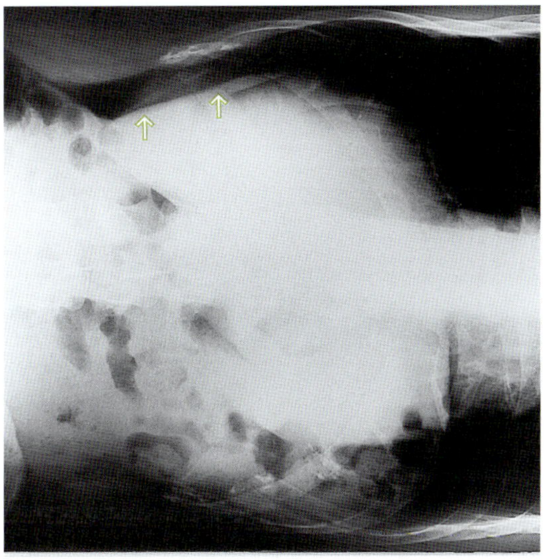

그림 7-124

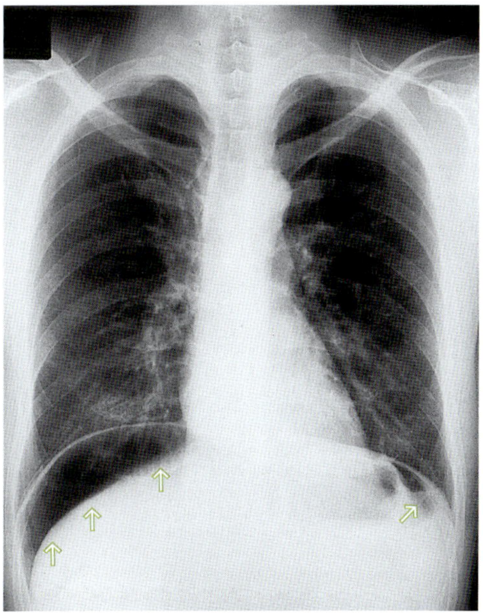

그림 7-125

그림 7-122 **배 정면 엑스선영상 (선자세)** (양 가로막아래에 저류된 유리가스상[⇨]과 그물주머니 안에 저류된 유리가스상[⇨], 모리슨와에 저류된 유리가스상[▲]이 보인다).
그림 7-123 **배 정면 엑스선영상 (바로누운자세)** (간낭상에 저류된 유리가스상[⇨], 그물주머니 안에 저류된 유리가스상[⇨], 유리가스에 의해 나타난 간낫상 사이막과 간원삭[▲]이 보인다).
그림 7-124 **배 정면 엑스선영상 (좌측 옆으로 누운자세)** (우측 배벽(abdominal wall)바로아래에 고여있는 유리가스상이 보인다[⇨]).
그림 7-125 **흉부 정면 엑스선 (선자세)** (양 가로막아래에 고인 유리가스가 보인다[⇨]).

◆ 진단 및 경과 ◆

영상소견 및 긴급 상부소화관 내시경 검사에서 모패임부(위각부) 작은굽이(소만)에 천공성(perforative) 궤양이라고 진단되어 긴급 수술을 실시하였다.

◆ 촬영 및 진단 방법 ◆

Abdomen AP(supine & erect), 대장정복술 등

◆ 영상관찰 및 특징 ◆

본 증례에서도 복부 정면 선자세 엑스선영상에서는 오른가로막아래 배안의 유리가스는 충분히 나타났다고는 할 수 없다. 오히려 가슴(흉부) 정면 선자세 엑스선영상이 가로막아래의 유리가스는 보다 선명하게 나타났다.

본 증이 의심될 때에는 복부 정면 선자세, 복부 정면 바로누운자세 촬영 외에 복부 정면 좌측 옆으로 누운자세 촬영과 가슴 정면 선자세 촬영을 실시할 필요가 있다. 그러나 복부 정면 좌측 옆으로 누운자세 촬영을 할 때, 유리가스가 복강의 가장 높은 부위로 이동하는 데에 시간을 요하기 때문에 적어도 5~10분 정도는 좌측 옆으로 누운자세로 해 둘 필요가 있다. 이 방법으로 촬영할 경우 조건이 맞으면 1~2 ml 정도의 유리가스라도 보는 것이 가능하다고 여겨지고 있다.

병리학 예 26. 십이지장 천공 (perforation of duodenum)

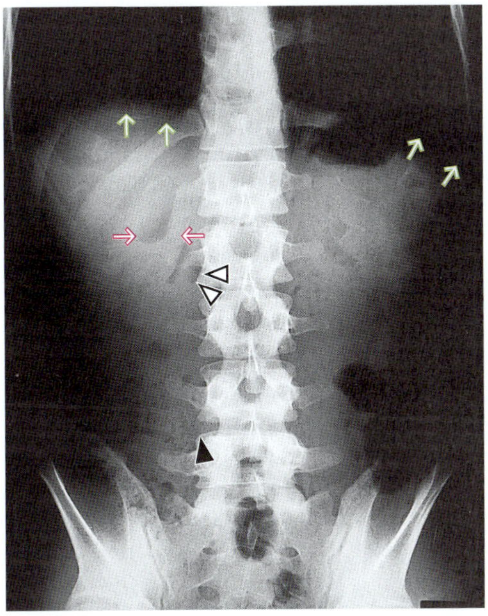
그림 7-126

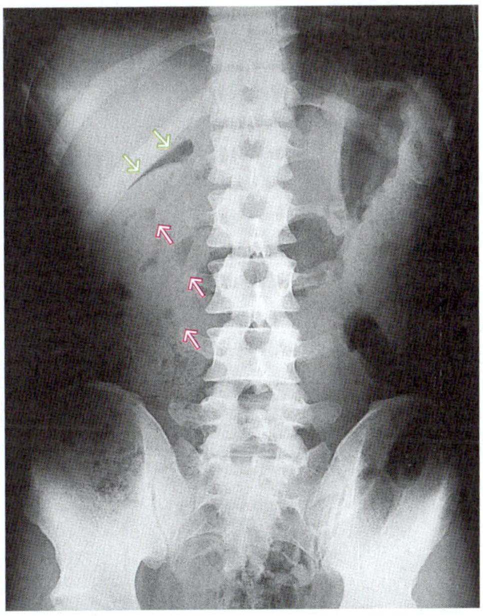
그림 7-127

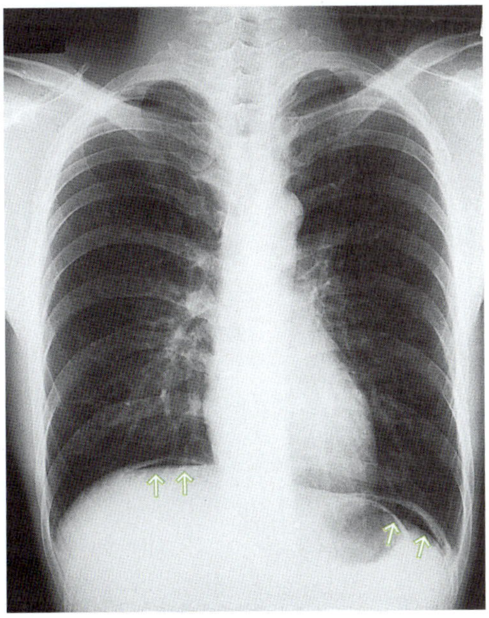
그림 7-128

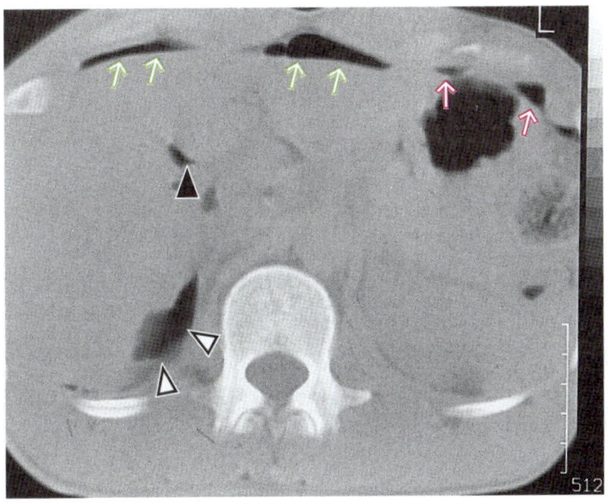

그림 7-129

그림 7-126 **배 정면 엑스선영상 (선자세)** (양 가로막에 저류된 유리가스상[⇒], 간쓸개영상과 쓸개주머니주위사이에 저류된 유리가스상[⇒], 모리슨와에 저류된 유리가스상[△], 콩팥주위의 지방조직내에 저류된 복막뒤공간의 유리가스상[▲]이 보인다).

그림 7-127 **배 정면 엑스선영상(바로누운자세)** (모리슨와에 저류된 유리가스상[⇒], 복막뒤공간에 침입하여 콩팥주위의 지방조직내에 저류된 공기방울모양의 가스상과 선모양의 유리가스(free gas)상[⇒]이 보인다).

그림 7-128 **흉부 정면 엑스선영상 (선자세)** (양 가로막아래에 저류된 유리가스상이 보인다[⇒]).

그림 7-129 **배 CT영상** (앞배벽 바로아래와 간장앞면 사이에 저류된 유리가스상[⇒], 앞배벽 바로아래와와 위벽간에 저류된 유리가스상[⇒], 모리슨와에 저류된 유리가스상[△], 간쓸개주머니영상과 쓸개주머니전면에 유리가스상[▲]이 보인다).

◆ 진단 및 경과 ◆

영상소견으로부터 상부소화관 천공이라고 진단되어 긴급수술이 시행되었다. 수술소견에서는 샘창자팽대(십이지장구 duodenal bulb) 후벽에 약 5 mm의 궤양성 천공이 보였다.

◆ 촬영 및 진단 방법 ◆

Abdomen AP(supine & erect), chest PA(erect), abdomen CT 등

◆ 영상관찰 및 특징 ◆

유리가스가 복강 내인가 복막 뒤공간인가의 감별에는 유리가스의 형상은 물론 가동성의 상태(쉽게 가동하느냐의 여부)가 중요하며, 복부 정면 좌측와위 촬영이 유용하다. 또, 횡격막하의 유리가스에서는 들숨과 날숨 중에 촬영하는 것도 유용하며 들숨시 촬영에서는 감소하여 보이는 데 비하여 날숨 촬영에서는 증대하여 보이는 경우가 많은 경향이 있다. 그러나 가로막아래의 복막뒤공간 내의 유리가스는 그 반대의 움직임을 나타내는 경우가 많다고 여겨지고 있다.

병리학 예 27. 천공성 복막염 (perforative peritonitis)

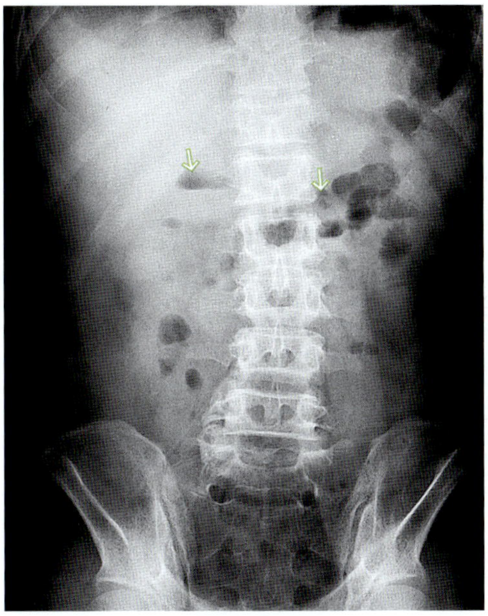

그림 7-130

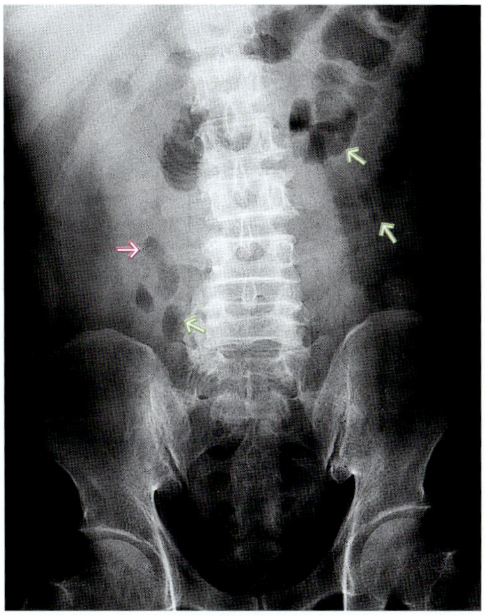

그림 7-131

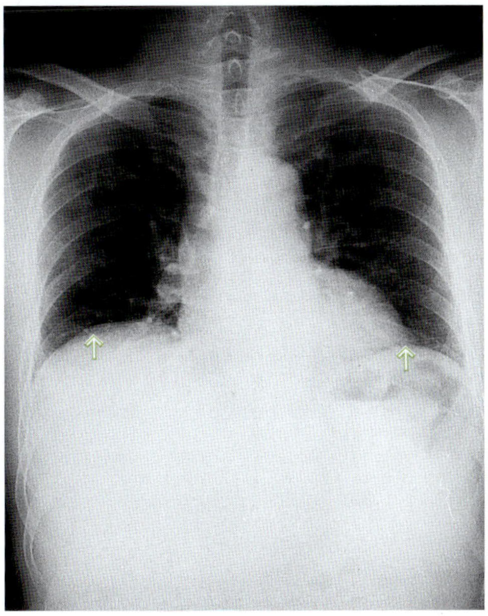

그림 7-132

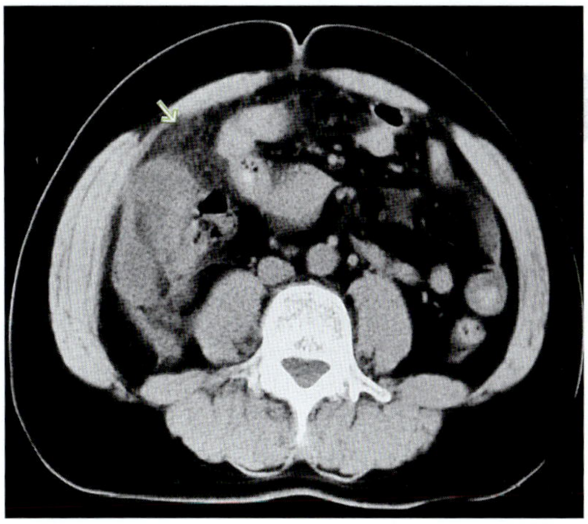

그림 7-133

그림 7-130 **배 정면 엑스선영상 (선자세)** (배중앙에 작은창자의 니보우(niveau)모양 가스상이 보인다[⇒]).

그림 7-131 **배 정면 엑스선영상 (바로누운자세)** (배중앙부위 근처의 작은창자와 가로주름창자에 장관국한성 마비라고 생각되는 가스상들이 보인다[⇒]. 또 허리근(우장요근)은 조금 불선명하여 복수의 존재가 의심되었다[⇒]).

그림 7-132 **흉부 정면 엑스선영상 (선자세)** (양쪽허파 내에 염증모양소견은 보이지 않는다. 좌우의 가로막은 조금 들어올려져 있지만[⇒] 유리가스상은 보이지 않는다).

그림 7-133 **배 CT영상** (오른쪽복강 내의 지방층 및 장간막에 그물코 모양의 옅은 고흡수역이 보여[⇒] 파급성 염증소견이 의심되었다).

◆ 진단 및 경과 ◆

영상소견, 임상증상 등에 의해 충수염으로부터 천공을 일으킨 급성 복막염(acute peritonitis)이라고 진단되어, 긴급 외과수술이 시행되었다.

◆ 촬영 및 진단 방법 ◆

Abdomen AP(supine & erect), chest PA(erect), abdomen CT 등

◆ 영상관찰 및 특징 ◆

급성 복막염과 감별을 요하는 질환에는 급성 일레우스, 급성 담낭염, 요로결석, 급성 췌염 등을 들 수 있다. 또 복막염의 원발장기 검색을 위한 CT검사, 초음파검사 등에서 유용한 정보를 얻을 수 있기 때문에 정확하게 시행해야 한다.

치료는 원칙적으로 쇼크나 패혈증을 일으키기 전에 조속히 배안의 오염물질을 제거하여 복막염을 초래한 원인을 제거하는 것이다.

급성 복증에서는 가스상을 관찰하기 위하여 복부 정면 선자세·바로누운자세촬영이 시행된다. 소량의 복강 내 유리가스상은 가슴정면 선자세상에서 관찰가능하지만, 선자세 촬영이 곤란한 경우에는 좌측 옆으로 누운자세 촬영이 시행된다.

병리학 예 28. 급성 충수염 (acute appendicitis)

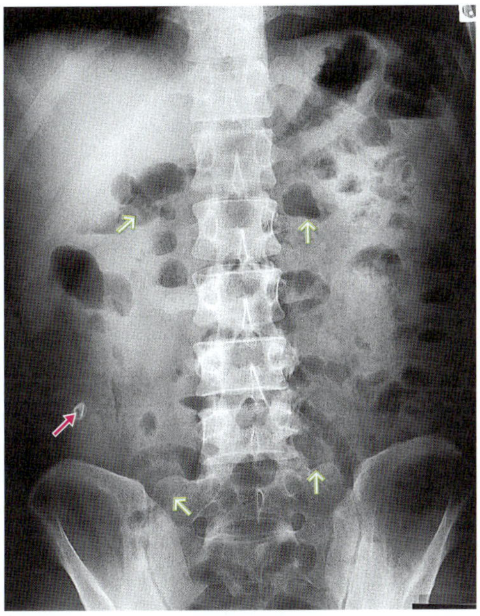

그림 7-134

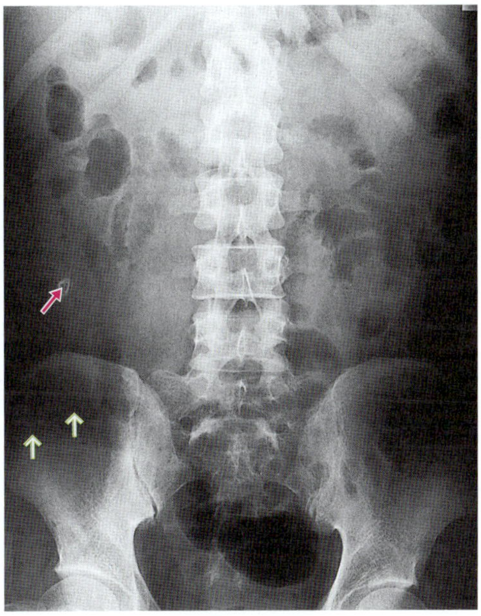

그림 7-135

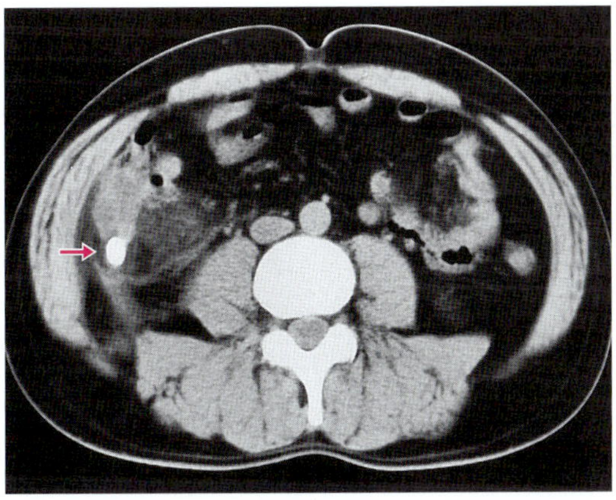

그림 7-136

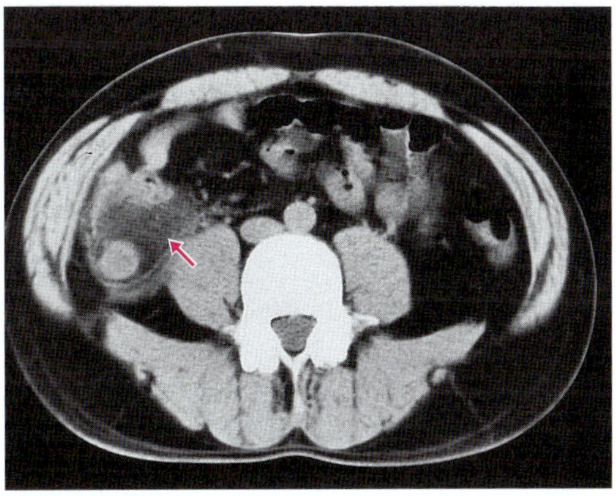

그림 7-137

7

그림 7-134 **배 정면 엑스선영상 (선자세)** (오른쪽 아래배에 결석모양음영(13×10 mm)이 보이고[→], 배 전체에 소량 가스상이 니보우모양으로 나타났다[⇒]).

그림 7-135 **배 정면 엑스선영상 (바로누운자세)** (배 선자세 정면영상과 미찬가지로 오른쪽 아래배에 결석모양의 음영이 보인다[→]. 또 돌막창자부의 가스상이 조금 보이며[⇒], 오른허리근의 윤곽은 조금 불선명하다).

그림 7-136 **배 CT영상** (오른쪽 아래배에 결석모양(CT값 499 H.U.)을 갖는 확장된 막창자꼬리가 보인다[→]).

그림 7-137 **배 CT영상** (막창자꼬리주위에는 농양이라고 생각되는 옆은 저흡수영역(CT값 45 H.U.)이 존재하고 있다[→]).

◆ 진단 및 경과 ◆

임상증상, 혈액검사, 이학적소견, 영상소견 등으로부터 급성 막창자꼬리염이라고 진단되어 즉시 수술을 하였다. 수술소견으로서 막창자꼬리 및 막창자꼬리 내막은 비후하여 종창되어 있었고 중앙부에 중심핵이 대변성분인 대변돌(fecalith)을 수반하였다. 또 중추측에서 천공이 보이고 막창자꼬리 주위에 농양을 형성하고 있었으며 복강 내에 장액 및 고름이 혼합된 복수가 보였다.

◆ 촬영 및 진단 방법 ◆

Abdomen AP(supine & erect), abdomen CT 등

◆ 영상관찰 및 특징 ◆

본 증례와 같이 천공성의 막창자꼬리염에서는 막창자꼬리속이 막히기 폐색하기 때문에 복부엑스선 영상상 복강 내 유리가스가 보이는 경우는 드물다.

배 엑스선영상은 막창자꼬리염의 진단상에서 보조적인 역할이지만, 촬영상의 주의점으로서 막창자결석과 다른 결석(담석, 췌석, 요로결석), 난소나 갈비뼈연골(늑연골)의 석회화, 장관 내의 조영제의 존재와의 감별, 또한 장관의 유리가스 등을 확인을 할 수 있도록 선자세, 바로누운자세 촬영은 필수이고 가로막(횡격막)에서부터 두덩뼈(치골)까지 포함시켜 촬영해야 한다.

병리학 예 29. 거대결장증후군 (megacolon syndrome)

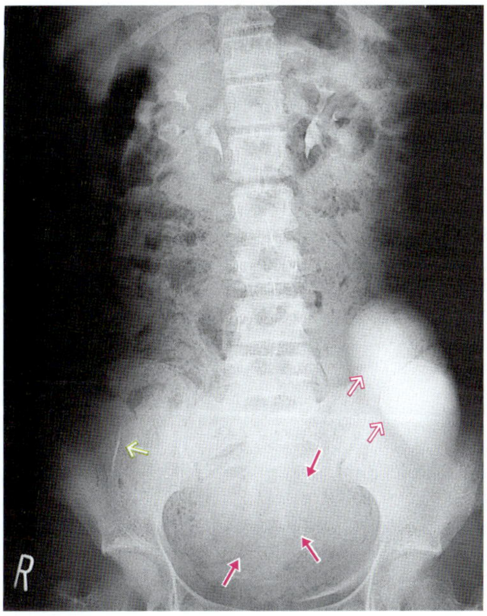

그림 7-138

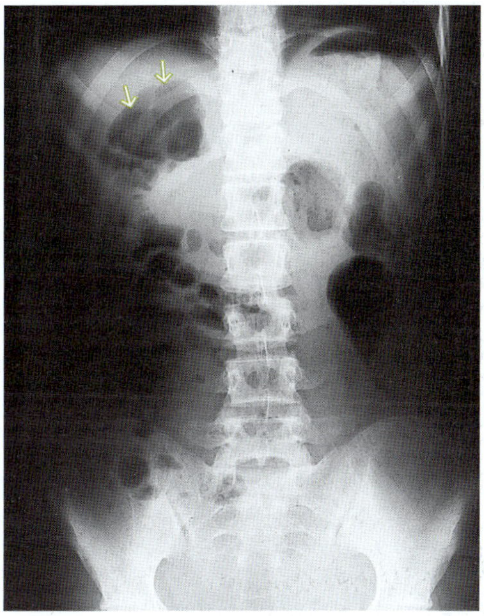

그림 7-139

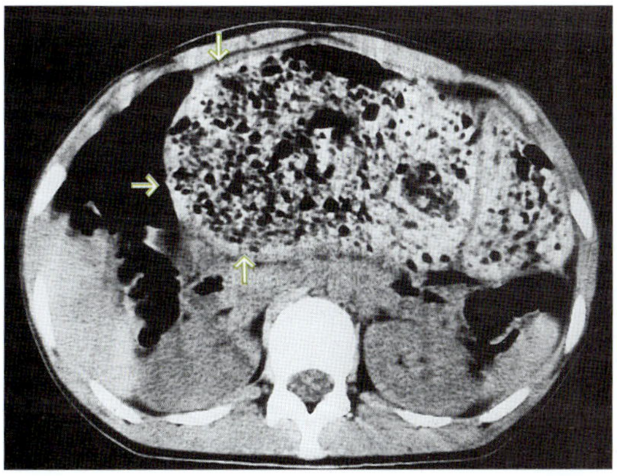

그림 7-140

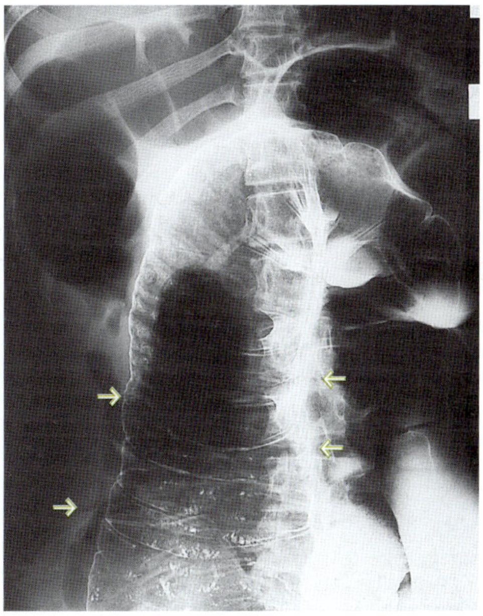

그림 7-141

7

그림 7-138 배 정면 엑스선영상 (바로누운자세) (오른뇨관의 치우침[⇒], 방광의 치우침[⇒]이 보이고, 골창자에 분면이 보인다[→]).

그림 7-139 배 정면 엑스선영상 (바로누운자세 : 배변 후) (큰창자의 확장은 소실되었고, 간장 앞면으로 큰창자가 탈장되어 밀려들어간 chilaiditis syndrome이 보인다[⇒]).

그림 7-140 배 CT영상 (분변으로 확장된 큰창자가 보인다[⇒]).

그림 7-141 관장조영 엑스선영상 (2주간 후) (큰창자의 확장이 보인다[⇒]).

◆ 진단 및 경과 ◆

영상소견으로부터 거대큰창자(거대결장)증후군이라고 진단

◆ 촬영 및 진단 방법 ◆

Abdomen AP(supine & erect), abdomen CT, Ba. enema 등

◆ 영상관찰 및 특징 ◆

배 엑스선촬영에서는 가스상과 분변의 존재부위·범위를 알 수 있는 영상이 필요해진다. 그 때문에 배 정면 바로누운자세촬영을 실시할 때에 결장 전체 옆구리선(lateral abdominal wall)과 골반속도 선명하게 나타나도록 관용도가 넓은 필름을 사용하고, 촬영조건도 고려할 필요가 있다.

본 증례에서는 배변 후의 배 정면 바로누운자세 촬영에서 곧창자의 확장 소실, 관장조영촬영에서는 협착부는 없었으며 대장염, Crohn병의 소견은 보이지 않았다.

병리학 예 30. 위석 (bezoar)

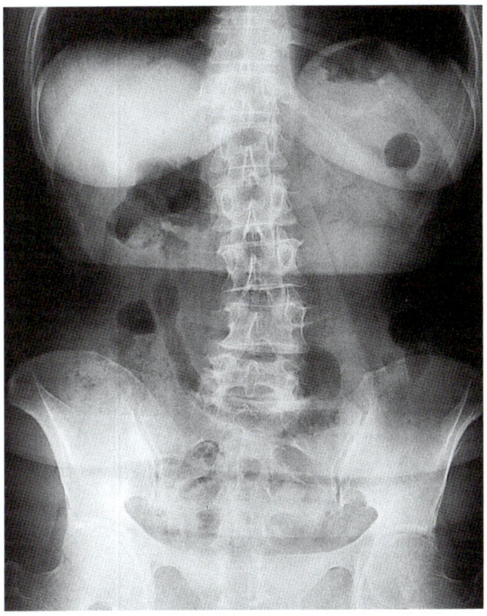

그림 7-142

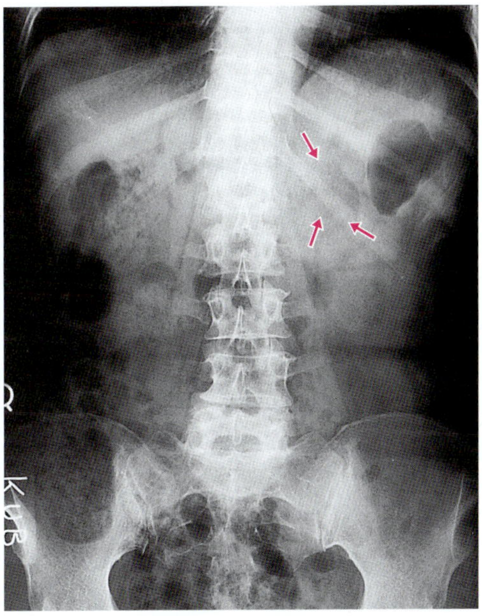

그림 7-143

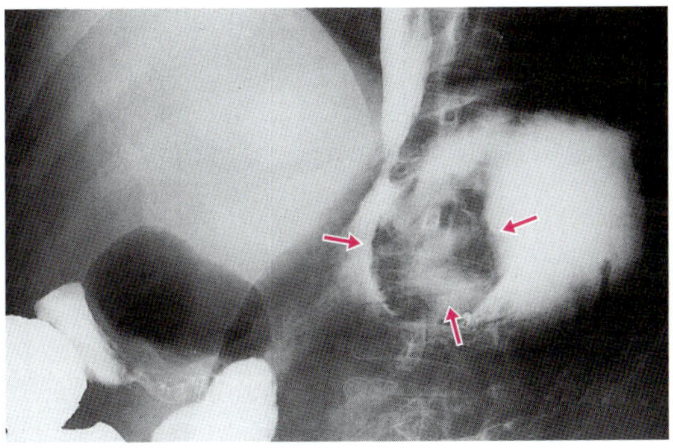

그림 7-144

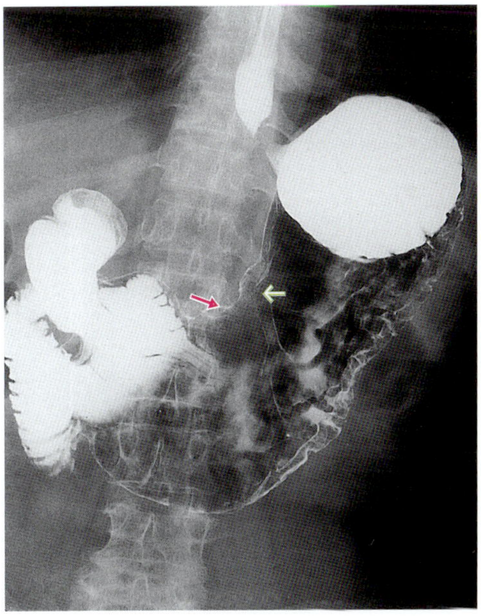

그림 7-145

그림 7-142 **배 정면 엑스선영상 (선자세)** (이상음영은 보이지 않는다).

그림 7-143 **배 정면 엑스선영상 (바로누운자세)** (위에 해당하는 부위에 음영결상이 보인다[→]).

그림 7-144 **상부 소화관조영영상 (배분상)** (위몸통위쪽에 바륨을 겉돌게 하는 50×40 mm 크기의 움직이는 음영결손이 보인다[→]).

그림 7-145 **상부 소화관조영영상 (바로누운자세 이중조영상)** (위몸통작은굽이쪽에 함몰과 주름의 집중상이 보이고 [⇨], 함몰부에 과립상의 변화가 보인다[→]).

◆ 진단 및 경과 ◆

영상소견으로부터 위석(bezoar)과 위몸통부(위체부) 작은굽이쪽(소만측)에 조기위암(type Ⅱ cancer)이 의심되었으며 상부소화관 내시경검사에서 위석을 확인, 위몸통작은굽이에 궤양이 보여 생검을 실시하였다.

◆ 촬영 및 진단 방법 ◆

Abdomen AP(supine & erect), UGI 등

◆ 영상관찰 및 특징 ◆

위석은 엑스선투과성인 것이 많으므로 배엑스선영상에서의 진단은 곤란하다고 생각된다. UGI에서 이동할 수 있는 음영결손이 보이는 것이 중요하고 또 상부소화관 내시경 검사에서 직접 관찰하는 것도 중요하다.

본 증례에서는 배 엑스선영상에서 위석상을 확인할 수 있었고 UGI에서 이동하는 음영결손이 보였다.

치료법으로는 위액을 알칼리성으로 하여 용해시키는 방법이나 상부소화관 내시경하에 부숴내는 방법이 있지만 곤란한 경우에는 외과적으로 적출하는 경우도 있다.

병리학 예 31. 소장종양 (tumor of small instestine)

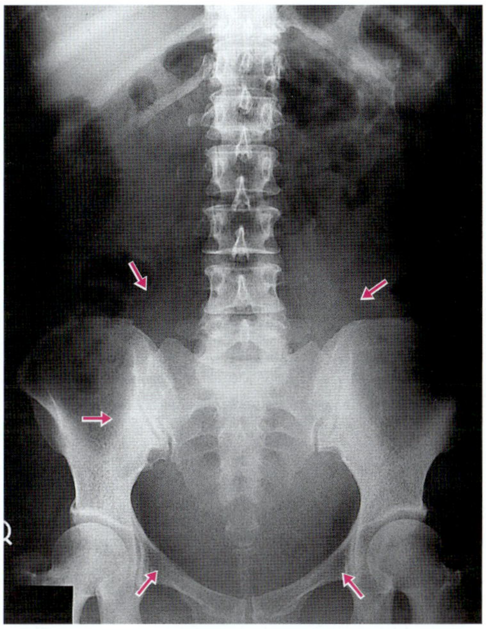

그림 7-146

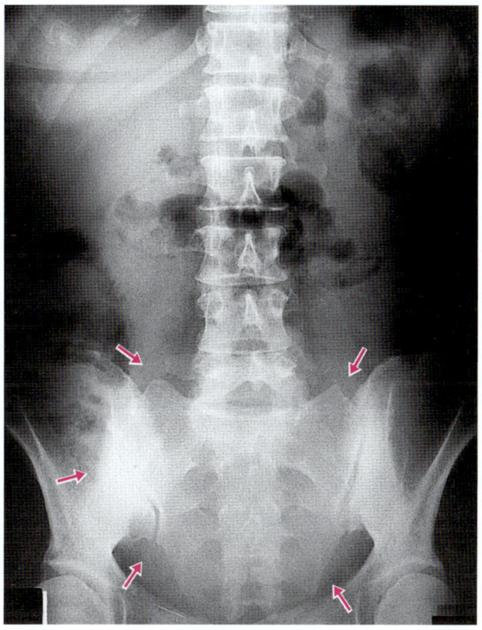

그림 7-147

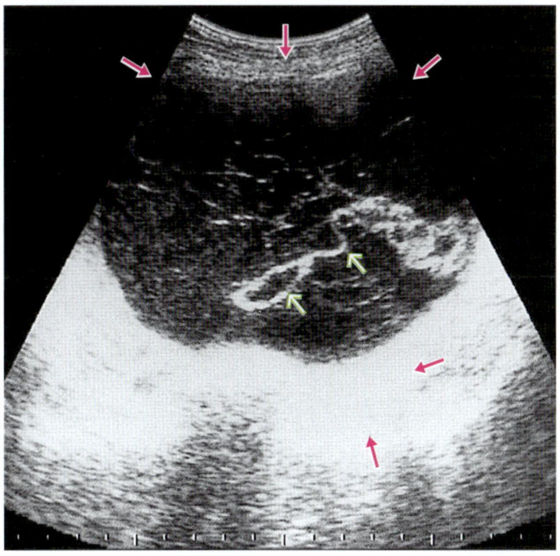

그림 7-148

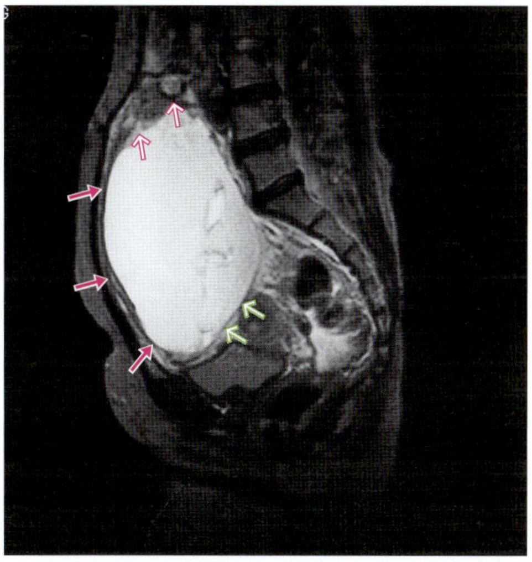

그림 7-149

그림 7-146 **배 정면 엑스선영상 (바로누운자세)** (골반중앙에 거대종양으로 생각되는 저흡수음영이 보인다[→]).

그림 7-147 **배 정면 엑스선영상 (선자세)** (골반중앙에 거대종양으로 생각되는 저흡수음영이 보인다[→]).

그림 7-148 **배 초음파영상** (골반강내에 타원형의 거대종양상(12.7×8.7 mm)이 보인다[→]. 종양의 경계는 선명하고 내부는 전체에 충실성 에코가 보이며 일부에 휘도가 높은 선상에코가 보인다[⇨]).

그림 7-149 **골반강 MR영상** (시상단면상) (T2강조영상에서 아래배에 지방보다 고신호의 타원형 거대종양이 보인다 [→]. 종양은 자궁과의 경계가 선명하고 난소종양이 의심되었다[⇨]. 또 머리쪽의 일부에 가장자리에서 [⇨] 장간막종양도 의심되었다).

◆ 진단 및 경과 ◆

영상소견으로부터 난소종양 또는 장간막종양이 의심되어 수술하게 되었다. 장관에서 발생한 종양임이 판명되어 종양적출술을 시행하였다.

◆ 촬영 및 진단 방법 ◆

Abdomen AP(supine & erect), ultra sonography, MRI 등

◆ 영상관찰 및 특징 ◆

진단에는 복부엑스선촬영, 위투시·관장조영에 의한 위·큰창자(대장)병변의 진단은 제외되었으며 경구충만소장조영법, 소장이중조영법(저긴장성 십이지장 이중조영법), 선택적 상장간막 동맥조영법이 실시된다. 완전폐색이 일어나면, 폐색입구쪽 장관의 확장, 기체액면상(niveau), 확장된 케르크링(Kerckring)주름 등이 보이기 때문에 선자세·바로누운 자세촬영이 시행된다.

조기의 병변을 진단하기 위해서는 소장이중조영법이 중요하고 점막면의 변화로서의 궤양성병변, 소융기성병변, 점막집중상을 나타낼 수 있어 염증성 장 병변, 점막하 병변과의 감별에 유용하다. 경구 충만(압박)법에서는 음영결손상, 벽불규칙, 장중적상이 나타난다.

병리학 예 32. 쓸개결석 (cholecystolithiasis)

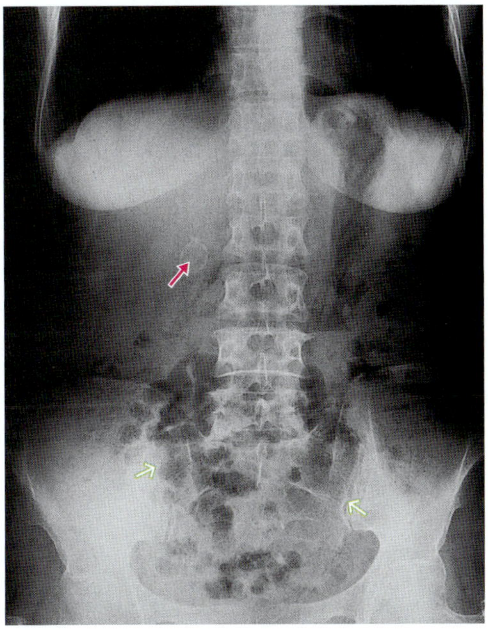

그림 7-150

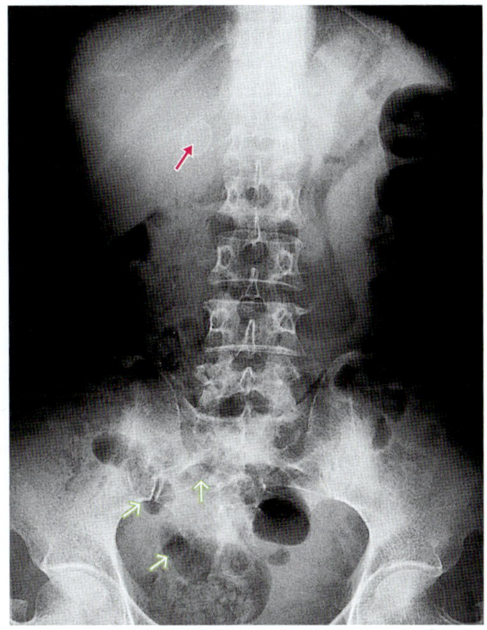

그림 7-151

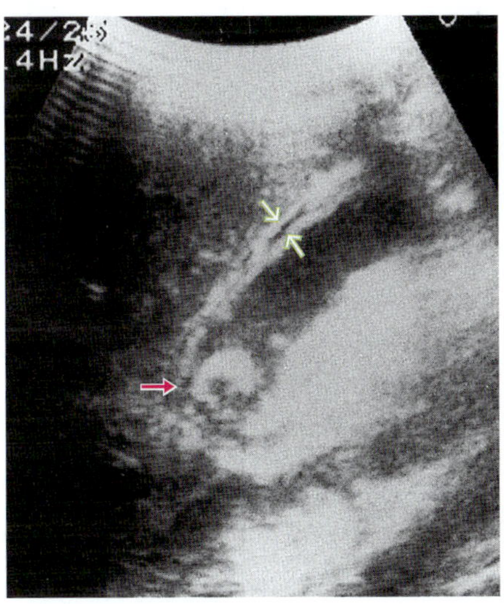

그림 7-152

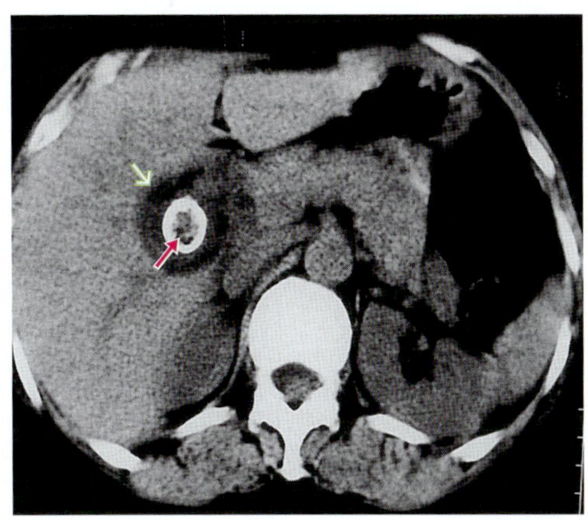

그림 7-153

그림 7-150 배 정면 엑스선영상 (선자세) (제2척추의 오른쪽에 가장자리가 원활하고 거의 둥그런 결석모양음영(20×18 mm)이 보인다[→]. 또 골반강 내에는 작은창자가스상이 보이지만[⇨], 쓸개주위에 확실한 유리가스는 보이지 않는다).

그림 7-151 배 정면 엑스선영상 (바로누운자세) (제1허리뼈의 오른 에 선자세상과 동일한 결석모양음영이 보인다[→]. 골반강에 작은창자가스상이 보인다[⇨]).

그림 7-152 가슴 초음파영상 (쓸개안쪽 후방에 음향음영이 보이는 Ⅱa형의 결석음영이 보이고[→], 가벼운 쓸개종대와 쓸개벽 비후를 수반하고 있다[⇨]).

그림 7-153 배 CT영상 (쓸개안쪽에 이중구조를 나타내는 결석상이 보이고[→], 쓸개주위에 약간 부종이라고 생각되는 저흡수영역이 존재하고 있다[⇨]).

7

◆ 진단 및 경과 ◆

영상소견 및 임상검사 데이터 등에 의해 쓸개돌(담석)을 수반하는 쓸개염(담낭염)이라고 진단되어 복강경으로 쓸개적출술(laparoscopic cholecystectomy)을 시행하였다. 결석은 빌리루빈 칼슘결석이었다.

◆ 촬영 및 진단 방법 ◆

Abdomen AP(supine & erect), u/s, abdomen CT 등

◆ 영상관찰 및 특징 ◆

증상으로서 대부분의 예에서 심장부근의 동통, 발열, 황달 등의 담도감염의 세 증상이 보인다. 일반적으로 복부 엑스선영상에서 순콜레스테롤 결석은 칼슘을 포함하지 않기 때문에 엑스선 투과성이 강해서 양성상으로는 보이지 않는다(음성결석). 한편 빌리루빈칼슘결석과 혼합결석은 엑스선 투과성이 약하기 때문에 양성상으로서 보이는 경우가 있다(양성결석). 복부 엑스선영상에서 보이는 양성결석은 전체 담석 중의 10~20%라고 여겨진다. 담석과 감별을 요하는 것에 석회유담즙이나 쓸개벽의 석회화, 소위 암발생 전단계의 도자기 모양의 쓸개(porcelain gallbladder)가 있다.

복부 엑스선촬영의 주의점으로는 양성상으로 보이는 결석과 상기의 질환과의 감별을 하기 위하여 복부정면 선자세·바로누운자세 촬영을 필요로 한다. 또 위치이상 쓸개이나 천공성의 담낭염을 합병하고 있는 경우도 있기 때문에 위쪽의 가로막(횡격막)까지를 촬영범위로 할 필요가 있다.

담석증을 진단할 때 배영상에서는 양성상으로 발견되는 결석의 빈도가 낮지만 초음파검사에서는 쓸개관결석을 제외하면 거의 100% 진단 가능하다고 여겨지기 때문에 담석증 모양의 임상증상 등이 보인 경우에는 시행되는 검사법이다. 그러나 엑스선영상에서도 담석증에 염증을 수반한 경우에는 쓸개 및 쓸개관가스, 장관의 국한성 마비성 일레우스, 장관가스상의 변형, 압박상이 보이는 경우가 있으므로, 합병증의 보조적인 진단의 역할을 하는 검사법이다.

담석증의 치료법은 최근까지 수술이 중심이었다. 그러나 체외충격파, 담석 파쇄요법이 개발되어 적용은 한정되지만 비관혈적인 치료가 실시되게 되었다. 또한 직접 용해요법이나 경피경간담낭경하 파쇄술 등 약간의 침습만으로 실시할 수 있는 것이나 수술 자체도 복강경하 쓸개적출술과 같이 새로운 방법이 선택가능해졌다.

본 증례는 칼슘을 많이 함유하는 결석이 원인으로 급성 담낭염이 합병되었다고 생각되며 복강경하 쓸개적출술이 시행되었다.

병리학 예 33. 급성 이자염(췌장염) (acute pancreatitis)

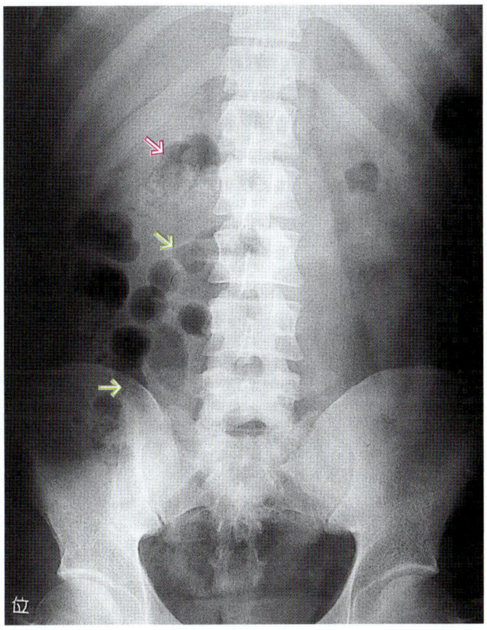

그림 7-154

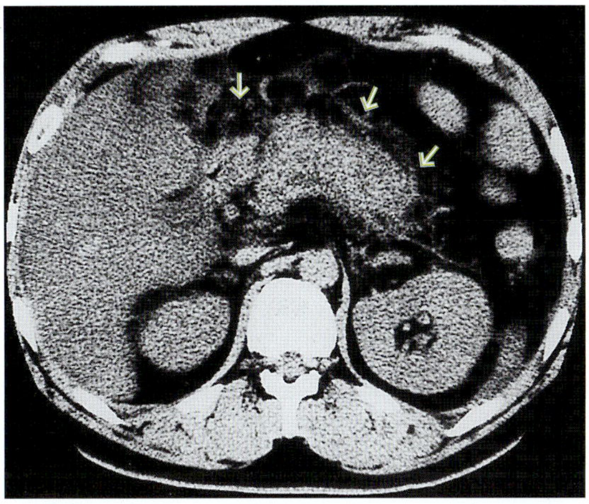

그림 7-155

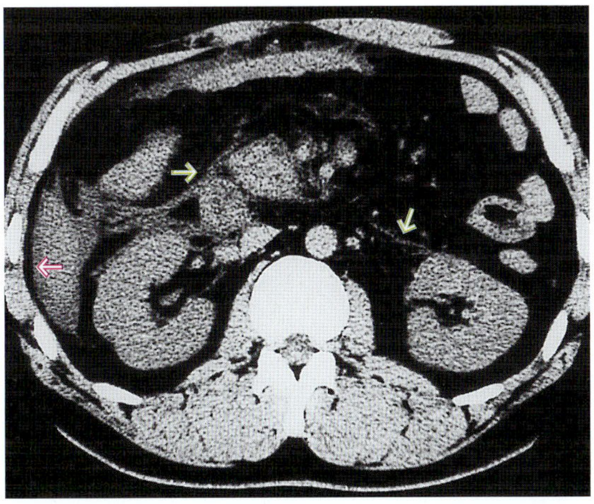

그림 7-156

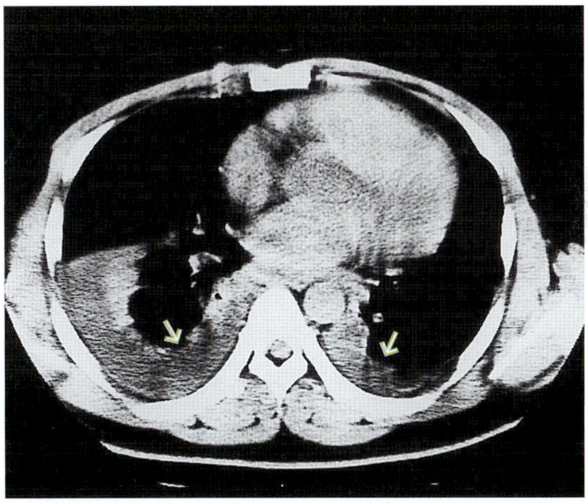

그림 7-157

그림 7-154 **배 정면 엑스선영상 (선자세)** (가로주름창자의 colon cut-off sign 및 오른주름창자굽이에서 가스상의 중단이 보인다[⇒]. 또 오른허리근의 소실도 보인다[⇒]).

그림 7-155 **배 CT영상 (이자몸통부 레벨)** (이자대와 장간막 내의 지방층으로의 염증확장으로 인한 확산된 부정확한 영상이 보인다[⇒]).

그림 7-156 **배 CT영상 (이자머리부 레벨)** (왼오른콩팥의 Gerota 근막의 비후영상[⇒]과 오른 앞콩팥안에 삼출액[⇒]이 보인다).

그림 7-157 **가슴 CT영상 (발증 4일 후)** (발병시 보이지 않던 가슴막 삼출액이 양측에 보인다[⇒]).

◆ 진단 및 경과 ◆

영상소견 및 임상검사자료로부터 중증 급성 이자염이라고 진단

◆ 촬영 및 진단 방법 ◆

Chest PA(erect), abdomen AP(supine & erect), abdomen CT 등

◆ 영상관찰 및 특징 ◆

급성 이자염은 복부 엑스선영상에서 진단상 단서가 되는 각종 형태의 장관가스상이 관찰된다. 예를 들어 sentinel loop sign이란 급성 이자염, 급성 쓸개염, 급성 막창자꼬리염 등으로 주위의 장관이 국한성 마비성 장폐쇄증을 일으키고 가스에 의해 확장되는 것이다.

Colon cut-off sign은 이자의 염증이 가로주름창자로 확장되는 정도로 그 종류가 분류되며 염증이 약하면 오른주름창자굽이(결장 간만곡부)에서 가스상중단이 보이며 심하면 잘록창자 왼주름창자굽이(비만곡부)에서 보인다. 또한 colon cut-off sign은 위창자간동맥(상장간막) 동맥혈전증이나 혈관성장에서도 보이는 경우가 있기 때문에 혈액검사나 다른 영상진단에서의 감별이 필요하다.

급성 이자염이 의심되는 경우, 엑스선촬영에서 복부 정면 바로누운자세·정면 선자세의 2방향 촬영을 실시하며 배안의 가스상, 허리근(장요근)음영, 옆구리선이 관찰되는 조건으로 촬영하는 것이 바람직하다.

본 증례의 경우 배 CT영상에서 이자의 증대, 삼출액저류, 지방층으로의 확장이 보이며 며칠 후 가슴막 삼출액(흉수)도 출현하여 중증 급성 이자염이 되었다.

병리학 예 34. 만성 이자염 (chronic pancreatitis)

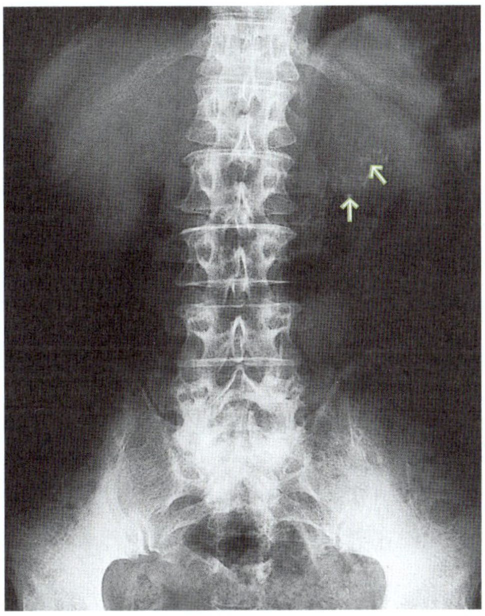

그림 7-158

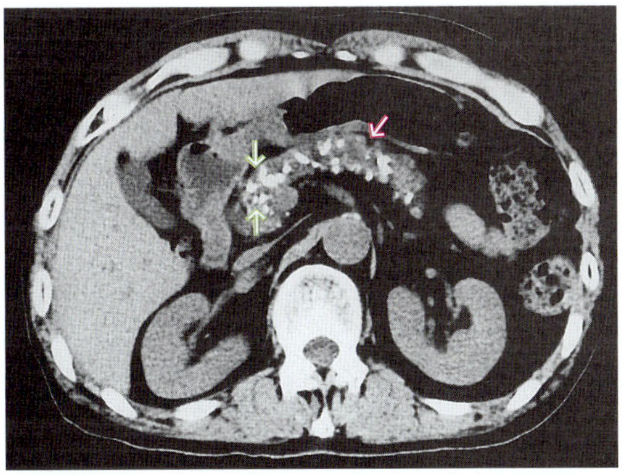

그림 7-159

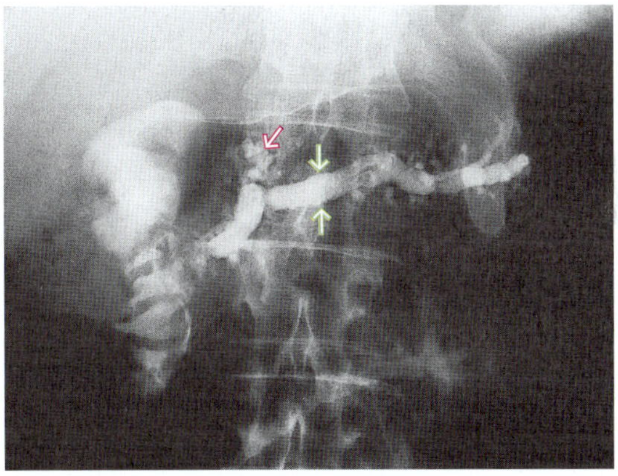

그림 7-160

그림 7-158 배 정면 엑스선영상 (바로누운자세) (이자와 일치한 석회화 음영이 다수 보인다[⇒]).

그림 7-159 배 CT영상 (이자에 석회화상이 다수 보인다[⇒]. 이자관의 확장이 보인다[⇒]).

그림 7-160 내시경적 역행성 쓸개이자관조영영상 (이자관의 확장[⇒]과 실질에 석회화음영[⇒]이 보인다).

◆ 진단 및 경과 ◆

영상소견으로부터 만성 이자염이라고 진단

◆ 촬영 및 진단 방법 ◆

Abdomen AP(supine & erect), abdomen CT, ERCP 등

◆ 영상관찰 및 특징 ◆

엑스선영상에서 급성 이자염은 가로주름창자(횡행결장)이 확장되어 이자굽이(췌만곡)에서 갑자기 그 확장이 소실된 것 같이 관찰되고(colon cut-off sign), 이자염이 작은창자(소장)관막으로 파급되면 국한성으로 작은창자(소장)에 일레우스가 발생·확장되고(sentinel loop sign), 콩팥 주위공간의 지방층이 콩팥을 둘러싼 듯한 띠 모양의 엑스선 투과성이 양호한 영역으로서 확인할 수 있게 되는 것(renal halo sign) 등의 간접적인 소견으로부터 의심되지만 만성 이자염의 경우에는 이자와 일치한 석회화음영만이다.

진단은 이자의 위축과 이자관확장 및 이자석회화(췌석)가 있다면 비교적 쉽게 초음파나 CT검사로 가능하다. 그러나 석회화나 이자관확장이 미비한 만성이자염의 진단은 초음파나 CT검사로의 진단은 곤란하며 ERCP에 의한 정밀검사가 필요하다. MRI의 지방억제법을 병용한 T1강조영상에서는 정상이자는 매우 높은 신호를 나타내지만 이자의 섬유화가 진행되면 저신호가 되기 때문에 만성 이자염의 진단에 유용성이 높다. MRI검사의 dynamic study는 만성이자염 중, 이자가 국한성으로 증대되어 종양상을 나타내는 이자염과 이자암의 식별에도 도움이 된다.

본 증례는 엑스선영상, 복부 CT영상으로부터 이자에 일치한 석회화음영, ERCP로부터 이자관의 확장이 분명하여 만성이자염으로 비교적 용이하게 진단되었다.

병리학 예 35. 회전이상 콩팥 (malrotated kidney)

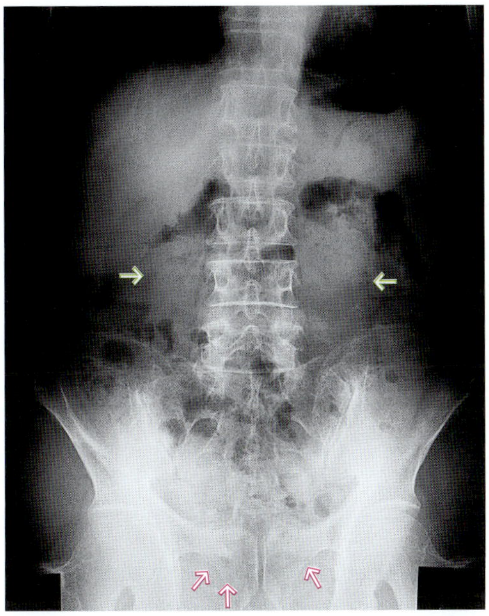

그림 7-161

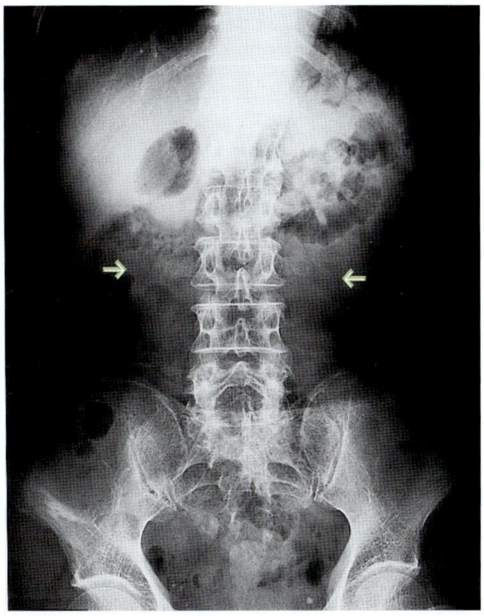

그림 7-162

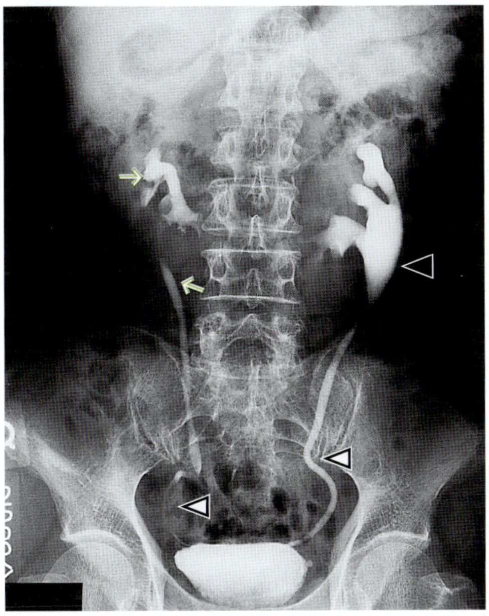

그림 7-163

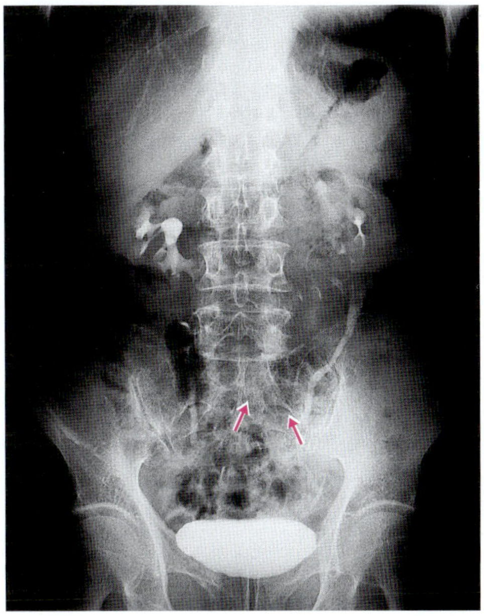

그림 7-164

그림 7-161 **배 정면 엑스선영상 (선자세)** (양쪽 콩팥음영은 불선명하며[⇒], 골반강아래에 있는 정맥의 석회화음영이 다수 보인다[⇒]).

그림 7-162 **배 정면 엑스선영상 (바로누운자세)** (선자세 영상과 마찬가지로 양쪽 콩팥음영이 불선명하다[⇒]).

그림 7-163 **점적 요로조영영상 (점적 개시후 20분)** (오른콩팥잔(신배) 배열은 흐트러지고[⇒], 요관이 조금 가쪽으로부터 나와 있다[⇒]. 왼 콩팥은 정상보다 약 180° 회전하고, 콩팥깔때기, 콩팥잔[▶]및 뇨관[▷]은 확장되어 있다. 또 오른 아래요관에서 굽이부가 관찰되었다[▷]).

그림 7-164 **점적 요로조영 선자세영상(점적 개시후 30분)** (DIP 20분 후의 소견 이외의 확실한 이상은 보이지 않는다.

◆ 진단 및 경과 ◆

영상소견으로부터 선천적으로 좌우신이 모두 회전하고 있는 신회전 이상이 지적되었다. 또한 임상증상 등으로부터 좌요관 결석을 강하게 의심하였지만 요관결석은 나타나지 않았다.

◆ 촬영 및 진단 방법 ◆

Abdomen AP(supine & erect), IVP, DIP 등

◆ 영상관찰 및 특징 ◆

본 증례는 좌신이 불완전형이며, 좌신이 과잉회전형 회전이상을 나타낸 희귀한 것이다. 또 본증과 감별을 요하는 질환으로서 역팔(八)자형의 마제신이 있으며, DIP 등에서 감별할 수 있는 경우에는 초음파나 CT검사가 유효한 경우가 많다.

복부 엑스선촬영의 주의점으로서는 신장기형의 발견은 곤란하지만 신음영이 나타나게 되는 최적조건으로 촬영해야 한다.

병리학 예 36. 신장결석 (renal calculus)

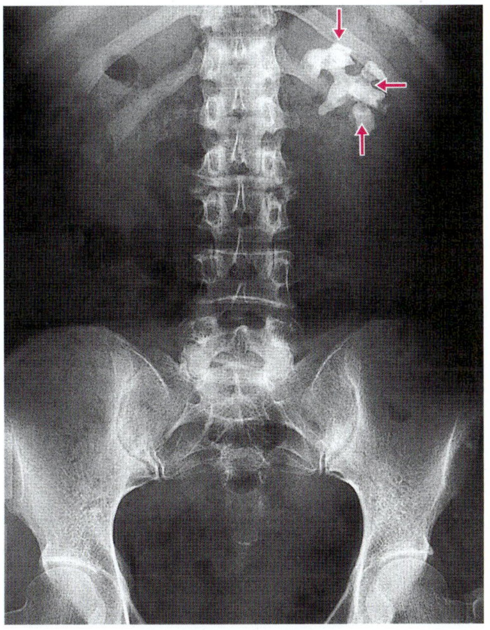
그림 7-165

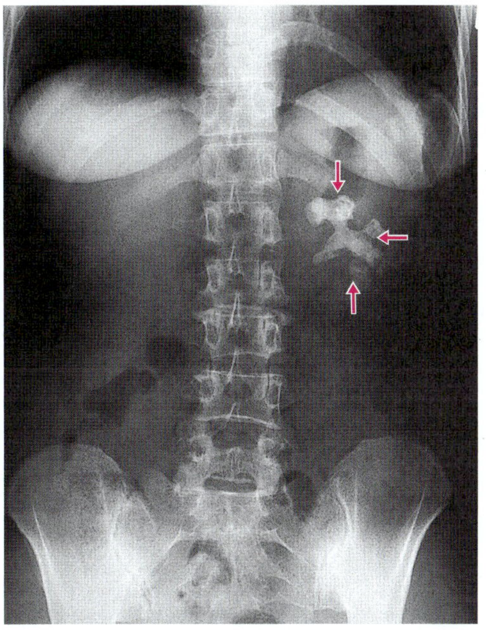
그림 7-166

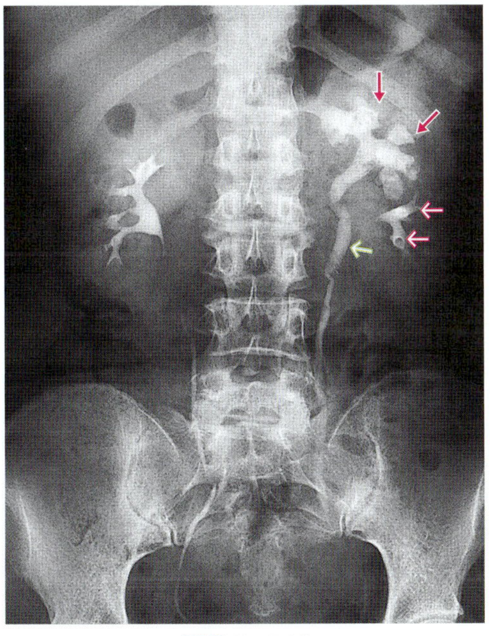
그림 7-167

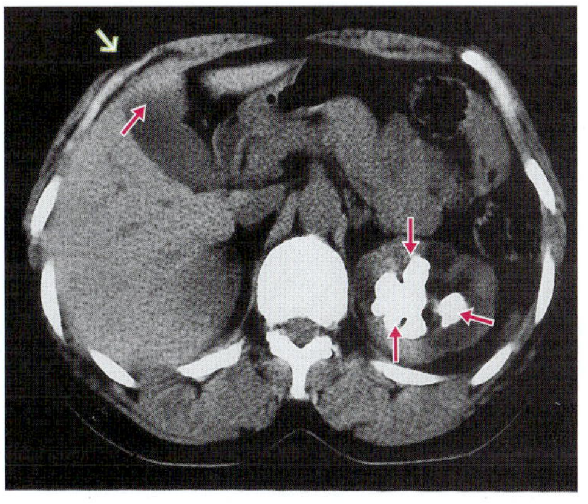
그림 7-168

그림 7-165 배 정면 엑스선영상 (바로누운자세) (왼콩팥에 해당하는 부위에 콩팥깔때기, 술잔의 주형을 보이는 수지상 모양의 결석음영이 보인다[→]).

그림 7-166 배 정면 엑스선영상 (선자세) (수지상 모양 결석음영은 콩팥과 함께 하수되어 있다[→]).

그림 7-167 점적 요로조영영상 (점적개시 후 10분) (수지상 모양의 결석음영이 좌신우, 신우 내에 있고[→] 좌뇨관은 약간 확장되어 있다[⇒]. 또한, 중복신이 나타나 있다[⇒]).

그림 7-168 배 CT영상 (좌신우 내에 결석모양의 석회화상이 보인다[→]).

◆ 진단 및 경과 ◆

영상소견으로부터 좌신의 산호상 결석이라고 진단되어, 체외충격파쇄술(extracoporeal shock wave lithotripsy, ESWL), 경피적으로 콩팥창냄술(신루설치술 percutaneous nephrostomy, PNS) 및 경피적 신요관 결석제거술(percutaneous nephroureterolithotomy, PNL)의 병용요법을 권유

◆ 촬영 및 진단 방법 ◆

Abdomen AP(supine & erect), IVP, DIP 등

◆ 영상관찰 및 특징 ◆

본 증례에서도 결석의 가동성은 없었으며 둔통정도였지만, 혈뇨는 분명하게 보였다. 또 요로결석의 90% 이상은 엑스선 불투과성이며, 신장과 겹치는 석회화로서 확인되지만 요산, 크산틴 결석은 엑스선 투과성으로 나타나지 않는다. 신결석과 감별을 요하는 질환에는 담석, 췌석, 갈비연골·장간막 림프절·동맥벽 등의 석회화, 장관내 조영제의 잔존이나 정제 등을 들 수 있다. 엑스선영상에서의 요로결석의 음영의 특징은 중심부의 음영이 강하고, 부정형으로 외연도 매끄럽지 못한 경우가 많다.

엑스선촬영의 주의점은 가급적 넓은 필름을 사용하고, 상부는 부신부까지 충분히 포함되며 하부는 두덩결합 아래모서리(치골 결합하연)까지 나타나야 한다. 관용도가 넓은 필름을 사용하여 요근, 신장의 윤곽이 나타나는 촬영조건이 바람직하다.

치료법으로는 개복수술부터 체외충격파쇄술(ESWL)이 치료의 최우선으로 선택되지만, ESWL 단독으로 어려운 경우에는 ESWL+PNS, PNL의 병용요법이 실시된다.

본 증례의 경우도 전형적인 산호상 결석이며, 과거에는 ESWL를 적용하지 못하였지만 기종의 개발, 요관스텐트 등의 발전에 의해 ESWL+PNS, PNL의 병용요법이 적용된다.

병리학 예 37. 요관결석 (ureteral stone)

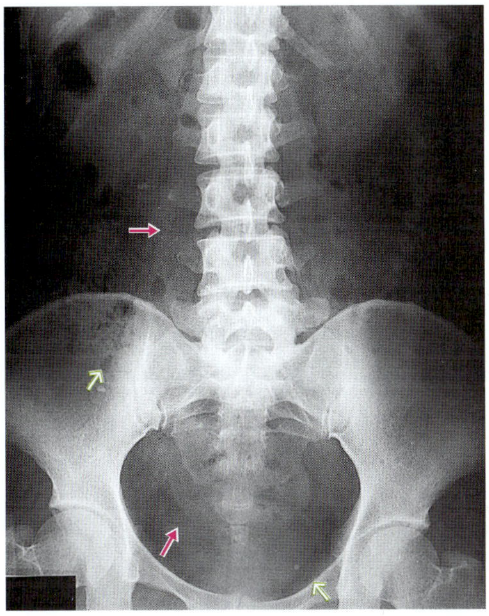

그림 7-169

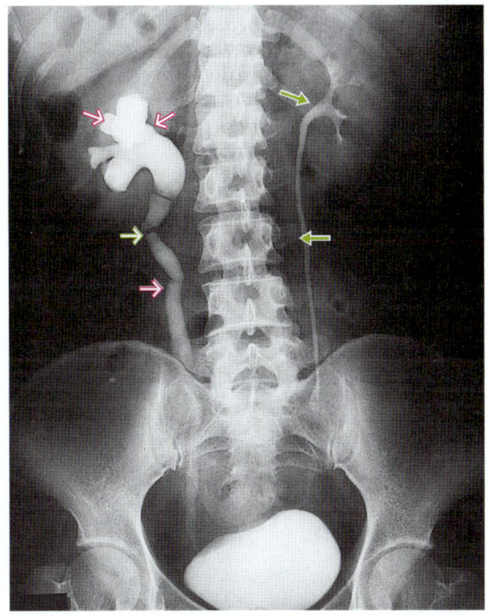

그림 7-170

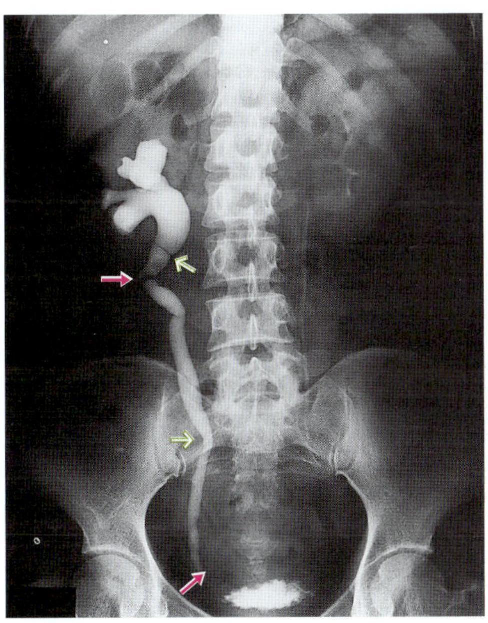

그림 7-171

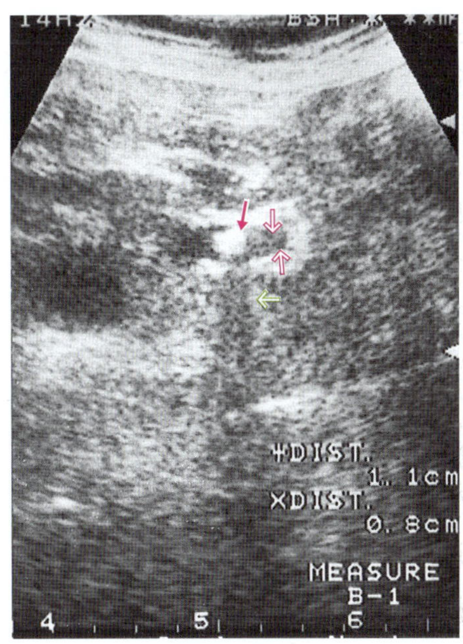

그림 7-172

그림 7-169 배 정면 엑스선영상 (바로누운자세) (제3척추레벨의 우복부에 작은 수지상의 결석모양음영(9×3 mm)이 보인다[→]. 우골반강하부에도 타원형의 결석모양음영(4×3 mm)이 보인다[→]. 또 우골반상부 및 좌골반강하부에도 석회화음영이 보인다[⇒]).

그림 7-170 점적 요로조영영상 (점적 개시 후 30분) (오른콩팥깔때기, 신배, 요관이 심한 확장을 보이고[⇒], 요관상부의 결석존재부요관은 현저한 협착이 보인다[⇒]. 한편 좌신우 및 요관의 이상은 보이지 않는다[→]).

그림 7-171 점적 요로조영영상 (점적 개시 후 35분 배뇨 후) (복부 바로누운자세 정면상에서 결석모양음영을 나타내는 부위의 요관은 현저하게 협착되고[→], 그 상위요관은 확장되어 있다[⇒]).

그림 7-172 배 초음파영상 (우뇨관제1협착부 부근에, 후방에 음향음영[⇒]을 갖는 결석상(9 mm)이 보였다[→]. 요관의 확장소견도 보인다[⇒]).

◆ 진단 및 경과 ◆

영상소견으로부터 좌뇨관 결석이라고 진단되었다. 수신증이 심하고, 요로감염도 보였기 때문에 결석의 적출술이 예정되었다.

◆ 촬영 및 진단 방법 ◆

Abdomen AP(supine & erect), IVP, DIP 등

◆ 영상관찰 및 특징 ◆

복부 엑스선영상에서는 약 10% 전후의 요산이나 cystine 결석을 제외하고 결석은 양성상으로서 나타나며, 진단은 쉽지만(특히 옥살산칼슘결석에서 양성율이 높지만) 거대요관 내의 결석, 중복요관의 결석, 요관벽 내의 결석에서는 결석의 위치가 정상의 요관의 위치와 일치하지 않아 진단이 곤란한 경우가 있다. 또 수신증을 합병하여 신종대가 보이는 경우가 있다.

본 증례에서는 신우요관이행부 및 요관개구부 부근에서의 결석의 정체라고 진단되며, 혈뇨는 자각되지 않지만 강한 요잠혈반응이 보이며 신우염도 병발하였다. 또 결석도 양성상으로서 나타났기 때문에 진단은 쉬웠다. 결석의 위치를 알기 위한 목적이라면 복부 바로누운자세 정면상으로 어느 정도 진단가능하지만, 정확한 결석의 위치, 또는 수신증 합병의 유무와 정도를 알려면 DIP, US, CT 등의 영상검사가 필요하다.

결석의 직경이 10 mm 이내인 것은 자연배설이 가능하지만, 1개월간 이상 결석이 하강하지 않고 수신증이 악화되거나 감염증을 합병한다면 결석의 적출술이 필요하다. 또한 내시경적인 요관확장술이나 결석포획술 등도 실시된다.

병리학 예 38. 방광결석 (bladder calculus)

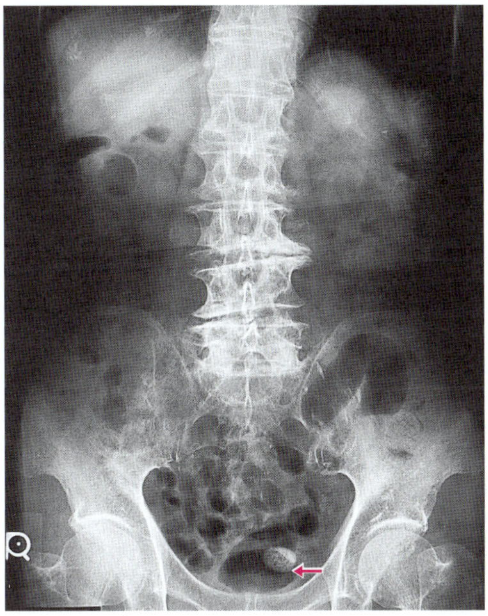

그림 7-173

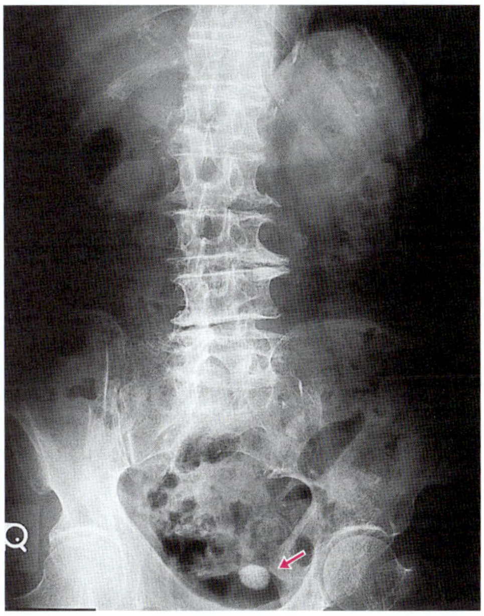

그림 7-174

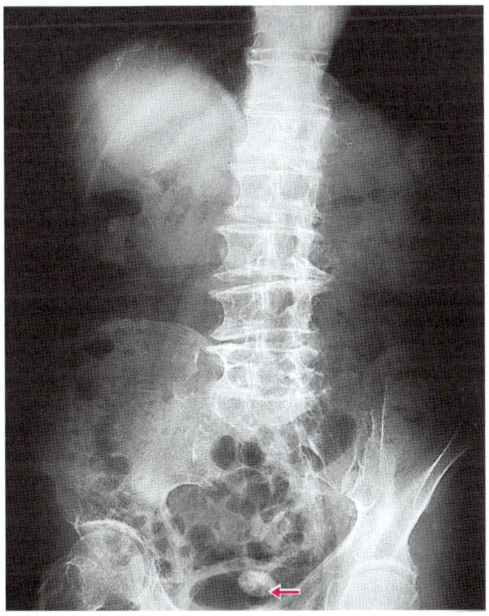

그림 7-175

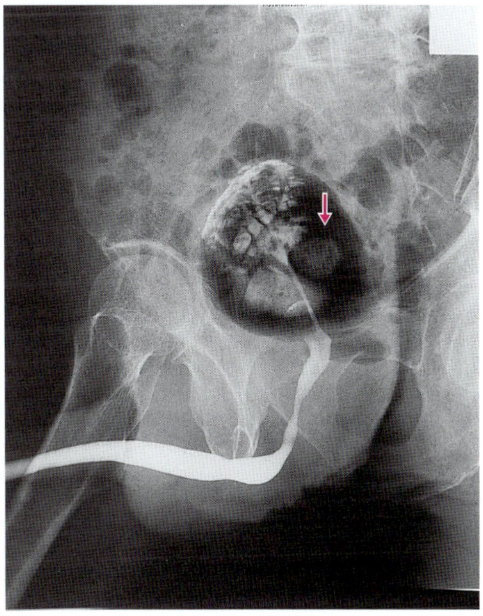

그림 7-176

그림 7-173 배 정면 엑스선영상 (바로누운자세) (골반강 내에 타원형의 결석음영이 보인다[→]).

그림 7-174 배 RAO자세 엑스선영상 (바로누운자세) (골반강 내에 타원형의 결석음영이 보인다[→]. 결석은 조금 가동성이 있는 것 같이 보인다.

그림 7-175 배 LAO자세 엑스선영상 (바로누운자세) (골반강 내에 타원형의 결석음영이 보인다[→]).

그림 7-176 기체방광조영 · 역행성 요도조영영상 (방광 내에 타원형의 결석음영이 보인다[→]).

◆ 진단 및 경과 ◆

영상소견으로부터 방광결석이라고 진단되어 내시경으로 결석을 파괴, 적출하였다.

◆ 촬영 및 진단 방법 ◆

Abdomen AP(supine & erect), abdomen both obligue 등

◆ 영상관찰 및 특징 ◆

복부 엑스선영상에서 대부분의 결석이 나타나지만, 엑스선 흡수차가 적은 것은 엷은 음영으로 보일 뿐, 엑스선영상에서는 나타나지 않는 경우도 있다. 또 엉치뼈(천골)이나 분변과 겹쳐서 확실하지 않은 경우도 있다. 이러한 경우에는 PCG, RGU 등을 실시할 필요가 있다.

본 증이 의심되는 경우 엑스선촬영은 복부 바로누운자세 정면촬영이 필수이며, 필요에 따라 사위촬영이나 방광의 상태를 변화시킨(배뇨, 축뇨)촬영이 실시된다.

병리학 예 41. 자궁근종 (myoma of uterus)

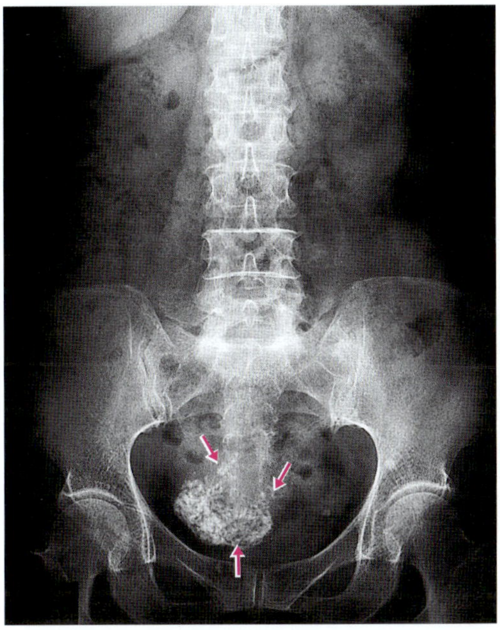

그림 7-185

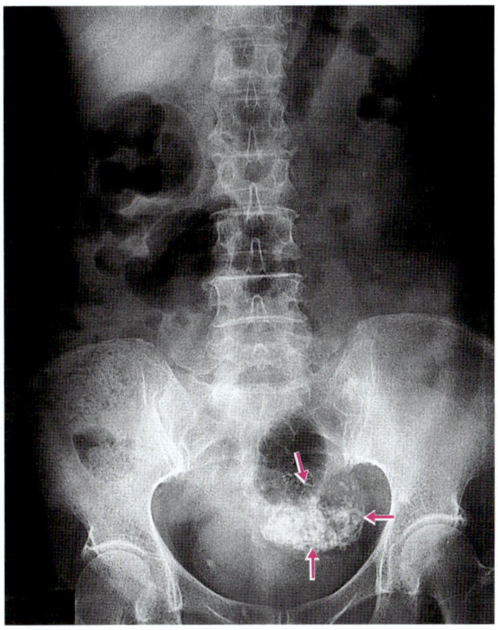

그림 7-186

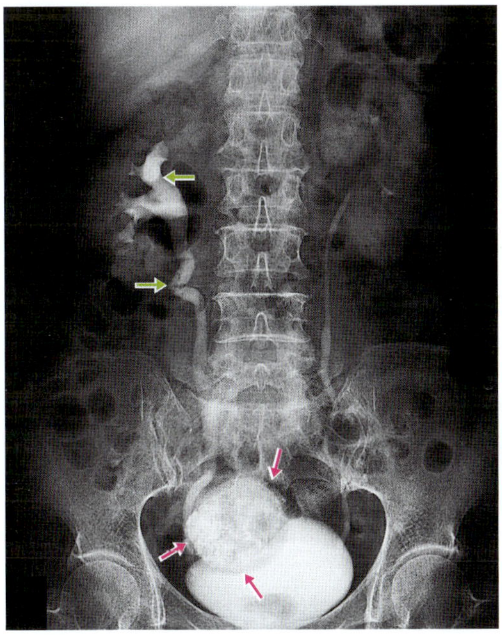

그림 7-187

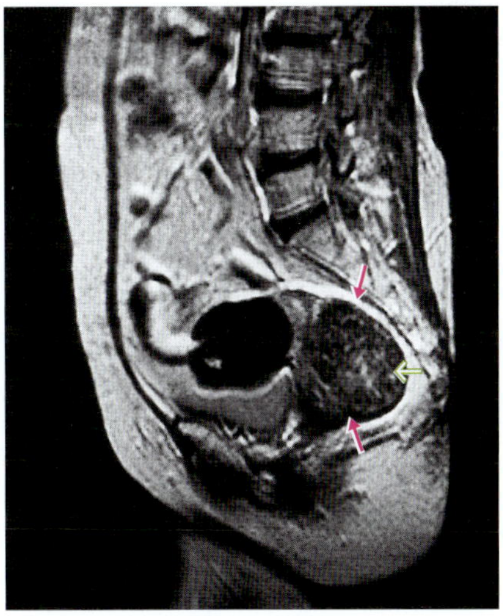

그림 7-188

그림 7-185 배 정면 엑스선영상 (바로누운자세) (석회화를 수반한 종양음영이 보인다[→]).

그림 7-186 배 정면 엑스선영상 (바로누운자세 : 축뇨 시) (종양음영은 좌방으로 변위하고 있다[→]).

그림 7-187 점적 요로조영영상 (점적 개시 후 20분) (종양은 균일하게 조영되며[→] 오른콩팥깔때기, 술잔, 요관의 확장이 보인다[→]. 요관결석은 명료하지 않다).

그림 7-188 골반강 MR영상(T2 강조시 상단상) (종양상[⇒]은 가장자리, 경계는 명료하고 저신호를 나타낸다[→]).

◆ 진단 및 경과 ◆

영상소견 및 세포진(smear)에서 class류 Ⅰ, 종양마커(marker)(CEA, CA-125) 음성 등에 의해 자궁근종이라고 진단

◆ 촬영 및 진단 방법 ◆

Abdomen AP(supine & erect), DIP, peluis MRI 등

◆ 영상관찰 및 특징 ◆

근종의 진단은 임상증상, 촉진, 초음파검사. MRI검사가 주류이다. MRI, 초음파검사에서는 크기, 위치, 내막과의 관계, 경관과의 관계에 대하여 많은 정보를 얻을 수 있으며 근종과의 감별이 필요한 선근증, 난소종양과의 감별도 가능하다.

석회화를 수반하는 경우, MRI에서는 근종 자체가 저신호로 나타나기 때문에 석회화와의 감별이 어렵고 복부엑스선 영상이 유효하다. 피사체를 사위로 하거나 방광의 상태를 변화(축뇨, 배뇨)시키면서 종양의 가동성을 관찰하는 것이 필요하다.

본 증례는 양배추 모양의 석회화상과 가동성이 보이는 자궁근종이었다.

병리학 예 42. 복부내 이물 (foreign in abdomen)

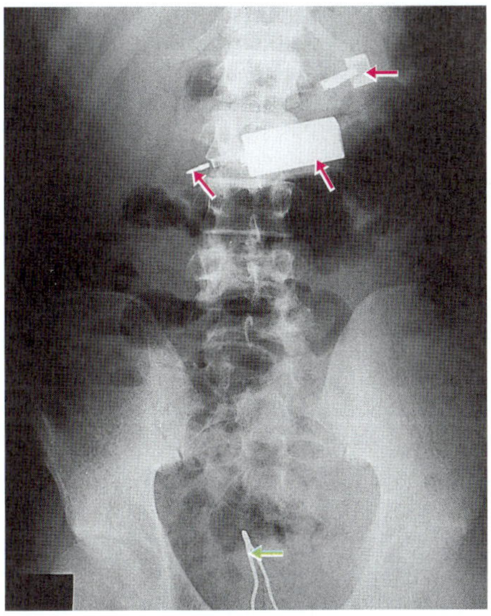

그림 7-189

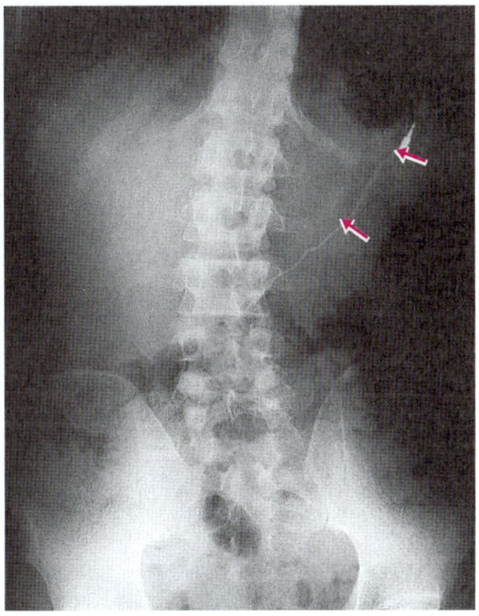

그림 7-190

그림 7-189 배 정면 엑스선영상 (바로누운자세) (위에 해당하는 부위에 전지, 라이터, 볼펜이 보이며[→], 직장에 해당하는 부위에 핀셋이 보인다[→]).

그림 7-190 배 정면 엑스선영상 (바로누운자세 : 6개월 후) (위에 해당하는 부위에 볼펜, 철사가 보인다[→]).

◆ 진단 및 경과 ◆

상부소화관 내시경으로 이물의 적출을 시도하였지만 적출할 수 없어 수술을 시행, 우선 직장 내 이물을 적출, 이어서 위절개술로 위장 내 이물을 적출하였다. 6개월 후 또 이물을 삼켰기 때문에 다시 수술하게 되었다.

◆ 촬영 및 진단 방법 ◆

Abdomen AP(supine & erect) 등

◆ 영상관찰 및 특징 ◆

금속제 이물의 경우에는 엑스선영상으로 쉽게 구분할 수 있지만 플라스틱이나 나무 등의 엑스선 투과성이 높은 이물은 판별이 곤란하다. 또 알루미늄은 다른 금속에 비하여 엑스선투과성이 높기 때문에 주의를 요한다.

본 증례의 경우는 복부엑스선영상에서 소화관 내라고 생각되는 부위에서 이물을 확인하고 식도이물의 유무 확인은 엑스선투시에 의해 확인하였다. 위에 들어간 이물은 늦어도 약 3일정도에 항문으로부터 배설되기 때문에 위치만 확인할 뿐 추적촬영은 필요없지만, 4일 기다려도 배설되지 않는 경우에는 엑스선검사가 필요하다. 이때 직장부를 충분히 촬영범위에 포함하는 것이 중요하다. 이물이 1주간 이상 복부의 일부에 정체하고 있는 경우에는 소화관의 협착병변의 존재나 게실 내에 이물이 들어 있을 가능성을 생각할 필요가 있다.

7

병리학 예 43. 횡격막하 농양 (subphrenic abscess)

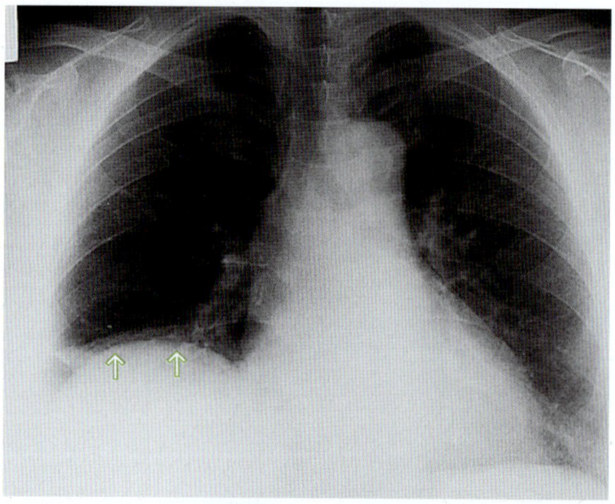

그림 7-191

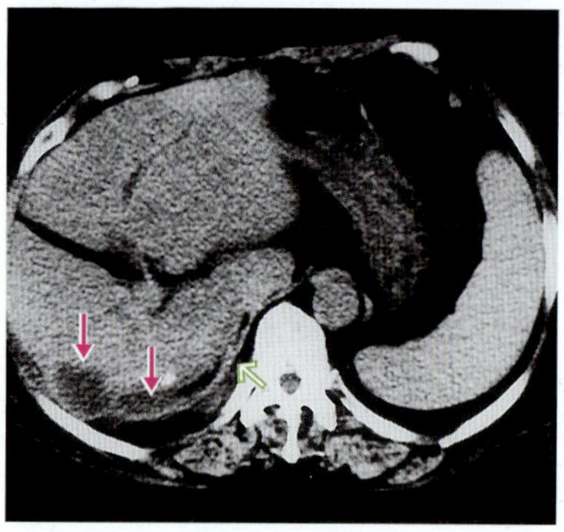

그림 7-192

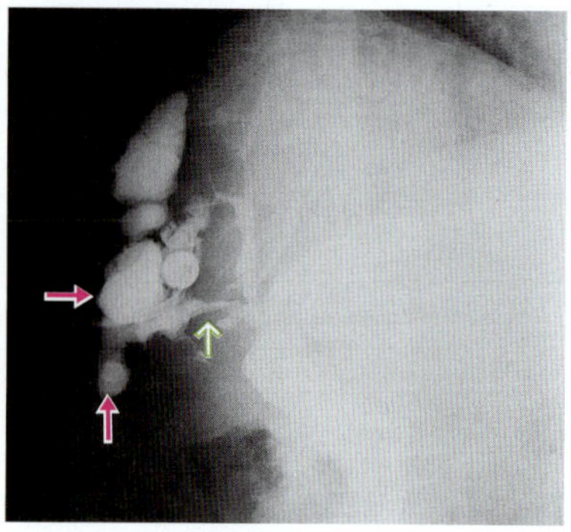

그림 7-193

그림 7-191 흉부 정면 엑스선영상 (오른가로막의 거상과 반응성 흉막변화가 보인다[⇒]).
그림 7-192 배 CT영상 (우횡격막하강에 저흡수역이 보이며[→], 횡격막부정상 및 비후가 보인다[⇒]).
그림 7-193 우횡격막하 농양강조영영상 (초음파하 농양강 천자후의 조영영상으로, 우횡격막아래 후면에 농양강[→]이 보이며, 간내 쓸개관가지의 교통성이 보인다[⇒]).

◆ 진단 및 경과 ◆

초음파하 농양강 천자 및 조영에서 간내 쓸개관가지의 교통성이 보여, 담관염성 횡격막하 농양으로 진단되었다.

◆ 촬영 및 진단 방법 ◆

Abdomen AP(supine & erect) 등

◆ 영상관찰 및 특징 ◆

엑스선영상에서는 허파바닥(폐저구)의 판상무기폐나 폐렴상을 수반한 가슴막 삼출액(흉수)와 가로막의 거상이 보이는 경우가 많다. 또 가슴막 삼출액의 하방에 기체액면상(니보 niveau)이 보이면 본 증의 진단은 쉽지만, 약 30%의 증례는 니보를 수반하지 않기 때문에 다른 영상진단과의 병용이 유용하다. 영상진단으로서는 ^{67}Ga-citrate(시트르산갈륨)신티그램, 초음파검사, CT검사가 유용하고, 특히 후자는 투시하 배액술을 시행할 수 있다는 이점이 있다.

병리학 예 44. 복벽농양 (abscess of abdominal wall)

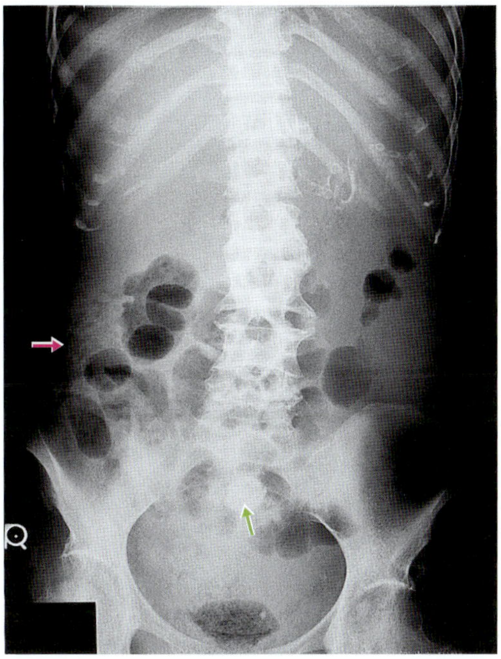

그림 7-194

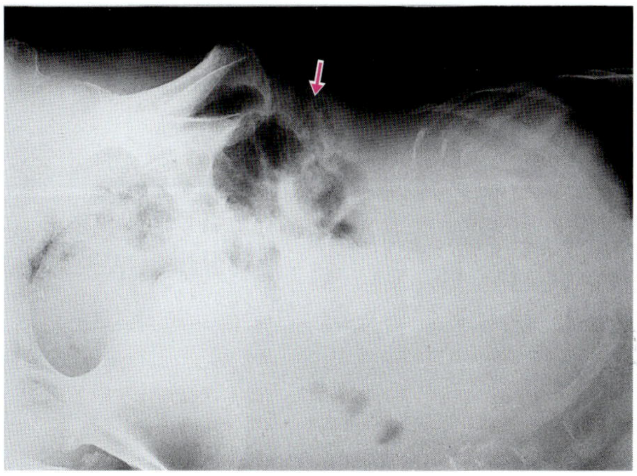

그림 7-195

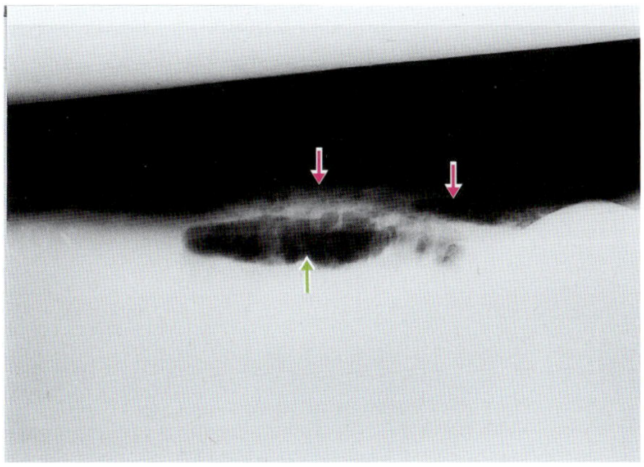

그림 7-196

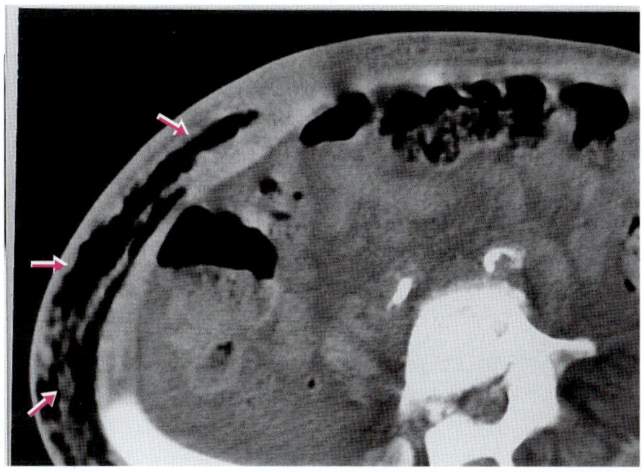

그림 7-197

그림 7-194 배 정면 엑스선영상(옆으로 누운 자세) (우측골반 상부에 작은 포말상의 가스상이 여러개 보인다[→]. 또 골반강 내에는 원형의 석회화 음영도 보인다[→]).

그림 7-195 배 정면 엑스선영상 (좌하 옆으로 누운 자세) (우측골반 상부에 작은 포말상의 가스상이 여러 개 보인다[→]).

그림 7-196 배 측면 엑스선영상 (바로누운자세) (우측골반 상부의 복벽에 조금 융기된 포말상의 가스상이 여러 개 보인다[→]. 또 복강 내에는 큰창자가스가 존재하고 있다[→]).

그림 7-197 배 CT영상 (우전복벽에서 후복벽에 걸쳐서 광범위하게 다량의 피하기종이 보인다[→]).

7

◆ 진단 및 경과 ◆

영상소견 및 임상검사데이터에 의해 욕창감염에 의한 패혈증과 우측복부의 피하기종성 복벽농양이라 진단

◆ 촬영 및 진단 방법 ◆

Abdomen AP(supine & erect), abdomen CT 등

◆ 영상관찰 및 특징 ◆

복벽농양의 엑스선영상의 특징적인 소견으로서는 종양모양의 연부음영과 함께 작은 포말상 내지는 반점상의 가스상으로서 보이며, 대장 내 분변가스상과 비슷하기 때문에 한 장의 영상만으로는 진단이 어려운 경우가 적지 않다. 또 측복부에서는 측복선조로부터 외방으로 가스상이 보이면 복벽 내 가스의 동정은 쉽지만, 그외의 부위에 생기면 소화관 내 가스의 감별은 곤란하다. 또 부자연스러운 가스상을 검색하는 것이 중요하고, 자세변환이나 경과관찰을 해도 변화가 없는 경우나 대장 내에 가스나 분변이 거의 없고 한 부분에만 분변모양의 가스상이 보이는 경우도 농양의 가능성이 의심된다.

엑스선촬영에서는 바로누운자세 뿐만 아니라 옆으로 누운자세 정면 및 측면상을 촬영하는 것이 바람직하다.

본 증례는 작은 포말상의 복수의 가스상이 보이고, 복벽의 종양성 병변이 강하게 의심되었다. 또 바로누운자세 뿐만 아니라 옆으로 누운자세 정면 및 측면상을 촬영함으로써 복강 내의 분변이 아니라 복벽의 종양성 병변이 강하게 의심되었다.

병리학 예 45. 복수 (ascites)

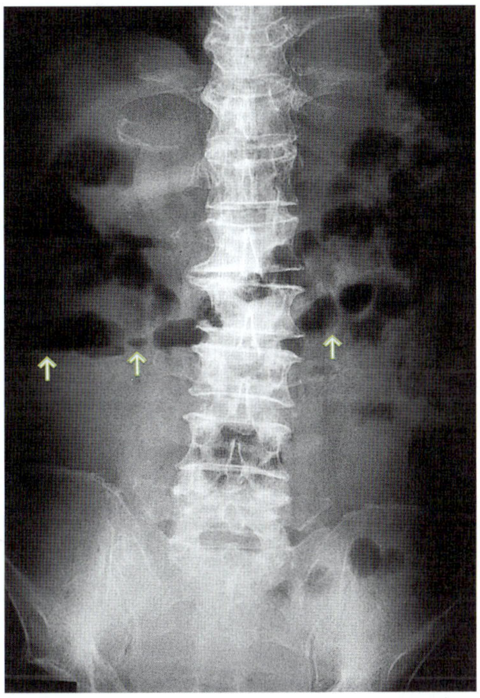

그림 7-198

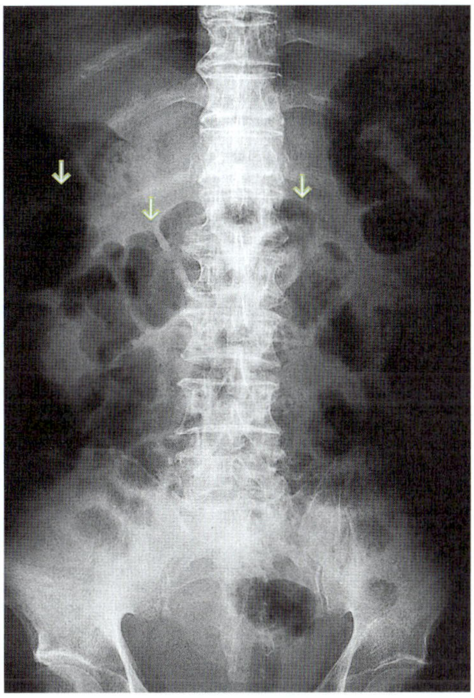

그림 7-199

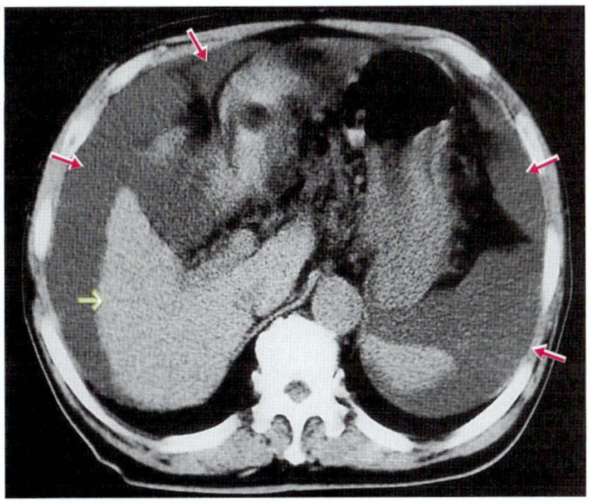

그림 7-200

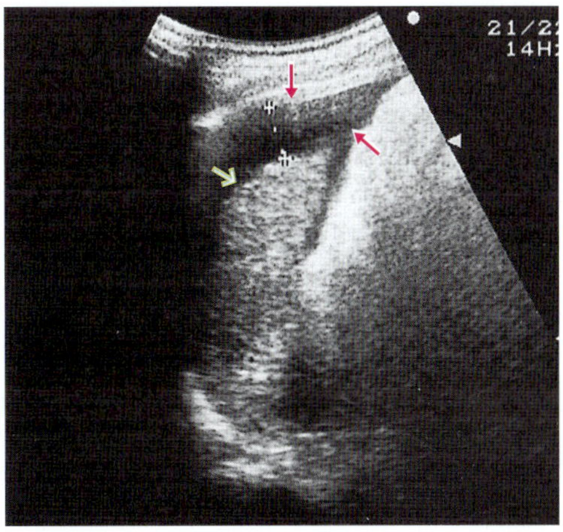

그림 7-201

그림 7-198 배 정면 엑스선영상 (선자세) (하복부의 엑스선투과성이 낮고, 장관가스가 조금 상방으로 밀려올라가 있다[⇨]).

그림 7-199 배 정면 엑스선영상 (바로누운자세) (장관가스는 비교적 복부 중앙에 집중하고[⇨], 장관가스상의 상호간 거리가 보인다).

그림 7-200 배 CT영상 (간은 간경변증때문에 가장자리가 부정하고 위축되어 있다[⇨]. 또 복강 내는 광범위하게 저농도로 다량의 복수(CT값 6 H.U.)가 보인다[→]).

그림 7-201 배 초음파영상 (우횡격막하강 및 간우신간극에 광범위한 복수에 의한 저에코역이 보인다[→]. 또 간우엽은 위축되고 가장자리는 부정하다[⇨]).

◆ 진단 및 경과 ◆

영상소견 및 복수 직접천자검사에서 간경변증에 합병하는 누출성 복수라고 진단

◆ 촬영 및 진단 방법 ◆

Abdomen AP(supine & erect), abdomen CT, abdomen u/s 등

◆ 영상관찰 및 특징 ◆

복수의 영상소견으로서는 소량인 경우, 엑스선영상으로 그 소견을 잡기 힘들지만 다량의 경우에는 복수에 의해 산란선이 증가하여 복부전체의 투명성이 현저하게 저하되고, 콩팥(신장)이나 엉덩허리근(장요근 iliopsoas muscle)의 윤곽도 불선명해진다. 복수의 유무의 관찰을 위하여 측복선의 묘출이 필수적이다. 측복선의 두께로부터 복수량의 추정도 가능하기 때문에 적정조건에서 촬영하는 것이 바람직하다.

본 증례에서는 다량의 복수에 의해 장기윤곽이 불선명하고, 복부전체가 불투명 유리 모양으로 나타났으며, 장관 가스상이 복부중앙에 집중하는 소견도 보였다.

Chapter 8

유방(*Breast*)

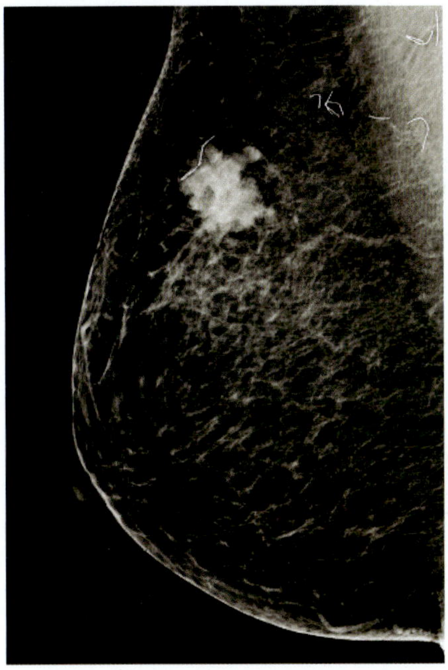

제8장 유방(Breast)

1913년 독일 외과의사 Albert Salomon에 의해 방사선이 유방암 검사법으로 이용되었고, 그후로 1930년대 Warren은 유방촬영의 유용성을 보고하였다.

1940년대 초 Pendergrass는 유방촬영과 함께 외과적 시술을 하게 되었고 1950년대 초 Dr. R. Leborgne은 유방의 미세질환 관찰을 위하여 선량, 대조도, 압박 등 촬영기술향상의 중요성을 언급하였다. 1960년대 초에는 부가필터나 타겟물질에 대한 연구가 진행되었고 Eagan은 세미나 등을 통해 기술과 지식을 교육하였으며 후반기에는 John N. Wolf에 의해 Xeroradiography, Thermography가 소개되었다.

1970년대는 Kodak사의 screen-film촬영 system이 개발되었고 Dupont사도 screen-film에 희토류계 증감지, 고감도 필름, 단면도포기술 등 촬영기술 및 감광재료의 발전이 급격하게 진행되었다.

유방 촬영은 일반적으로 screen-film 방식이 이용되어져 왔으나 2000년대 이후 full-field digital mammography가 등장하여 다양한 장점과 함께 대부분의 병원에서 사용되고 있으며 최근에는 TOMO(Tomosynthesis)의 개발로 3D 영상의 영상정보를 얻을 수 있어 진단에 좀 더 다양한 정보를 얻게 되었다.

이러한 장치의 발전은 유방촬영에 중요한 타겟물질이나 방식, 튜브 ,영상 수용체, 압박기술의 진전과 중재적 시술 또는 최근 유방촬영에 조영제를 이용하는 기법까지 계속적으로 진단 및 치료에 큰 영향을 미치게 될 것이며 결국 피폭선량은 감소시키면서 영상의 질을 높여 유방암을 조기에 진단하는 목적에 도달할 수 있으리라 기대된다.

현재 우리나라에서 실시되고 있는 5대암 검진사업은 screening mammography를 시행하게 함으로써 유방질환의 조기 발견에 도움을 주려는 노력을 하고 있다. 실제 북미나 유럽의 경우 screening mammography가 유방암 사망률 감소를 보이고 있으나 과잉진료 또는 부적절한 검사나 인력으로 인한 오진이 많아진다는 부정적인 측면도 나타나고 있으므로 이를 위한 지속적 관심과 훈련이 동반되어야 한다.

또한 우리나라에서 유방촬영장치는 정도관리 프로그램에 의해 법적인 규제를 받도록 하고 있다. 특수의료장비로 분류하여 장치의 성능, 촬영자의 기술 등 인력 및 장치에 관한 기준을 정하고 관리하고 있다. 최근 선진국형 질병인 유방암은 우리나라 경제성장 만큼이나 빠른 속도로 증가하였다. 이로 인하여 유방암을 진단하고 치료하는 장치나 기술들도 꾸준히 발전해왔으며 장치를 정도관리 함으로서 오진률을 줄이고 정확한 진단을 위한 꼼꼼한 노력이 절실히 필요하게 되었다.

현재 유방을 촬영하는 장치의 성능관리 뿐만 아니라 촬영하는 방사선사나 판독하는 의사를 위한 교육과 훈련 프로그램들이 다각적으로 진행 되고 있다.

1. 개론

일반적으로 유방촬영(mammography)을 우선 시행하게 되는데 촬영하는 방법은 상하방향촬영법(craniocaudal projection)과 내외사방향촬영법(mediolateral oblique projection)을 기본으로 하고 추가검사가 필요할 경우 그에 맞는 다양한 유방 추가촬영과 초음파 검사를 하게 된다. 조직을 적출한다거나 조직 검사를 통한 확진이 필요한 경우 유방촬영을 이용한 중재적 시술도 많이 이용되고 있다.

또한 유방암으로 진단받은 경우에 수술의 적절성, 전이여부, 다발성 병소 등 수술계획을 위한 검사 방법으로 CT, MRI, Sonogram, 핵의학 등의 검사를 시행하고, 이와같이 급증하고 있는 유방암을 조기에 발견하기 위한 다양한 검사와 기술들이 개발되어 이용 되고 있다.

1) MRI

방사선 피폭이 없어 안전하게 유방의 양측을 동시에 검사함으로서 양측성 질병을 같이 감시할 수 있고 조영제를 사용하여 악성여부, 전이, 혈관, 유방암 수술계획 등의 많은 정보를 얻을 수 있다. 그러나 유방촬영이나 초음파에 비해 가격이 고가이고 검사시간이 오래 소요되고 밀폐공간에 대한 두려움을 가진 환자 등에 대하여는 검사에 제한이 있을 수 있다.

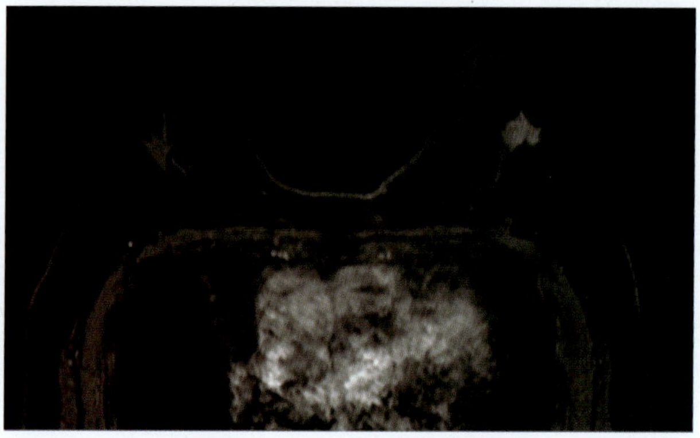

그림 8-1 상하방향 MRI영상

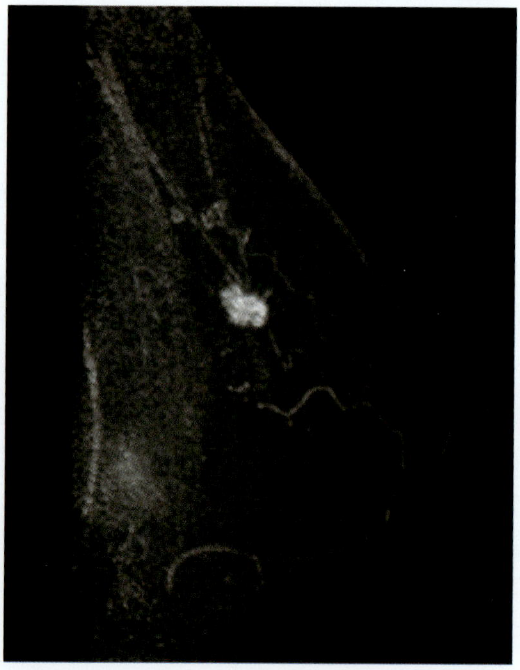

그림 8-2 측방향 MRI영상

2) 초음파 검사법 (ultrasonogram)

초음파 검사법은 비전리방사선으로 방사선 피폭으로부터 안전하며 유방촬영술에서 해결되지 못하는 겨드랑이나 치밀유방의 경우 혹은 방사선 촬영을 할 수 없는 임신, 수유 중인 환자의 경우에 유용한 검사방법으로 유방촬영과 상호 보완적으로 가장 많이 이용되고 있다.

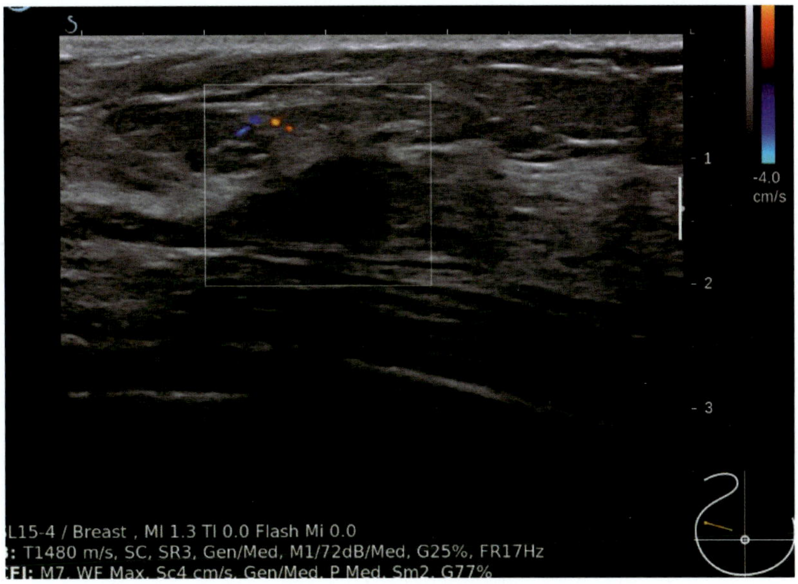

그림 8-3 초음파영상

3) 기타

유방암을 진단하는 검사로 Tc-99m-ASC 0.5 mCi (0.1 cc)를 주사하여 sentinel lymphnode mapping을 하는 검사와 조영제를 주사하여 유방암의 전이나 다른 병소의 탐색을 위해 검사하는 CT검사가 대표적으로 시행되고 있다.

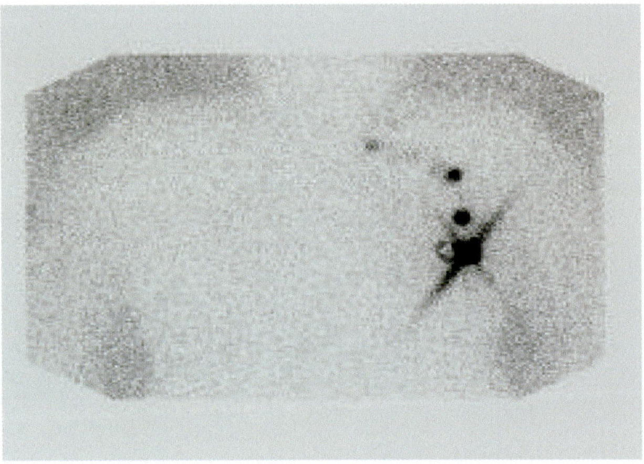

그림 8-4 Sentinel lymphnode scan

2. 유방해부학

유방은 젖샘실질과 지방조직으로 이루어졌다. 젖샘실질은 지방조직과 결합조직성 섬유조직으로 싸여 있다. 젖샘실질은 15~20개의 젖샘엽으로 이루어지고 각 젖샘엽에서 1개의 유관이 나와 방추상으로 확장한 젖샘관팽대를 지나 젖꼭지(유두)의 젖꼭지선에 개구해 있다. 젖샘소엽(lobular)은 젖샘의 기본단위로서 소엽내 말초젖샘관, 샘꽈리(선방)과 소엽결합조직으로 되어 있고 일반적으로 복합관상 꽈리샘(포상선 alveolar gland)에 속해 있다.

1) 젖샘 (유선 mammary gland)

젖샘은 체격, 체질, 연령 등 여성의 생리적 주기조건에 따라 개인차가 매우 크다. 섬유성 젖샘조직(fibroglandular tissue)은 실질(젖샘)과 사이질(간질 interstitial)이 대부분이다. 연령이 증가됨에 따라 유방은 차츰 퇴화하여, 유방조직은 지방조직으로 변한다. 노령부인에서는 선상으로 잔존한 유방지지조직을 제외하고는 유방전체가 지방조직으로 바뀐다. 젖샘의 갱년기 변화는 사회환경, 식생활 등 많은 요인에 의해 개인차가 현저한데 일반적으로 젊은층은 고도의 실질성 유방(dense breast)이고 고령층은 지방성 유방(fatty breast)이 많은 경향을 보인다.

2) 젖꼭지 (유두 nipple)

젖꼭지는 유방의 거의 중앙에 돌출하여 있으며, 때로는 유방 내에 젖꼭지가 선천적으로 함몰된 경우도 있다.

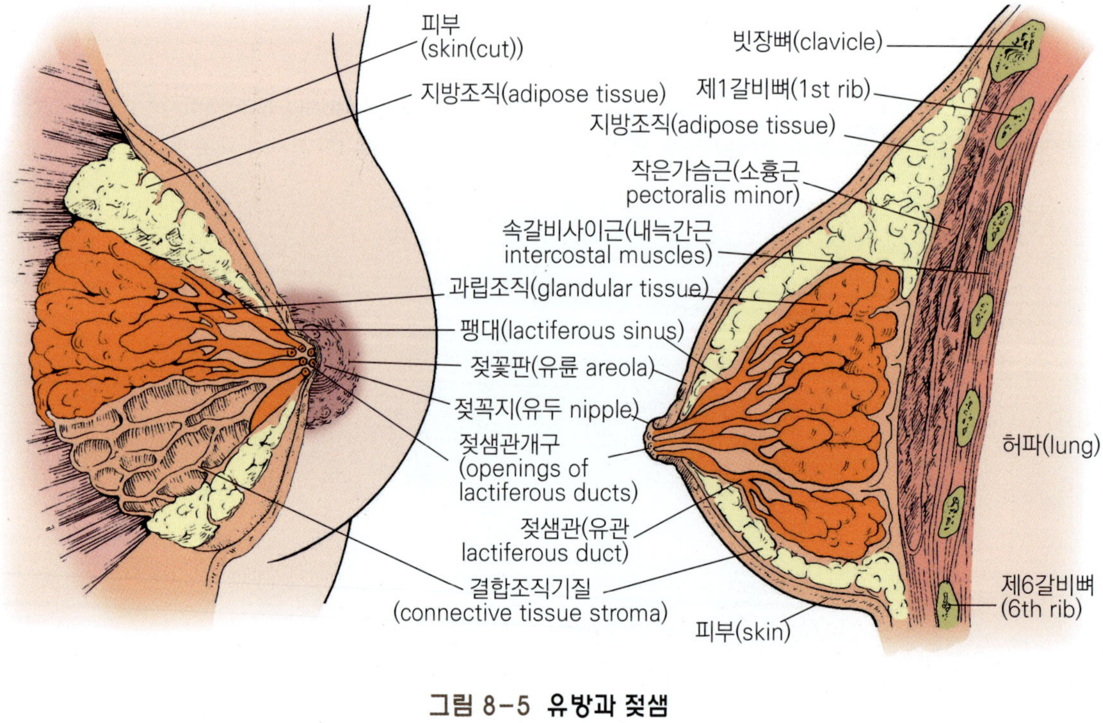

그림 8-5 유방과 젖샘

3) 피부 (skin)

유방의 피부두께는 0.5~2.7 mm로 알려져 있다. 드물게 규칙적으로 분포하는 매우 작은 피지선이 있다.

4) 지방조직 (fatty tissue)

유방의 지방조직은 젖샘 주위에 있고 연령, 개인에 따라 그 차이가 현저하다. 쿠퍼인대(Cooper's ligaments)는 피부와 젖샘을 연결하며 피하지방내에 분포한다.

5) 림프계 (lymphatic system)

유방피부밑 및 젖샘의 림프관은 겨드랑림프절 및 복장뼈옆림프절과 연결되어 있다. 연결경로는 외측 및 내측을 향해 피부밑을 지나 이들 2개의 림프절에 달하는 경우와 젖샘뒷면에서 큰가슴근(대흉근)의 표면을 통해 또는 관통하여 겨드랑림프절로 향하는 경우 또 갈비사이근을 관통해 앞갈비사이 동·정맥을 따라 뻗어 복장뼈옆림프절로 들어가는 경우 등을 생각할 수 있다.

3. 유방촬영장치

유방촬영장치란, 엑스선장치의 하나로서 유방엑스선촬영을 위하여 특별히 제작된 장치를 말한다. 1960년대에는 유방촬영에 일반 엑스선장치가 이용되었으나 1965년 프랑스에서 최초로 유방촬영전용 엑스선장치가 개발되어 사용하게 되었다. 이어서 1967년 Compagnie General de Radiologie(CGR)사에서 Gros의 표준에 의해 Senographe라는 최초의 유방엑스선촬영장치가 개발되어 시판되게 되었다.

유방촬영사진의 화질은 튜브, 영상수용체(image recepter), 산란선 제거용 격자, 아날로그시스템(S/F type), 디지털시스템(CR type·DR type), 자동노출장치 등에 따라 크게 달라진다. 따라서 유방촬영전용장치는 유방촬영사진의 진단적 향상을 위하여 여러가지 요소들을 갖추어야만 한다.

1) 엑스선관

유방촬영용 엑스선관은 저전압으로 엑스선 변환효율을 증가시키기 위해서 필라멘트 초점간 거리가 일반촬영용 엑스선관의 1/2로 만들어져 있다. 엑스선관의 초점은 Mo(원자번호 42) 또는 Rh(원자번호 45)이 사용되고 있다. Mo 엑스선관의 경우에는 1~20 kV의 K각 특성 엑스선을 이용하고 있다. 엑스선관의 방사구 창은 약 1 mm 두께의 Be(원자번호 4)으로 이루어져 저에너지에 대한 엑스선 흡수를 감소시키고 있다. Be의 방사구 창을 투과한 엑스선은 0.03 mm의 Mo 부가필터를 투과한다. Mo 부가필터는 20 keV 이상의 에너지가 있는 제동엑스선에 대해서는 특이적으로 엑스선을 흡수하고 있어 피사체 대조도를 저하시키는 요인이 되는 고에너지 성분을 효율적으로 잘 제거시키고 있다.

한편 Rh 엑스선관에서는 평균 22.3 keV의 K각 특성 엑스선이 방출되어 Mo 엑스선관에 비해서 약간 엑스선의 평균에너지가 높아 표준보다 큰 유방이나 압박이 곤란한 유방촬영시에는 이 재료의 엑스선관이 사용된다. 현재는 텅스텐과 Rh 조합을 이용하여 높은 에너지의 이용으로 엑스선 노출을 감소하는 장치들도 사용되고 있다.

2) 엑스선관 초점

초점의 크기는 화질의 중요한 인자인데 특히 확대촬영에서는 200 μm 이상의 공간해상능이 있어야 한다. 권고하는 엑스선관 초점의 크기는 0.1~0.4 mm의 이중 초점엑스선관을 추천하고 있다.

3) 유방 압박장치 (compression device)

유방촬영장치에서 유방의 압박은 고화질의 영상을 묘사하는데 필수적인 요인이다. 유방 압박장치는 압박판과 기계적인 구성요소로 결합되어 있으며 유방을 압박하여 촬영하는 이유는 다음과 같다.

(1) 유방과 IR면 간의 거리가 단축되어 기하학적 불선예도를 감소시킬 수 있다.
(2) 유방의 두께가 얇아져 산란선이 감소되어 대조도를 증가시킬 수 있다.
(3) 환자의 움직임이 감소되어 선예한 상을 묘사할 수 있다.
(4) 압박으로 인해 유방은 평탄하게 되며 그 결과 엑스선의 감약이 균일하게 된다.
(5) 관용도가 작고 대조도가 큰 필름을 사용할 수 있어 양질의 영상을 얻을 수 있다.
(6) 해부학적 구조가 넓어져 음영의 중복이 감소되어 병소 부위의 묘출이 개선된다.
(7) 피사체가 얇아져 피폭선량이 경감되는데 유방 두께 1 cm를 감소하면 필름 농도를 0.5에서 0.8 정도로 증가할 수 있다. 유방 1 cm 두께 감소당 40%의 선량감소 효과가 발생한다.

최근 사용되는 압박대의 재질은 1 mm 두께의 플라스틱(lexan sheet)를 이용하며 끝부분은 유방의 뒤-옆면의 겨드랑이 지방부위를 뒤로 밀기 위해 90°로 꺾여 있으며 높이는 3~4 cm, 압박대의 표면은 IR면과 평행이어야 한다.

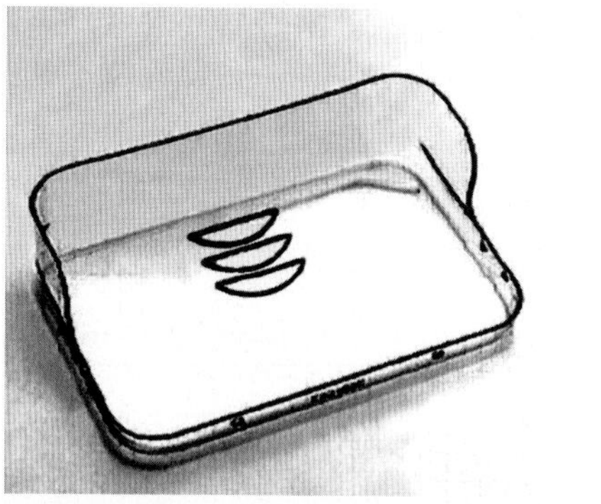

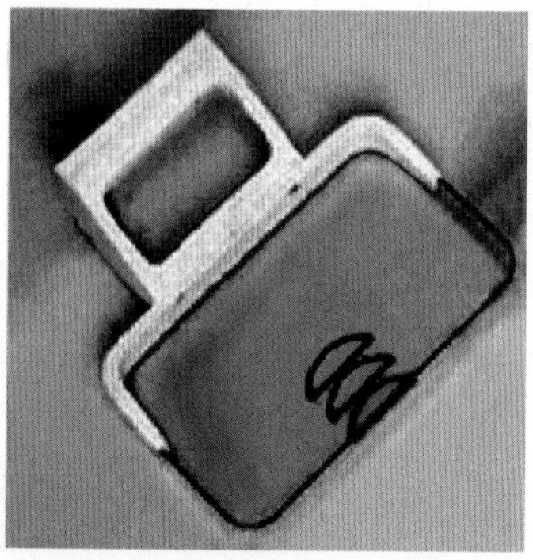

그림 8-6 **유방촬영 압박대**

4) 자동노출제어장치 (automatic exposure control, AEC)

유방은 연령과 함께 그 형태가 변화되는 조직으로서 젖샘실질이 대부분을 차지하는 젊은 유방은 나이가 들면서 젖샘실질이 퇴화 위축되어 유방전체가 지방조직으로 이행됨에 따라 개인차가 있어 밀도는 불균일하고 일정 농도의 대조도의 사진을 나타내는데 어려움이 따르므로 자동노출제어장치가 필요하게 된다. 이러한 자동노출제어장치는 적정한 노광을 자동적으로 조절할 수 있는 장치로서 영상 수용부 아래에 위치하게 된다.

검출기는 전체 유방을 대표할 수 있는 조직검출에 용이할 수 있을 정도로 충분히 커야 하지만 작은 유방도 검출할 수 있어야 한다. 검출기는 유방의 크기에 따라 위치를 바꿀 수 있어야 하며 압박판에도 검출기의 크기 및 위치 표시가 있어야 한다. AEC검출기는 grid의 유무, 확대촬영, 부분압박 촬영 등의 모든 조건에 동일하게 사용할 수 있어야 한다. 정밀한 사진농도 조절을 위해서 적어도 9단계의 농도조정 스위치가 필요한데 각 단계의 mAs치는 10%~15% 정도 차이가 유지되어야 하며, 4단계 이상은 정상 농도보다 낮은 농도에서 사용할 수 있어야 하고 다음 촬영을 위해서도 사용된 mAs는 정확히 표시되어야 한다.

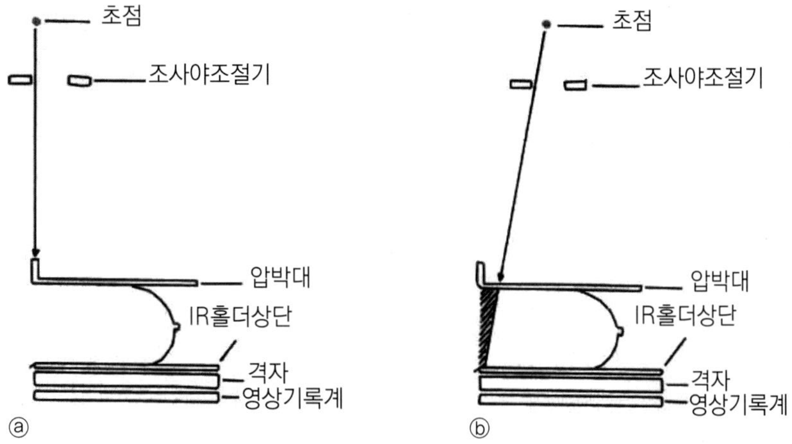

a) 정확한 배열　　b) 부정확한 배열

그림 8-7 초점, 압박대, 영상기록계의 배열

5) Screen-film카세트

S/F(screen-film) 시스템 유방촬영에서는 선예한 화질을 위해 편면유제 도포필름을 사용하고 반대편에는 할레이션방지층으로 하고 증감지도 편면증감지를 사용하여 교차효과에 의한 불선예도를 감소시킨다. 유방검진(screening mammography)에는 적어도 비감도(relative speed) 200~300의 S/F 시스템이 적합하다.

카세트는 18×24 cm과 24×30 cm를 사용하며 필름 카세트의 전면은 엑스선 감약율이 낮은 저원자번호의 재질인 것을 선택한다. 또한 카세트의 뒷면에는 자동노출 제어장치가 있는 phototimer가 장착된 경우가 많아 뒷면도 엑스선 투과력이 높은 재질이 필요하다. 특히 고선예도가 요구되는 유방촬영에서 S/F 일체형 카세트를 사용하게 되는데 스크레치나 이물질, 손상 등을 주의 하여야 한다.

8

6) DR 시스템

아날로그의 S/F 시스템 방식에서 현재 대부분의 의료기관에서 디지털방식의 CR·DR시스템에 의해은 컴퓨터지원진단, 영상데이터를 PACS로 보내는 것이 가능하고 다양한 영상처리방식에 의해 변화시킴으로써 진단적가치를 향상시킬 수 있는 영상을 제작할 수 있게 되었다.

또한 현상기나 카세트 등이 필요하지 않아 이로 인한 영상의 질 저하가 적고 공간배치가 용이하며 업무량이 감소된 것을 장점이라 할 수 있다.

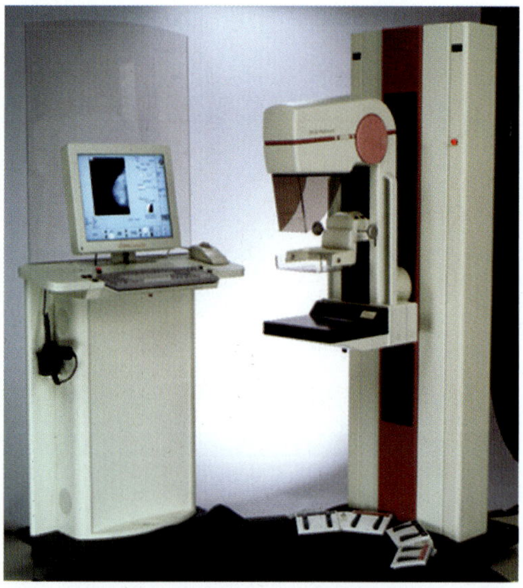

그림 8-8 DR시스템 유방촬영장치

7) 격자 (grid)

최근 고감도 S/F 시스템과 고성능 DR장비들의 도입으로 선량의 감소효과를 얻었다. 따라서 해상력의 향상을 위해 유방촬영에 금기였던 grid사용이 현실화되고 있는 추세이다. Non grid technique과 기술적 요소를 같게 하여 격자를 사용하게 되면 해상력은 크게 향상되지만, 그만큼 선량도 증가한다.

유방촬영에서의 화질은 선예도, 대조도(피사체대조도, 사진대조도) 등에 좌우되는데 이 중 피사체 대조도는 유방에서의 흡수차이(두께, 밀도, 원자번호)와 선질(초점물질, 관전압, 총여과) 그리고 산란선(collimation, 압박, 공기층, 격자) 등에 좌우된다.

유방촬영에서의 산란선은 특히 두껍고 밀도가 높은 유방에 대하여 피사체 대조도를 크게 감소시킬 수 있다. 격자를 이용하면 산란선을 제거할 수 있기 때문에 사진 대조도는 크게 향상된다.

S/F 방식의 경우 사진 대조도는 필름종류, 현상조건, fog level 등에 영향을 받는다. 영상의 선예도는 운동학적, 기하학적 또는 영상기록계(감광재료, 검출기)의 성능 등에 의하여 영향을 받는데 운동학적 불선예도는 짧은 조사시간과 적합한 압박으로 그 효과를 감소시킬 수 있고 기하학적 불선예도는 초점과 피사체 및 피사체 영상기록계 거리, 초점의 크기 등에 영향을 받는데 작은 초점을 사용하면서 피사체와 영상기록계간의 거리를 작게 하고 초점과 피사체간 거리를 크게 하면 기하학적 불선예도를 감소시킬 수 있다.

또한 감광재료학적 불선예도는 필름과 증감지의 특성에 의한 것으로 유방촬영에 사용되는 필름과 증감지는 감도와 선예도가 충분하게 보완된 재질이 사용되고 있다.

8) Collimator

유방촬영에서 사각 collimation은 필름의 모양과 일치되어야 한다. 또한 collimation은 유방의 모양에 따른 것 보다는 필름의 가장자리를 따라서 하는 것이 더 좋은데 그 이유는 판독시 film 관찰대의 불빛을 가릴 수 있어 판독에 효과적이기 때문이다. 엑스선 조사면은 가슴쪽을 제외하고는 영상 수용부보다 작아야 하며 가슴쪽에서도 초점-영상기록계간 거리의 ±2% 이하여야 한다.

9) 필름현상기

적절한 screen-film과 노광조건, 촬영자세를 선택해도 적합하지 못한 현상처리를 하면 고품질의 영상을 낼 수 없다. 특히 최상의 대조도, 선예도 및 필름의 감도유지를 위해서는 현상처리시간, 현상처리온도, 보충률을 적절하게 처리할 필요가 있다. 또 편면 유제필름은 현상기 롤러의 오염, 표면, 피로 및 처리액의 성능저하로 일반촬영용 필름보다 많은 artifact의 원인이 되므로 철저한 관리가 요구된다.

10) Tomosynthesis (TOMO)

일반적으로 이용되고 있는 conventional mammography는 2D영상 장치이고 breast tomosynthesis 는 3D 방법을 이용하는 장치이다.

TOMO는 유방이 압박 되어진 상태로 X선원 조사 방향의 변화에 의해 다양한 각도의 영상을 획득하여 데이터를 재구성하기 때문에 움직이는 영상을 보는 듯 유방두께에 따른 병소의 정보를 정확히 획득할 수 있는 장점을 가지고 있다.

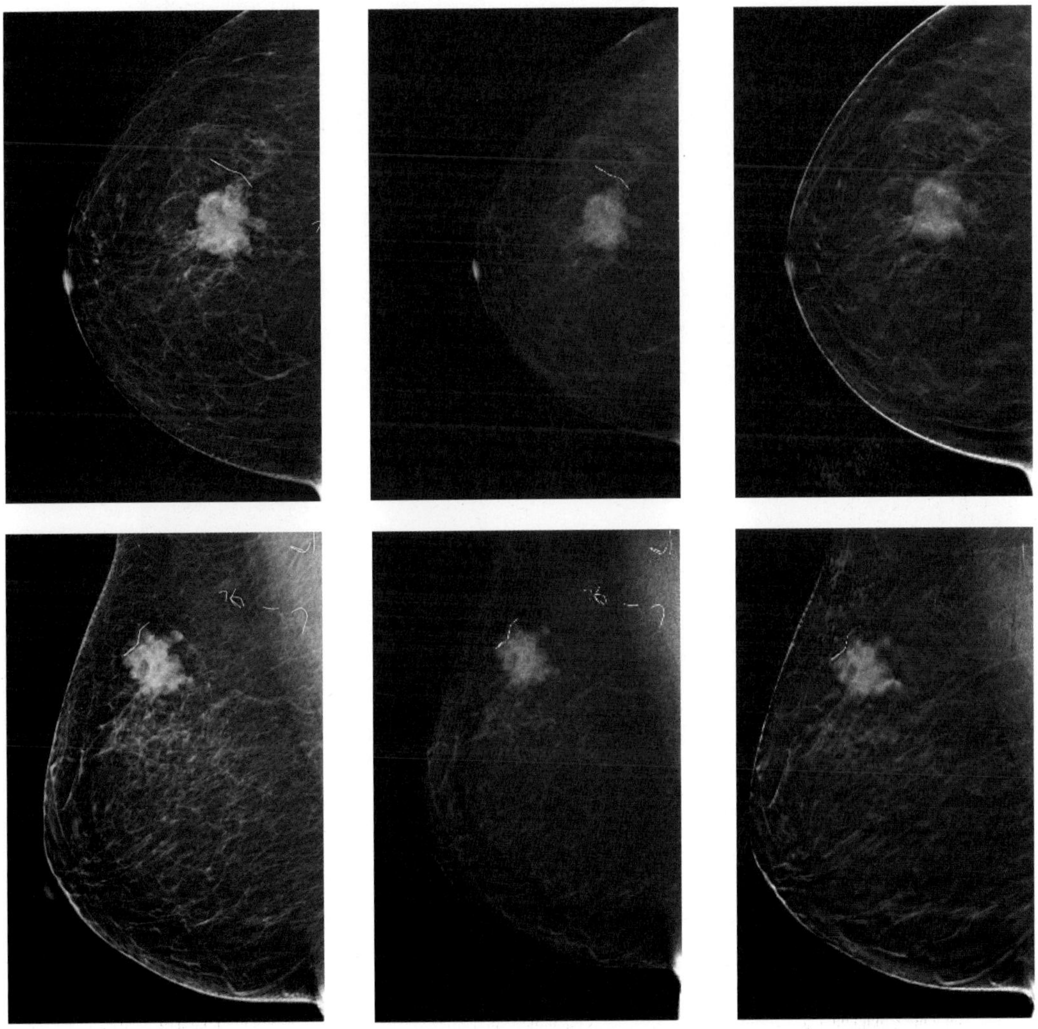

2D 3D Recon

그림 8-9 유방 tomosynthesis 영상

11) contrast-enhanced digital breast tomosynthesis (CE-DBT)

유방암은 혈관의 생성과 증식 및 전이를 동반할 수 있다. 여기에 조영제를 사용하게 되면 정상 조직이나 양성질환과 유방암의 경우 매우 다른 흡수양상을 볼 수 있다. 유방 조영제를 사용하여 temporal과 dual-energy subtraction 방법을 이용하는 contrast-enhanced digital breast tomosynthesis(CE-DBT)는 high spatial resolution하여 유방 형태 묘사에 우수하고 조영증강 정보를 얻는 유방 MRI보다 검사비용이 싸고 시간이 짧아 유용한 검사방법으로 보다 널리 이용될 것이다.

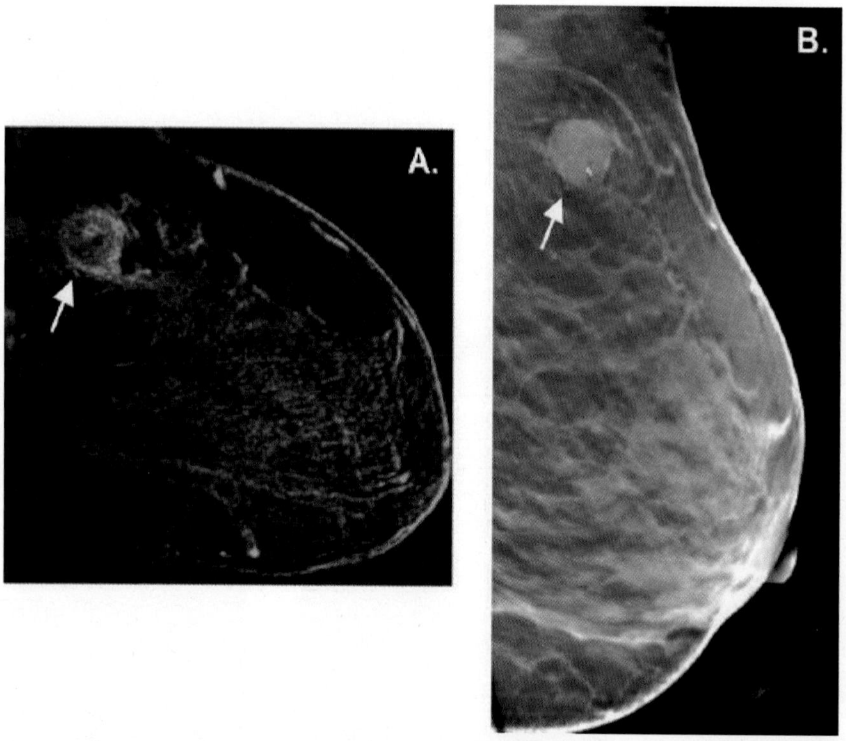

그림 8-10 contrast-enhanced digital breast tomosyntheis image

by Editorial Manager(tm) for The British Journal of Radiology Manuscript Draft

4. 촬영법

유방질환의 조기진단과 치료에 관심이 고조되고 있는 요즘 유방촬영은 검사가 간단하고 비용이 저렴하며 다양한 유방질환 중 석회화 병변을 진단하는데 가장 효과적인 방법으로 알려지면서 유방촬영의 화질관리 및 촬영기술의 개발 등이 현실적인 과제로 인식되고 있다. 지금까지 우리나라는 유방촬영에 대한 검사기준이 없었지만 진단용방사선발생장치의 안전관리와 특수의료장비 정도관리 규칙에 의해 유방촬영장치에 대한 규제가 강화되고 있다.

또한 유방촬영의 궁극적 목표는 최소한의 위험으로 최상의 화질을 얻어 유방암을 조기에 발견하는 것이다. 진단적 가치를 증가시키기 위해서는 최적의 유방촬영장치, 영상기록계의 사용, 판독환경과 정확한 촬영자세 및 압박 등의 기술적인 면까지도 중요한 영향을 받기 때문에 항상 적절한 화질을 유지하기 위해 유방촬영기술 및 장치관리가 필요하다.

유방촬영사진에는 환자에 관한 정보, 촬영술의 종류, 검사부위와 자세에 관한 여러 종류의 정보, 그리고 촬영자를 표시하여 유방영상을 판독할 때에 정보를 제공하여야 한다. 유방영상은 신체의 다른 부위와 달리 원추형이므로 부위의 좌, 우, 상, 하를 구분하기 어렵고 복잡하다. 또한 이를 표시하는 방법도 방사선사, 의사 또는 지방, 국가에 따라 달라서 판독할 때에 어려움이 많아 이를 표준화할 필요가 있다. 이러한 표시는 미국의 유방화질표준화규정(mammography quality standard act, MQSA)의 가장 최근 규정에 의한 것이며 ① 반드시 필요한 표시 ② 강력히 추천하는 사항 ③ 추천사항 등 세 그룹으로 나눌 수 있다.

① 반드시 필요한 표시

모든 의료기관은 반드시 환자 이름, 환자의 병원 등록번호, 나이, 좌/우 표시, 촬영법 표시, 검사일자 및 의료기관명을 반드시 표시하여야 한다.

② 강력히 추천하는 사항

환자의 정보가 잘 전달 되기 위해 표시한다.

③ 추천사항

엑스선량, 압박력, 유방두께가 표시되어야 한다.

유방촬영법은 기본촬영법과 추가촬영법으로 나눈다.

① 기본촬영(standard view)으로는 상하방향촬영(craniocaudal projection, CC)과 내외사방향촬영(mediolateral oblique projection, MLO)법이 있다.

② 추가촬영(additional view)으로는 내외측방향촬영(mediolateral projection), 유곡촬영(valley, cleavage double breast projection), 비틀림촬영(roll projection), 접선방향촬영(tangential projection), 보강첨가물분리촬영(implant displacement projection), 부분압박촬영(spot compression projection), 확대촬영(magnification projection), 겨드랑촬영(axillary tail projection), 하상방향촬영(caudocranial projection) 등 다양한 촬영법들이 있다.

1) 상하방향 촬영 (craniocaudal projection, CC)

촬영목적 : 섬유샘종(섬유선종 fibroadenoma), 낭포(bulla), 유방병증(유선병증 mastopathy), 엽상종양(phyllodes tumor) 등의 양성질환과 유방암(breast cancer) 등의 악성질환의 유무를 관찰한다.

촬영자세 : 환자는 유방촬영장치와 마주 본 선자세로 한다. 유방의 젖꼭지(유두)가 카세트의 중앙에 위치하도록 바른자세를 취한다. 유방을 전체적으로 카세트에 밀착시킨다. 이때 얼굴면(안면)을 검사반대측으로 향하게 하고 검사측의 상지는 몸통축(체축)을 따라 내린다. 가슴벽은 촬영대의 외연에 밀착시킨다. 촬영 시 호흡은 자연상태이거나 정지하기도 한다. 젖꼭지가 정확하게 측면을 향하고 또 안쪽 부분의 젖샘이 명확하게 촬영되어야 한다. 상하방향촬영은 유방의 안쪽부, 가슴(흉부)에 근접한 안쪽의 가슴벽을 따라 심부의 유방조직 묘사에 월등하다. 압박은 유방의 안쪽끝이 늘어지지 않도록 피부표면 전체를 긴장상태로 하는 것이 바람직하지만 압박촬영은 유방상부 후방부분이 촬영되기 어려운 결점이 있다.

촬영 point : 유방의 내측조직이 포함되어야 한다. 큰가슴근(대흉근)이 포함되어야 한다. 젖꼭지의 측면상이 나타났는지 확인한다.

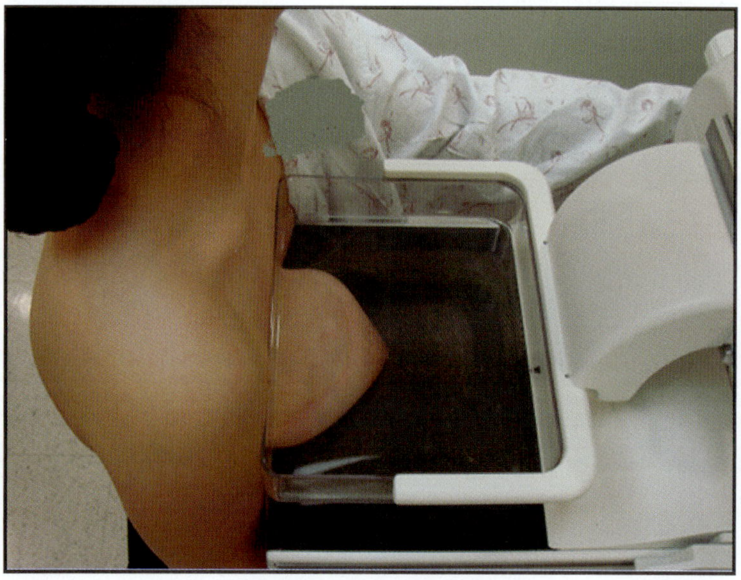

그림 8-11 상하방향촬영

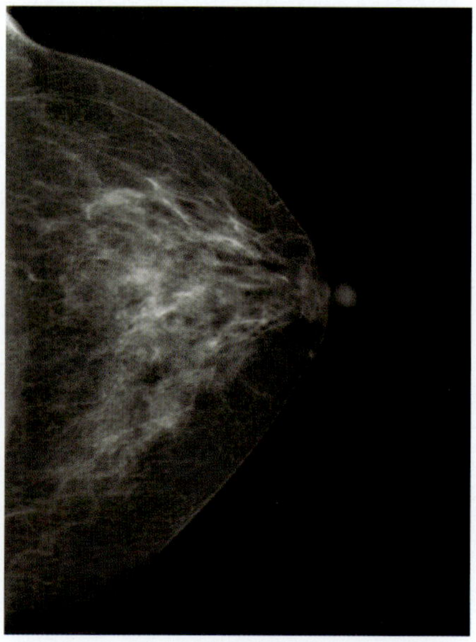

그림 8-12 상하방향 엑스선영상

2) 내외사방향 촬영 (mediolateral oblique projection, MLO)

촬영목적 : 섬유샘종(섬유선종 fibroadenoma), 낭포(bulla), 유방병증(유선병증 mastopathy), 엽상종양(phyllodes tumor) 등의 양성질환과 유방암(breast cancer) 등의 악성질환의 유무를 관찰한다.

촬영자세 : 환자는 유방촬영장치와 마주 보는 선자세로 한다. 환자의 젖꼭지(유두)는 촬영대와 평행이 되도록 하고 겨드랑(액와)에 촬영대 상연을 넣고 유방전체를 앞쪽으로 끌어내 겨드랑(액와), 가슴근(흉근), 젖샘아래 조직도 촬영할 수 있도록 하고 압박한다.

젖꼭지가 정확히 측방향을 향해 있고 젖샘뒤간격과 유방하단이 촬영되어야 하며, 큰가슴근 아래끝이 젖꼭지 레벨까지 이어져 있어야 한다. 엑스선관 각도는 환자의 가슴근과 평행으로 하기 위해 C-arm 각도는 수평면에 대해 40°~60°의 범위에서 유방의 주변 근육 형태에 따라 각도를 적용한다.

본 촬영법은 유방암의 호발부위인 상부외측영역 묘사에 우수하지만 내측후방하부가 나타나지 않는 결점이 있다.

촬영 point : 큰가슴근(대흉근)이 유두선(nipple line) 밑에까지 포함되었는지 확인한다. 유방밑주름이 펼쳐져서 사진에 포함되었는지 확인한다. 유방이 쳐지지 않고 앞으로 충분히 당겨졌는지 확인한다.

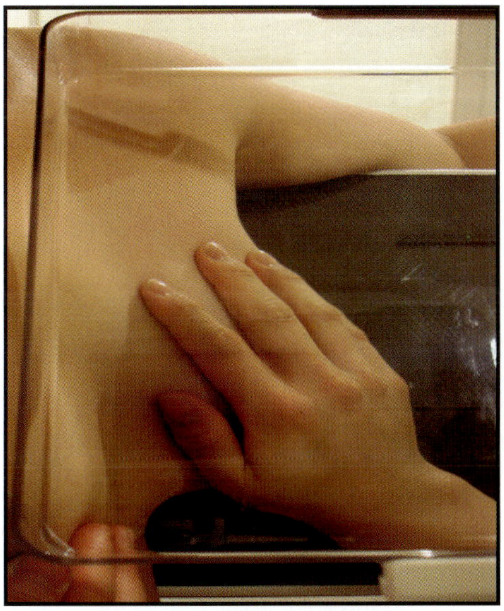

그림 8-13 내외사방향촬영

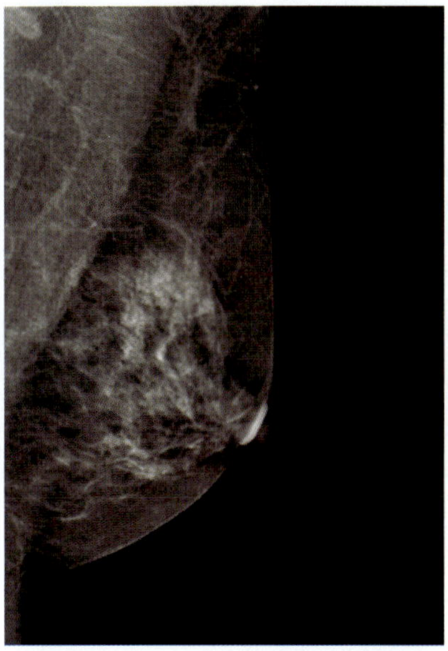

그림 8-14 내외사방향 엑스선영상

8

3) 내외측방향 촬영 (mediolateral projection)

촬영목적 : 섬유샘종(섬유선종 fibroadenoma), 낭포(bulla), 유방병증(유선병증 mastopathy), 엽상종양(phyllodes tumor) 등의 양성질환과 유방암(breast cancer) 등의 악성질환의 유무를 관찰한다. 특히 미세 석회화의 유무를 확인한다.

촬영방법 : 환자는 유방촬영 장치와 마주 본 선자세로 하고 검사쪽의 상지를 촬영대의 상연에 놓고 유방의 외측부를 카세트면에 밀착시킨다. 유방을 들어올려 가슴에서 떨어뜨려 압박한다. 유방은 카세트면 중앙에 위치하고 젖꼭지도 측면에서 보아 중앙에 위치시킨다. 검사 반대측의 유방은 외측으로 끌어내고 압박한다.

젖꼭지가 정확하게 측면을 향하고 젖샘후극이 촬영되어야 한다. 측방향 촬영은 본 촬영법 외에 외내측방향촬영(lateromedial projection)이 있지만 일반적으로는 내외측방향을 사용한다. 그러나 유방내측 병변의 경우와 작은 유방의 경우는 외내측방향 촬영 쪽이 유효한 경우도 있다. 측방향 촬영은 천자생검 전에 유방 병소의 깊이를 확인하는데 도움이 되지만 후방 외측 부분이 나타나지 않는 결점도 있다.

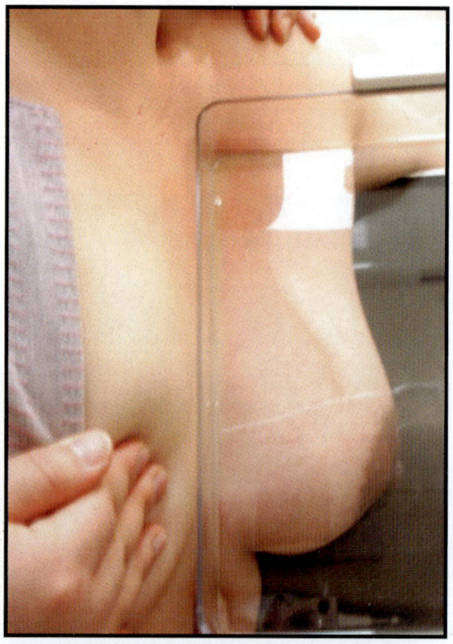

그림 8-15. 내외측방향 촬영

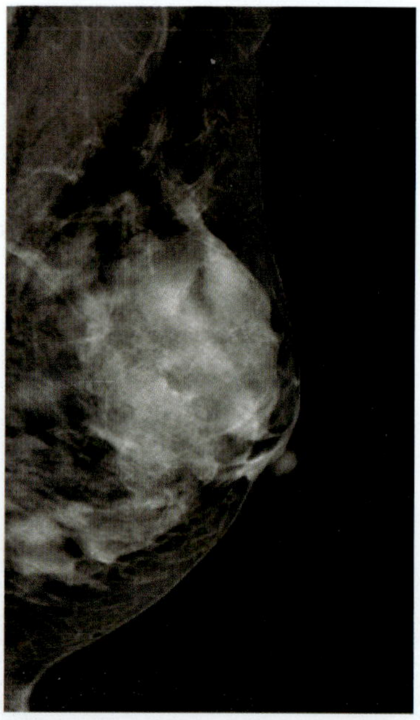

그림 8-16. 내외측방향 엑스선영상

4) 유곡 촬영 (valley, cleavage, double breast projection)

촬영목적 : 양쪽 유방의 안쪽을 모두 관찰할 수 있어 병소부가 유방안쪽으로 의심될 때, 그리고 사방향촬영에서만 보일 때 적용된다.

촬영자세 : 환자는 검사 장비쪽을 향하게 한다. 손끝을 유방아래 주름으로 뻗쳐 유방 안쪽 조직이 가슴벽에 대하여 90°가 되도록 들어 올린다. 유방아래 주름에 카세트 홀더 끝부분이 오도록 카세트 홀더의 높이를 조절한다. 카세트 홀더에 양측 유방의 안쪽이 포함되도록 함께 들어 올려 놓는다.

방사선사는 환자의 뒤편에 서서 자세를 조절하는 것이 좋다. 관심쪽 유방 반대편으로 환자의 머리를 돌리게 하고 양 손으로 장비의 손잡이를 잡아 자신의 몸을 카세트 홀더에 기대게 한다. 서서히 압박을 하면서 손을 빼고 촬영한 후에는 즉시 압박을 푼다. 필름방식에선 자동노출이 어려울 경우 수동조건으로 촬영하기도 한다.

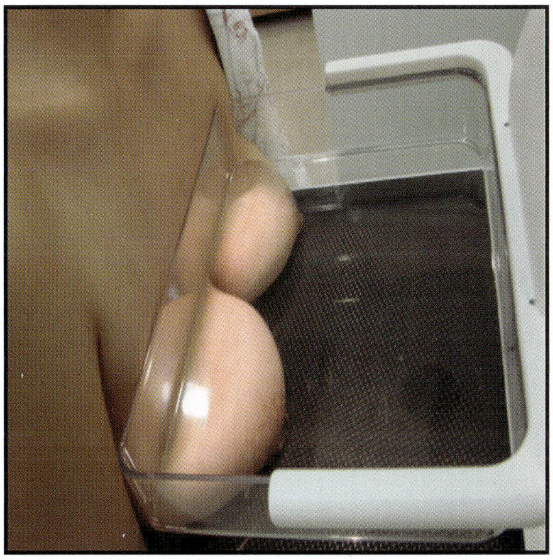

그림 8-17. **유곡 촬영**

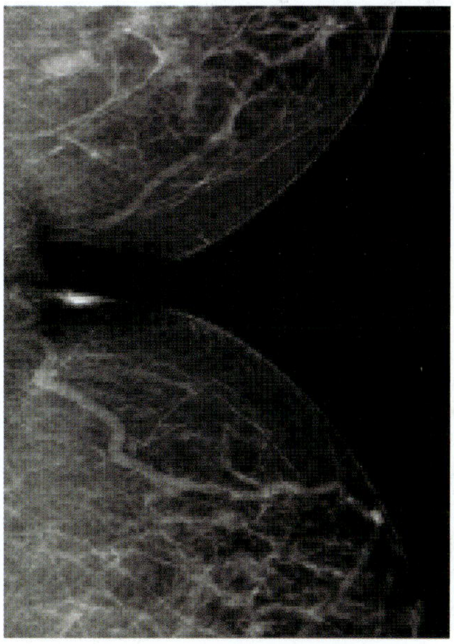

그림 8-18. **유곡 엑스선영상**

8

5) 비틀림 촬영 (roll projection)

촬영목적 : 정상적인 유방 구조물의 겹침을 방지하거나 삼각모양의 유방영상을 원할 때의 검사법이다.

촬영자세 : 상하방향촬영에서 상하 병소 겹침이 예상되면 이 촬영술을 적용할 수 있다. 방사선사는 손으로 유방을 지지하면서 다른 손으로 압박판을 내린다. 압박판이 유방을 지지하는 손에 닿기 시작하면 유방을 비틀면서 서서히 손을 뺀다. 비트는 방향은 목적에 따라 설정하되 방향 표식을 해야 한다. 촬영 후 바로 압박을 푼다.

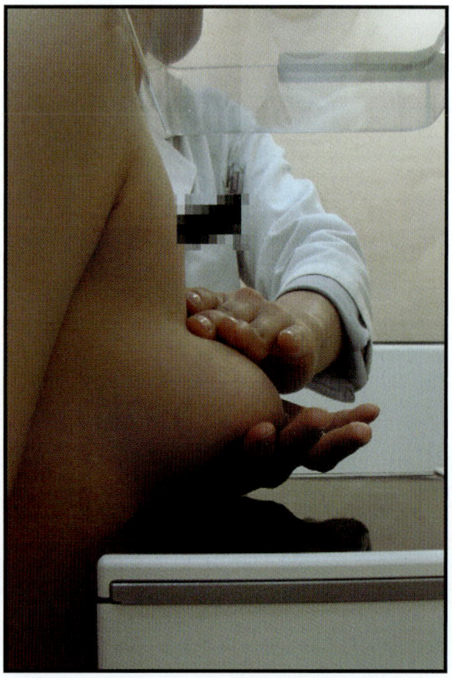

그림 8-19 비틀림 촬영

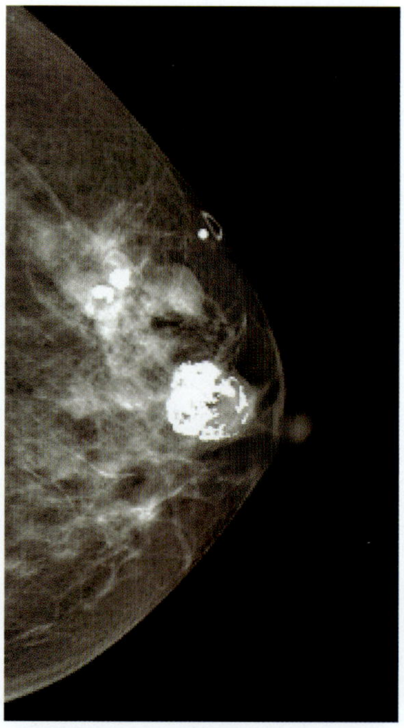

그림 8-20 비틀림 엑스선영상

6) 접선방향 촬영 (tangential projection)

촬영목적 : 촉진되는 병소가 젖샘조직 주위에 있어 불명확할 때, 또는 석회화 병변이 피부에 존재하는지의 여부를 확인하기 위함이다.

촬영자세 : 사진상에 묘사될 수 있는 비투과성의 작은 납이나 쇠구슬(marker)을 만져지는 병소부위에 붙인다. C-arm과 환자를 적절히 돌려서 엑스선이 병소부위의 피부와 맞닿게 촬영되도록 한다. 콜리메이터 빛에 의해 쇠구슬의 음영이 카세트 지지대면에 투영되도록 한다. 병소가 피하지방에 위치했을 때 보통은 비정상적인 것으로 인정한다.

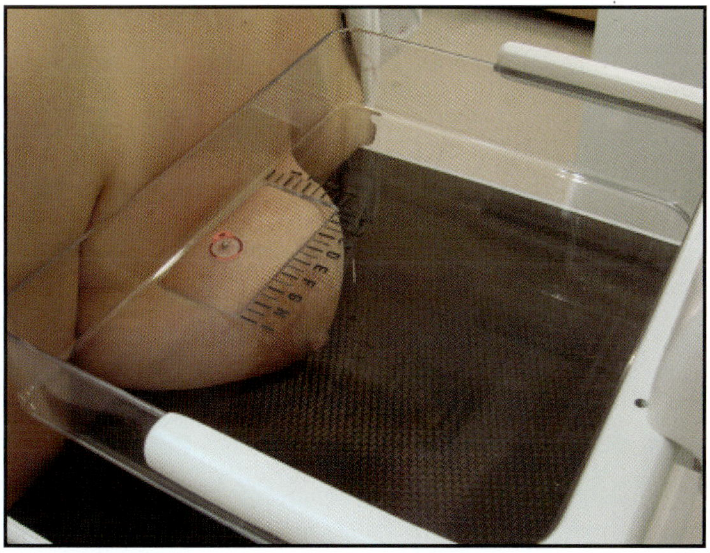

그림 8-21 접선촬영

7) 보강첨가물 분리 촬영 (Implant displacement projection)

촬영목적 : 보강첨가물과 분리시켜 더 강한 압박으로 더 많은 조직을 보기 위함이다.

촬영자세 : 유방조직의 상하를 동시에 잡고 첨가물을 뒤로 밀면서 유방조직을 앞으로 당긴다. 손과 압박판으로 첨가물을 뒤로 밀면서 압박을 한다. 기본촬영법을 수동노출조건으로 하여 보강첨가물를 포함하여 촬영하고 압박정도도 보강첨가물이 터지지 않고 견딜 정도로만 한다.

기본촬영과 더불어 보강첨가물을 분리시켜 촬영하는데, 환자의 유방이 단단하여 첨가물이 잘 분리되지 않을 경우 90° 측방향 촬영법을 기본적으로 추가하여 촬영한다.

기본촬영법과 보강첨가물을 분리한 상태에서의 기본촬영법으로 R-CC ID, L-CC ID, R-MLO ID, L-MLO ID를 촬영한다. DR 시스템유방촬영의 경우는 보형물의 상태나 유방실제 조직의 관찰이 용이하므로 보형물을 밀고 좌우 4장만 촬영하기도 한다.

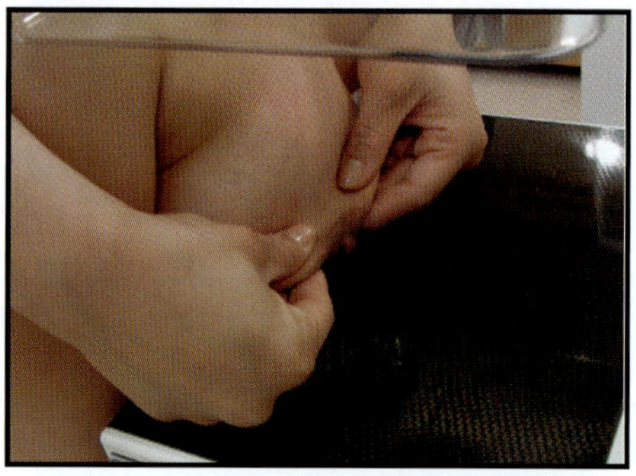

그림 8-22 보강첨가물 분리 촬영

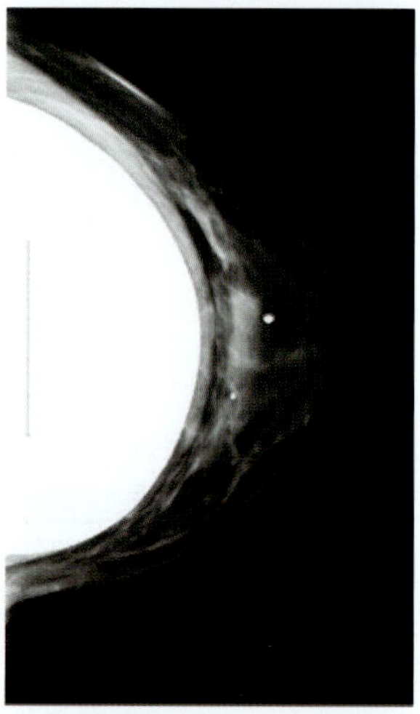

그림 8-23 보강첨가물이 포함된 엑스선영상

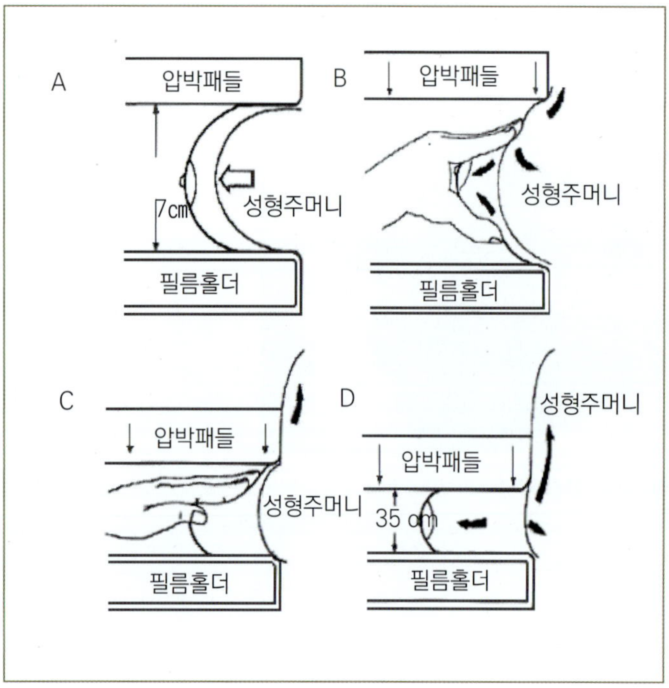

그림 8-24 보강첨가물 분리 자세

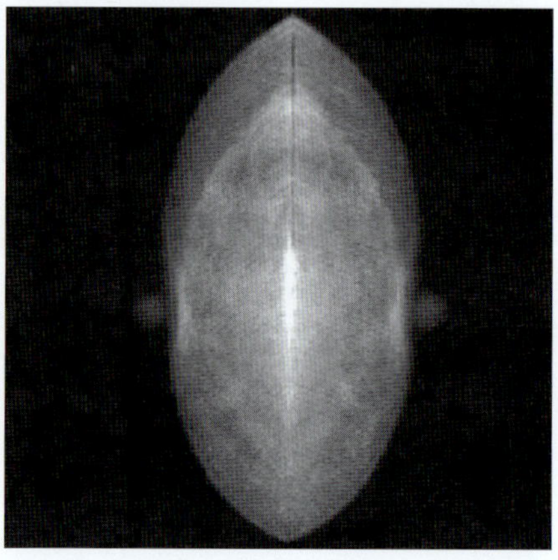

그림 8-25 보강첨가물이 분리된 엑스선 영상

8) 부분압박 촬영 (spot compression projection)

촬영목적 : 부분압박 촬영은 촉진이나 유방촬영에서 이상 소견이 의심되는 부위, 즉 관심영역에 대해서 소형의 압박판을 사용하여 부분적으로 압박을 하는 촬영법이다. 압박법은 이상 부위 주위 조직과의 중복이 작아서 종괴 가장자리의 상태가 잘 나타난다.

촬영자세 : 압박판을 부분 압박용으로 바꾼다. 부분압박 촬영할 부위를 젖꼭지(유두)로부터 거리로 재서 유방 위에 표시한다. 촬영부분의 표시가 끝나면 기본 촬영법과 동일하게 한다.

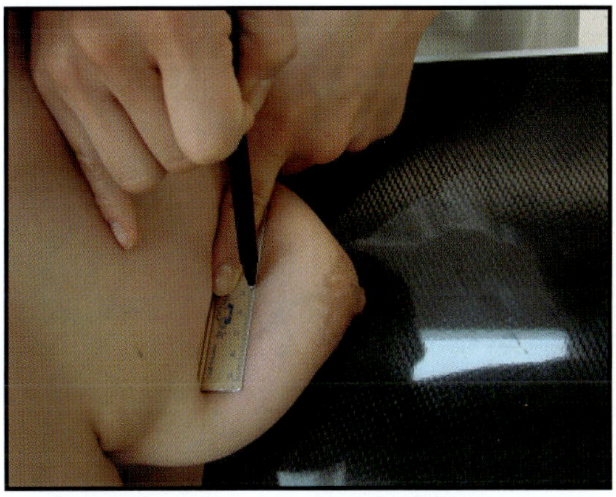

그림 8-26 **부분압박 촬영**

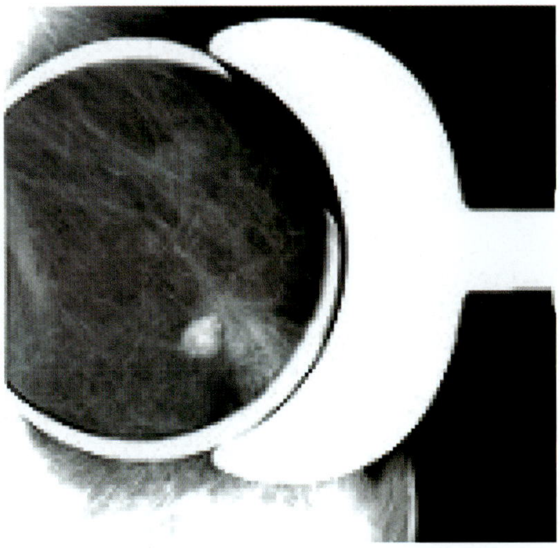

그림 8-27 **부분압박 엑스선영상**

9) 확대 촬영 (magnification projection)

촬영목적 : 일반적인 촬영상에서 잘 보이지 않는 부위를 확대하여 촬영함으로써 병변의 유무를 확진하고 미세석회화 소견들과 혈관, 지방괴사, 혹은 분비성 석회화 여부를 감별하기 위한 검사법이다. 또한 조직생검의 필요 여부나 작은 유방을 촬영할 때도 적용된다.

촬영자세 : 조사선량이 많으므로 산란선을 감소시키기 위하여 조사면을 최소화하여 시행하며 의심되는 영역만 촬영한다. Spot compression paddle과 확대촬영용 장치를 설치하고 확대할 부분을 확인한 후 자세를 선택한다. 기하학적 불선예도를 감소시키기 위하여 0.1 mm 이하의 소초점을 사용하며 확대율은 약 1.5배로 한다. 노광시간이 길어지는데 그 이유는 공기층과 미소초점을 사용하기 때문이다.

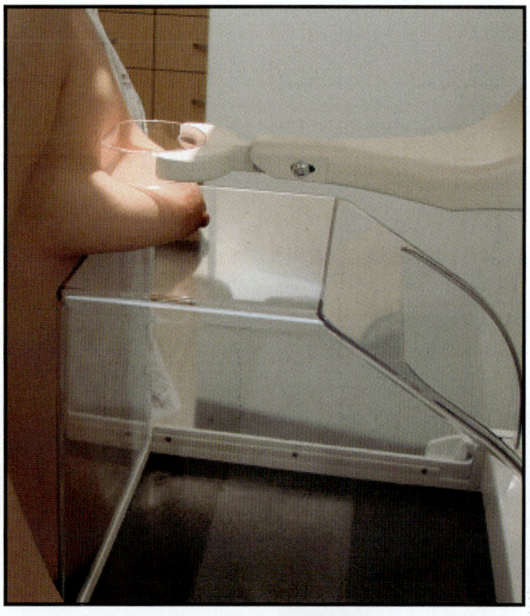

그림 8-28 확대 촬영

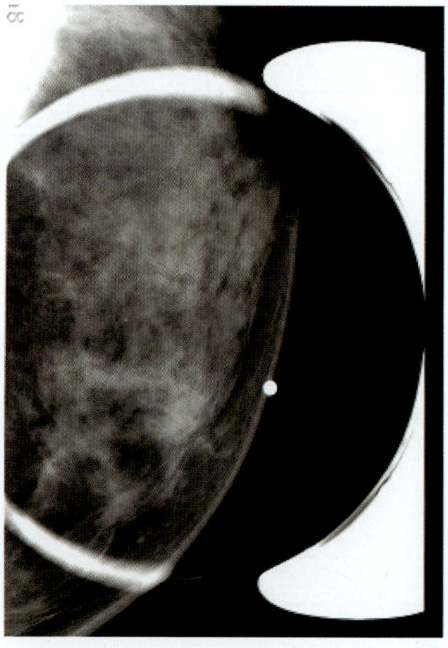

그림 8-29 확대 엑스선영상

10) 겨드랑 촬영 (axillary tail projection)

촬영목적 : 겨드랑림프절과 가슴 양쪽의 연부조직을 묘출하기 위해 촬영한다.

촬영자세 : 엑스선관을 회전시켜 어깨뼈(견갑골) 외측 약 1/3 가량이 필름면에 들어오게 하고 촬영한다. 가슴에 맞는 적당한 압박판을 사용하여 촬영하며 촬영조건은 가슴의 연부조직을 투과시키기 위해 관전압을 높게 선택한다.

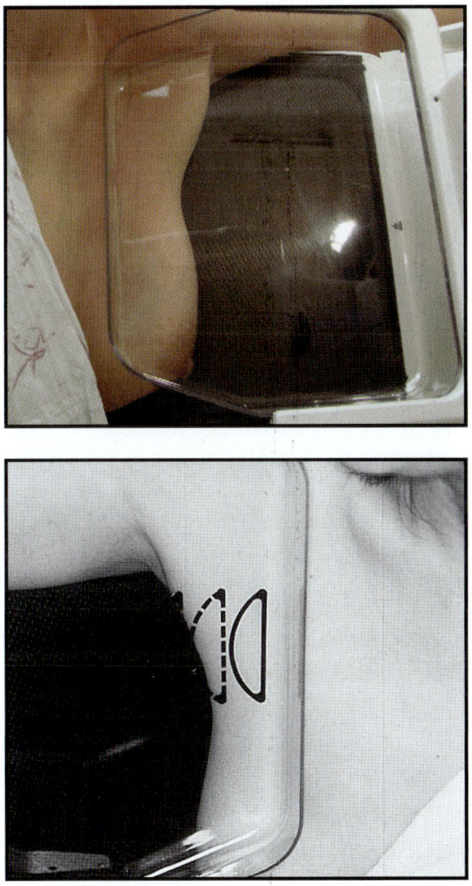

그림 8-30 겨드랑 촬영자세

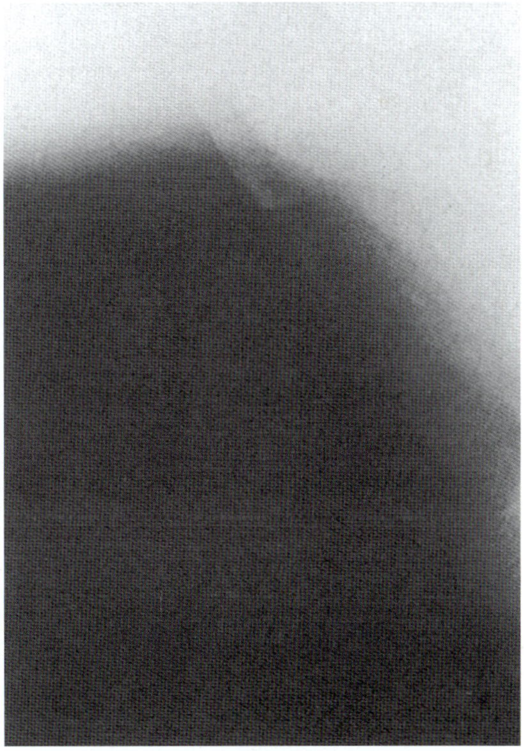

그림 8-31 겨드랑촬영 엑스선영상

5. 중재적 시술

1) 위치잡이 촬영 (localization projection)

유방촬영상 미세석회화나 비촉지성 병소에 대한 위치표시방법이다.

갈고리 모양의 hook wire를 이용하여 위치를 표시한 후 외과에서 최소 조직을 절제하는 중재적 시술 방법이다. 유방 변형을 줄여 환자에게 심적 부담을 줄여줄 수 있는 방법으로 최근 유방암을 초기에 발견하는 경우가 많아 자주 시행되는 검사 중 하나이다.

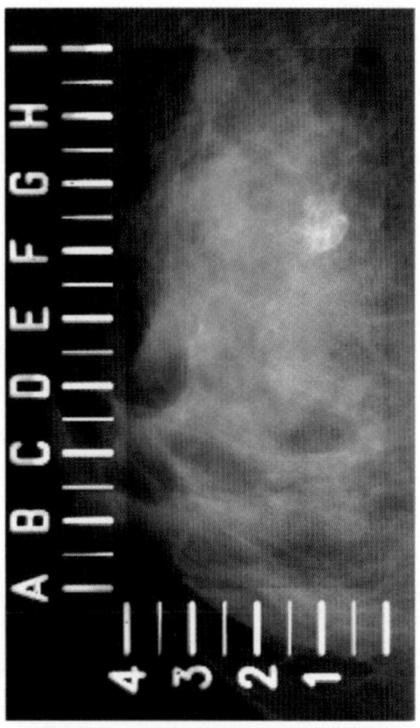

a. fenestrated 안에 병소를 위치시킨다. (병소가 2군데인 경우)

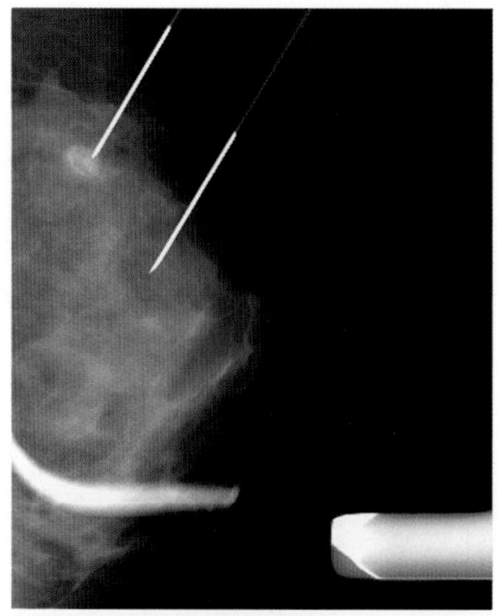

b. 가이드와이어와 함께 후크와이어를 넣는다.

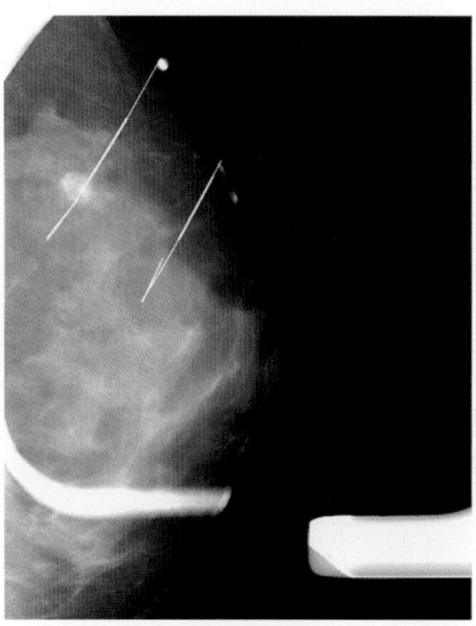

c. 병소안에 후크와이어로 고정하고 가이드와이어만 뺀다

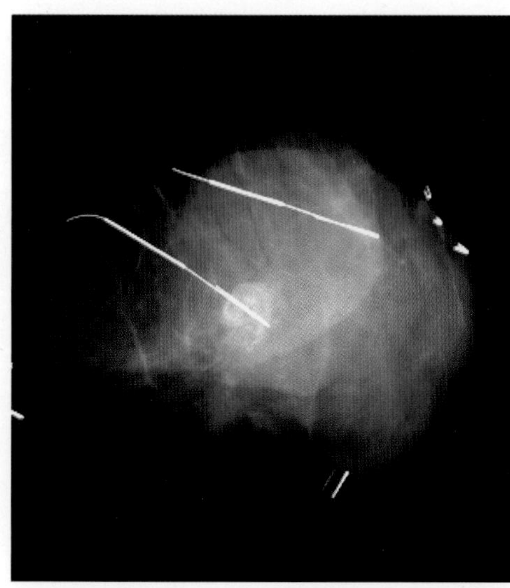

d. 조직을 떼어 석회질이 포함되었는지 specimen 촬영을 한다.

그림 8-32 위치잡이 엑스선영상

2) 유관조영 촬영 (ductography, galactography)

젖꼭지(유두)에서 저절로 분비되는 분비물이 있는 환자의 경우 분비물이 나오는 관 안으로 수용성 조영제를 밀어 넣어 조영되는 영상의 흐름으로 유방의 질환을 알 수 있도록 하는 검사이다.

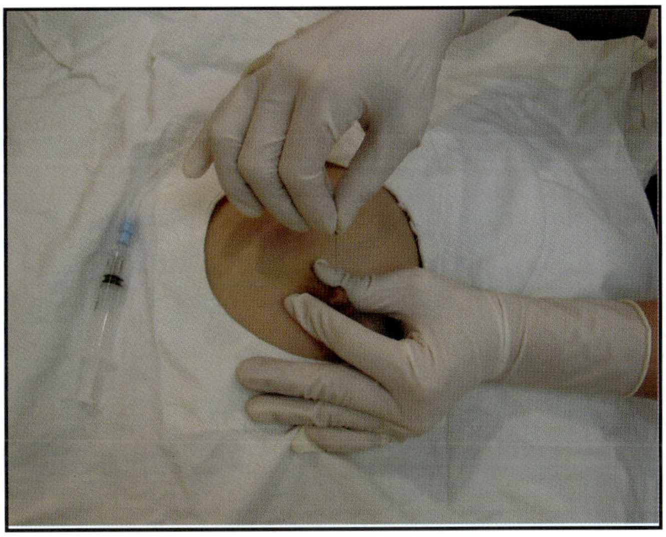

그림 8-33 유관조영 촬영

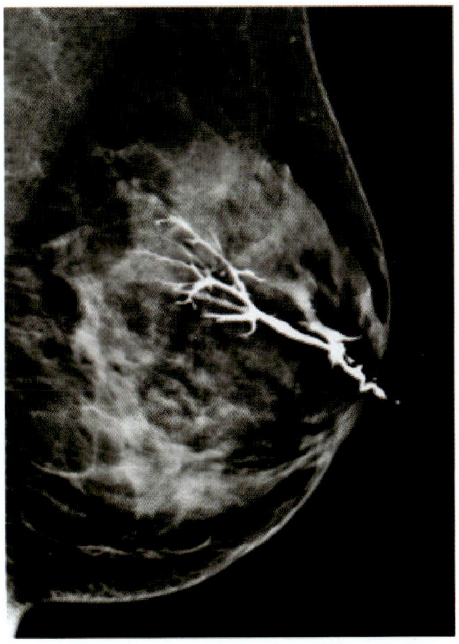

그림 8-34 유관조영 엑스선영상

3) 정위 유방절개 생검술(Stereotactic mammotomy biopsy)

과거 대부분의 비촉지 병소의 경우는 외과에서 넓은 유방 조직을 떼어 조직검사를 시행했지만 현재 스테레오탁틱 검사는 유방변형을 최소화 시킬 수 있다. 입체적으로 장치가 병소의 X, Y, Z 위치를 설정하여 오차가 적고 정확도가 높고 흉터가 3~5 mm 정도로 거의 남지 않으며 전신마취를 하지 않고 검사시간이 짧은 장점이 있어 유방촬영에서 잘 보이는 비촉지 병소나 미세 석회화의 조직검사에 localization 촬영과 함께 많이 이용되고 있다. 그러나 고가의 검사여서 환자의 부담이 크므로 비용의 적절화가 필요하다.

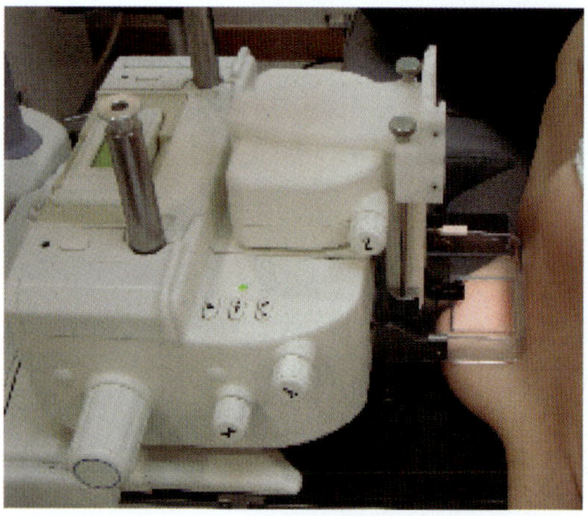

그림 8-35 정위 유방절개 생검술

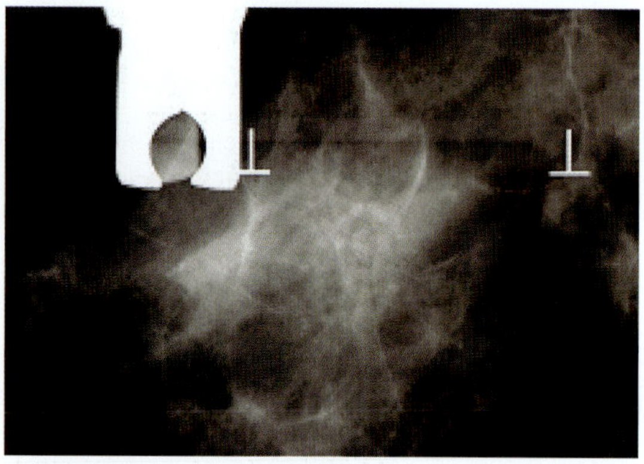

그림 8-36 정위 유방절개 생검영상(1)

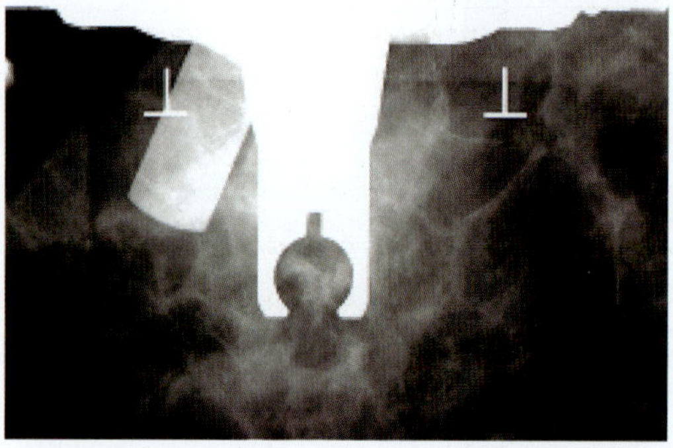

그림 8-37 정위 유방절개 생검영상(2)

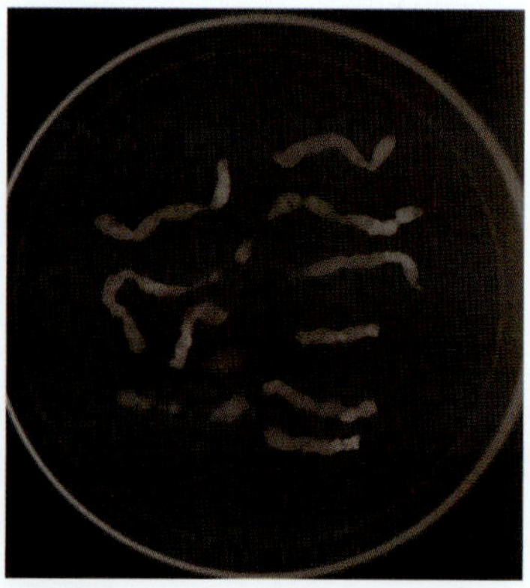

그림 8-38 정위 유방절개 생검영상(3)

6. 정도관리

유방촬영 장치는 CT, MRI 등과 함께 특수의료 장비로 구분되어 법적인 규제를 받고 있다. 매일, 매월, 3개월, 6개월, 1년 마다 선량이나 장치의 기능 등을 정도관리 하여야 한다. Film 촬영장치나 CR, DR 장치마다 혹은 회사마다, 기종마다 검사 항목이 조금 다르긴하지만 각각의 기준에 맞게 올바른 정도관리를 하여 영상의 화질을 최상으로 유지하는 것은 방사선사의 중요한 역할이다.

검사항목(DR/G사)

매일	레이저 프린터 관리	1년	시준 점검
	모니터 청소		해상도 점검
매주	판독실 환경		자동노출장치 점검과 재현성
	Flat field calibration		인공물 점검
매월	Visual check list		관전압 정확도와 재현성
	MTF measurement		선질(beam quality) 점검
3개월	판독용 모니터 관리		평균 유선선량 측정(3 mGy)
	임상영상 점검		방사선 출력률
	재촬영 분석		판독대와 방의 조도 측정
6개월	촬영용 모니터 점검		
	유방압박장치 점검(20~40 다운로드)		
	표준팬텀을 이용한 시험		

1) 표준팬텀을 이용한 시험 (DR)

엑스선장치에 의한 사진농도, 대조도, 균일성, 화질의 변화를 억제하고 최적 화질을 유지할 목적으로 평가한다. 유방조직 등가물질인 평균 4.2 cm 유방두께의 팬텀을 이용하여 검사하고 팬텀안에 모조병소를 넣어 fiber, speck groups, mass 등을 구분하여 촬영장치의 성능을 평가하게 하는 기준이 되게 된다. ACR 공인합격평가기준은 최저 4개의 fiber 3개의 speck groups, 3개의 mass 중 총 10개의 모의 피사체가 재현되어야 한다.

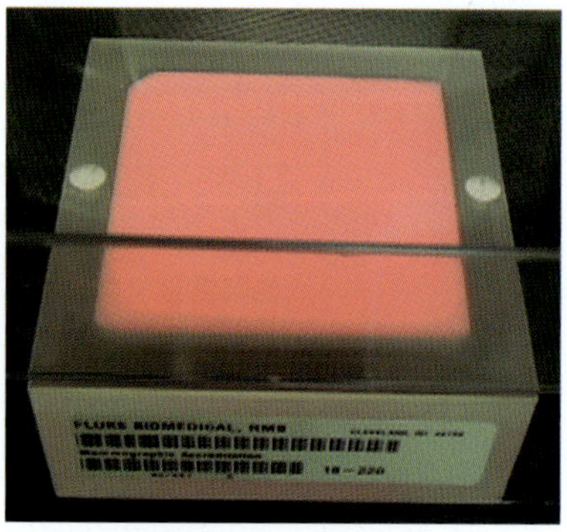

그림 8-39 표준팬텀

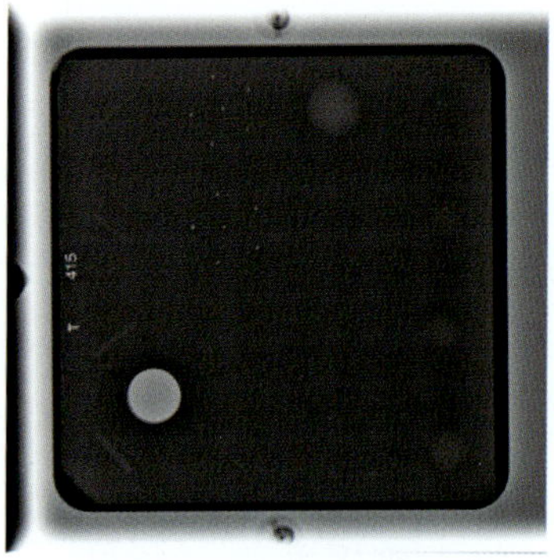

그림 8-40 팬텀 엑스선영상

2) 임상영상평가 (DR)

밀도가 낮은 유방(fatty breast)과 밀도가 높은 유방(dense breast) 사진 각각 1부씩을 다음의 영상평가표에 의해 평가하여 각각 60점 이상이 되어야한다.

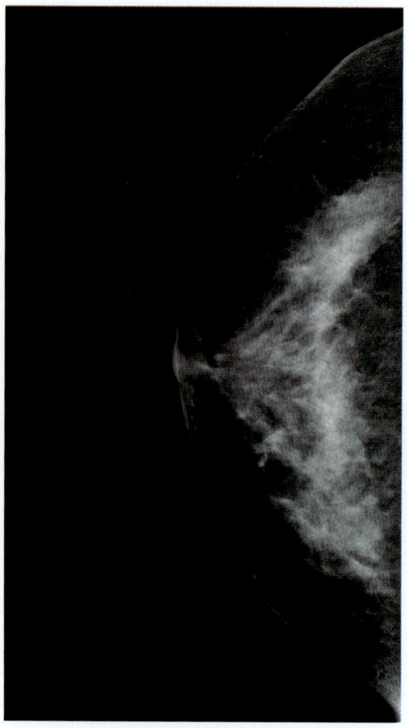

그림 8-41 임상영상평가(상하방향 엑스선영상)

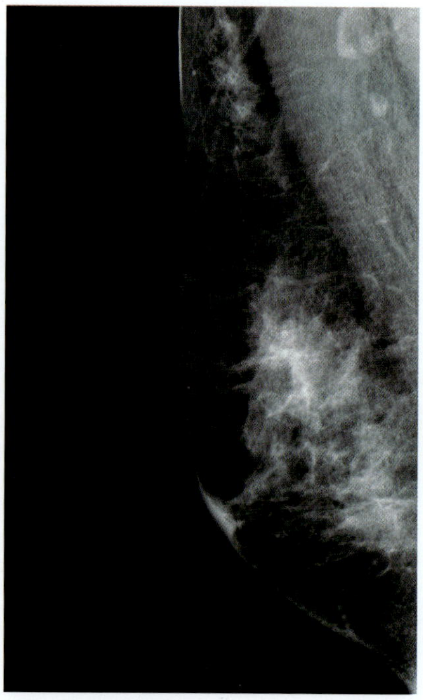

그림 8-42 임상영상평가(내외사방향 엑스선영상)

<table>
<tr><th colspan="6">임상영상평가표(CR, DR)</th></tr>
<tr><td colspan="6">밀도가 낮은 영상</td></tr>
<tr><td>환자번호</td><td>환자이름</td><td>촬영일시</td><td>평가일시</td><td>평가자이름(인)</td><td>전문의번호</td></tr>
<tr><td>항목</td><td colspan="3">평가내용</td><td>기준점수</td><td>점수</td></tr>
<tr><td rowspan="10">촬영표지</td><td colspan="3">이름</td><td>0/1</td><td></td></tr>
<tr><td colspan="3">성별</td><td>0/1</td><td></td></tr>
<tr><td colspan="3">나이</td><td>0/1</td><td></td></tr>
<tr><td colspan="3">병록번호</td><td>0/1</td><td></td></tr>
<tr><td colspan="3">날짜</td><td>0/1</td><td></td></tr>
<tr><td colspan="3">기관</td><td>0/1</td><td></td></tr>
<tr><td colspan="3">MLO/CC</td><td>0/1</td><td></td></tr>
<tr><td colspan="3">카세트 번호</td><td>0/1</td><td></td></tr>
<tr><td colspan="3">촬영자 이름</td><td>0/1</td><td></td></tr>
<tr><td colspan="3">감점</td><td>0/-4</td><td></td></tr>
<tr><td rowspan="8">자세잡기(MLO)</td><td colspan="3">큰가슴근이 보이나(없으면 감점)</td><td>0/3/5/-5</td><td></td></tr>
<tr><td colspan="3">큰가슴근의 하단</td><td>0/3/5</td><td></td></tr>
<tr><td colspan="3">sagging</td><td>0/3/5</td><td></td></tr>
<tr><td colspan="3">IMF</td><td>0/3/5</td><td></td></tr>
<tr><td colspan="3">다른 부분이 가리나</td><td>0/1/3</td><td></td></tr>
<tr><td colspan="3">피부주름</td><td>0/1/3</td><td></td></tr>
<tr><td colspan="3">젖꼭지 MLO</td><td>0/1/3</td><td></td></tr>
<tr><td colspan="3">유방조직이 잘린 경우</td><td>0/-5</td><td></td></tr>
<tr><td rowspan="6">자세잡기(CC)</td><td colspan="3">젖꼭지 CC</td><td>0/1/3</td><td></td></tr>
<tr><td colspan="3">젖꼭지후방선</td><td>0/3/5</td><td></td></tr>
<tr><td colspan="3">안쪽 유방</td><td>0/4</td><td></td></tr>
<tr><td colspan="3">후방 지방</td><td>0/3/5</td><td></td></tr>
<tr><td colspan="3">피부주름</td><td>0/1/3</td><td></td></tr>
<tr><td colspan="3">유방조직이 잘린 경우</td><td>0/-5</td><td></td></tr>
<tr><td rowspan="2">압박</td><td colspan="3">압박정도</td><td>0/2/4</td><td></td></tr>
<tr><td colspan="3">움직임</td><td>0/3/6</td><td></td></tr>
<tr><td rowspan="2">대조도와
노출정도</td><td colspan="3">대조도</td><td>0/3/6</td><td></td></tr>
<tr><td colspan="3">노출정도</td><td>0/3/6</td><td></td></tr>
<tr><td rowspan="8">잡영과 인공물</td><td colspan="3">점상</td><td>0/1/2</td><td></td></tr>
<tr><td colspan="3">긁힘</td><td>0/1/2</td><td></td></tr>
<tr><td colspan="3">bad pixel 인공물</td><td>0/1/2</td><td></td></tr>
<tr><td colspan="3">ghost 인공물</td><td>0/1/2</td><td></td></tr>
<tr><td colspan="3">laser printer 인공물</td><td>0/1/2</td><td></td></tr>
<tr><td colspan="3">그리드 인공물</td><td>0/1/2</td><td></td></tr>
<tr><td colspan="3">기타 인공물</td><td>0/1/2</td><td></td></tr>
<tr><td colspan="3">판독이 힘들 정도로 많다</td><td>0/-5</td><td></td></tr>
<tr><td rowspan="2">기타</td><td colspan="3">collimator</td><td>0/3</td><td></td></tr>
<tr><td colspan="3">필름크기</td><td>0/3</td><td></td></tr>
<tr><td colspan="4">총 점</td><td></td><td></td></tr>
</table>

병리학 예 1. 유방병 (mastopathy)

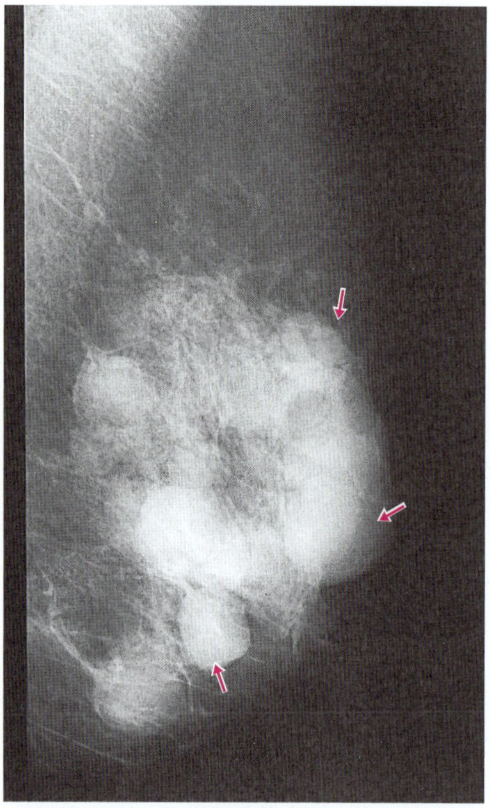

그림 8-43

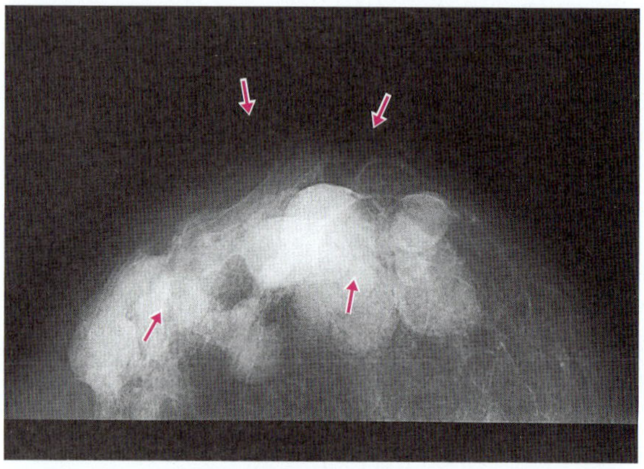

그림 8-44

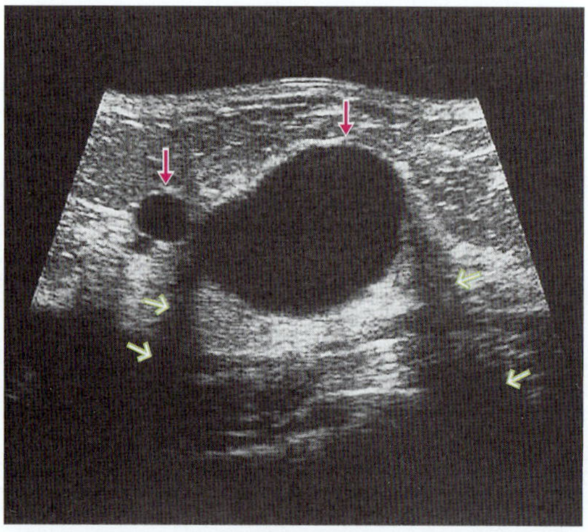

그림 8-45

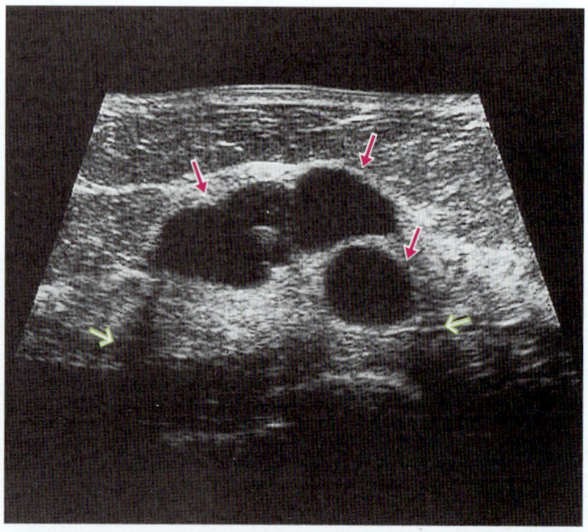

그림 8-46

그림 8-43 유방 엑스선영상 (유방 전체에 크고 작은, 많은 유원형 및 결절상 음영이 보인다[→]).
그림 8-44 유방 엑스선영상(머리-다리방향) (유방 전체에 크고 작은, 많은 유원형 및 결정상 음영이 보인다[→]).
그림 8-45 초음파영상 (횡단상),
그림 8-46 초음파영상 (종단상) (횡단상 및 종단상에서 크고 많은 낭포가[⇒] 나타나고 측방음영도 보인다[→]).

◆ 진단 및 경과 ◆

영상소견상 유방병(mastopathy)이라고 진단되어 경과 관찰.

◆ 촬영 및 진단방법 ◆

가슴 엑스선영상(CR), 유방 초음파영상 등

◆ 영상관찰 및 특징 ◆

유방병은 30세~50세에 발생하는 양성질환으로 폐경 전의 종양과 일치한 부위에 폐경 후에도 압통을 호소한다. 조직학적으로 증식성 변화, 퇴행성 변화로 이루어지고 젖샘(유선)내에 크고 작은 낭포를 만들고 이 낭포가 증대한 것이 특징적인 종류음영으로 나타난다.

초음파영상에서는 유선 내에 작은 반점 모양의 저에코가 산재하며 표범 무늬상을 나타낸다. 낭포는 원형, 타원형, 반월상의 정형화된 형상으로 나타나고 변연의 형상은 평활하지만 여러 개의 낭포가 근접하여 존재하는 경우에는 부정형을 나타낸다. 낭포의 후방 에코는 증강되어 특이한 패턴을 나타낸다.

본 증례는 엑스선 영상에서 다수의 종류상이 보이고 초음파 영상에서 다수의 낭포가 나타나는 등 전형적인 유방병의 소견이 보인다.

병리학 예 2. 유방섬유샘종 (fibroadenoma of breast)

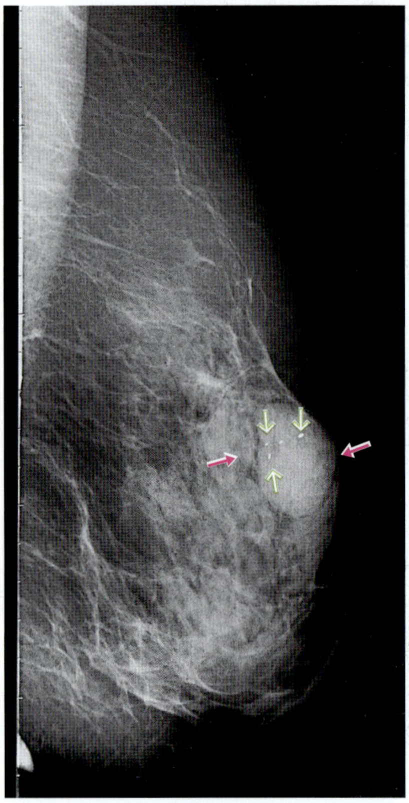

그림 8-47

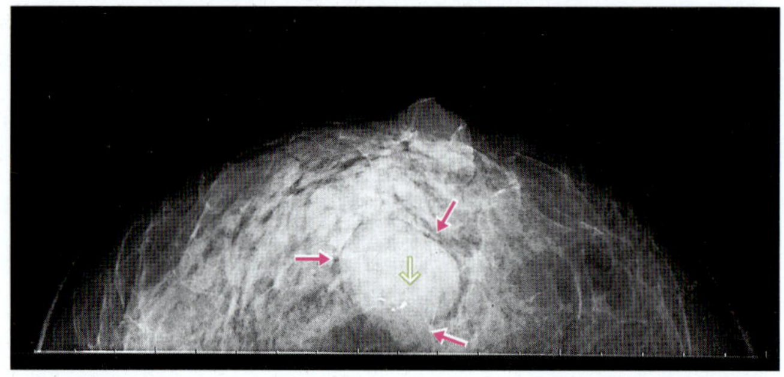

그림 8-48

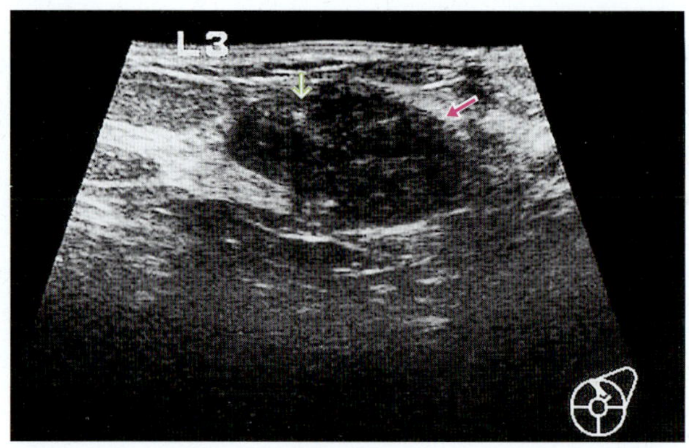

그림 8-49

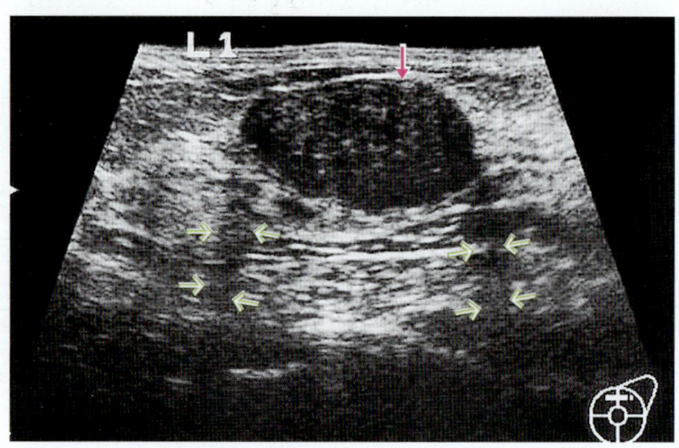

그림 8-50

그림 8-47 유방 엑스선영상(내가쪽사방향) (경계가 명료하고 가장자리가 평활한 종양음영이 보이고[→] 내부에 석회화음영을 수반하고 있다[⇒]).

그림 8-48 유방 엑스선영상(머리-다리방향) (석회화음영[⇒]을 수반한 종양음영이 보인다[→]).

그림 8-49 초음파영상(종단상) (타원형이고 가장자리가 평활·명료한 종양상이 보인다[→]. 내부에 석회화상이 보인다[⇒]).

그림 8-50 초음파영상(횡단상) (가장자리는 평활하고 경계에코가 균일한 종양상으로[→] 가 음영을 수반하고있다[⇒]).

◆ 진단 및 경과 ◆

영상소견으로부터 섬유샘종이라고 진단되어 경과 관찰.

◆ 촬영 및 진단방법 ◆

가슴 엑스선영상(CR), 유방 초음파영상 등

◆ 영상관찰 및 특징 ◆

섬유샘종의 호발연령은 20~30대로 젖샘(유선)종양의 5~10%를 차지한다.

본 질환의 대부분은 20~30 mm까지의 크기이며 젊은 여성에 많이 발증한다.

엑스선영상에서는 종양의 밀도가 높고 유선실질과 종양음영의 농도차가 적기 때문에 판독이 곤란한 경우가 많다. 형태는 다결절성의 원형 또는 타원형이고 가장자리는 분엽상을 나타내는 notch를 가진 종양 음영이 특징적이다.

초음파영상에서는 원형 및 타원형의 형상을 나타내며 가장자리는 평활하고 경계 에코는 보이지 않으며 내부 에코는 균일하다.

엑스선촬영 시에는 석회화 음영을 선명하게 묘출하기 위한 배려가 필요하다.

8

병리학 예 3. 유방염 (mastitis)

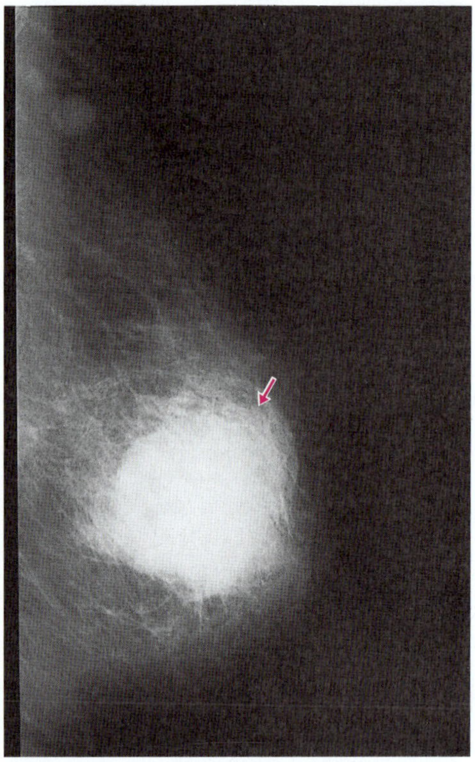

그림 8-51 CR

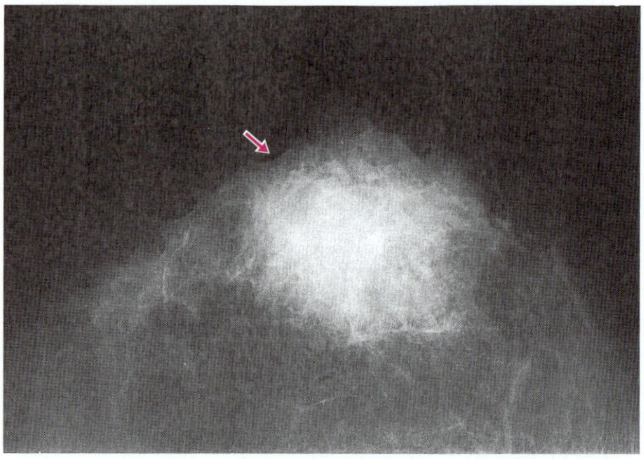

그림 8-52 CR

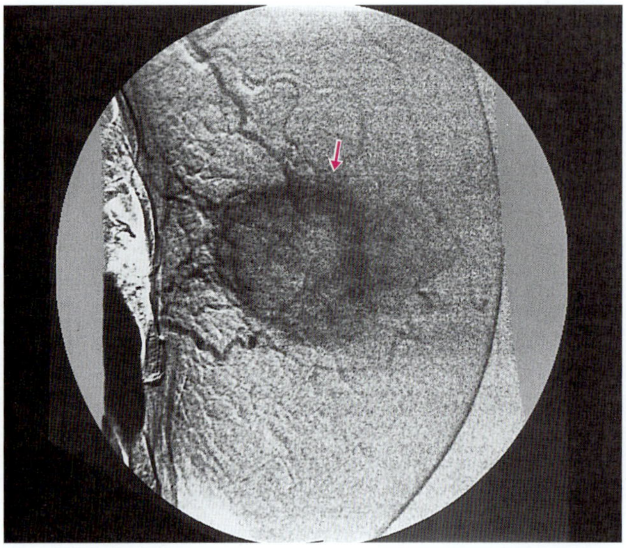

그림 8-53 DSA

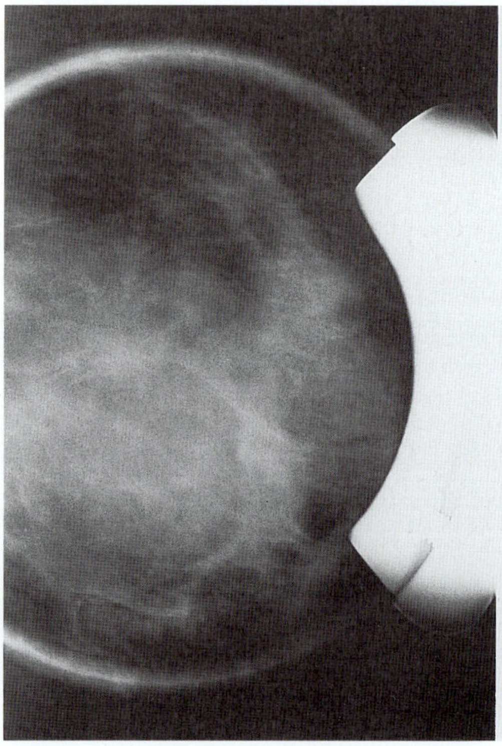

그림 8-54 확대상

그림 8-51 유방 엑스선영상 (내가쪽사방향) (엑스선흡수가 높은 종양음영이 보인다[→]).
그림 8-52 유방 엑스선영상 (머리-다리방향) (엑스선흡수가 높은 종양음영이 보인다[→]).
그림 8-53 DSA영상 (원형상의 농염상이 보인다[→]).
그림 8-54 유방 엑스선영상 (확대spot촬영) (종양의 내부는 분균일하고 경계도 불명료하다).

◆ 진단 및 경과 ◆

영상소견으로부터 유방암을 의심하고 적출술을 실시하였다. 병리조직진단 결과 유방염이라고 진단되어 경과 관찰.

◆ 촬영 및 진단방법 ◆

가슴 엑스선영상(CR), DSA 영상, 확대 spot영상 등

◆ 영상관찰 및 특징 ◆

유방염은 주로 아래와 같이 분류된다.

1) 수유기 울체성 유방염(lactational mastitis and breast abscess)

산욕기에 유즙이 울체되면 유즙이 상하거나 세균번식으로 인해 발증하고 진행하면 종양형성을 나타내는 급성화농성 유방염이 된다.

2) 형질세포성 유방염(plasma cell mastitis)

40세 이후의 여성에게 많이 발증하고 촉진(palpation)에서는 유방암과 동일한 종양으로 감지된다.

3) 결핵성 유방염(tuberculosis of brest)

농양은 가슴안과 연결되어 있는 경우가 많고 유방 내에 결핵성 농양이 형성된다.

급성 유방염에서의 임상소견은 동통, 종창, 발적, 열감 등이 주로 나타나고 엑스선영상에 의하지 않고도 진단이 가능하다. 일반적으로 엑스선영상에서는 불균일하고 윤곽도 명료하게 나타나지 않는 경우가 많다.

DSA영상의 가장 중요한 소견인 종양농염(tumor stain)의 묘출은 충실세관암(solid-tubular carcinoma)에서는 그 농도가 높고, 변연은 비교적 평활한 종양으로 나타나는 경우가 많다.

본 증례의 유방염은 비교적 농후한 ring상 음영이 나타나고 병리학적으로 염증성 세포침윤이 있었다.

8

병리학 예 4. 젖샘관 내 유두종 (intraductal papilloma of breast)

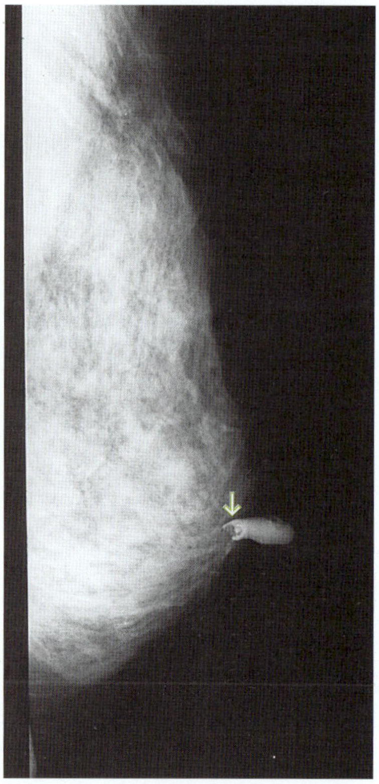

그림 8-55

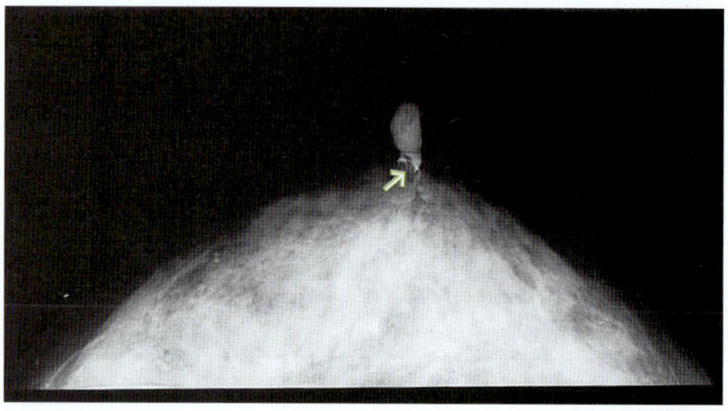

그림 8-56

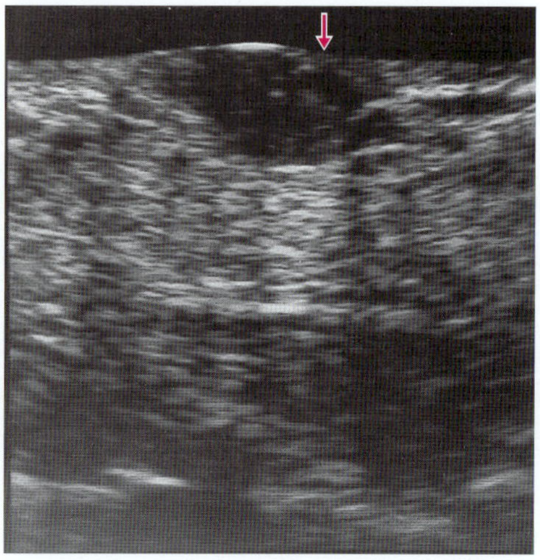

그림 8-57

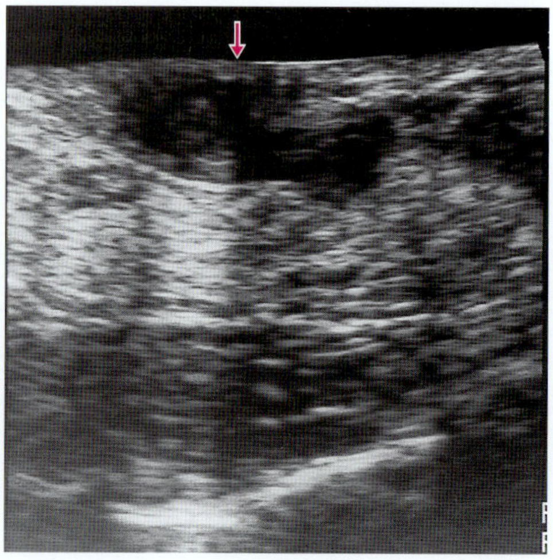

그림 8-58

그림 8-55 유방 조영영상(내가쪽 사방향) (젖꼭지아래에서 젖샘관(유관)의 단열이 보인다[⇒].)

그림 8-56 유관 조영영상(머리-다리방향) (젖꼭지아래에서 유관의 단열이 보인다[⇒].)

그림 8-57 초음파영상 (횡단상) **그림 8-58 초음파영상 (종단상)**

횡단상 및 종단상에서 확장된 유관내에 엷은 종양음영이 보인다[→].

◆ 진단 및 경과 ◆

임상소견으로부터 젖샘관(유관)내 유두종으로 진단되어 경과 관찰

◆ 촬영 및 진단방법 ◆

젖샘관 조영영상(CR). 유방 초음파영상 등

◆ 영상관찰 및 특징 ◆

젖샘관 내 유두종이란 젖샘관 내에 젖꼭지모양의 증식을 나타내는 양성상피종양으로 각 연령층에 보이지만 40대에 가장 많으며 젖꼭지 근방에 발생하는 경우가 많고 때로는 젖(유즙)분비를 보이는 경우도 있다.

엑스선영상에서는 종양음영으로 나타나는 경우는 거의 없고 유즙분비가 보이는 경우에는 젖샘관조영을 실시할 필요가 있다. 본 증례와 같이 발생이 확실히 평활하거나 분엽상인 것은 젖샘관 내 유두종이다.

초음파영상에서는 유두종이 증대하면 확장된 젖샘관 내에 충실성 에코상으로서 유두종이 나타난다.

본 증례는 젖샘관조영영상에서 유관의 단열이 보이지만 초음파영상에서 젖샘관 내에 종양이 보였기 때문에 젖샘관 내 유두종이 강하게 의심되었다.

본 증의 엑스선 촬영시에는 압박상태에서 이상 유즙분비가 보이는 경우가 많다. 이 분비액을 채취하여 CEA(carcino embrionic antigen) 등의 시료측정을 하면 진단이 보다 쉬워진다.

병리학 예 5. 젖낭종 (유선류, 유선낭종 galactocele)

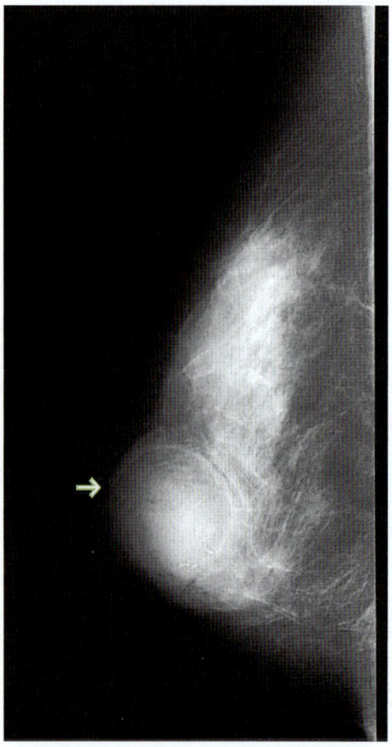

그림 8-59

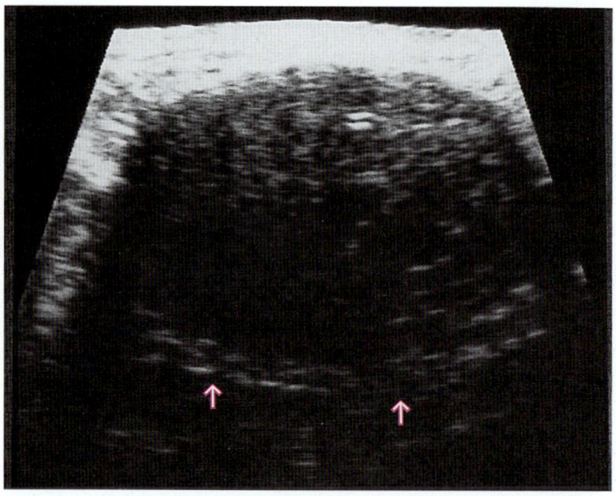

그림 8-60

그림 8-59 유방 엑스선영상(내외측방향) (경계가 명료하고 가장자리는 평활한 유원형의 종양음영이 보인다[⇒]).
그림 8-60 초음파영상 (후방에코의 감약을 나타내는 종양상이 보인다[⇒]).

◆ 진단 및 경과 ◆

영상소견으로부터 양성종양이라고 진단되었지만 유방암도 부정할 수 없기 때문에 종양적출술을 시행하였다. 병리조직진단의 결과 40×10 mm의 구형 종양의 내부에 농축된 유백색의 액체가 존재하고 있어 젖낭종이라고 진단

◆ 촬영 및 진단방법 ◆

유방 조영영상(CR). 유방 초음파영상 등

◆ 영상관찰 및 특징 ◆

유즙이 국소적으로 유방 내에 정체 · 저류하면 치즈모양으로 변성하여 종양상의 덩어리를 형성한다.

엑스선영상에서는 종양의 경계가 명료하고 가장자리는 평활한 원형상을 나타낸다.

초음파영상에서는 종양의 경계가 명료하고, 가장자리는 평활한 원형상이고, 후방에코의 감약이 있는 영상으로서 나타난다.

본 증례는 엑스선영상에서 젖꼭지 밑에 가장자리가 평활한 종양음영, 초음파영상에서는 후방에코의 감약을 나타내는 종양상이 보여 양성종양이라고 진단되었지만, 유방암도 부정할 수 없어 수술을 시행한 증례이다.

본 증의 엑스선 촬영시에는 이유 후의 증례가 대다수이고 젖샘전체를 나타낼 필요가 있다.

병리학 예 6. 유방 지방종 (lipoma of breast)

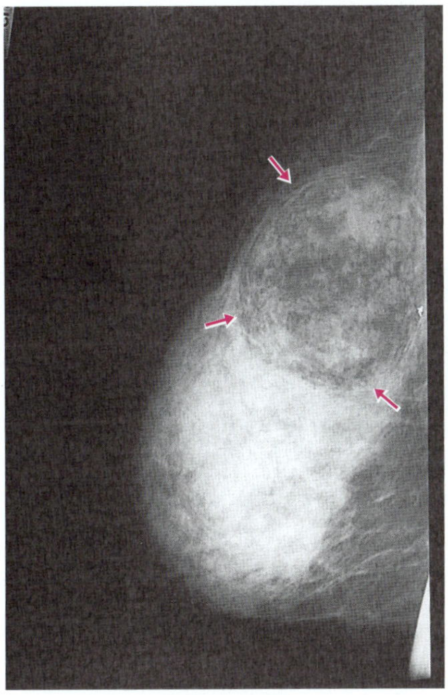

그림 8-61

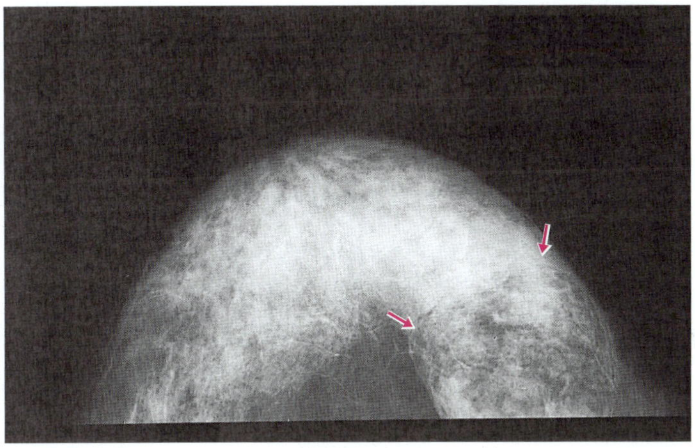

그림 8-62

그림 8-61 유방 엑스선영상 (내외측방향) (피막을 갖는 거대한 종양음영이 보인다[→]).

그림 8-62 유방 엑스선영상 (머리-다리방향) (피막을 갖는 거대한 종양음영이 보인다[→]).

◆ 진단 및 경과 ◆

영상소견으로부터 양성종양이라고 진단되었지만 종양적출술을 시행하였다. 40×10 mm의 경계가 명료하고 부드러운 종양이 보였다. 병리조직검사에서 지방종으로 판명.

◆ 촬영 및 진단방법 ◆

유방 조영영상(CR)

◆ 영상관찰 및 특징 ◆

지방종은 피하지방조직내에 존재하는 경계가 명료한 종양으로 중년 여성에게 많지만 고령의 여성에게도 발증하는 경우가 있다. 자각증상이 약하기 때문에 발견이 늦어져 병상기간도 필연적으로 길다.

엑스선영상에서는 지방종이 유선조직보다 엑스선투과성이 우수하며 명료한 원형의 종양음영으로 나타나는 경우가 많다. 초음파영상에서는 종양의 형상은 가장자리가 평활하게 나타나고 비교적 작은 종양은 고에코, 거대한 종양은 저에코로 나타나는 경향에 있다.

본 증례는 엑스선영상에서 엑스선투과성이 우수하고 내부가 균일한 종양 음영을 나타냈다.

8

병리학 예 7. 유방이물 (foreign in breast)

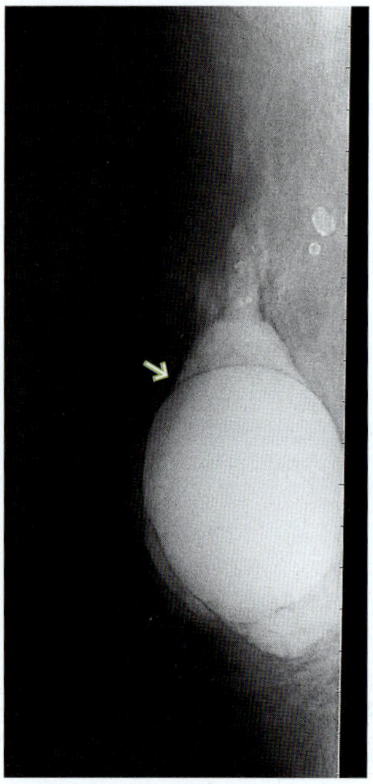

그림 8-63

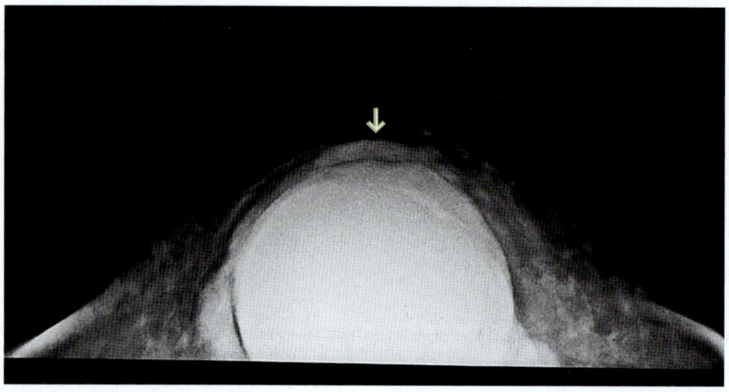

그림 8-64

그림 8-63 유방 엑스선영상(내외측 사방향) (유방의 거의 전체를 차지하는 엑스선 흡수가 높은 덩어리모양의 음영이 보인다[⇒]).

그림 8-64 유방 엑스선영상 (머리-다리방향) (유방의 거의 전체를 차지하는 엑스선 흡수가 높은 덩어리모양 음영이 보인다[⇒]).

◆ 진단 및 경과 ◆

환자는 적출을 희망하였지만 침습위험을 고려하여 수술을 시행하지 않고 연1회 경과 관찰

◆ 촬영 및 진단방법 ◆

유방 조영영상(CR)

◆ 영상관찰 및 특징 ◆

유방확대술의 목적으로 유방 내에 실리콘(silicon)이나 파라핀(paraffin) 등의 이물을 삽입하는 경우가 있다. 수술 후 수년 경과하면 젖샘(유선) 내에 이물자체의 변화와 면역학적 이물반응에 의한 유선의 섬유성 변화 등이 다양한 상태로 발생하고 악성종양으로 진전되는 경우도 있다.

엑스선영상에서는 다양하고 특이한 영상을 나타내며 일반적으로 실리콘은 엑스선 흡수가 매우 높은 종양음영으로 나타나며 파라핀은 유선조직보다 엑스선 투과성이 우수하기 때문에 엑스선 흡수가 낮은 다수가 산재한 구형음형으로서 나타난다.

본 증례에서는 엑스선영상에서 전형적인 유방이물(실리콘)의 소견이 보였다. 본 증의 엑스선촬영 때에는 유방암의 가능성도 염두에 두고 촬영할 필요가 있다.

병리학 예 8. 여성 유방증 (gynecomastia)

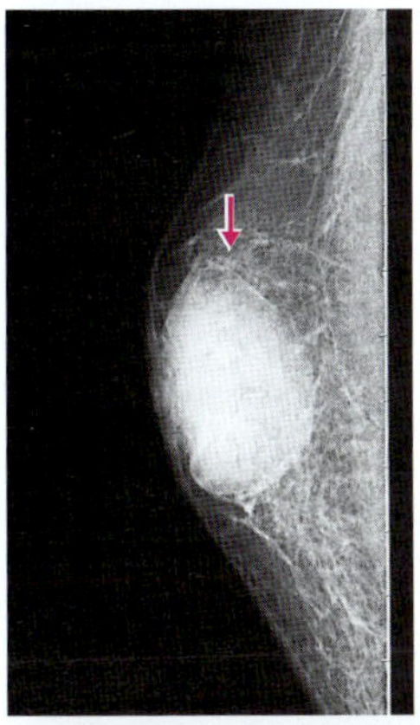

그림 8-65

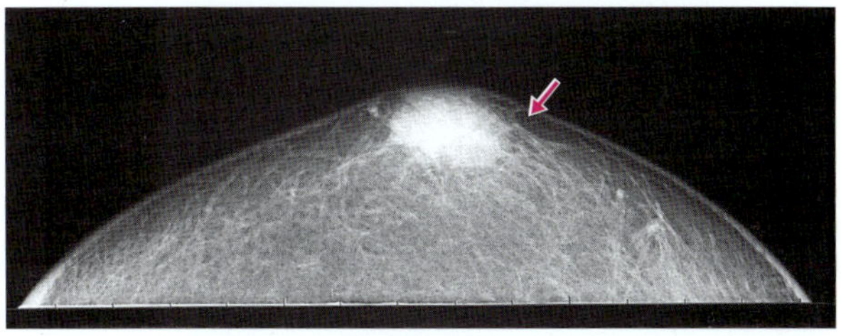

그림 8-66

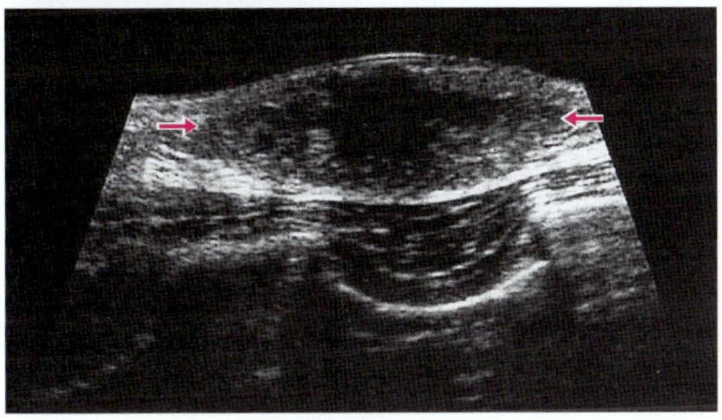

그림 8-67

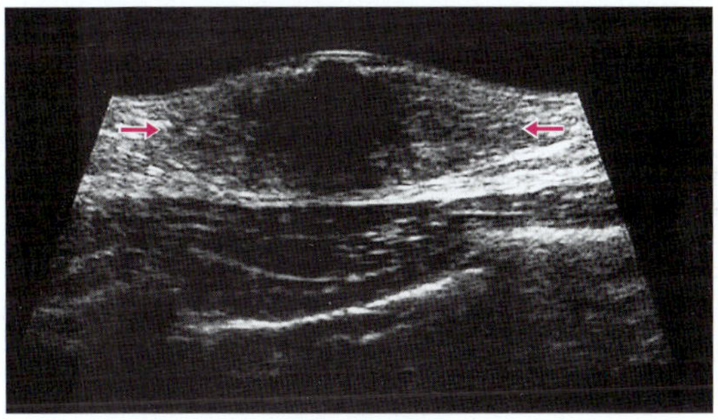

그림 8-68

그림 8-65 유방 엑스선영상(내외측 사방향) (젖꼭지아래에 가장자리가 평활한 종양음영이 보인다[→]).
그림 8-66 유방 엑스선영상 (머리-다리방향) (젖꼭지아래에 가장자리가 평활한 종양음영이 보인다[→]).
그림 8-67 초음파영상 (종단상) 그림 8-68 초음파영상 (횡단상)
(젖꼭지아래에 원형상의 낮은 에코를 나타내는 종양상이 보인다[→]).

◆ 진단 및 경과 ◆

영상소견으로부터 여성 유방증이라고 진단되어 경과 관찰

◆ 촬영 및 진단방법 ◆

유방 조영영상(CR), 유방 초음파영상 등

◆ 영상관찰 및 특징 ◆

여성 유방증이란 남성의 한쪽 또는 양쪽의 유방이 비대해지는 증상을 말한다. 사춘기와 60세 이상의 고령자군에서 쌍봉성으로 발증하지만 병태는 동일하다. 경도의 동통이 있으며 젖꽃판(유륜) 아래에 원반상의 종양경결이 보이고 통상은 3~6개월 정도면 자연히 치료되는 경우가 많다. 원인은 에스트로겐 과잉의 내분비 평형이상이라고 생각되고 있다.

엑스선영상에서는 젖꼭지 아래에 종양모양의 농후음영으로서 유선이 비대화하여 나타난다.

본 증례는 엑스선영상·초음파영상 모두 젖꼭지 아래에 여성 유방증의 특징적 영상소견으로 나타났다.

8

병리학 예 9. 유방 비침윤성 낭포내 유두상 유관암 (noninvasive intracystic papillally carcinoma of breast)

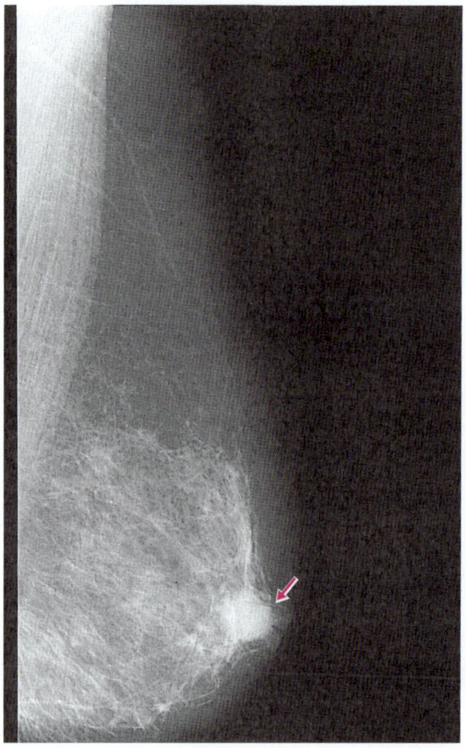

그림 8-69

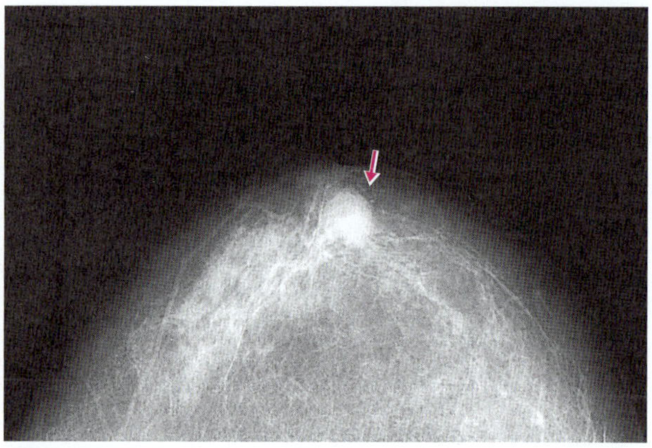

그림 8-70

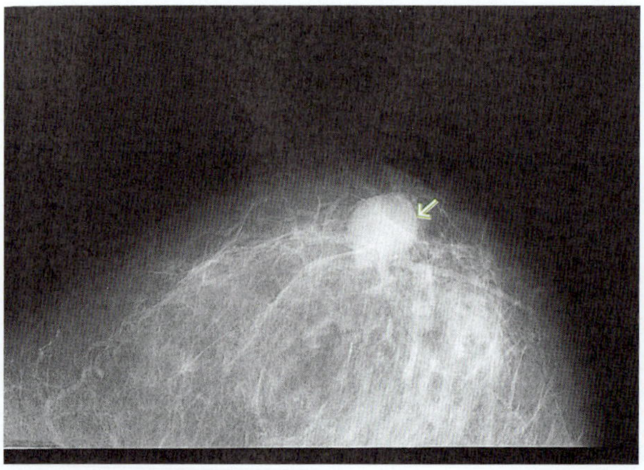

그림 8-71

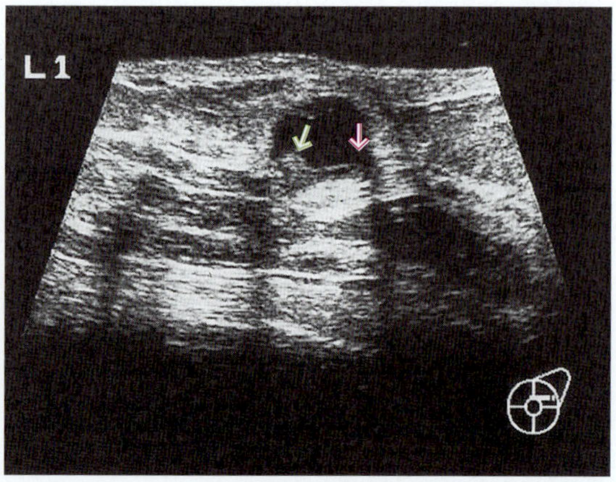

그림 8-72

그림 8-69 유방 엑스선영상 (내외측 사방향) (가장자리가 평활하고 경계가 명료한 종양음영이 보인다[→].)

그림 8-70 유방 엑스선영상 (머리-다리방향) (가장자리가 평활하고 경계가 명료한 종양음영이 보인다[→].)

그림 8-71 유방 엑스선영상 (확대촬영) (가장자리가 평활하고 경계가 명료한 종양상을 나타내고, 안에 석회화음영이 보인다[→].)

그림 8-72 초음파영상 (횡단상) (낭포내에 젖꼭지상의 병변[⇒]과 거울면상[⇒]이 보인다.)

◆ 진단 및 경과 ◆

영상소견에서 낭포 내에 젖꼭지상의 종양과 niveau(거울면상)가 보여 종양적출술을 시행하였다. 병리조직진단은 비침윤성 낭포 내 젖꼭지상 유관암으로 판명함.

◆ 촬영 및 진단방법 ◆

유방 엑스선영상(CR). 유방 확대영상. 유방 초음파영상 등

◆ 영상관찰 및 특징 ◆

비침윤성 낭포 내 젖꼭지상 유관암은 젖꼭지선관암이나 충실선관암이 젖샘관(유관) 및 소엽내에 국한하여 기저막을 파괴하지 않은 것으로, 비침윤성 유관암(noninvasive ductal carcinoma)과 비침윤성 소엽암(lobular carcinoma in situ)으로 나누어진다.

엑스선영상은 젖샘관 내 진전형 유방암의 괴사산물로 여겨지는 작은 석회화상이 나타나는 것과, 이상 젖(유즙)분비에 의하여 유관조영의 이상으로부터 유방암이라고 진단되는 것이 많다.

초음파영상에서는 충실성 종양상인 것도 있고, 형상은 원형을 나타내는 것이 많고, 내부에코는 유선실질보다 낮다. 가장자리는 비교적 평활하고, 고에코(halo)는 나타나지 않고, 후방에코는 증강하여 종횡비가 높은 것이 많다.

본 증례에서도 낭포 내 젖꼭지종과의 감별은 매우 곤란하지만 굳이 예시한다면 50세 이상, 초음파영상에서의 niveau(거울면상) 등이 유방암의 소견으로서 들 수 있다.

병리학 예 10. 유방 유두선관암 (papillotubular carcinoma of breast)

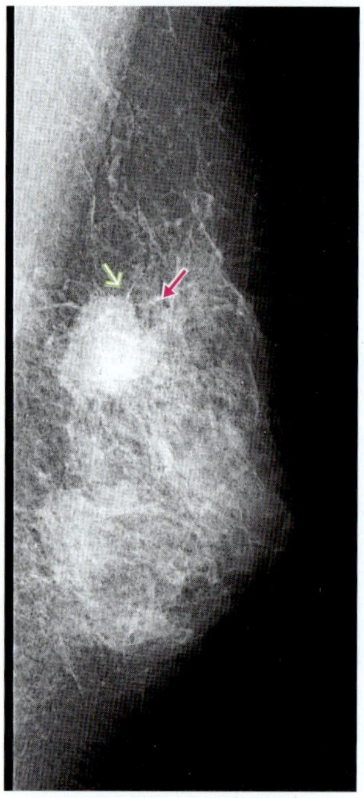

그림 8-73

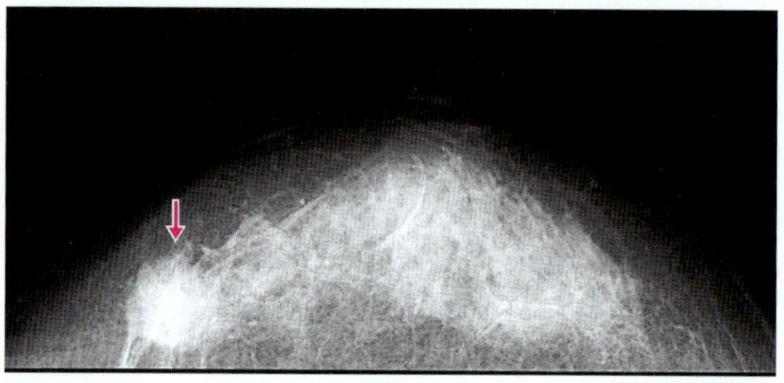

8-74

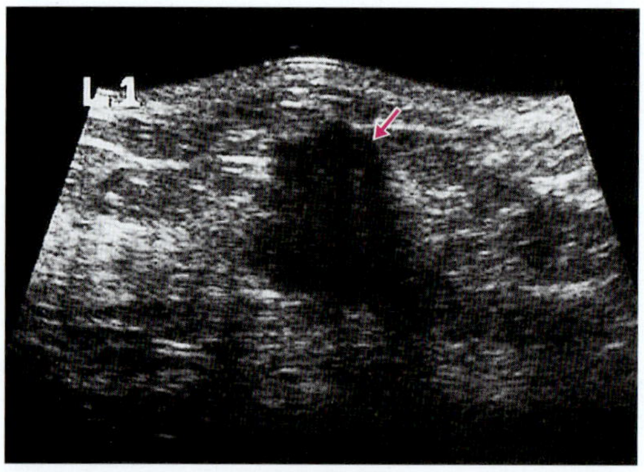

그림 8-75

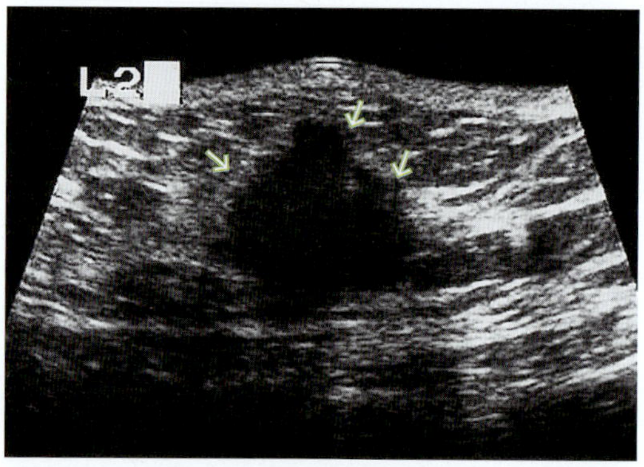

그림 8-76

그림 8-73 유방 엑스선영상(내외측 사방향) (방사상돌기[⇒]를 나타내는 성게 모양의 종양음영[→]이 보인다.)

그림 8-74 유방 엑스선영상 (성게 모양의 종양음영이 보인다[→]).

그림 8-75 초음파영상 (횡단상) (종양의 저에코 종양상이 보이고 내부에코는 거의 균일하다[→]).

그림 8-76 초음파영상 (종단상) (종양의 방사상돌기(spicule)에 의한 경계 고에코가 보이고[⇒], 후방에코는 조금 감약되어 있다.)

◆ 진단 및 경과 ◆

영상소견으로부터 유방암이라고 진단되어 유방의 형태를 유지한 채 절제해내는 유방보존수술을 시행하였다. 병리조직진단의 결과는 젖꼭지(유두)선관암으로 판명.

◆ 촬영 및 진단방법 ◆

유방 엑스선영상(CR). 유방 초음파영상 등

◆ 영상관찰 및 특징 ◆

유두선관암은 유두상 증식 및 관강(pipe)형성을 특징으로 한다. 젖샘관관강(유관내강)에 젖꼭지구조의 돌출이 보이는 것을 유두암(papillary carcinoma)이라 한다. 또 젖샘관(유관)을 충전확장하여 중심에 괴사물, 때로는 석회침착을 수반하는 것을 면포암(comedo carcinoma)이라 한다.

엑스선영상은 사이질로의 침윤정도나 종양음영의 가장자리에 방사상 돌기가 보이지 않고 가장자리가 매끄러운 것도 있다.

초음파영상에서는 형상, 가장자리 모두 고르지 않은 종양상을 나타내고 고에코대를 수반하는 경우가 많다. 석회화를 수반하는 것에 관하여, 석회화가 종양 내에 존재하는 경우에는 점상의 고에코로 나타나는 경우도 많지만 유관내 진전된 석회화는 젖샘(유선)의 고에코때문에 나타나지 않는 경우가 거의 대부분이다.

본 증례는 엑스선영상에서 방사상 돌기를 나타내는 종양상이 보이며 전형적인 유방암 소견을 나타내고 있다.

병리학 예 11. 유방 충실선관암 (solid-tubular carcinoma of breast)

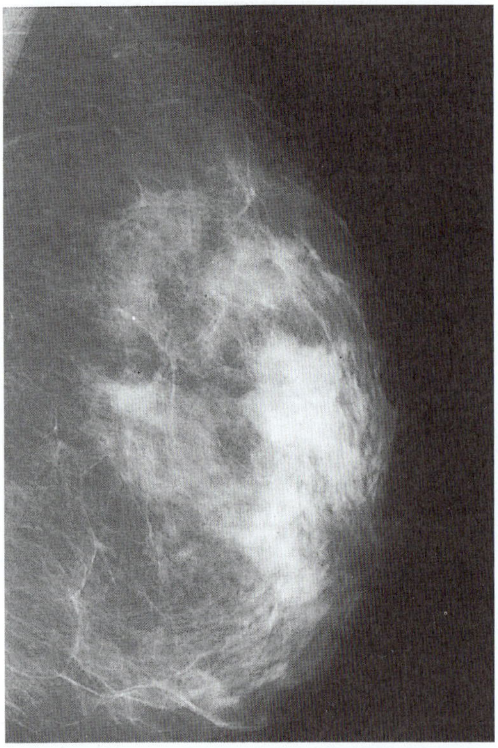

그림 8-77

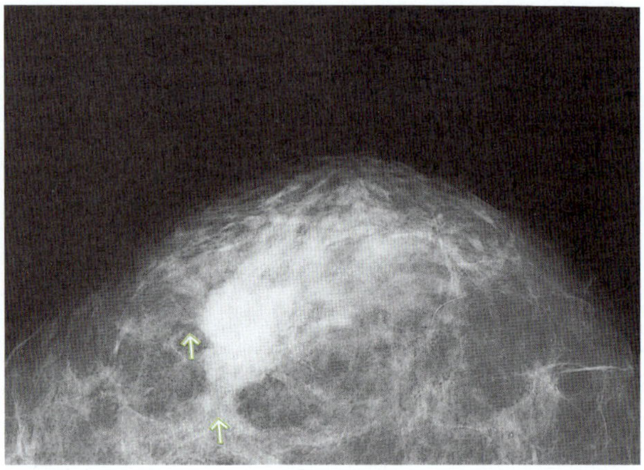

그림 8-78

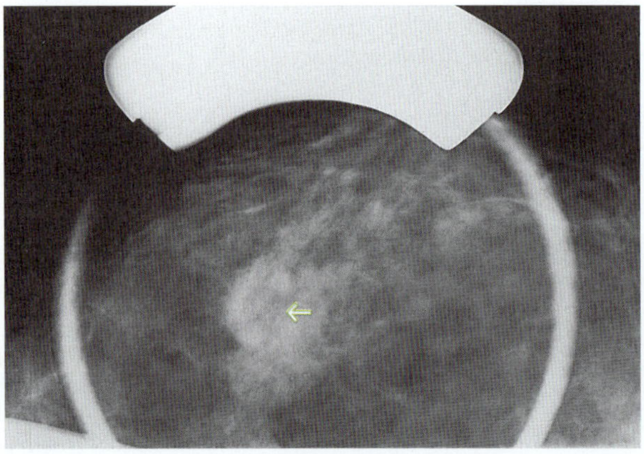

그림 8-79

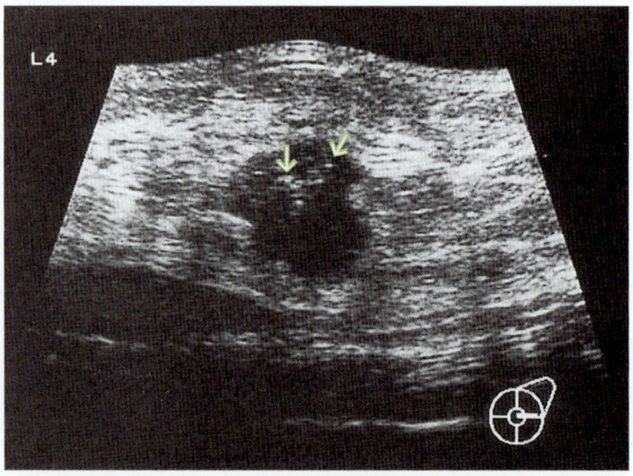

그림 8-80

그림 8-77 유방 엑스선영상 (내외측 사방향) (모양은 고르지 않고 가장자리 일부에 방사상 돌기가 보인다.)
그림 8-78 유방 엑스선영상 (머리-다리방향) (모양은 고르지 않고 가장자리 일부에 방사상돌기가 보인다[⇒]).
그림 8-79 유방 확대 spot영상 (두미방향) (종양의 가장자리의 성상과 내부의 석회화 음영이 명료하게 보인다[⇒]).
그림 8-80 초음파영상 (횡단상) (종양의 모양은 고르지 않고 내부에코는 낮으며 불균일하다. 그 내부에는 석회화상이 보인다[⇒]).

◆ 진단 및 경과 ◆

영상소견으로부터 유방암이라고 진단되어 유방근치수술을 시행하였다. 병리조직진단의 결과는 충실선관암으로 판명.

◆ 촬영 및 진단방법 ◆

유방 엑스선영상(CR). 유방 확대spot영상. 유방 초음파영상 등

◆ 영상관찰 및 특징 ◆

충실선관암은 압배성 내지 팽창성으로 발육하고 주변조직과의 경계는 비교적 명료한 구상의 종양을 형성한다.

엑스선영상에서는 가장자리가 매끄러운 것부터 결절상, fog상, 삐져나온 모양상, 사이질로의 침윤성 증식상을 나타낸 방사상 돌기를 갖는 것까지 다양한 종양음영을 나타낸다. 또 종양음영과 일치하여 석회화상이 보이는 경우도 많다.

초음파영상에서는 종양 내의 섬유성분의 비율에 따라 내부에코, 후방에코의 상태가 다르다. 충실병소가 있어도 섬유성분이 적은 경우에는 후방에코는 증강하고, 내부에코는 불균일, 변연은 비교적 평활한 종양상을 나타낸다. 때로는 분엽화하여 가장자리가 요철면을 보이는 경우도 있고 종횡비는 높은 값을 나타낸다.

본 증례에서도 엑스선영상에서는 종양의 가장자리는 고르지 않고 일부 방사상 돌기를 나타내며 초음파영상에서도 종양의 가장자리는 고르지 않고 내부에코는 불균일한 소견을 보이는 등 유방암으로서의 특징이 나타났다.

확대 spot 엑스선영상은 미세 석회상의 묘출이 우수하다. 부분적 압박을 가하면 종류와 주변조직이 중복되지 않게되므로 종양 가장자리가 선명하게 묘출된다. 종양을 중심으로 하는 압박이 가장 중요하다.

8

병리학 예 12. 유방 점액암 (mucinoid carcinoma of breast)

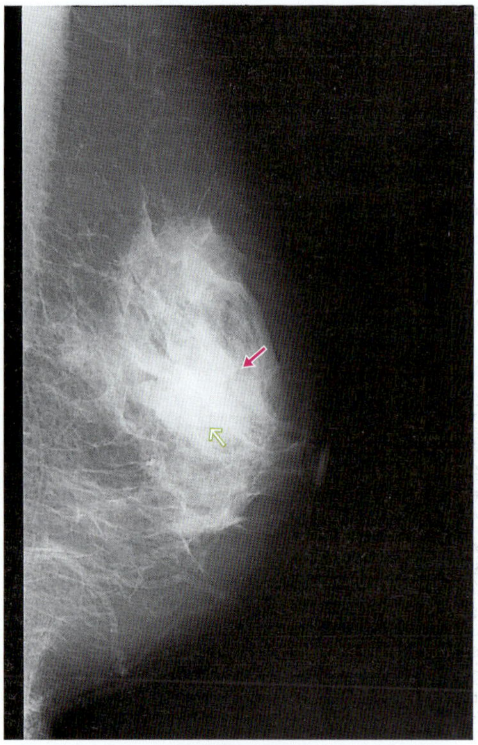

그림 8-81

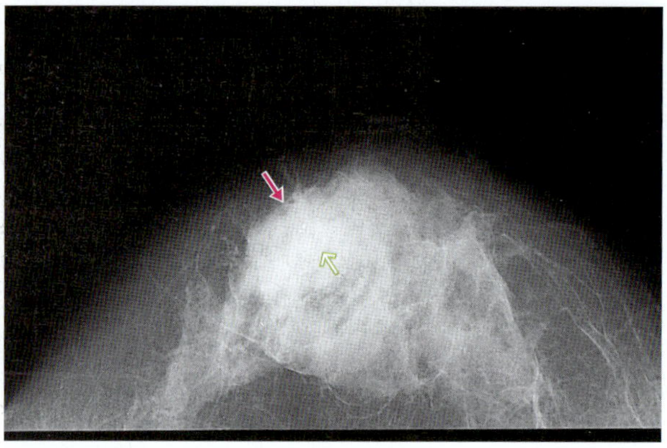

그림 8-82

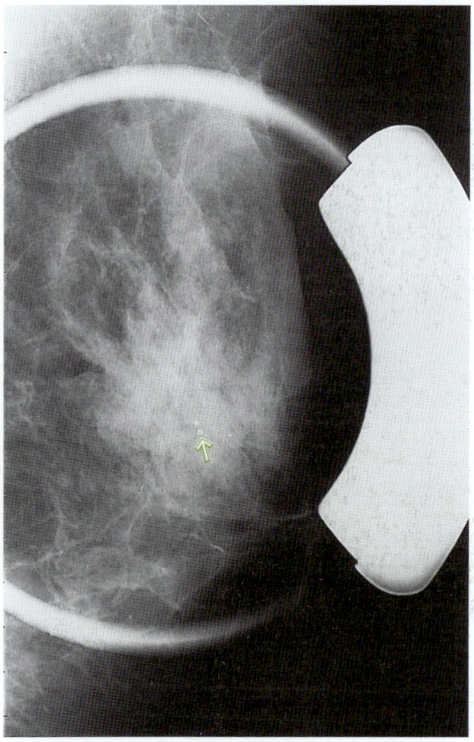

그림 8-83

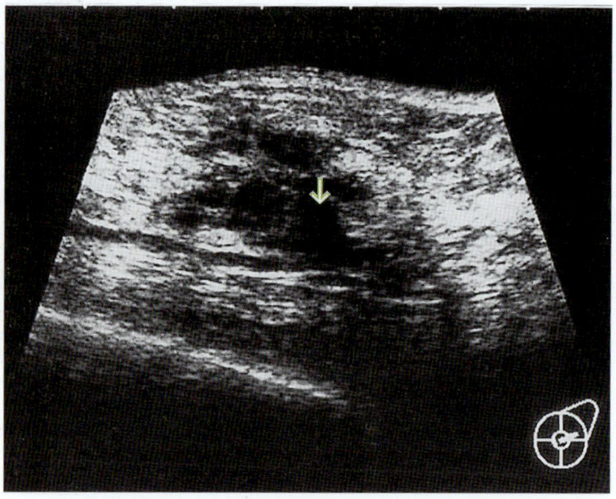

그림 8-84

그림 8-81 유방 엑스선영상 (내외측 사방향) (가장자리는 고르지 않고 경계가 불명료한 종양음영이 보인다[→]. 내부는 불균일하고 석회화 음영을 수반하고 있다[⇒]).
그림 8-82 유방 엑스선영상 (머리-다리방향) (가장자리는 고르지 않고 경계가 불명료한 종양음영이 보인다[→]. 내부는 불균일하고 석회화음영을 수반하고 있다[⇒]).
그림 8-83 유방 엑스선영상 (확대 spot촬영) (가장자리는 고르지 않고 내부에 석회화음영이 보인다[⇒]).
그림 8-84 초음파영상 (가장자리는 고르지 않고 저에코의 종양상이고, 내부에 무에코역이 보인다[⇒]).

◆ 진단 및 경과 ◆

영상소견으로부터 유방암이라고 진단되어 유방근치수술을 시행하였다. 병리조직 검사의 진단결과는 점액암으로 판명.

◆ 촬영 및 진단방법 ◆

유방 엑스선영상(CR). 유방 확대spot영상. 유방 초음파영상 등.

◆ 영상관찰 및 특징 ◆

점액암은 점액 생산을 특징으로 하는 암으로 경계가 명료한 국한성 결절로서 존재하고 조직상은 점액 중에 암세포가 부유하고 있는 듯한 상을 나타낸다. 점액암은 순수형과 혼합형으로 분류되며 작은 모래알 모양의 석회화를 다수 수반하는 경우가 많다.

엑스선영상에서는 순수형은 병소와 정상부가 명료하게 나타나기 때문에 가장자리가 매끄러운 종양음영으로서 나타나는 것이 많다. 혼합형은 종양의 일부가 주변 조직으로 침윤되는 경우가 많다.

초음파영상에서는 가장자리가 매끄럽고 가쪽(외측)음영을 나타내는 경우가 많다. 내부에코는 불균일하고 지방조직보다 경도가 낮은 에코를 나타낸다.

본 증례는 엑스선영상에서 가장자리가 고르지 않고 내부에 석회화상이 보이는 등 점액암으로서의 특징적 영상소견이 나타나 있다.

8

병리학 예 13. 유방 수양암 (medullary carcinoma of breast)

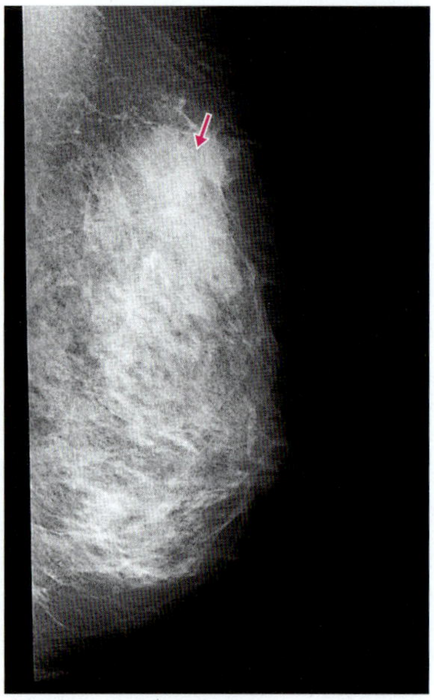

그림 8-85

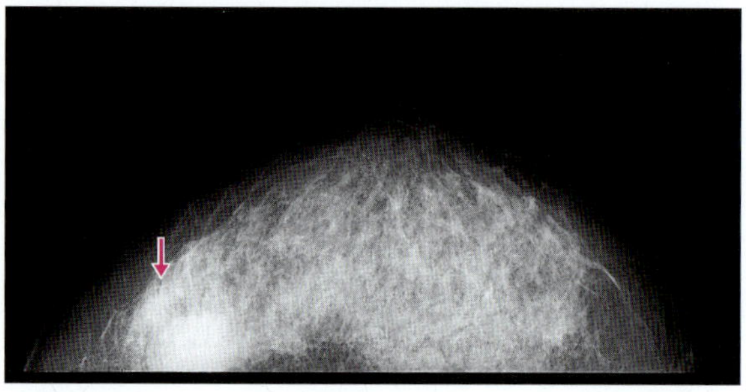

그림 8-86

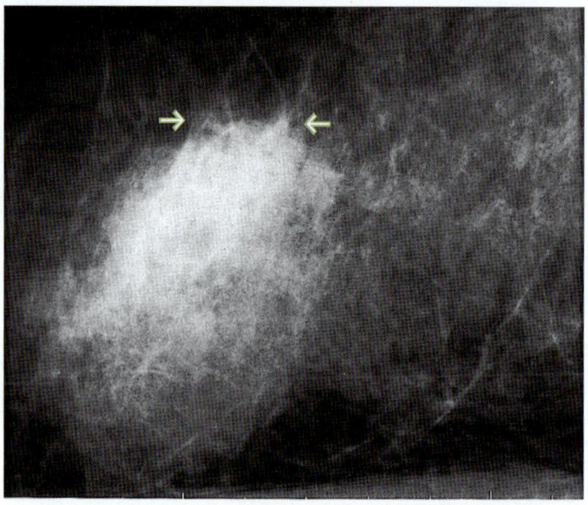

그림 8-87

그림 8-85 유방 엑스선영상(내외측 사방향) (엑스선흡수가 높은 종양음영이 보인다[→]).
그림 8-86 유방 엑스선영상 (머리-다리방향) (엑스선흡수가 높은 종양음영이 보인다[→]).
그림 8-87 유방 엑스선영상 (확대 spot촬영) (종양내부는 불균일하며, 경계는 불명료하고, 가장자리는 고르지 않고 일부에 방사상돌기가 보인다[⇒]).

◆ 진단 및 경과 ◆

영상소견으로부터 유방암이라고 진단되어 유방보존수술을 시행하였다. 병리조직진단의 결과는 수양암으로 판명.

◆ 촬영 및 진단방법 ◆

유방 엑스선영상(CR). 유방 확대spot영상 등.

◆ 영상관찰 및 특징 ◆

수양암은 비교적 경계가 명료한 종양으로 암세포는 대형 림프구 침윤을 주체로 하는 염증성 소견을 수반한다.

엑스선영상에서는 종양음영의 가장자리가 매끄럽고 결정상으로 되어 있는 경우가 많다고 보고되어 있다. 그러나 본 증례는 종양의 가장자리는 고르지 않고 경계는 불명료하며 내부가 불균일한 상을 나타낸 증례이다.

엑스선 촬영시에 다른 악성종양의 촬영과 마찬가지로 확대 spot촬영이 중요한 정보를 제공한다.

병리학 예 14. 유방 침윤성 소엽암 (invasive lobular carcinoma of breast)

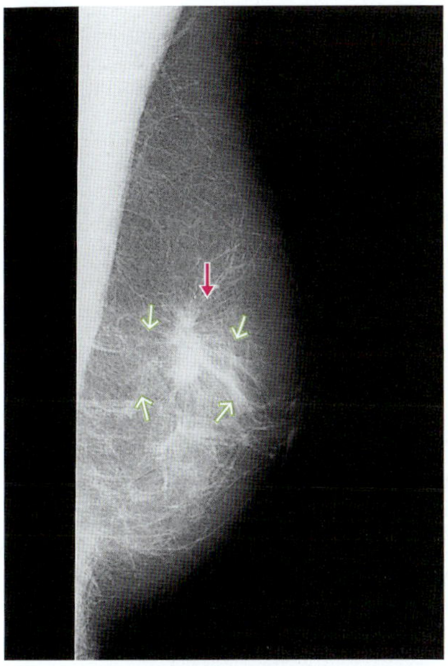

그림 8-88

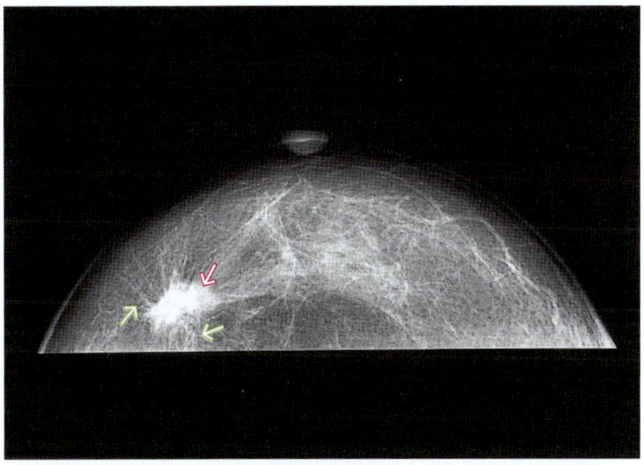

그림 8-89

그림 8-88 유방 엑스선영상 (내외측사방향) 그림 8-89 유방 엑스선영상 (머리-다리방향)
(내가쪽 사방향 및 두미방향 모두, 방사상돌기[⇨]를 수반한 성게 모양의 종양음영이 보인다 [→].
종양내에는 불균일한 석회화음영이 보인다[⇨]).

◆ 진단 및 경과 ◆

영상소견으로부터 유방암이라고 진단되어 유방근치수술을 시행하였다. 병리조직진단의 결과는 침윤성 소엽암으로 판명.

◆ 촬영 및 진단방법 ◆

유방 엑스선영상(CR) 등.

◆ 영상관찰 및 특징 ◆

침윤성 소엽암은 미만성 침윤증식을 나타내고 병리조직학적으로 암세포는 비교적 소형이며 균일하다.

엑스선영상에서는 고흡수음영에서 섬유성 변화가 눈에 띄는 유방내에 종양음영이 보이는 경우가 많다. 경암에는 방사상돌기(spicule)가 보이는 것이 많지만, 침윤성 소엽암에서도 방사상돌기가 보이는 빈도는 높다.

본 증례는 엑스선영상에서 방사상돌기가 보이는 종양음영으로 유방암의 특징적인 소견을 거의 모두 나타내고 있다.

8

병리학 예 15. 유방 편평세포암(squamous cell carcinoma of breast)

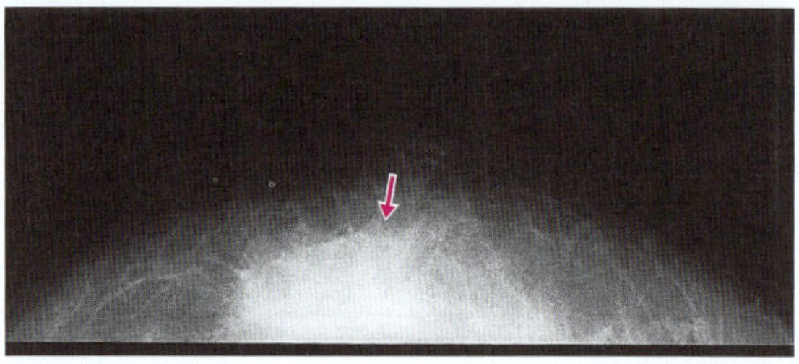

그림 8-90

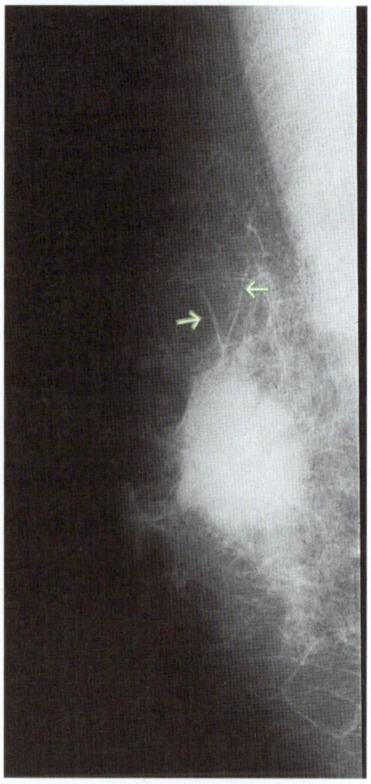

그림 8-91

그림 8-90 유방 엑스선영상 (머리-다리방향) (가장자리가 고르지 못한 종양음영이 보인다[→]).
그림 8-91 유방 엑스선영상 확대촬영(내외측 사방향) (종양의 일부에 commet tail 사인이 나타나 있다[⇒]).

◆ 진단 및 경과 ◆

영상소견으로부터 유방암이라고 진단되어 유방근치수술을 시행하였다. 병리조직진단의 결과는 편평세포암으로 판명.

◆ 촬영 및 진단방법 ◆

유방 엑스선영상(CR). 유방확대영상 등.

◆ 영상관찰 및 특징 ◆

유방암 중에는 면포암이나 충실성암의 일부에서 병소가 편평세포모양의 경향을 나타내는 것이 보인다.

유선편평상피암은 매우 특수한 암으로 전 유방암의 0.1% 이하에 불과하며 유방암의 엑스선영상상의 특징은 얻지 못하고 있다. 종양음영의 가장자리에 방사상(부채살)돌기가 보이지 않지만 매끄럽지도 않은 종양이며 드물게 내부에 옅은 석회화상이 보이는 경우도 있다.

본 증례에서도 엑스선영상에서 종양의 변연은 부정하며 높은 엑스선흡수의 종양음영의 일부에 혜성꼬리 사인(commet tail sign)이 보이지만 편평세포암으로서의 특징적인 영상은 묘출되어 있지 않다.

Chapter 9

기타

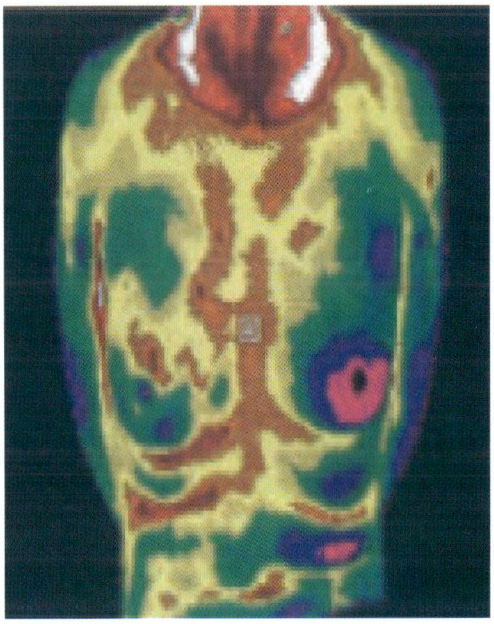

제9장 기타 (체외충격파쇄석술, 골밀도, 열진단법)

9

1. 체외충격파쇄석술 (extracorporeal shock wave lithotripsy, ESWL)

1) 검사개요

체외충격파쇄석술(extracorporeal shock wave lithotripsy, ESWL)은 체외에서 발생시킨 고에너지의 압력파(충격파, 진동파)를 이용하여 체내의 돌 등을 2mm정도로 분쇄하는 비침습적 시술로서 배설 또는 포획이 용이하도록 하는 검사법이다.

2) 체외충격파쇄석술의 원리

물속에 잠긴 양전극에 고전압을 가하여 충격파를 발생시키고 이 충격파를 반사체에 모아 초점으로 집중하는 spark gap type, 금속판과 coil 사이에 자장을 형성시키고 전극의 자극에 의한 금속판 진동으로 충격파가 발생되면 이 충격파를 음향렌즈의 초점에 집중시키는 electromagnetic 방식, 압전소자 4,500개 정도를 구형 접시판에 배열하고 여기에 전기적 힘을 가하면 충격파가 발생되는데 이 충격파는 접시형 배열에 의해 초점으로 집중되게 하는 piezoelectric emitter등의 방식으로 충격파를 발생시켜 강한 고도의 압력 spark, 급격한 압력증가, 압력증가때 보다 서서히 발생하는 압력감소, 즉 파장빈도가 낮고 음압파가 낮으며 늦은 압력감소에 의한 충격파를 반사체 또는 음향렌즈로 모아 분쇄하고자 하는 돌에 집중시켜 분쇄하는 원리이다.

쓸개의 결석일 경우 내시경적 역행성 췌담관조영술(ERCP)의 발달과 내시경적 유두괄약근 절개술(endoscopic sphincterotomy, EST)의 개발 그리고 내시경기기와 시술방법의 발달 등으로 EST를 통한 자연배출법 및 balloon catheter 또는 basket catheter를 이용한 제거법이 주로 시행되고 있다.

이러한 시술의 결석 제거율은 90~95%로 대단히 높아 불필요한 수술을 피할 수 있고, 결석수술의 과거력이 있는 환자나 심폐질환으로 수술 위험이 높은 환자에게 적용할 경우 위험부담이 적은 효과적인 비수술적 치료방법이다.

이러한 EST를 이용한 돌제거법도 돌이 너무 크거나 온쓸개관이나 이자관에 완전히 밀착되어 basket catheter로 포획할 수 없을 경우, 또는 포획하더라도 돌이 너무 단단하여 기계적 분쇄가 불가능할 경우 과거에는 일반적으로 수술에 의존하였다. 그러나 최근에는 수술을 피하고 치료할 수 있는 여러가지 새로운 제거법의 개발, 즉 기계적쇄석술(mechanical lithotripsy), 쓸개결석 용해제 주입술 그리고 ESWL 등이 개발되었다.

기계적 쇄석술은 강화된 basket catheter로 돌을 포획하고 금속성외피를 씌워 분쇄한 후 제거하는 방법으로 기존의 내시경적 결석제거술 중에 시행되므로 비교적 간편하며 무리한 꼭지부분(유두부)의 대절개와 basket catheter 조작의 필요가 감소하므로 쓸개결석제거술에 따른 합병증의 빈도를 줄일 수 있는 장점이 있지만 결석이 basket catheter로 포획되지 않거나 너무 단단할 경우 분쇄가 어렵다.

레이져나 수압분쇄법(hydraulic lithotripsy)은 쓸개관벽의 손상이나 천공이 발생할 수 있으며, 쓸개결석용해제 주입법은 monooctanoin, MIBE 등이 이용되고 있으나 모두 콜레스테롤 결석에 유용하고 EDCA 용액은 chenodeoxycholic acid이 형성한 결석, Actigall 용액은 ursodeoxycholic acid이 형성한 색소성 결석용해에 사용되고 있다.

체외충격파쇄석술은 이러한 쇄석술의 단점인 결석과의 직접적인 접촉으로 인한 천공 등의 합병증이나 돌성분에 따른 쇄석술의 어려움 등을 보완할 수 있으며, 쓸개관이나 이자관의 협착 및 결석의 위치 등으로 기계적쇄석술이나 경피경간 담도경치료 및 내시경 치료가 불가능한 경우에도 용이하게 시행할 수 있다.

쓸개관계는 ERCP에서 basket catheter을 이용하여 부서진 돌(fragmentation stone)을 제거하고 비뇨기계통은 다량의 수분 섭취로 요로쪽으로 결석을 배출시킨다.

3) 치료의 대상

쓸개 산통을 경험한 쓸개결석 환자는 무증상의 환자와는 달리 다시 증상이 발현할 기회가 높고 합병증이 초래될 가능성이 높다. 방사성 투과성 결석의 경우 밀도가 낮기 때문에 유리하며 결석의 위치나 협착등으로 내시경 삽입이 어려운 경우 또는 크기가 30 mm 미만의 1~3개정도의 비석회화 결석을 가진 환자들 중 경구담낭 조영술에서 쓸개의 기능이 잘 유지된 경우 일반적으로 치료의 대상이 된다.

4) 전처치

① 금식
② 심전도검사 및 임상검사 실시

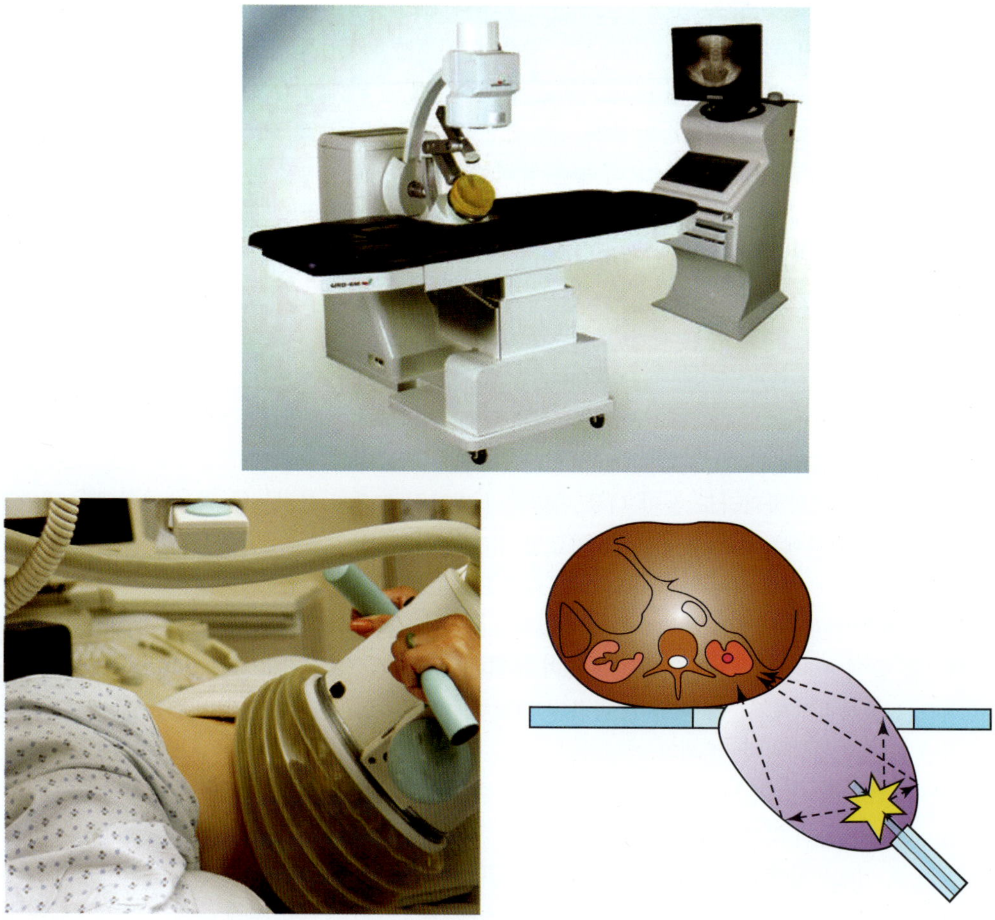

그림 9-1 체외충격파쇄석술의 원리

5) 금기환자

① 임신부나 쓸개관폐색이 있는 환자
② 혈액응고 장애자
③ 충격파 적용부에 낭종, 동맥류 및 혈관종이 있는 환자
④ 충격파 적용부에 허파가 포함될 경우
⑤ 급성·만성 쓸개염, 샘창자 궤양 등의 문제점이 있는 환자
⑥ 생명유지 관리 장치를 착용하고 있는 환자

6) 검사방법

① 결석의 크기에 따라 EST를 시행한다.
② Stone localization system을 이용하여 결석 또는 콩팥결석의 위치를 파악한다.
③ 쓸개결석의 위치를 파악하는 방법으로는 방사선 투시조영술과 초음파진단법이 있다.
④ 침대위치를 이동하여 충격파의 초점을 정확히 결석에 위치시킨다.
⑤ 고에너지의 충격파를 돌에 집중시킨다.
⑥ 영상을 통하여 결석의 분쇄를 확인한다.
⑦ 결석의 크기에 따라 차이는 있으나 결석이 1~2 mm정도의 작은 파편이 될 때까지 주 1~2회 시행한다.

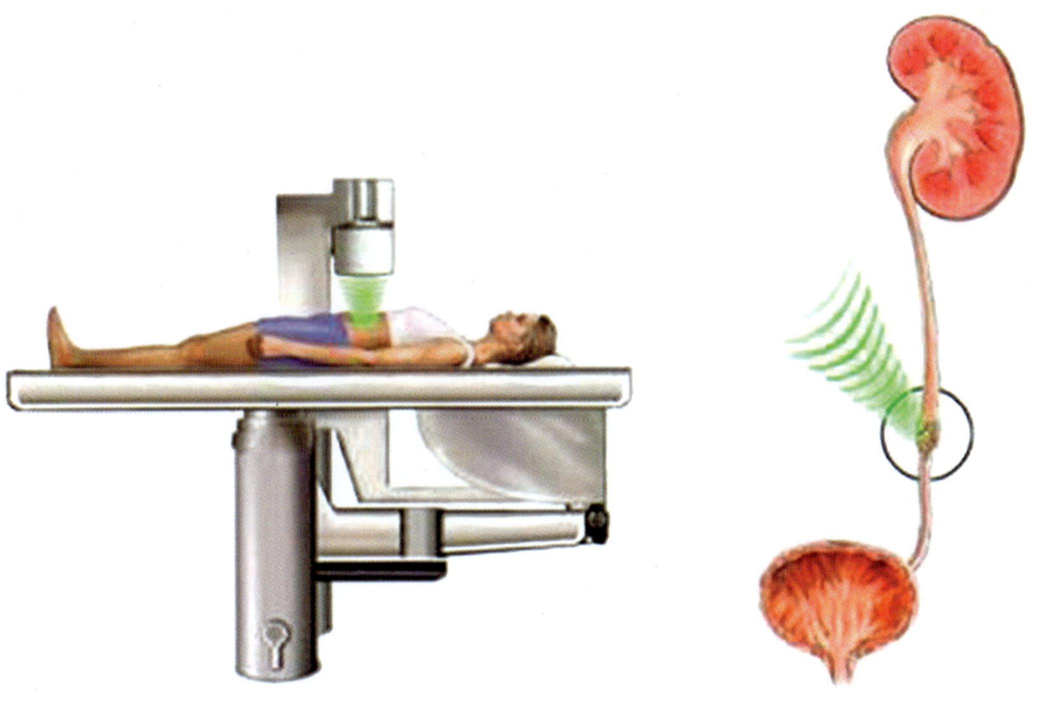

그림 9-2 체외충격파쇄석술의 검사과정

7) 체외충격파쇄석술의 장점

① 수술이나 마취없이 치료가 가능하며 흉터가 전혀 남지 않는다.
② 시술 후 합병증이나 후유증이 적어 노약자나 대사질환 환자도 안전하게 치료가 가능하다
③ 결석은 재발하는 특성이 있으므로 외과적으로 여러 번 반복시술이 어려우나 체외충격파쇄석술은 반복치료가 가능하다.
④ 입원하지 않고 외래진료가 가능하며 시술 후 회복시간이 빠르다. 약 1시간만에 일상생활이 가능하다.
⑤ 경제적이다.

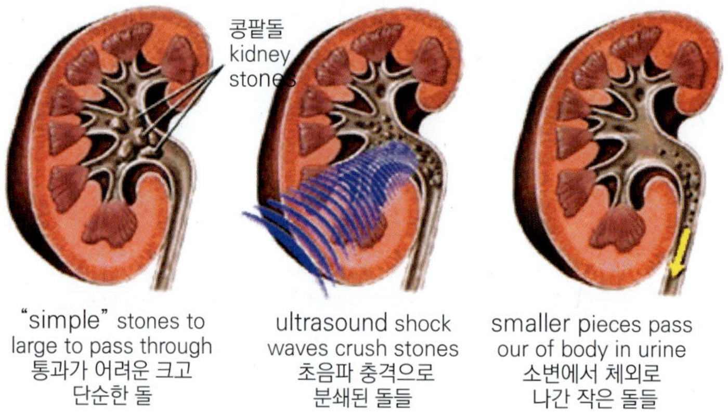

체외충격파쇄석술에 의한 돌 제거방법

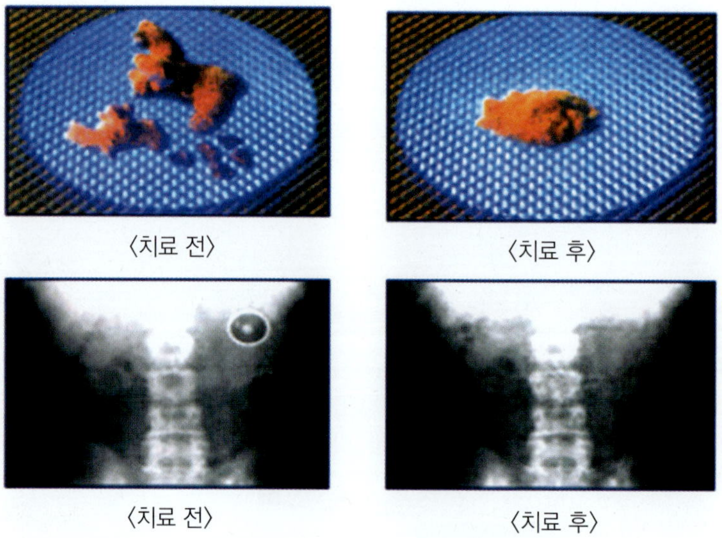

그림 9-3 체외충격파쇄석술의 치료 전후 비교

9

2. 골밀도 측정법

1) 골밀도 검사 개요

Cameron과 Sorenson에 의해 1963년도에 처음으로 시도된 골밀도 측정법은 척추골을 포함한 전체 골격의 골밀도 측정을 가능하게 하였다. 측정기기에 따라 피질골(cortical bone)과 소주골(trabecular bone)을 분리 측정할 수 있게 되면서부터 뼛속 무기질과 주로 칼슘이 감소하여 뼈가 약해져 쉽게 골절되는 골다공증의 진단과 치료효과의 판정은 물론 골절의 위험성을 사전에 진단하고 뼈에 영향을 미치는 대사성질환의 경과 판정에도 활용되고 있다.

골밀도검사법에는 정상인과 골다공증환자의 뼈를 비교하는 단순엑스선촬영법, 이중에너지 정량 전산화단층법(dual energy quantitative computed tomography, DEQ CT), 정량적 초음파검사법(quantitative ultra sound, QUS), 단광자에 의한 노뼈(요골)의 골밀도 정량법인 단일광자흡수측정법(single photon absorptiometry, SPA), 이중에너지방사선측정법(dual energy x-ray absorptiometry, DEXA)이 있는데 이러한 방법중 정확도가 높고 피폭이 적으며 척추뼈, 넙다리뼈, 전신에 이용이 다양한 DEXA법이 재현성이 높아 임상에서 가장 많이 이용되고 있다.

2) 임상적 의의

골다공증이란 뼛속에 무기질이나 칼슘이 감소하여 뼈가 약해져 쉽게 부러지는 상태를 말하는데, 이런 뼈를 관찰해보면 치밀하지 못하고 구멍이 많이 있는 모양으로 보이므로 골다공증이라고 부른다. 일반적으로 골밀도는 30대 중반까지 증가하다가 30대 중후반부터 감소하며 여성이 남성보다 골다공증에 걸릴 위험성이 더 높다. 특히 여성은 폐경이 됨에 따라 여성호르몬인 에스트로겐의 생산량이 점차 감소하게 되어 골밀도가 급격하게 감소되지만 초기에는 증상이 없어 발견하기 어렵다

체내 부위별 골감소 경향을 보면, 최종적으로 척추뼈의 감소는 42~47%, 노뼈 중앙에는 30%, 먼쪽노뼈에서는 39%, 그리고 넙다리뼈 경부에는 58%, 넙다리뼈 돌기(trochanter)는 53% 정도가 된다. 정상 남자 성인의 골밀도 감소는 거의 직선적이지만 완만하다. 넙다리뼈에서는 여성의 2/3 정도이지만 척추뼈에서는 1/4정도이다. 그러므로 넙다리뼈 골절의 남녀비는 1 : 2이지만 허리뼈에서는 1 : 8정도이다. 골밀도와 골절의 관계에서 골은 피질골과 소주골로 구성되며 이 두 가지는 골의 강도에 관계한다. 각 골은 개개의 피질골과 소주골의 구성배열이 있으며 대체적으로 성인골의 80%가 피질골이고 20%가 소주골이다. 엉덩뼈는 주로 피질골로 형성되어 있고 척추뼈몸통은 소주골로 되어 있다. 에스트로겐 감소에 따른 대사성 자극에 대하여는 피질골보다 소주골이 8배 정도 더 예민하게 영향을 받는다.

Riggs와 Metton은 원발성 골다공증을 폐경기성과 노인성 그리고 특발성으로 구분되나 대부분 폐경기성과 노인성 두 가지 유형으로 분류된다고 보고한 바 있다. 제 1형 골다공증은 에스트로겐 감소에 기인하여 주로 폐경기 전후의 여성에 호발하고 주로 소주골의 감소를 일으켜 척추뼈몸통의 압박골절과 먼쪽노뼈의 골절을 일으킨다. 제 2형 골다공증은 70세 이후의 고령에서 발생하여 주로 뼈형성 감소, 뼈흡수의 증가, 그리고 칼슘흡수 감소에 기인하여 피질골과 소

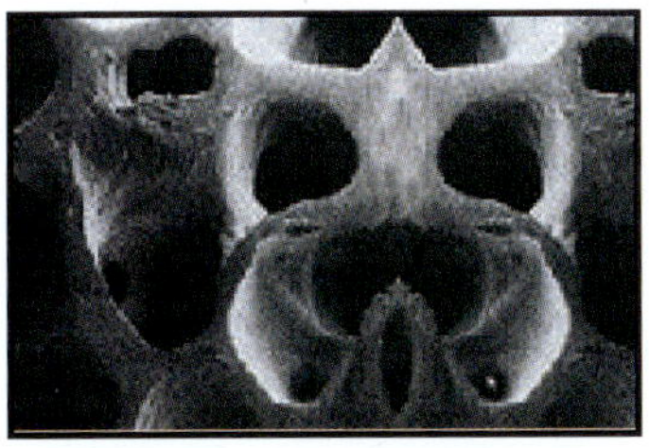

그림 9-4 정상인의 뼈

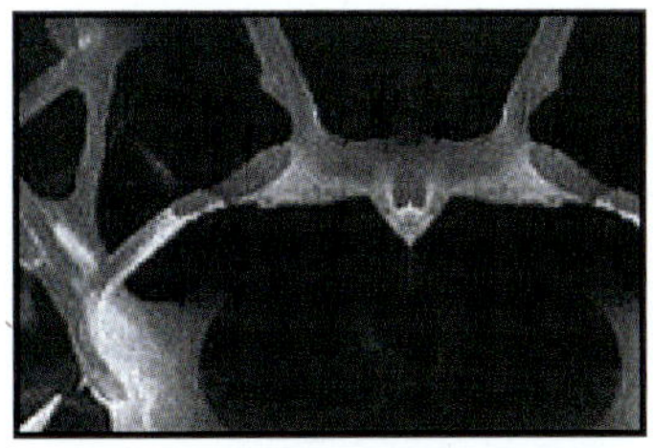

그림 9-5 골다공증 환자의 뼈

주골에 영향을 미쳐 몸쪽넙다리뼈, 위팔뼈 등에 골절을 일으키게 된다. 몸속 뼈양은 사춘기 이후로 성장하면서 급격히 증가하여 30대 전후로 최대치를 기록한 후 뼈생성과 뼈흡수가 평형을 유지하다가 여성에 있어서 폐경기후 수년에 걸쳐 연간 체내 전체 망상골 뼈양의 3~10% 정도로 급격한 감소를 보인다. 폐경 10년 후부터는 연간 1%씩 뼈양이 감소하게 되며 고령이 되면 피질뼈양이 서서히 감소한다.

골다공증환자의 예후는 뼈가 약해져서 사소한 충격에도 뼈가 부러지며 심한 경우에는 등을 구부리거나 물건을 들거나 의자나 침대에서 일어나도 뼈가 쉽게 부러질 수 있다. 또한 척추가 변형되어 허리가 구부정해지거나 키가 작아지며 더욱 증상이 진행되면 사소한 충격에도 손목, 척추뼈, 넙다리뼈 등의 골절이 올 수 있다. 특히 척추골등의 압박골절은 허리통증이 매우 심하고 종종 신체장애를 가져 올 수 있으며 넙다리뼈목이 부러졌을 경우 6개월 이내에 사망률이 약 20%에 이르며, 생존자의 50%는 휠체어나 보조기구에 의해서만 활동이 가능하고 약 25%는 특정 치료기관에서 장기적인 치료를 받아야 하는 매우 심각한 질환이다.

이런 심각한 질병임에도 불구하고 초기에는 증상이 없는 침묵의 질환이라서 본인이 증상을 느낄 정도가 되면 골다공증이 너무 심해져있는 경우가 많다. 따라서 미리 검진을 통하여 골밀도를 측정하여 관리하는 것이 골다공증을 예방하는 가장 좋은 방법이다.

3) 골밀도 검사의 대상

① 폐경으로 인한 여성 호르몬의 감소로 뼈에서 칼슘이 소실되는 경우
② 흡연 및 음주로 인한 체내 뼈소실 속도가 증가되는 경우
③ 운동부족으로 인하여 뼈의 강도가 약해지는 경우
④ 영양부족으로 인하여 칼슘과 비타민 D의 부족으로 뼈가 약해지는 경우
⑤ 골다공증의 가족력이 있는 경우
⑥ 대사성질환인 갑상샘기능항진증, 간질환, 신경성 식용결핍 또는 스테로이드 약물의 장기 복용자인 경우
⑦ 뼈양이 적은 저체중자 및 이전의 경미한 외상으로 골절경험이 있는 자

4) 검사방법

1. 이중에너지 정량 전산화단층법(dual energy quantitative computed tomography, DEQ CT)

뼈의 엑스선 흡수율을 비교하는 원리로 CT 장비를 이용한 검사로 고가이며 피폭량이 많은 단점이 있어 현재 임상에서는 이용되지 않고 있다.

2. 정량적 초음파검사법(quantitative ultra sound, QUS)

초음파를 이용한 장비로 발뒤꿈치뼈를 이용하여 검사하는 방법으로 피폭은 없으나 정밀도가 떨어진다.

3. 단일광자흡수측정법(single photon absorptiometry, SPA)

저에너지 감마선의 투과량변화를 이용하여 골밀도를 측정하는 방법으로 선속상의 감마선을 방출하는 선원과 Scintillation 검출기를 약 15 cm 간격으로 대향시킨 상태에서 측정부위를 주사하며, 측정부위를 투과한 감마선의 계수 변화를 아날로그 계산에 의해 피측정 부위 뼈의 단위 길이당 중량을 구하는 것이다. 선원으로는 ^{125}I(27.5 keV)과 241 Am(59.4 keV가 사용되고 있으나 주로 ^{125}I가 많이 이용되고 있다.

SPA법은 아래팔뼈의 노뼈와 자뼈에 주로 이용된다. 아래팔뼈는 일정하고 뼈주변부에 있는 지방과 근육층이 얇고, 연부조직에 대한 뼈양의 비율이 높아 척추뼈를 측정할때 보다 임상적으로 우수한 결과를 얻을 수 있다. 또한 환자의 측정부위에 대해 장기간에 걸쳐 측정을 반복하므로서 환자의 뼈변화를 그 부위 뼈의 중량변화로 알 수 있으며 이에 의해 질병의 진행상황 혹은 치료효과 등을 파악할 수 있다. 그러나 이 검사법은 몸안의 전반적인 골밀도 상태를 반영하는데 어려움이 있고 선원교체 등의 비용부담이 있어 최근에는 거의 사용 되지 않고 있다.

4. 이중에너지 엑스선 흡수측정법(dual energy x-ray absorptiometry, DEXA)

DEXA법은 1987년 ^{153}Gd 대신 엑스선을 이용한 방식으로 Hologic사에서 개발되었다. 가늘게 조절된 엑스선속과 인체를 투과한 엑스선을 검출하는 검출기로 구성되어 있으며, 두 종류의 엑스선 에너지를 얻기 위해서는 엑스선관을 사용해서 2개의 에너지를 얻는 방법과 하나의 에너지를 방출하는 필터에 의해 2개의 에너지로 나눈 방법이 있다.

DEXA 장치의 엑스선관과 엑스선 발생방식은 고정양극 엑스선관을 사용한 연속 엑스선과 회전양극 엑스선관을 사용한 펄스 엑스선 두 방식이 있으며 pencil beam을 이용한 장치는 고정양극 엑스선관을, fan beam을 이용한 장치에는 회전양극 엑스선관을 채택하고 있다. 그리고 이중에너지 엑스선을 발생시키기 위해서 현재 사용중인 방식은 엑스선관에 인가하는 전압을 순차적으로 변환시켜 이중에너지를 발생시키는 스위칭펄스 방식과 관전압을 일정하게 인가하되 일정에너지만을 투과시켜 주는 K-edge filter 방식이 있다. 검출기는 엑스선관으로부터 조사되어 피사체를 투과한 엑스선을 검출하여 전기신호로 변환하는 장치이다.

DEXA법에서는 연속 에너지의 엑스선을 사용하므로 선속경화현상과 시간분해능에 대한 보정이 필요하다. 엑스선관을 사용하여 변환에 의해 이중에너지를 얻는 방법에서는 넘침현상에 대한 보정은 불필요하지만, 필터를 사용하여 두 종류의 에너지를 얻는 방법에서는 이에 대한 대책이 필요하게 된다. 정확도가 높고 피폭이 적으며 척추뼈, 넙다리뼈, 전신에 이용되고 있어 여러 가지 방법중 재현성이 높아 임상에서 가장 많이 이용되고 있다.

5) 골밀도 검사의 실제

DEXA법으로는 인체 특정부위의 뼈미네랄 양을 측정할 수 있다. 인체구조의 불균일성과 연부조직의 불균일에 의한 오차를 최소화 하기 위하여 다른 두 에너지 광자를 사용한다. 이론적으로 정해진 수효만큼의 인체구성 물질을 분석하기 위해서는 같은 수효만큼의 양자에너지의 분석이 된다면 가능하다. 그러나 감약계수가 관련되어 있기 때문에 분석가능한 물질의 수효는 제한을 받게된다. 다른 두 에너지 광자는 주어진 시스템내에서 물질을 구별 하기 위하여 쓰여진다. 만일 물질이 두가지 밖에 없다면 거의 정확하게 구별할 수 있을 것이다.

이 두가지 구성물질을 임상적으로 적용한다면 뼈미네랄과 연부조직이다. 뼈의 60%정도는 뼈미네랄이며 뼈미네랄의 38% 칼슘이다. 비 미네랄 요소로는 지방, 뼈미네랄과 수분이다. 뼈미네랄의 구성비는 근본적으로 변하지 않지만, 미네랄 요소와 주위의 연부조직은 개인과 시간에 따라 변화한다.

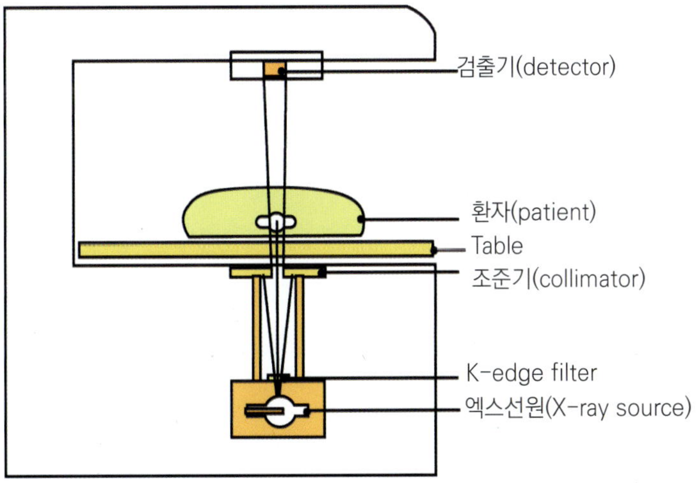

그림 9-6 DEXA법을 이용한 장비의 원리

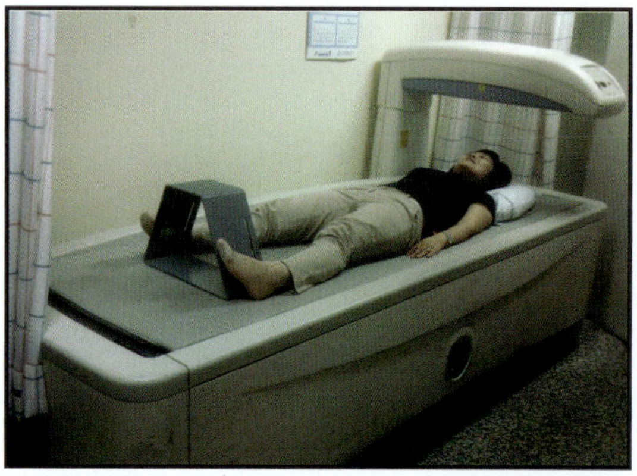

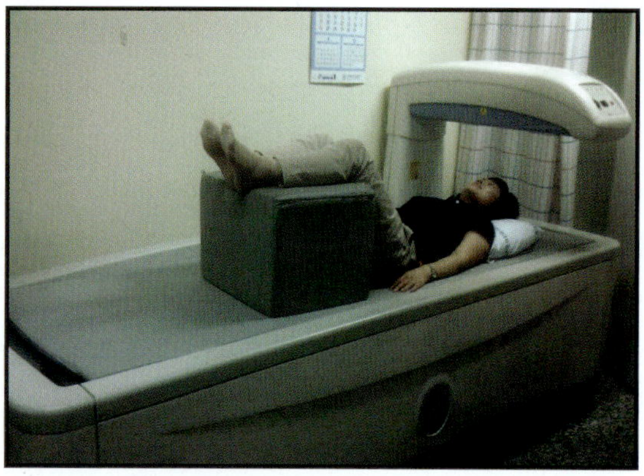

그림 9-7 DEXA법을 이용하여 요추와 넙다리뼈 골밀도 검사
(장비: Lunar prodigy, GE, U.S.A)

DEXA방식은 뼈미네랄요소(bone mineral content)를 허리뼈나 다른 관심부위를 수직으로 스캔하면서 연속적으로 데이터를 얻는다.

수평윤곽 결과는 양적 분석자료의 기본으로 활용되며 계산된 뼈미네랄 요소는 이미 알고있는 표준적인 뼈의 BMC에 의하여 통계적 오차를 줄이고 데이터프로세싱을 간단하게 하기 위하여 보정된다.

DEXA방식에 쓰이는 정량 단위는 다음과 같다.

* 면적은 cm^2으로 표현한다. 따라서 이는 뼈의 이차원적 표현이라는 것을 뜻한다.

* 뼈미네랄요소(bone mineral content)는 g/cm^2로 표현한다.

BMD(bone mineral densitometry)는 BMC를 뼈의 크기에 따라 정량화한 것으로 임상적 정보를 제공한다. BMC와 면적값은 분석되고 출력되지만 임상적인 데이터로는 이용되지 않으며 단지 BMD계산에만 사용된다.

1. 허리뼈정면(AP spine) 계측

허리뼈에서 BMD를 구할때 특별히 관심이 있는 부위가 있다면 그 부위를 선택하지만 일반적으로 L2-L4 부위에서 계산된다. 검사의 정확도는 어느 부위를 포함시켜 스캔하느냐에 따라 달라질 수 있다. L1은 L2-L4에 비하여 BMD값이 높기 때문에 관심영역 L1이 포함된다면 (L1-L4)의 일반적인 경우 BMD값은 감소하고 L5가 관심영역에 포함된다면 (L2-L5) 평균 BMD값은 증가할 것이다. 각각의 스캔에 있어서 연부조직의 최저값은 자동적으로 계산되지만, 갈비뼈부위, 횡돌기, 골반 주변 등은 검사 중에 재검토하는 것이 좋다.

가로돌기 부분의 데이터를 제외시키고 중심부만의 분석을 위해서는 관심영역의 정확한 설정이 필요하다. 관심영역 부위의 정확한 설정에는 소프트웨어에 의한 평활필터처리가 사용된다.

2. 허리뼈측면(lateral spine) 계측

허리뼈측면 부분의 BMD 계산은 L2와 L3 사이 또는 L3와 L4사이에서 이루어진다.

각각의 스캔에 있어서 연부조직의 최저값은 자동적으로 계산되지만, 갈비뼈부위, 가로돌기, 골반주변 등은 검사 중에 재검토하는 것이 좋다.

연부조직 최저값은 매 스캔시 위치잡은 관심점 주위 1 cm 위에서부터 평균화된다. 관심영역에서 바로 얻은 데이터는 필터처리나 평균처리가 되지 않은 상태다.

3. 넙다리뼈(femur) 계측

몸쪽넙다리뼈검사의 관심영역은 보통 넙다리뼈목 1~ -1.5 cm 넓이를 관심영역으로하고 부가적 부위로는 Word's 삼각점이나 큰돌기부위가 선정될 수 있다. 뼈손실이 Word's 삼각점에서 시작되어 외각으로 확산되기 때문에 조기 뼈손실을 발견할 수 있으며 넙다리뼈목 부위의 비교에 의해서 더욱 확실하게 구별할 수가 있다.

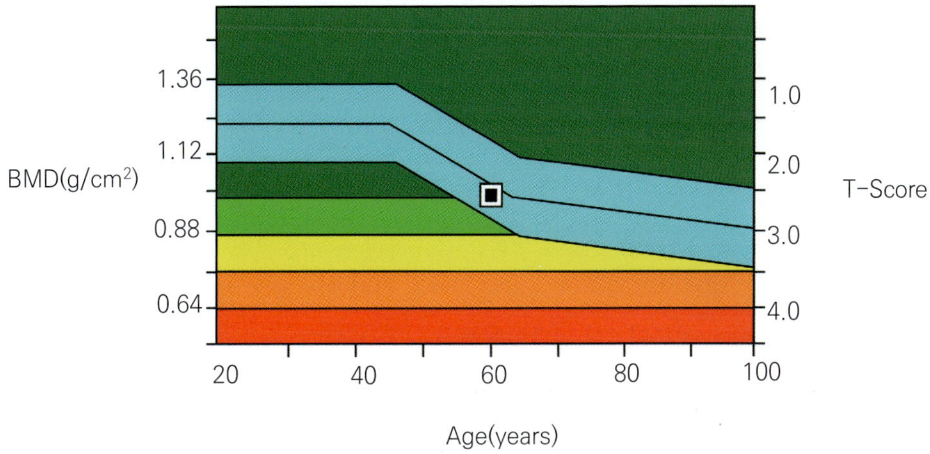

그림 9-8 60세 여성 환자의 골밀도 L2-L4의 골밀도 값(0.97 g/cm²)

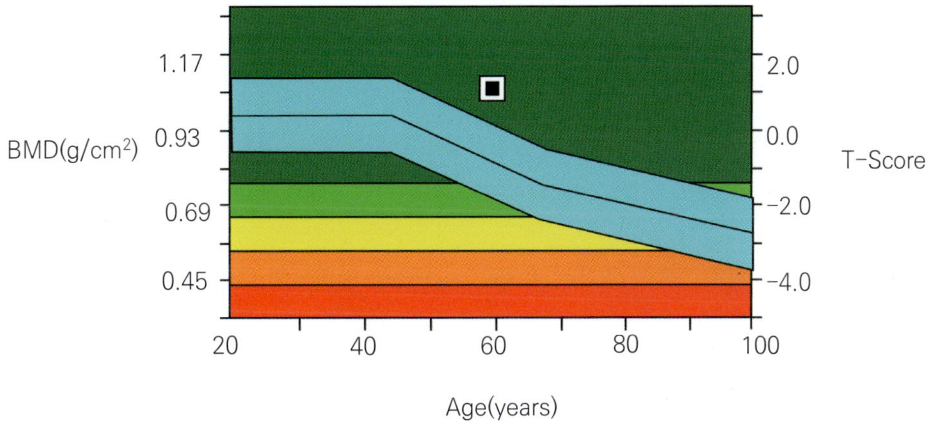

그림 9-9 60세 여성 환자의 넙다리뼈 골밀도 값(1.05 g/cm²)

4. 진단적 분석

골밀도의 참고자료는 뼈에 영향을 미치는 만성적 질환이 없는 건강한 사람을 대상으로 하고 뼈에 영향을 주는 약을 먹지 않은 사람을 대상으로 한 것이다.

데이터베이스는 미국, 영국, 호주, 핀란드, 아르헨티나, 스페인, 프랑스, 브라질, 일본, 이탈리아에서의 데이터를 대상으로 하며 AP spine, lateral spine, femur, 그리고 total body와 같이 모든 뼈대부에 일반적인 원칙을 적용하여 설명하였다.

(1) 골밀도(bone mineral density)

골밀도는 환자의 골격상태의 중요한 임상적 지표로 골밀도 값을 선택된 부위에 대하여 g/cm^2의 국소적 농도를 나타낸 것이다.

그림 9-8와 그림 9-9은 참조 그래프상에서 60세 환자의 골밀도를 구성한 것으로 척추 골밀도의 값이 0.97 g/cm^2 넙다리뼈의 골밀도 값이 1.05 g/cm^2 인 여성환자에 대한 결과이다.

(2) %청년비(% young adult)

그림 9-5는 성별이 같고 동일한 국적인 20~40세인 사람에 대하여 기대할 수 있는 최대 뼈의 밀도와 대상 환자의 골밀도를 비교한 %청년비 값으로 그래프의 최상부에 있는 진초록 영역은 청년에 대한 정상 골밀도 값의 범위를 나타낸다.

위에서 아래로 내려오는 색깔의 변화는 청년의 평균값 이하의 골밀도로서 그 값이 10%씩 떨어질 때마다 색깔의 변화가 있는 것이다. 예를 들어, 환자의 골밀도가 진초록 범위 아래로 떨어져있다면 이 환자는 골절의 위험이 약간 있다고 볼 수 있다.

골밀도가 진초록 영역 아래로 떨어질수록 골절의 위험은 증가하며 골절의 위험도는 매 1 SD(표준편차)떨어질 때마다 두배가 된다. %청년비의 값은 골다공증 상태와 골절의 위험을 나타내는 좋은 지표이다.

허리뼈정면의 밀도가 1.00 g/cm^{2}이하이거나 넙다리뼈목의 밀도가 0.80 g/cm^2(청년보다 2 SD이하)인 것은 골절의 위험도 매우 높다는 것을 알 수 있다. 이 수준에서 골절이 매우 잘 발생하므로, 이 값을 골절의 역치라고 한다. 허리뼈정면과 대퇴골의 BMD 값이 0.90과 0.70 이하일때(3 SD이하)를 골다공증이라고 한다.

(3) % 동년비(% age-matched)

동년비의 값은 동일한 나이와 동일한 성별의 참조그룹에서 나오는 골밀도 값과 대상환자의 골밀도 값을 비교한 것으로 %동년비는 참조 그래프상에서 푸른색의 중심에서 하향선으로 내려오게 된다(그림 9-7).

이 정보는 환자가 나이, 성별, 몸무게, 인종간 배경에서 정상치를 벗어나는지에 대한 여부가 결정되어지고, 푸른색 막대의 중간에 있는 두꺼운 선은 평균 골밀도 값을 나타낸다.

푸른색 부분의 위와 아래의 선은 평균 이상으로 벗어남인지 이하로 벗어남인지 그 기준을 나타내는 것인데 40세 이전까지의 골밀도 값의 변화는 그다지 크지 않다가 40세 이후의 골밀도 값은 점점 감소하는 것을 볼 수 있다. %청년비가 골절 위험의 지표이긴 하지만 이 %동년비 막대 이하로 골밀도 값이 떨어지면 골절 위험 이외에 여러 가지 요인들이 생기게 된다.

예를 들어 그림 9-10에서 동년비 자료는 앞에서 본 두 그래프와는 대비되어 다르게 나타난다.

골밀도 값이 청년비 2 SD이하라는 것은 같지만 동년비 하향막대의 한도에 있어 이것은 환자의 골절 위험도가 증가했다는 것을 의미하게 되고, 이러한 경우 의사는 환자의 나이와 신체적 상태에 적절한 치료 방법을 고려해야 한다. 그림 9-11은 그림 9-10에서 보여준 60세 여성환자와 골밀도 값이 똑같은 40세의 환자의 경우에 골밀도 계측결과를 보여주고 있다.

40세의 환자는 다른 사람처럼 똑같이 골절의 위험을 가지고 있지만, 푸른 하향곡선 외에 있어 평균치내에 있는 60세의 환자와는 다르게 평균 이하로 벗어났음을 알 수 있다.

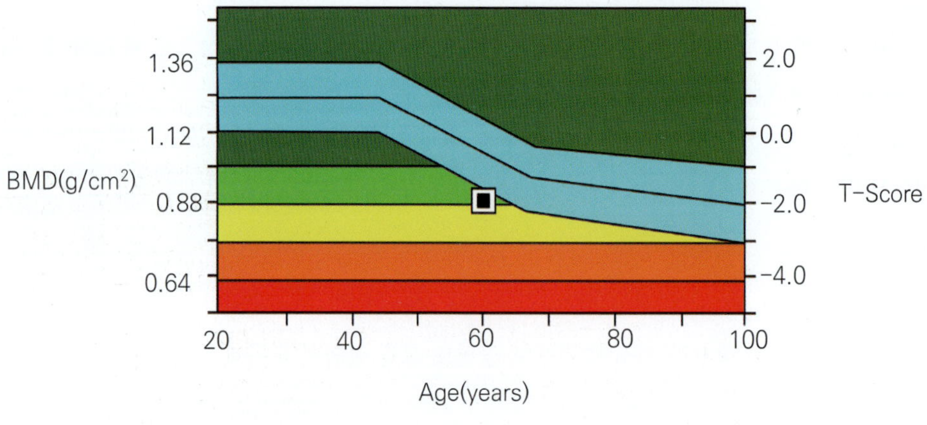

그림 9-10 60세 여성 환자의 골밀도 L2-L4의 골밀도 값(0.89 g/cm^2)

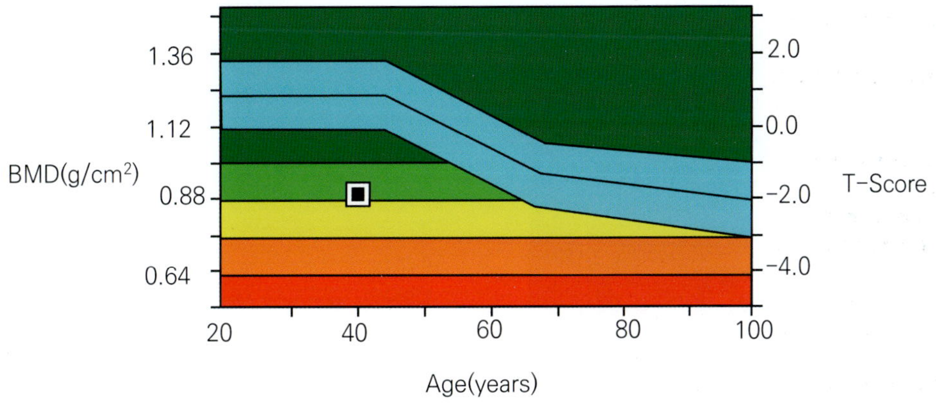

그림 9-11 40세 여성 환자의 골밀도 L2-L4의 골밀도 값(0.89 g/cm²)

(4) 체중적용

환자의 체중이 많이 나가면 나갈수록 정상체중보다 더욱 더 높은 골밀도 값을 가지며 체중이 적게 나가면 낮은 골밀도 값을 가진다.

허리뼈정면과 넙다리뼈의 골밀도에 있어 표준선 이상이나 이하의 몸무게에서 1 kg 차이의 결과는 약 0.04 g/cm²의 증가 또는 감소하는 관계이다.

체중이 10 kg 차이 나는 것은 공식적으로 나오는 척추의 골밀도 0.04 g/cm² 또는 4%를 적용하고 있다.

이 데이터베이스에서는 미국의 백인여성 평균 몸무게는 65 kg이고 프랑스 백인 여성의 평균 몸무게는 55kg이며 아시아계 여성은 평균 50 kg이다.

체중적용 요소가 몸무게를 입력하지 않은 상태에서 켜지면 평균 몸무게보다 더 가벼운 경우는 동년비 하향막대가 아래로 내려갈 것이며 평균 몸무게 보다 더 무거운 경우로는 막대가 위로 올라갈 것이다. 즉, 특정인에게서 기대되어지는 골밀도는 그의 몸무게와 일치하여 적용되어진다. 체중적용요소는 %청년비에는 영향을 미치지 않는다.

(5) 인종간 적용

인종간 적용은 최종동년비에서 인종간 기원(아시아계, 흑인, 백인)을 분석하도록 되어있으며 전형적으로 흑인에 대한 참조값은 백인보다 6%이상 더 높고 아시아계는 백인보다 약 7% 더 낮다.

만약 인종간 적용을 입력하지 않은 상태에서 작동시키면 인종간 기원이 어디에 있느냐에 따라 동년비 하향막대가 자동적으로 위나 아래로 움직일 것이다. 체중적용처럼 인종간 적용도 단지 동년비 하향막대에만 영향을 미치게 되고 %청년비에는 영향을 미치지 않는다. 이 적용요소는 국적에 따라 변화되지도 않는다.

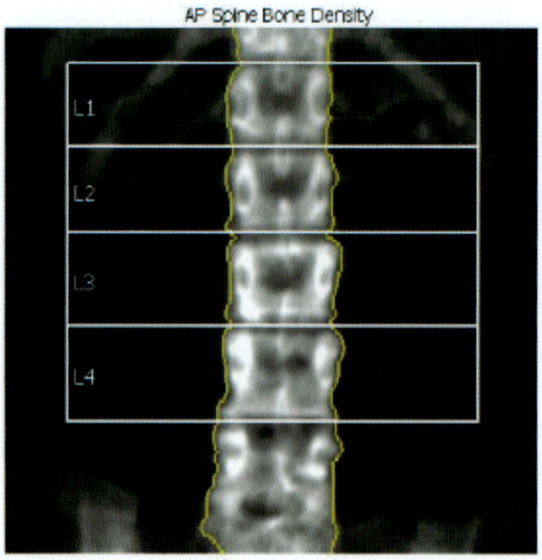

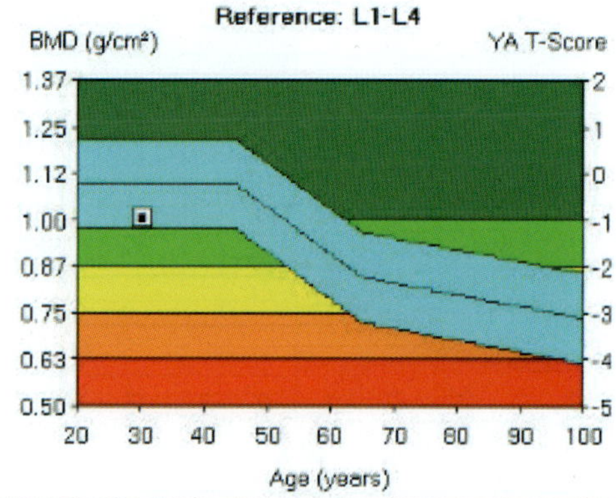

Region	BMD[1] (g/cm²)	Young-Adult[2] (%)	T-Score	Age-Matched[3] (%)	Z-Score
L1	0.886	83	-1.5	85	-1.3
L2	0.939	83	-1.6	85	-1.3
L3	1.084	96	-0.4	98	-0.2
L4	1.070	95	-0.5	97	-0.3
L1-L2	0.914	83	-1.5	85	-1.3
L1-L3	0.976	88	-1.1	90	-0.9
L1-L4	1.003	90	-1.0	92	-0.7
L2-L3	1.016	90	-0.9	92	-0.7
L2-L4	1.036	92	-0.8	94	-0.5
L3-L4	1.077	95	-0.5	98	-0.2

그림 9-12 L1-L4 골밀도 검사(Lunar prodigy, GE, U.S.A)

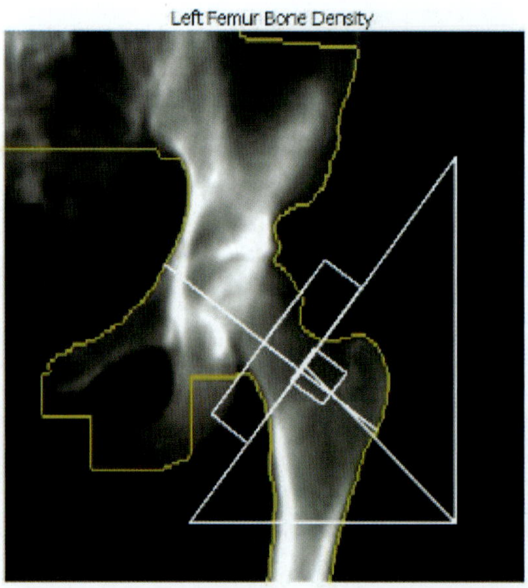

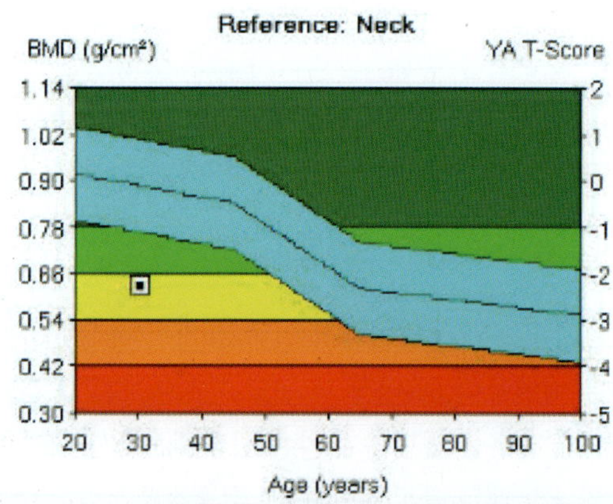

Region	BMD[1] (g/cm²)	Young-Adult[2] (%)	T-Score	Age-Matched[3] (%)	Z-Score
Neck	0.632	70	-2.2	71	-2.1
Wards	0.469	53	-3.2	54	-3.0
Troch	0.488	65	-2.4	66	-2.3
Shaft	0.829	-	-	-	-
Total	0.709	76	-1.9	77	-1.8

그림 9-13 Femur 골밀도 검사(Lunar prodigy, GE, U.S.A)

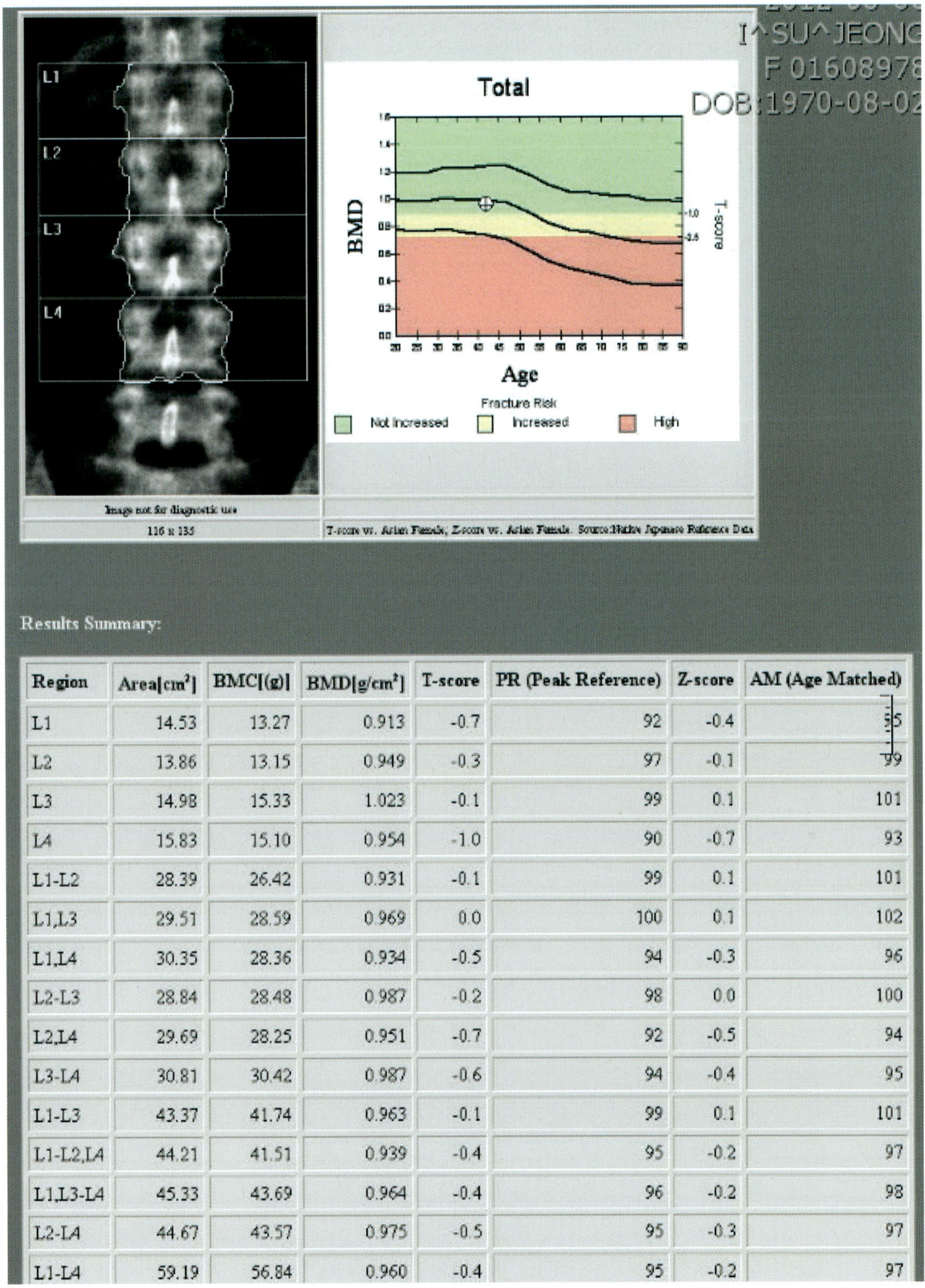

Results Summary:

Region	Area[cm²]	BMC[(g)]	BMD[g/cm²]	T-score	PR (Peak Reference)	Z-score	AM (Age Matched)
L1	14.53	13.27	0.913	-0.7	92	-0.4	95
L2	13.86	13.15	0.949	-0.3	97	-0.1	99
L3	14.98	15.33	1.023	-0.1	99	0.1	101
L4	15.83	15.10	0.954	-1.0	90	-0.7	93
L1-L2	28.39	26.42	0.931	-0.1	99	0.1	101
L1,L3	29.51	28.59	0.969	0.0	100	0.1	102
L1,L4	30.35	28.36	0.934	-0.5	94	-0.3	96
L2-L3	28.84	28.48	0.987	-0.2	98	0.0	100
L2,L4	29.69	28.25	0.951	-0.7	92	-0.5	94
L3-L4	30.81	30.42	0.987	-0.6	94	-0.4	95
L1-L3	43.37	41.74	0.963	-0.1	99	0.1	101
L1-L2,L4	44.21	41.51	0.939	-0.4	95	-0.2	97
L1,L3-L4	45.33	43.69	0.964	-0.4	96	-0.2	98
L2-L4	44.67	43.57	0.975	-0.5	95	-0.3	97
L1-L4	59.19	56.84	0.960	-0.4	95	-0.2	97

그림 9-14 L1-L4 골밀도 검사(HOLOGIC Co.)

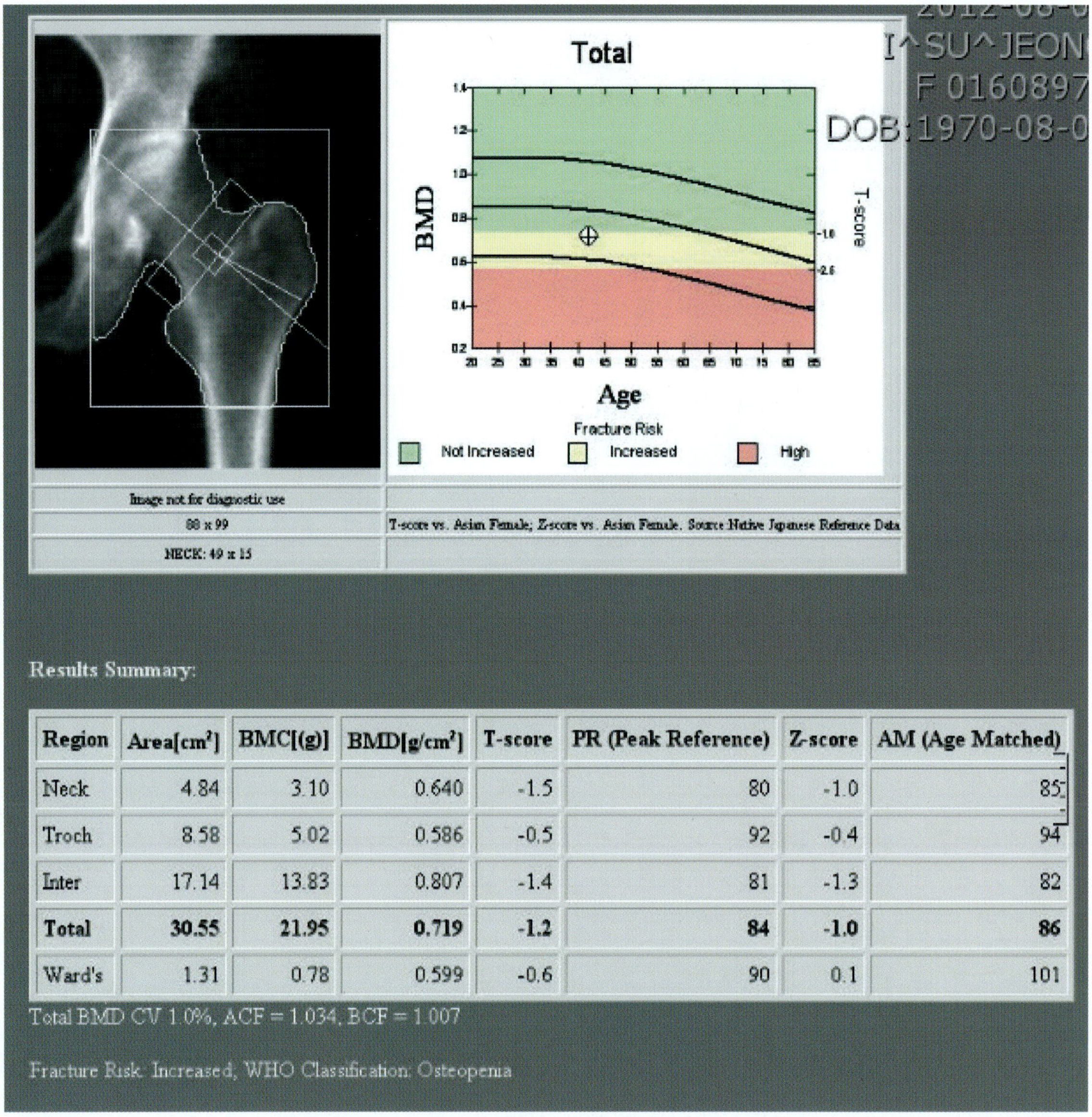

Results Summary:

Region	Area[cm²]	BMC[(g)]	BMD[g/cm²]	T-score	PR (Peak Reference)	Z-score	AM (Age Matched)
Neck	4.84	3.10	0.640	-1.5	80	-1.0	85
Troch	8.58	5.02	0.586	-0.5	92	-0.4	94
Inter	17.14	13.83	0.807	-1.4	81	-1.3	82
Total	**30.55**	**21.95**	**0.719**	**-1.2**	**84**	**-1.0**	**86**
Ward's	1.31	0.78	0.599	-0.6	90	0.1	101

Total BMD CV 1.0%, ACF = 1.034, BCF = 1.007

Fracture Risk: Increased; WHO Classification: Osteopenia

그림 9-15 Femur 골밀도 검사(HOLOGIC Co.)

3. 열진단법 (Thermography)

1) 열진단법의 개요

인체에서 발생되는 열을 체표면에서 탐지하여 신체열의 분포를 나타냄으로써 질병을 관찰하는 방법이며, 신체열은 정상적인 인체의 기능 또는 질병이나 상처로부터 생리적으로 발생되는데 이것을 광학사진과 유사한 방법으로 수집한 후, 전기적 신호로 변환하여 영상으로 나타낸다. 영상은 컴퓨터의 실시간관찰, 폴라로이드 필름, 인화지 기록, CRT필름 등에 다양하게 기록된다.

열진단법의 종류는 초단파 열진단법, 액정적외선체열법(liquid crystal thermography, LCT), 컴퓨터적외선열진단법(digital infrared thermography, DIT)등이 있다. 초단파 열진단법은 방출되는 초단파 적외선을 측정하여 영상화하는 방법으로 조직내 투과가 양호해 체온변화에 민감하게 작용하나 검사의 객관성이 부족하여 근래에는 사용하지 않는다. 액정 적외선 체열법은 환자의 체표면에 일정한 화합물질을 사용해 국소부에서 발생하는 체온의 변화에 따른 색의 변화를 관찰하고 컴퓨터의 조작으로 체열의 변화를 영상화하는 방법으로 온도의 변화에 따른 색의 변화가 일정치 않은 단점이 있다. 그리고 컴퓨터 적외선 열진단법은 인체에서 발생되는 적외선의 파장범위인 2~24 μ을 인식하여 컴퓨터 조작으로 온도의 변화를 색으로 표시함으로써 질병을 판별한다.

열진단법의 측정은 환자의 체표면에서 1~2 m의 거리에서 검출기로 체열을 탐지하여 생리학적인 이상유무를 진단하는 방법으로 방사선에 의한 피폭이 없고 비침습적이며 통증이 없고 검사가 간편하여 질환의 추적검사에 유용하고, 또한 혈관이나 신경계 질환으로 인한 피부의 온도변화를 영상으로 탐지하여 신진대사의 이상유무를 진단하는데 이용되고 있다.

2) 열진단법의 원리

William Herschel이 1800년대 빛의 영역을 분류한 후 1948년 Leo Massopure가 임상적으로 적외선 촬영을 시행하였으며, 1956년 Lawson이 유방암 환자에서 암부위의 체열변화를 측정하여 보고한 바 있다. 1972년에는 Altshuler이 피부 악성종양에 대한 충혈상태를 영상화하였다. 1980년대 Pochaczvsky 등과 Wexler는 체열검사가 추간판 탈출증을 비롯하여 신경근 병변의 진단에 유용하다고 보고한 바 있고, 1982년 Flexi-Therm사에 의해 LCT가 이용되는 것을 계기로 컴퓨터의 개발과 더불어 적외선열진단기가 개발되어 사용되고 있다.

열진단법의 원리는 인체로부터 방출되는 적외선을 검출장치로 검출하여 영상으로 기록하는 방법으로 인체로부터 방출되는 적외선의 파장범위는 2~24 μ 정도이고 최대파장은 9.7 μ이다. 검출기의 감도를 높이기 위해서 검출기는 낮은 온도를 유지하도록 해야하며 최근에는 액체 결정체가 개발되어 임상에서 이용되고 있다.

LCT는 콜레스테롤 유도체의 분자회전력을 이용한 액체상의 결정체로 환부의 열에 의한 온도차를 0.2°C 까지 감자할 수 있으며, 각각의 검출기의 온도범위는 3°C~5°C 정도이고, 10개 정도의 검출기로서 21°C~40°C까지 측정이 가능하다. 낮은 온도부위는 갈색이며, 온도상승에 따라 밝은 갈색, 황갈색, 노랑, 초록, 밝은 청색 그리고 암청색 순서로 나타난다. 이상과 같은 적외선열영상진단방법은 인체에서 자연적으로 방출되는 적외선을 감지하여 동통부위나 질환부위의 미세한 체온변화를 컴퓨터에 의해 칼라영상으로 나타내는 방법으로 인체에 전혀 해가 없는 신체의 이상을 진단하는 방법이다.

그러나 LCT는 온도 변화에 따른 색깔의 변화가 일정하지 않고 인접한 색깔로 갑작스런 변화가 나타나므로 자연스러운 감이 적으며 신체의 굴곡부위나 넓은 부위를 검사할 경우 어려운 점이 있다. DIT는 편안한 상태에서 전신을 영상화할 수 있으며 각 부분의 온도를 정확하게 나타낼 수 있어 임상에서 활용도가 높다.

부 록

팔·다리(상·하지) 및 척추 촬영법 요약

촬영부위	환자의 자세	요점 및 C-R
1. 손 (hand)		
a. PA	손을 일정간격으로 벌린다.	엄지손가락만 사방향으로 촬영.
b. Lat. in flexion	척골 밑으로 가볍게 구부림.	중수골 골절 전후면의 변위상태를 관찰.
c. Lat. extension	엄지는 손바닥에 직각되고 IR면과 평행일 것.	이물의 위치 측정을 위한 일반적 촬영(광물질 15 kVp, 투명물질 10~15 kVp 증가).
d. PA oblique	IR면과 중수골 간 각도 45° 유지. 손끝이 IR면에 접촉.	병리적 상태를 검사하기 위함. 경미한 골절의 검사에 도움.
e. Norgard 법	전후사방향 자세, 반회외 자세	Rheumatoid arthritis의 초기 진단.
2. 수근부 (wrist)		
a. 후전방향 촬영	손목이 IR에 밀착될 수 있도록 약간 손을 굽힌다.	척골이 관심의 대상시 사용.
b. 전후방향 촬영	손목이 IR에 밀착될 수 있도록 적당한 지지물 위에 손가락을 약간 들어 올린다.	수근골의 관절강이 잘 보임.
c. Lat.	팔굽을 90° 구부리고 척골이 밑으로 오게 함.	Stecher 주상골 관찰 용이.
d. Bending	손바닥이 IR면에 밀착되게 함. radial flexion 손목이 최대한 요골굴곡위가 될 때까지 내측으로 회전한다. ulnar flexion 척골굴곡위가 될 때까지 손을 밖으로 돌린다.	주상골을 다른 수관절뼈와 분리해서 볼 수 있다. 주관절 내측을 잘 볼 수 있고 두상골도 관찰됨.
e. Stecher 법	table면에 대해 IR은 팔굽 쪽으로 20° 기울어지게 한다.	주상골 관찰에 용이.
f. Gaynor-Hart 법	손목을 최대한 펴고, IR 중앙에 요골 경상돌기 높이의 손목을 오게 조정한다. (전완 원위부 밑에 약 2 cm 두께의 방사선 투과성 패드를 놓는다.)	carpal canal을 잘 볼 수 있다. (손의 장축에 대해 25°~30° 되게 4th 중수골 저하단 1"점으로 입사)
3. 수근교 (carpal bridge)		
a. 접선방향 촬영	손은 IR 위에 손바닥이 위로 향하게 눕혀 놓고 전완과 직각을 이루도록 위치.	주상골의 골절, 월상골의 탈구에 있는 석회화와 이물 검사에 용이.

부록

4. 아래팔 (전완, forearm)

a. A-P	손을 꼭 supination 시킨다.	내전되면 전박의 상단 1/3부위가 사위로 촬영된다.
b. Lat.	손의 엄지쪽은 위쪽으로 향해야 한다.	

5. 팔꿉관절 (주관절, elbow)

a. AP	전완골의 회전을 막기 위해 손을 회외시켜야 한다.	주관절, 팔의 밑쪽과 전완의 윗쪽이 보인다.
b. oblique	손을 회내시키고, 팔꿈치를 조정하여 그 전면이 IR면과 40°~45° 각을 이루게 한다.	olecranon process를 잘 볼 수 있다.
c. Lat.		
d. partial flexion		주관절을 펴지 못하거나 옆으로 놓지 못할 때 사용.
e. 축방향 촬영	팔하단이 의심될 때(상완골에 수직) 전박상단이 의심될 때(전완에 수직)	주두돌기를 잘 볼 수 있다.

6. 위팔뼈 (상완골, humerus)

a. Frontal	IR 상단과 상박골두간 간격이 1/2" 떨어져 있어야 함.	
b. Lawrence 법	촬영 중 호흡을 깊게 들어 마심. contrast 증가, 피폭선량 감소, 촬영시간 단축.	팔을 원위로 위치하지 못하는 경우 이용.

7. 팔이음부위·어깨관절 (견부·견관절, shoulder)

a. AP	가능한 선 자세를 취하여 external rotation position, neutral position, internal rotation position이 있다.	coracoid process를 IR 중앙에 위치시킨다.
b. Grashey 법	center-shoulder joint 촬영측으로 몸통 45° 회전 필름면에 scapular 평행일 것.	어깨상외면에서 하단 2", 내측으로 2"로 직각되게 입사.
c. Lawrence 법	팔을 원위로 뻗어 몸통에 직각되게 하고, 어깨상단에 cassette를 수직으로 세움. 머리는 촬영 반대측으로 돌림.	겨드랑이로 견쇄골 관절로 입사.
d. Pearson 법	AP or PA로 위치. MSP가 IR 중앙선과 일치하고 양 흉쇄골 관절의 연결 중앙점이 center, 양손에 샌드백을 들어 어깨를 쳐지게 함.	견봉 쇄골관절을 보기 위함. 7"×17" IR이나, 8"×10" IR 두매로 촬영함.(견봉쇄골관절 중앙으로 직각되게 입사)

8. 발 (족부, foot)

a. Lewis 법	prone position을 취하며 발가락을 배굴시켜 촬영대 위에 위치. 종족골두가 수평면에 수직.	중족골두와 종자골의 접선방향 촬영상이 보임.
b. Causton 법	검사측 하지를 신전시키고 무릎과 발 밑에 고정 용구를 놓으며 발이 측면자세가 되도록 한다.	제1중족지절 관절의 음영을 분리시켜 나타낸다.

c. Longitudinal arch weight-bearing position	상자 위에 선 자세. 상자를 이용해 양측면을 촬영. center-5th 중족골 저부.	Gamble이 고안한 상자이용. 몸무게를 이용한 자세.
d. Grashey 법	prone position에서 발하단 거상. center 3rd 중족골 저부. 1) 1st 2nd 중족골 골간격을 잘 보기 위해 발뒤꿈치를 내측으로 30° 회전. 2) 2nd~3rd, 3rd~4th, 4th~5th 중족골 골간격을 보기 위해 발뒤꿈치를 외측으로 20° 회전.	tube의 각도를 회전할 수 있다. (film 중앙점에 수직)
e. Entire foot weight-bearing position	standing erect position 발 앞쪽으로 X선 조사시 반대측 발을 한걸음 뒤로 함 종골에 대해 X선 조사시 반대측 발을 한걸음 앞으로 내딛어 섬.	(후방으로 15°되게 주상골의 중앙에) (전방으로 25° 되게 환자의 후방에서 조사)
f. Kite 법	유아를 바로 누운 자세가 되게 한다. 카세트 위에 발이 편평하게 놓이도록 무릎과 둔부를 굴곡시킨다.	선천적 만곡족의 어린 아이에게 적용되는 촬영
g. Kandel 법	유아는 수직 or 전방으로 굽힌 자세를 유지. eguinus deformity이 뚜렷하여 발뒤꿈치 거상이 허용될지라도 발바닥은 IR 위에 위치.	(전방 40° 다리의 하부를 통하여 입사)
h. Calcaneus-후전축방향 촬영	supine or seated position 붕대로 종족골두를 감아 족관절이 직각으로 배굴되도록 한다.	완전히 다른 뼈와 분리되게 촬영되야 한다.
i. Broden 법	족관절부가 직각이 되도록 배굴시키며 X선 조사 동안 굴곡상태 유지.	

9. 족관절 (ankle joint)

a. AP projection	supine position. 발목과 발의 장축이 수직이 되게 발목과 발을 굴곡시킴. 관절을 포함시키려면 관절에 중심 X선을 입사.	(양측과의 중간부위의 족관절에 수직) 3관절이 잘 분리. 경골관절을 관찰. 연부조직까지 식별.
b. Lat. projection	supine position에서 발을 거의 측면자세가 될 때까지 반대측으로 돌림. 슬개골이 수평면에 수직이 될 것.	외측손상-내외방향 내측손상-외내방향 질환의 상태에 따라서 선택 촬영.
c. AP stress studies	족관절은 전후자세에서 강압적으로 발을 반대측으로 돌릴 때 상처측의 관절부위가 넓어짐으로써 나타남.	인대(ligamentoustear) 파열의 유무 확인을 위하여 행함.

10. 다리 (leg)

a. AP projection	supine position. 다리를 true AP position으로 조정한다.	경골과 비골, 인접 관절의 정면 촬영상이 나오며, 족관절과 슬관절이 정전후 자세로 놓여야 한다.
b. Lat. projection	환자가 바로 누운 자세에서 몸을 돌릴 수 없으면 측방향 촬영은 카세트를 다리 측면에 세워 놓고 중심X선을 수평입사시킨다.	족관절 슬관절 포함. 비골의 원위부가 경골의 후반부에 나타나야 한다. 족관절과 슬관절이 회전되지 않아야 한다.

부록

11. 슬개 (무릎, knee)

a. AP projection	supine position에 골반부의 회전을 방지. 슬개첨부를 찾고 무릎을 신전시켜 슬개첨에서 약 1 cm 되는 곳에 카세트 중앙을 맞춤. 다리를 정전후자세가 되게 한다.	*슬관절 A-P 관절간격이 넓게 되어 있는가? 전연과 후연이 일치되었는가? 슬개골 윤곽이 나타났는가? 슬개골이 대퇴골 하단 중앙에 있는가? (슬관절강 촬영시-머리쪽 5°~7°슬관절 경골 비골의 원위부-슬관절에 수직입사)
b. Lat. projection	일반 검사시 무릎을 20°~30° 굴곡시키는데 그 이유는 근육이 이완되고 관절강의 용적이 최대가 되기 때문.	슬관절 측위촬영 슬개골이 대퇴골에서 분리. 전연, 후연 일치 골단삼각과 골막상이 잘 나타나야 한다.

12. 융기사이오목 (과간와, intercondyloid fossa)

a. Holmblad 법	1) 검사측 무릎을 구부려 둥근 의자 위에 올려놓고 촬영대 앞에 선 자세가 되게 한다. 2) 검사측 무릎을 구부려 카세트 전면에 닿도록 하여 촬영대 옆에 선 자세가 되게 한다. 3) 촬영대 위에 검사측 무릎을 놓을 수 있게 무릎을 꿇게 한다(무릎은 수평면과 70° 중심X선과 대퇴골은 20°)	(중심X선은 필름의 중앙점에 수직) 과간와가 최대한 열려져 나타남. 경골융기와 슬관절이 나타나야 한다. 슬개첨부가 과간와와 중복되지 않아야 한다.
b. Camp-Coventry 법	prone position. 무릎을 약 40° 굴곡시킴. 중심X선의 각도에 의해 슬관절이 IR 중앙에 투영된다.	(하퇴부의 장축에 중심X선이 수직이 되도록 하고 슬관절에 입사) 과간와가 열려져 나타남.
c. Beclere 법	Supine position. 대퇴골의 장축이 경골의 장축에 대해 60°가 되게 검사측의 무릎을 구부려 뒷쪽으로 벌어지게 한다.	경골의 장축에 수직으로 슬관절로 입사한다.

13. 무릎뼈 (슬개골, patella)

a. Settegast 법	엎드린 자세에서 무릎을 천천히 굴곡시키거나 슬개골이 IR면에 수직이 될 때까지 굴곡시킨다.	(슬개골과 양측 대퇴 사이의 관절강에 수직으로 입사. 무릎의 굴곡각에 따라서 중심X선 각도를 변화시킴.

14. 넙다리뼈 (대퇴골, femer)

a. AP projection	바로 누운 자세로 놓고 몸 전체가 true AP position이 되게 한다. 양측 대퇴경의 외반을 막기 위해 발을 내측으로 15° 회전시킨다.	
b. Lat. projection	바로 누운 자세에서 검사측으로 돌린다. 검사측 대퇴부를 촬영대의 중앙선에 일치시킴. 1) 고관절을 포함하는 경우 : 측면 자세에서 10°~15° 정도 뒷쪽으로 회전. 2) 슬관절만 포함하는 경우 : 윗쪽 팔을 앞으로	고관절 : 양측 대퇴과의 전면이 겹칠 것 슬개골이 측방향 촬영상으로 나타날 것 대퇴슬개관절강이 열려져 나타날 것 슬관절 : 반대측 대퇴부가 IR에 나타나면 안됨.

	당기고, 둔부 높이에서 고정용구로 지지	대전자와 소전자가 심하게 돌출되면 안됨.

15. 골반 (pelvis)

a. AP projection Chassard-Lapine 법	대전자 바로 위로 depression된 연부조직 부위에 놓는다. 앞발은 15° invert 시킨다. 촬영 table 모서리에 앉는다. 상체를 구부려 양손으로 양 발목을 잡는다.	대전자를 연결한 요천부에 수직으로 입사.
b. Hsieh 법 (semiprone)	반대측 hip을 40°~45° 거상. center : 대전자 상연	
c. Lilienfeld 법 횡와위(촬영측밑)	촬영 반대측 골반을 내측으로 15° 회전. center : 대전자	
d. Taylor 법 (supine)	center : MSP와 table 중앙선과 일치.	남성 : 치골 결합상연에서 뒤로 2"점에 머리쪽으로 25° 각도되게 입사. 여성 : 치골 결합상연에서 뒤로 2"점에 머리쪽으로 40° 각도되게 입사.
e. Lilienfeld 법 (seated-erect)	center : MSP와 table 중앙선과 일치 무릎 하단에 sand bag 고정. 상체를 뒤로 45°~50° 젖혀 pubic arch가 수직되게 함.	

16. 환추와 축추 (atlas and axis)

a. Open mouth 법 (supine)	center-2nd cervical segment 혀를 고정시키려 [ah] 발음한다.	open mouth를 통해 수직.
b. Fuchs 법 (supine)	center-mastoid tip을 연결한 중앙점 머리를 가능한 뒤로 제침.	*대공을 통해 치돌기를 봄.
c. Jackson 법 (prone)	다리쪽으로 23° 경 영상 angle block 위에 cassette. center-thyroid cartilage	
d. Judd 법 (prone)	center-throat table면에서 코가 1" 떨어지게 함.	

17. 목뼈 (경추, cervical spine)

a. Ottomello method	턱을 거상, center-4th 경추	*2nd 경추부터 상단흉추까지 볼 수 있다.
b. Grandy method	턱을 extend, 양어깨 depress : 방법	72", Grid 사용치 않음.
c. stand. Lat	호흡은 호기 후 정지	경추 기능 검사를 위해 flexion extention 상태로 측면 촬영.

18. 등뼈 (흉추, thoracic spine)

a. AP	center-1) 6th 흉추 2) ma	*Fuch는 heel effect 이용 (흉부상단(+), 하단(-))
b. Lat.		head를 (male)15° (female)10°

부록

19. 허리뼈 (요추, lumbar spine)

a. A-P projection	14"×17" : iliac crest 10"×12" : 3rd 요추체	*제5요추와 천골 사이의 space를 제외하고 추간강이 선명히 촬영.
b. Lat.	14"×17" : iliac crest level 10"×12" : 2매 촬영 1매 ; L3 level 2매 ; L3에서 뒤로 3"점	
c. Oblique	몸통을 45° 회전	*돌기간 관절을 잘 본다. *Scotty dog sign 관절

20. 엉치뼈 (천골, sacrum)

a. A-P projection	center : 양 ASIS 연결한 중심점에서 pubic symphysis를 연결한 선의 2등분점	head 15°
b. P-A projection		feet로 15°
c. Lat.	촬영 테이블 중심선에 axillary plane에서 7.5cm 뒤 : center	

21. 꼬리뼈 (미골, coccyx)

a. A-P projection		feet로 10° *small cone 사용
b. P-A projection		head로 10°
c. Lat.	촬영 테이블 중심선에 axillary plane에서 12.5cm 뒤인 밀상면에 위치	

* Lumbo-sacral joint 촬영시 IR center : IS와 ASIS 사이를 놓는다.
* Sacro-iliac joint A-P시 tube의 경사각도는 : cephalic으로 35°, 환부측을 30° 거상한다.

찾아보기

[ㄴ]

[ㄷ]

[ㅅ]

[ㅇ]

[ㅈ]

[ㅊ]

[ㅋ]

[ㅌ]

[ㅍ]

[ㅎ]

[기타]

Index

[A]

[B]

[G]

[H]

[I]

[J]

[K]

[L]

[M]

[N]

[T]

[U]

[V]

[W]

[X]

[z]

집필진(가나다 순)

강세식(前부산가톨릭대학교)
곽병준(호산대학교)
권순무(대구보건대학교)
김낙상(송호대학교)
김상현(신한대학교)
김창수(부산가톨릭대학교)
김홍태(前신한대학교)
박영순(前서해대학교)
박철수(한림성심대학교)
손순룡(원광보건대학교)
신정섭(선린대학교)
여진동(서라벌대학교)
이경성(前제주한라대학교)
이송재(전주비전대학교)
임인철(동의대학교)
임청환(한서대학교)
정봉재(한국국제대학교)
정홍량(한서대학교)
조평곤(대구가톨릭대학교)
최성관(광주보건대학교)
한만석(강원대학교)
강영한(대구보건대학교)
구재흥(마산대학교)
김경근(수성대학교)
김문찬(동남보건대학교)
김성후(마산대학교)
김태형(강원대학교)
나길주(목포과학대학교)
박영준(제주한라대학교)
박형후(한국국제대학교)
송월수(대전보건대학교)
안병주(남부대학교)
유병규(원광보건대학교)
이덕규(前마산대학교)
이영진(가천대학교)
임재동(대원대학교)
장영일(前광양보건대학교)
정익상(광양보건대학교)
조광호(백석문화대학교)
지연상(광주보건대학교)
최준구(극동대학교)
한재복(동신대학교)
강은보(동의과학대학교)
구효근(마산대학교)
김교원(대구보건대학교)
김민태(제주한라대학교)
김순근(백석문화대학교)
김현주(동남보건대학교)
천해경(백석문화대학교)
박종배(충북보건과학대학교)
배석환(건양대학교)
신영순(前대전보건대학교)
안봉선(前대전보건대학교)
윤요상(前한려대학교)
이상호(前선문대학교)
이현용(부산가톨릭대학교)
임종천(동남보건대학교)
장현철(수성대학교)
정재은(대구보건대학교)
조무성(호산대학교)
지태정(가야대학교)
최지원(전주대학교)
홍성일(광양보건대학교)
고인호(제주한라대학교)
권달관(前신한대학교)
김기홍(춘해보건대학교)
김부순(前대구보건대학교)
김영산(목포과학대학교)
김현진(가야대학교)
박병섭(前김천대학교)
박창희(대구보건대학교)
백철하(강원대학교)
신운재(동의과학대학교)
양오남(목포과학대학교)
이건우(광양보건대학교)
이선엽(前한림성심대학교)
이후민(동남보건대학교)
임창선(건양대학교)
전민철(대전보건대학교)
정형진(한국국제대학교)
조재환(안산대학교)
최남길(동신대학교)
한동현(前서해대학교)
홍주완(을지대학교)

TEXTBOOK OF
Radiographic Positioning AND **Clinical Diagnosis(volume Ⅱ)**
-6th Edition-

2002년 2월 15일 초판발행
2004년 2월 25일 2판발행
2008년 3월 10일 3판발행
2013년 3월 15일 4판발행
2017년 9월 10일 5판발행
2019년 2월 20일 6판발행
2020년 9월 20일 6판2쇄발행
2022년 9월 20일 6판3쇄발행
2025년 3월 20일 6판4쇄발행

지은이 · 대한의료영상기술연구회
펴낸이 · 이상태
펴낸곳 · 청구문화사
주 소 · (03706) 서울특별시 서대문구 성산로11길 15
전 화 · 02)332-0541(代) FAX : 02)337-9577
등 록 · 1990년 11월 2일 제9-247호

가격 50,000원

ISBN 978-89-5616-789-3 93510(Ⅰ)
978-89-5616-790-9 93510(Ⅱ)